国家卫生健康委员会"十四五"规划教材

全国中等卫生职业教育教材

供医学检验技术专业用

生物化学及检验技术

第 **4** 版

主　编　姚德欣　孙红梅

副主编　孙革新　洪国粦　唐英辉

编　者 （以姓氏笔画为序）

王　荣（长治卫生学校）

孙江山（重庆市医药卫生学校）

孙红梅（菏泽家政职业学院）

孙革新（黑龙江护理高等专科学校）

张　聪（菏泽家政职业学院）

周　思（赣南卫生健康职业学院）

洪国粦（厦门大学附属第一医院）

姚德欣（赣南卫生健康职业学院）

高晶晶（山东省莱阳卫生学校）

唐英辉（广东省连州卫生学校）

程燕飞（安徽省淮南卫生学校）

人民卫生出版社

·北 京·

图书在版编目（CIP）数据

生物化学及检验技术 / 姚德欣，孙红梅主编 . —4
版 . —北京：人民卫生出版社，2022.12（2025.5重印）
ISBN 978-7-117-34231-5

Ⅰ.①生…　Ⅱ.①姚…②孙…　Ⅲ.①生物化学－医
学检验－中等专业学校－教材　Ⅳ.①R446.1

中国版本图书馆 CIP 数据核字（2022）第 241995 号

人卫智网	www.ipmph.com	医学教育、学术、考试、健康，
		购书智慧智能综合服务平台
人卫官网	www.pmph.com	人卫官方资讯发布平台

生物化学及检验技术
Shengwu Huaxue ji Jianyan Jishu
第 4 版

主　　编：姚德欣　孙红梅
出版发行：人民卫生出版社（中继线 010-59780011）
地　　址：北京市朝阳区潘家园南里 19 号
邮　　编：100021
E - mail：pmph @ pmph.com
购书热线：010-59787592　010-59787584　010-65264830
印　　刷：人卫印务（北京）有限公司
经　　销：新华书店
开　　本：850×1168　1/16　印张：32
字　　数：681 千字
版　　次：2002 年 7 月第 1 版　2022 年 12 月第 4 版
印　　次：2025 年 5 月第 5 次印刷
标准书号：ISBN 978-7-117-34231-5
定　　价：85.00 元
打击盗版举报电话：010-59787491　E-mail：WQ @ pmph.com
质量问题联系电话：010-59787234　E-mail：zhiliang @ pmph.com
数字融合服务电话：4001118166　E-mail：zengzhi @ pmph.com

修订说明

为服务卫生健康事业高质量发展，满足高素质技术技能人才的培养需求，人民卫生出版社在教育部、国家卫生健康委员会的领导和支持下，按照新修订的《中华人民共和国职业教育法》实施要求，紧紧围绕落实立德树人根本任务，依据最新版《职业教育专业目录》和《中等职业学校专业教学标准》，由全国卫生健康职业教育教学指导委员会指导，经过广泛的调研论证，启动了全国中等卫生职业教育护理、医学检验技术、医学影像技术、康复技术等专业第四轮规划教材修订工作。

第四轮修订坚持以习近平新时代中国特色社会主义思想为指导，全面落实党的二十大精神进教材和《习近平新时代中国特色社会主义思想进课程教材指南》《"党的领导"相关内容进大中小学课程教材指南》等要求，突出育人宗旨、就业导向，强调德技并修、知行合一，注重中高衔接、立体建设。坚持一体化设计，提升信息化水平，精选教材内容，反映课程思政实践成果，落实岗课赛证融通综合育人，体现新知识、新技术、新工艺和新方法。

第四轮教材按照《儿童青少年学习用品近视防控卫生要求》（GB 40070—2021）进行整体设计，纸张、印刷质量以及正文用字、行空等均达到要求，更有利于学生用眼卫生和健康学习。

前　言

为了贯彻落实党的二十大精神,适应新时代职业教育发展,促进医学检验技术专业教学科学化、标准化、规范化,参照教育部《中等职业学校专业教学标准》,坚持深化"三教"改革,提升卫生技术人才教育教学质量,组成生物化学及检验技术教材编写团队,在第3版《生物化学及检验技术》的基础上,修订了本教材。

生物化学及检验技术是医学检验技术专业的主干课程之一。第4版《生物化学及检验技术》的编写以"理论够用,突出实践,强化技能"为原则,立足"三基""五性",参考卫生专业技术资格考试(医学检验技术)大纲要求,力求推动"岗课赛证"融通的技术技能人才培养,使教材内容更加符合未来职业实践的需要。编写人员紧扣中等卫生职业教育医学检验技术专业培养目标,根据本轮教材的整体规划,结合专业特点,对本教材进行了认真的结构设计和内容界定。

本教材以教学内容和临床应用为主,共4篇,分别为生物化学基本知识、生物化学及检验技术总论、体液常用代谢物检验和器官功能的检验。本教材在章前提出"学习目标",以便读者能够快速掌握每章的重点内容和要求。正文中有"案例导入""知识链接",以增加学生学习兴趣,拓宽知识面。章后设有"章末小结""思考题",将每章的主要内容进行概括,引导学生进一步思考与总结。教材配有二维码,可扫码学习课件、视频、练习题、课后思考题思路解析等数字内容。

本教材的编者均是具有多年教学经验的教师和临床一线检验人员,能够更好地将丰富的教学实践与临床检验岗位需求体现在教材内容之中,确保教材内容、结构、形式具有明显的特点。在各位编者编写过程中,各种思想理念不断碰撞、融合,大家通力合作、包容互鉴,使得编写工作保质保量顺利完成。教材编写得到了赣南卫生健康职业学院各级领导的大力支持,全体编者付出了辛勤的劳动,在此一并致谢。由于我们水平有限,仍然可能存在一些不足之处,恳请广大读者批评指正!

姚德欣　孙红梅

2022 年 12 月

目 录

第一篇 | 生物化学基本知识

第一章 | 绪 论

01章

01章 数字内容

　　生物化学是从分子水平探讨生命现象的本质，研究生物体内化学分子与化学反应的一门生命科学，是从生理学中分离出来的基础生命科学，又称为生命的化学。

　　生物化学检验是在研究人体健康和疾病的生物化学过程变化的基础上，利用物理学、化学、生物学、病理学、免疫学、生物化学的理论与技术，通过检测人体血液、尿液、脑脊液等标本中化学物质的量与质的变化，为临床医生提供疾病诊断、病情监测、疗效观察、判断预后以及健康评价等信息。近年来，开始利用数学、分子生物学、免疫学及计算机技术等领域的新成果、新技术来推动临床生物化学检验技术的发展。

第一节　生物化学及检验技术的发展

一、生物化学的发展阶段

生物化学的历史渊源久长,但其真正的系统研究始于 18 世纪,作为一门独立的学科是在 20 世纪初期,从生理学中分离而形成,阶段的划分只是相对而言。

1. 静态生物化学阶段　从 18 世纪中叶至 20 世纪初,主要特点是对生物体各种组成成分进行分离、纯化、结构测定及理化性质的研究,称为叙述生物化学阶段。其间对糖、脂和氨基酸的性质进行了较为系统的研究,发现了人类必需氨基酸、必需脂肪酸,发现了核酸、维生素、激素等。

2. 动态生物化学阶段　20 世纪中叶是生物化学蓬勃发展的阶段,主要特点是研究生物体内物质代谢途径、代谢调节及整个代谢网络的完善,尤其是化学分析和核素示踪技术的发现与应用,基本确定了三大营养物质的代谢途径,称为代谢生物化学阶段。前期确定了糖酵解、三羧酸循环及脂肪分解等重要分解代谢途径;后期阐明了氨基酸、碱基、脂肪酸的生物合成途径。

3. 分子生物学阶段　20 世纪下半叶以来,生物大分子的结构与功能,并向物理学、技术科学、微生物学、遗传学、细胞学等其他学科的渗透,产生了分子生物学,成为生物化学的主体,称之为分子生物学阶段。20 世纪 80 年代 Mullis 等人发明的聚合酶链反应(polymerase chain reaction,PCR)将生物化学检验与分子生物学检验向前推进了一大步,从而为人们从基因层面上诊断疾病开创了新方法。20 世纪 90 年代发展起来的生物芯片技术,利用分子杂交技术在固相芯片表面构建微型生物化学分析系统,以实现对代谢物准确、快速检测。

各种分子生物学技术除了支撑生物化学之外,被其他学科应用,产生分子遗传学、分子生理学、分子免疫学等,使得整个生命科学研究处在科技发展的前沿。

二、生物化学检验技术的发展阶段

生物化学检验技术是比较年轻的应用性学科,与物理学、化学、生物化学、分子生物学、免疫学、计算机科学等多个领域的技术应用相互联系、相互渗透、相互促进,在多学科、多领域的交叉融合中快速发展,其发展主要经历了 3 个阶段。

1. 初期阶段　20 世纪 50 年代前,早期分析项目少、可靠性差,后期精确度大大提高,标本用量趋向微量。

19 世纪末,对血液、尿液等化学成分的分析检测是采用经典的重量分析法和滴定分析法(容量分析法),所需样本用量多、操作方法复杂、耗费时间较长,且灵敏度不高等,局限了在临床上的应用。20世纪初,特别是1904年Folin首创比色法测定肌酐之后,建立了一系列血液生物化学成分测定的比色分析法;20世纪30年代后的光谱光度分析仪的发展,从光电比色计、光度计发展到了可见分光光度法和紫外分光光度法,使得临床生物化学检验有了长足的发展。

值得一提的是我国近代生物化学事业的开拓者和奠基人吴宪教授,对血液分析、无蛋白血滤液的制备和血糖的测定(Folin-Wu法)及改进与发展新的比色分析技术作出了重要贡献,并提出了蛋白质变性理论和抗原抗体反应的相关机制。

2. 快速发展阶段 20世纪50年代开始,主要包括自动生化分析、酶学分析技术以及各种复杂的实验技术逐步进入临床实验室,生物化学检验项目不断增多,促进了分析测定技术向机械化、自动化、智能化方向发展。借助分子、原子、离子和原子团的特性,逐步形成了火焰分光光度法、原子吸收分光光度法、紫外分光光度法、荧光分光光度法、比浊分析法等一系列光谱光度分析技术,以及离心法、层析法、电流法、电位法、免疫化学技术、核素技术等检测技术,使得生物化学检验技术步入快速发展期。

20世纪50年代后的血清酶活力测定建立的酶学分析技术,扩大了生物化学检验技术的内涵,同工酶、指示酶和酶-免疫技术等又极大地丰富了酶学分析技术,并使样品测定做到微量、快速、准确、特异性更强。

1957年Skeggs在临床生物化学实验室中引进了连续流动式生化自动分析装置,1964年多通道分析仪和离心式分析仪,配以电脑处理机,形成了半自动和全自动生化分析仪。自动生化分析仪的使用可提供检测大批标本的工作程序,改进了对检测结果的处理和使用,也可设计出各种组合报告。例如将蛋白质、血清酶、电解质和血液气体等多种项目配套分析结果,经过综合分析处理,使数据转化为更高层次的报告。

3. 分子生物学技术阶段 分子生物学技术的开发及应用为生物化学检验发展开辟了新纪元,主要有遗传疾病检验和生物传感器。DNA探针和生物芯片为标志的临床分子生物学检测技术使遗传性疾病、代谢性疾病、恶性肿瘤和内分泌疾病等的早期、准确、方便的实验诊断成为现实;生物传感器为特征的小型化、智能化、个性化检验仪器也将为检验工作者和患者带来更多福祉。

第二节 生物化学及检验技术的主要研究内容

一、生物化学的主要研究内容

生物化学的研究内容十分广泛,主要包括以下几个方面:

1. 物质组成及生物分子 生物体是由一定的物质成分按一定的规律和方式组织而

成,研究生物体内的化学变化首先要研究其物质组成。

生物体内的核酸、蛋白质、脂质和糖类等,在不同种类和同一种类的不同生物体间罕见完全相同的分子结构,这些分子量大而结构复杂的有机分子,称之为生物大分子。当生物大分子被水解时,就可以发现其构成的基本单位,如蛋白质中的氨基酸、核酸中的核苷酸、脂质中的脂肪酸及糖类中的单糖等,这些小而简单的分子可以看作是生物大分子的构件或称为构件分子。构件分子的种类不多,在各种生物体内基本上都是一样的,实际上生物体内的生物大分子是由为数不多的几种构件以共价键连接而成的空间结构复杂多样的有机大分子。

维生素、激素、氨基酸及其衍生物、肽、核苷酸及其衍生物等,在生物体中也担负着非常重要的生物学功能,是生物体内的具有生物学活性的有机小分子。生物体内参加各种化学反应的各种物质包括各种分子和离子,其中不仅有生物大分子,还有更多更重要的是小的分子和离子,没有小分子和离子的参加,不能移动或移动不便的生物大分子便不能产生巧夺天工的生物化学反应。

2. 物质代谢　生物体区别于非生物体的基本特征是新陈代谢,即主要包括物质和能量的有序性代谢及其信息相互交流。

生物体内的化学反应包括两个方面,即合成代谢与分解代谢。在合成代谢中,利用各种原料,使体内的各种生物结构能够生长、发育、修补、替换并进行繁殖;在分解代谢中,营养物质作为能源物质,经过生物氧化,释放能量,完成各种各样的生物学活动。

蛋白质、脂质和糖类是人体最重要的三大营养物质。据估计一个人在其一生中(按60岁计算),通过物质代谢与其体外环境交换的物质,约需10 000kg糖类、1 600kg蛋白质和1 000kg脂质。当然其他的物质如微量元素、维生素等也是人体不可或缺的物质,对生命活动的维持也是不可缺少的必需物质。

3. 繁殖与遗传　生物体有别于非生物体的另一重要特征是具有繁殖能力及遗传特性。现已确定,脱氧核糖核酸(DNA)是遗传的主要物质基础,遗传信息的传递方向一般为DNA→RNA→蛋白质。1958年DNA双螺旋结构的发现人之一Crick把这种遗传信息传递模式称为中心法则。自1970年Temin发现逆转录后,又对中心法则进行了补充与完善。

4. 细胞信息传递　生物体的生长发育主要受遗传信息及环境变化信息的调节控制。遗传信息决定个体发育的基本模式,在很大程度上受控于环境的刺激或环境信息,而环境又有外环境和内环境之分,内外环境的联系即细胞信号转导。细胞信号转导主要研究细胞感受、转导环境刺激的分子途径,及其在生物个体发育过程中调节基因表达和代谢的生理反应,这是近年来分子生物学的最前沿和最新成果,也是生物化学的研究热点之一。

二、生物化学检验技术的主要研究内容

（一）生化检验的常规技术

1. 光谱分析技术　光谱分析是技术利用各种化学物质（包括分子、原子、基团及高分子化合物）所具有的发射、吸收或散射光谱的特征，来确定待测物质的性质、结构或含量。光谱分析技术主要有发射光谱分析技术、吸收光谱分析技术和散射光谱分析技术，既可以对待测定物质的结构，也可以对其进行定性或定量分析，主要应用于氨基酸含量测定、蛋白质含量测定、核酸测定、酶活性测定、生物大分子的鉴定和酶的催化反应动力学的研究。

2. 电泳　由于许多生物分子都带有电荷，带电颗粒在电场作用下，向着与电荷相反的电极移动的现象称为电泳。利用混合物中各组分所带电荷性质、电荷数量及其分子量不同，在同一电场中，各组分流动的方向和速度也各不相同，从而达到分离鉴定各组分的目的。电泳主要包括纸电泳、薄膜电泳、凝胶电泳和毛细管电泳。

3. 离心技术　离心是利用旋转运动的离心力以及物质的沉降系数或浮力密度的差异进行分离、浓缩和提纯的一种方法。颗粒的沉降速度取决于离心机的转速及其自身与中心轴的距离，由于生物分子的大小、形状和密度不同，且以不同的速率沉降，从而达到分离各组分的目的。

4. 层析技术　利用混合物中各组分理化性质（如吸附力，分子形状、大小，分子极性，分子亲和力、溶解度等）的差异，使各组分不同程度地分布在两相（固定相和流动相）中，随着流动相从固定相上流过，不同组分以不同速度移动而达到分离的目的。层析技术主要有分配层析、凝胶层析、离子交换层析、亲和层析和聚焦层析。

5. 电化学分析技术　将电极浸入待测溶液中组成原电池，其中一支电极的电位已知且恒定（参比电极），另一支电极（指示电极）的电位与待测离子的活度有关；由于生物分子的电化学性质不同，进而可以测定其电位、电流或电量的变化进行物质分析。目前常用的参比电极有甘汞电极和银-氯化银电极。电化学分析主要有电位法、电导法和电容量法。

（二）生化检验的新兴技术

近 20 年来，生物化学检验在检验技术、试剂生产、质量控制、临床应用等方面进入了一个飞速发展的新时期，对临床实验室从业人员应具备的知识和技术能力提出了更多更高的要求。

1. 检测过程的自动化和智能化　生物化学检验已经由传统的手工操作进入自动化检测的新时代，95% 以上的检验项目都可以通过自动化的仪器分析完成。全自动生化分析仪由原来单一的比色分析技术，扩展为可见光分析、紫外光分析、电极分析、透射浊度分析和散射浊度分析等多功能为一体的综合性分析仪器；检验项目也由原来的单一生化检验扩展到血液学、免疫学等多个学科，检测范围达到了 300 多项；检测速度每小时达到几

千个测试；差错率降至人为差错的万分之一，某些项目的精密度水平变异系数（CV）可达2%以下。随机插入急诊标本并对急诊标本优先检验和报告的功能进一步满足临床诊治患者的需要。临床科室和实验室之间快速的物流传输系统为检测标本的传递提供了便捷途径。

2. 试剂生产的标准化和商品化　随着检验仪器的高度自动化，国内外各大仪器生产商或试剂生产商对检验试剂的研发和推广，使临床检验利用现代化仪器设备完成超大负荷、高质量的检测任务成为可能。与试剂同时研发和供应的还有标准品、质控品以及检验消耗品等配套产品，这些产品无论来自哪个国家或哪个生产厂家都必须全部依照国际有关标准对其产品进行临床检验量值溯源，即用参考测量程序或参考物质建立或验证所生产试剂常规检验结果的准确性，参考系统除包括参考测量程序和参考物质外，还包括从事参考测量的实验室。各实验室在选购和使用试剂和标准品时，必须依照有关标准建立自己的检测系统，并不断对检测系统进行评价和验证，使之持续符合运行要求。

3. 质量管理体系的标准化和规范化　质量管理体系主要包括组织结构、过程、程序和资源四个方面。建立的依据是我国的国家标准等同采用相应的国际标准 ISO15189：2012《医学实验室—质量和能力的要求》。

组织结构就是组织机构和职能，其本质就是实验室人员的分工协作及其关系，把职权合理分配到各个层次及部门，规定不同部门不同人员的具体职权，建立起集中统一、协调配合的管理结构，其目的就是为了实现质量方针和目标。

过程是将输入转化为输出的一组彼此相关的资源活动。实验室所有工作都可以分成若干组分，任何一个组分都有输入和输出。例如，对一个标本检测过程的输入包括人员、仪器、试剂、各种制度、操作手册、检测方法，以及测量结果的影响因素等，输出就是检测报告，而其中每个内容又有输入和输出的过程。因此各个过程之间存在着非常密切的联系，只有每个过程的输出都能满足下一个过程的输入的质量要求时，才能保证最后的输出符合质量要求。实验室质量管理体系就是要建立能够保证各个过程的输出都能满足下一个输入的要求，使最终的输出达到规定要求。

程序就是为进行某项活动或过程所规定的途径，将过程及其相关资源和方法通过书面的形式进行规定，确保所有过程的规范性。程序性文件是实验室人员的行为规范和准则。它明确规定某一项工作应该由谁去做，怎样去做，什么时间、什么情况下去做，做到什么程度。程序性文件一般包括管理性文件和技术性文件，管理性文件多指各项规章制度、各级各类人员工作职责、工作人员岗位责任制等内容。技术性程序文件一般指作业指导书及工作记录等资料。程序性文件必须实事求是地反映本实验室的实际情况和整体素质，要使全体职工明白和了解，对涉及不同领域的人员要进行相关程序文件的学习和培训，程序性文件对实验室所有人员都有约束力，任何涉及某一工作领域的人员均不能违反相应的程序。

资源是指满足实验室工作所需的人员、设备、设施、资金、技术和方法等。这是保证实验室质量的基本条件,实验室必须在满足这些基本条件下才能工作。ISO15189:2012 都对其作了明确规定,各实验室在制定和实施质量管理过程中应严格执行该规定。

（三）生化检验技术的临床应用

1. 阐述有关疾病的生物化学基础和疾病发生发展过程中的生物化学变化。如肥胖是 2 型糖尿病最重要的诱发因素,其原因为胰岛素调节外周组织对葡萄糖的利用显著降低,肝糖异生的抑制作用降低,游离脂肪酸升高,而胰岛素水平高于正常;胰岛素与受体的亲和力降低;胰岛 β 细胞功能不足或严重缺陷。

糖尿病除了与遗传因素有关外,更主要与胰岛素抵抗有关。现代胰岛素抵抗概念是指胰岛素在周围组织摄取和清除葡萄糖的作用降低,或为原发性,或与环境综合作用的结果。糖尿病发病机制的研究进展既是生物化学技术发展的成果,也是生化检验技术不断提升的目标。

2. 开发应用生物化学检验方法和技术,对检验结果的数据及其临床意义作出科学评价,从而指导临床诊疗。酸碱平衡紊乱是临床上遇到问题较多且很棘手的问题,随着临床用药复杂化,对于酸碱平衡分析要求也越来越高,对其研究也越来越深,处理办法也越来越多。目前血气分析采用自动化分析仪,同时测出 pH、PO_2、PCO_2 三项指标,然后利用有关公式自动计算出其他酸碱平衡指标,评价人体内酸碱平衡状态、各种疾病导致的酸碱平衡紊乱,再结合电解质的测定,根据相关原理和公式,就可以判断患者的双重甚至三重酸碱平衡失调,在各种急、危、重症患者的抢救时,提供可靠的治疗与预后评估依据。酸碱平衡的研究进展,一方面得益于临床信息的汇集和总结,另一方面得益于自动化技术和计算机技术的进步。

肿瘤标志物又称肿瘤标记物,是指特征性存在于恶性肿瘤细胞,或由恶性肿瘤细胞异常产生的物质,或是宿主对肿瘤的刺激反应而产生的物质,并能反映肿瘤发生、发展或监测对肿瘤治疗反应的一类物质。肿瘤标志物存在于肿瘤患者的组织、体液和排泄物中,能够用免疫学、生物学及化学的方法检测。常见的有:①肿瘤细胞的代谢产物,如糖酵解产物、组织多肽抗原、核酸分解产物;②分化紊乱的细胞基因产物,如异位的 ACTH 片段、甲胎蛋白、癌胚抗原、胎儿同工酶;③肿瘤细胞坏死崩解、释放进入血液循环的物质,主要是某些细胞骨架蛋白成分,如细胞角质素片段抗原 21-1（CYFRA21-1）、多胺类物质;④肿瘤宿主细胞的细胞反应性产物,如 VCA-IgA、EA-IgA。肿瘤标志物可以用于肿瘤的早期发现,肿瘤普查、筛查,肿瘤的诊断、鉴别诊断与分期,肿瘤患者手术、化疗、放疗疗效监测,肿瘤复发的指标,肿瘤的预后判断,寻找不知来源的转移肿瘤的原发灶。

第三节　生物化学及检验技术的
主要内容与学习方法

生物化学检验技术是一门实践性强、操作要求高的技术学科,是以无机化学、分析化学、仪器分析、物理学,尤其是生物化学作为基础,专业性强、临床应用突出,所以学习的内容比较丰富。

一、主要学习内容

第一篇着重生物化学基础知识的学习,内容涉及化学部分、代谢部分和部分器官与专题,针对性比较强,是传统生物化学中的主要组成部分。第二篇介绍生化实验室的基本要求和生物化学检验技术的基本技术,并把现代生化实验室中最新成果——自动化分析技术列入本篇,同时把酶学分析技术独立成章。第三篇以体液作为重点进行介绍,包括糖类、脂质、蛋白质和无机离子及微量元素的检测技术。第四篇以器官为重点进行介绍,包括肝胆、肾脏、心血管和内分泌的功能的检验技术,并把血气分析和妊娠与新生儿的检验技术一并介绍。

二、主要学习方法

1. 掌握基本理论 主要包括生物化学基本理论和实验仪器的基本原理。掌握正常人体的各种生物分子组成、进行的各种生物化学反应及人体各个器官的生物化学代谢特点;熟悉生物化学实验室常用仪器的基本原理、基本构造和使用方法;由正常过渡到病理,并了解目前的前沿动态。

2. 理论联系实际 在掌握基本理论的前提下,把人体的化学组成和化学变化在实验室中检测出来,做到理论联系实际,把学习到的知识在实验室中得到验证,在学习工作中形成生物化学检验技术专业的逻辑体系。

3. 熟练基本操作 在严格实验操作规范和操作的前提下,反复操作、同时对比、前后对照,让规范成为习惯,让标准成为品质,使自己真正成为一个让患者满意、让医生放心的医学检验技术工作者。

4. 不断结合临床 一个优秀的医学检验技术工作者,要学会不断收集各种患者检验信息并进行适时总结,要学会不断关注前沿动态的研究成果进行实验探索,要学会不断进行检测项目和检测操作的技术改进,以期达到更好地为医生的诊疗和患者的健康服务。

(姚德欣)

❓ 思考题

1. 请阐述生物化学和生物化学检验的概念。
2. 请简述生物化学及检验技术的主要学习内容。
3. 我们应该如何学习生物化学及检验技术?

第二章 | 生物大分子的结构与功能

学习目标

知识目标：

掌握蛋白质和核酸的元素组成、基本组成单位、重要理化性质，蛋白质的各级结构及维持作用力；熟悉 DNA 双螺旋结构及核酸的重要理化性质；了解 tRNA 三叶草形结构特点。

能力目标：

能够完成血清蛋白质醋酸纤维素薄膜电泳的操作。

素质目标：

陶冶敬畏自然、热爱生命、爱国奋进、求实探索的高尚情操，培养勤于思考、学为所用的能力。

案例导入

患者，女，22 岁。贫血貌，伴有头晕、气短；血液血红蛋白（Hb）含量仅及正常人的一半；红细胞数量少，长而薄，呈镰刀形或新月形。

请思考：请判断患者所患疾病及发病机制。

自然界中蛋白质种类繁多，约有 100 亿种，体内蛋白质约占人体固体成分的 45%，几乎分布于所有的组织器官，种类多达 10 万余种。蛋白质具有十分重要的生理功能，例如构成组织细胞，维持组织的生长、更新和修复，参与调节代谢、运输、催化等多种重要的生命活动。

核酸是遗传的物质基础，根据核酸分子中所含戊糖的不同，可将其分为两大类，即含脱氧核糖的脱氧核糖核酸（DNA）和含核糖的核糖核酸（RNA）。DNA 主要存在于细胞核内,与蛋白质组成染色质,RNA 主要存在于细胞质中,参与遗传信息的传递和表达。RNA 按其生物学功能可分信使核糖核酸(mRNA)、转运核糖核酸(tRNA)和核糖体核糖核酸(rRNA),它们共同参与蛋白质的生物合成过程。

第一节　蛋白质的结构与功能

一、蛋白质的分子组成

(一)蛋白质的元素组成

组成蛋白质分子的元素主要有碳(50%~55%)、氢(6%~7%)、氧(19%~24%)、氮(13%~19%)。大部分蛋白质还含有硫(0~4%),有的还含有少量的磷或铁、锰、铜、锌、钴等元素。

一切蛋白质都含有氮,且含氮量相对恒定,平均为 16%,即 1g 氮相当于 6.25g 蛋白质。由于体内含氮物质主要是蛋白质,因此,可用定氮法(如凯氏定氮法)测得的样品含氮量乘以 6.25,即可计算出样品中的蛋白质含量。

100g 样品中的蛋白质含量(g%)=每克样品中的含氮克数×6.25×100

(二)蛋白质的基本组成单位——氨基酸

各种蛋白质经酸、碱或蛋白水解酶作用后,最终的水解产物都是氨基酸,因此氨基酸是蛋白质的基本组成单位。

1. 氨基酸结构　自然界中的氨基酸有 300 余种,但组成人体蛋白质的氨基酸仅有 20种,且除甘氨酸外,均属于 L-α-氨基酸。

L-α-氨基酸的结构通式可用下式表示(R 为侧链),见图 2-1。

其特点是:①除脯氨酸为亚氨基酸外,其余 19 种均符合上述通式;②除甘氨酸的 R 为 H 外,其他氨基酸的 α-碳原子都是不对称碳原子,因而有两种不同的构型,即 L 型和 D 型,组成人体蛋白质的氨基酸都是 L 型;③不同氨基酸的 R 侧链各异,它们的分子量、解离程度和化学反应性质也不相同。

$$H_2N-\overset{\displaystyle H}{\underset{\displaystyle R}{C}}-COOH$$

图 2-1　L-α-氨基酸

2. 氨基酸分类　根据氨基酸 R 侧链的酸碱性不同可将人体蛋白质的 20 种氨基酸分成三类。

(1)酸性氨基酸:其特征是侧链含有羧基,易解离出 H^+ 而具有酸性。此类氨基酸有天冬氨酸和谷氨酸两种。

(2)碱性氨基酸:其特征是侧链含有易接受 H^+ 的基团而具有碱性。此类氨基酸有赖氨酸、精氨酸和组氨酸三种。

(3)中性氨基酸:除上述两种酸性氨基酸和三种碱性氨基酸外,其余均为中性氨基酸,其特征是 R 侧链显中性。

二、蛋白质的结构与功能

上述 20 种氨基酸可按不同种类、不同数量和不同顺序,通过肽键连接形成复杂多样的,并具有一定空间结构的蛋白质分子,由此来发挥其特有的生物学功能。根据蛋白质结构的不同层次,可将蛋白质分子结构分为一级结构、二级结构、三级结构和四级结构。其中一级结构为蛋白质的基本结构,二、三、四级结构为其空间结构。

(一)蛋白质的基本结构

1. 肽键与肽   一个氨基酸的 α-羧基与另一个氨基酸的 α-氨基脱水缩合而成的化学键(—CONH—)称为肽键。(图 2-2)

图 2-2   肽键与肽

肽键为共价键,是蛋白质分子中的主键,参与组成肽键的 6 个原子基本上是处于同一平面上,故这一平面称为肽键平面。若干个氨基酸之间通过肽键连接形成的化合物称为肽。由两个氨基酸形成的肽称二肽,由三个氨基酸形成的肽称三肽,依此类推。一般十肽以下统称为寡肽,十肽以上称为多肽。蛋白质就是由数十个到数百个氨基酸以肽键相互连接而形成的多肽链。有些蛋白质分子由一条多肽链组成,有些蛋白质分子则由两条或多条多肽链构成。

多肽链中的氨基酸已不是完整的氨基酸分子,所以称为氨基酸残基。氨基酸缩合成肽后,只有在肽的两端各有自由的 α-氨基和 α-羧基,因此,它们分别称为氨基末端(简称 N-端)和羧基末端(简称 C-端),在书写时,习惯上将 N-端写在左边,C-端写在右边。

2. 蛋白质的一级结构   蛋白质的一级结构是指氨基酸在蛋白质多肽链中的排列顺序。一级结构是蛋白质空间结构的基础,维持蛋白质一级结构的作用力是肽键(主键),在某些蛋白质的一级结构中还含有二硫键,二硫键(S—S)是由两个半胱氨酸残基上的巯基(—SH)脱氢氧化生成的。

(二)蛋白质的空间结构

蛋白质多肽链可折叠、卷曲成一定的空间结构,蛋白质的空间结构分为二级结构、三级结构和四级结构。

1. 蛋白质的二级结构   蛋白质的二级结构是指多肽链的主链原子沿着长轴方向折

叠或盘曲所形成的有规律的、重复出现的空间结构。

α-螺旋和β-折叠是蛋白质二级结构中最常见的构象形式,此外还包括β-转角和无规卷曲。通常在一种蛋白质分子中可同时交替出现数种二级结构形式。维持蛋白质二级结构的主要作用力是主链内或主链间所形成的氢键。

(1) α-螺旋:α-螺旋结构是指多肽链的主链围绕中心轴有规律地螺旋式上升所形成的螺旋状结构(图2-3)。其要点如下:螺旋走向为顺时针方向,称右手螺旋;螺旋上升一圈(螺距)包含3.6个氨基酸残基,约为0.54nm,氨基酸的侧链伸向螺旋外侧;α-螺旋依靠上下螺旋圈之间肽键上的CO—和NH—形成的氢键,使螺旋结构保持稳定。

⊙:代表N原子 ●:代表C原子 •:代表α碳原子

图2-3 α-螺旋结构示意图

(2) β-折叠:又称β-片层,是多肽链的一种有规律的、充分伸展的锯齿状结构(图2-4)。在β-片层结构中,多肽链主链走向有如折纸状,以α-碳原子为旋转点,相邻的肽键平面依次折叠成锯齿状结构,而氨基酸残基侧链交替地位于锯齿状结构的上下方。若干个β-片层结构可顺向平行排列,也可逆向平行排列,链间依靠氢键维持结构稳定。

研究表明,蛋白质分子是由许多α-螺旋和β-折叠,再加上一些β-转角

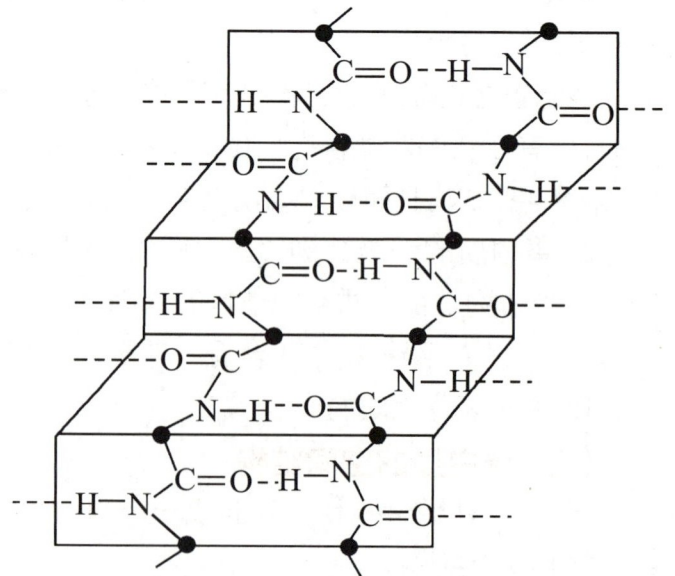

图2-4 β-折叠结构示意图

或无规卷曲的肽链部分装配而成,不同的蛋白质其结构不同。

2. 三级结构 蛋白质的三级结构是指蛋白质分子或亚基内所有原子的空间排列,既包括主链原子,也包括侧链原子的三维空间排布(图2-5)。

三级结构   四级结构

图 2-5 蛋白质的三、四级结构

维持蛋白质三级结构的作用力主要是多肽链侧链基团间所形成的次级键(副键),如氢键、离子键、疏水键、范德华力和共价键——二硫键等,其中以疏水键最为重要。具有三级结构的某些蛋白质多肽链即可表现出生物学活性,对这类蛋白质分子来说,三级结构是其分子结构的高级形式。

3. 四级结构 蛋白质的四级结构是指各亚基之间的空间排布及亚基间的连接和相互作用所形成的更高级的空间结构(图2-5)。

亚基是指具有独立三级结构的多肽链。一种蛋白质中的亚基可以是相同的,也可以是不相同的,单独一个亚基通常无生物活性。另外,有些蛋白质没有四级结构形式,三级结构即为它们的最高级结构形式。维持蛋白质空间结构的作用力是各亚基之间所形成的次级键,如氢键、离子键、疏水键、范德华引力等。

血红蛋白是由 2 个 α-亚基和 2 个 β-亚基组成的四聚体,两种亚基的三级结构颇为相似,且每个亚基都结合有 1 个血红素辅基(图2-6)。4 个亚基通过 8 个离子键相连,形成血红蛋白的四聚体后才具有运输 O_2 和 CO_2 的功能。但每一个亚基单独存在时,虽可结合 O_2 且与 O_2 的亲和力增强,但在体内组织中难以释放 O_2。

三、蛋白质结构与功能的关系

无论是蛋白质的一级结构,还是蛋白质的空间结构,都与其功能活性密切相关。实践证明,蛋白质分子结构的细微改变都会影响到蛋白质的功能活性。

(一) 蛋白质一级结构与功能的关系

1. 相似结构表现相似功能 即一级结构相似的多肽或蛋白质,其空间结构以及功能也相似。例如神经垂体释放的催产素和抗利尿激素都是环八肽,两者只有两个氨基酸不

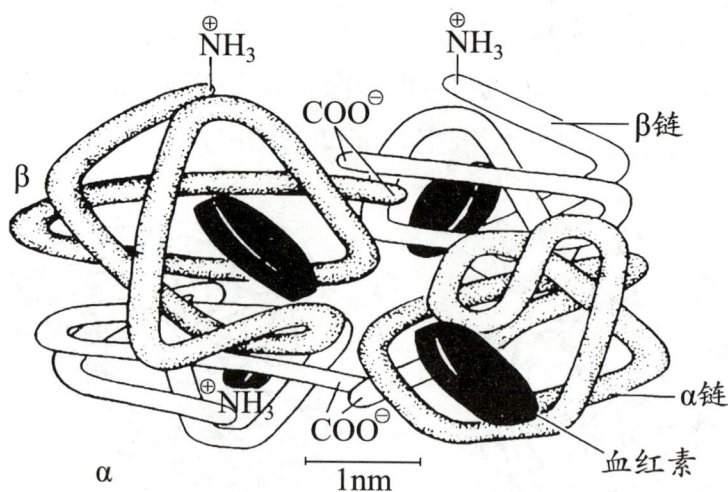

血红蛋白由4条多肽链组成，各多肽链均结合至一
个血红素基团上，含有相同的两条α链和两条β链。

图 2-6　血红蛋白的四级结构

同,而其余氨基酸是相同的。

因此,催产素和抗利尿激素的生理功能有相似之处,即催产素兼有抗利尿激素样作
用,而抗利尿激素也兼有催产素样作用。

2. 不同结构具有不同功能　尽管抗利尿激素和催产素具有相似的功能,但毕竟其结
构不完全相同,因此其生物学活性又有很大差别。催产素对子宫平滑肌和乳腺导管的收
缩作用远较抗利尿激素为强,但催产素对血管平滑肌的收缩效应(升压)和利尿作用仅为
抗利尿激素的 1% 左右。这充分体现了蛋白质一级结构与功能的关系。

（二）蛋白质空间结构与功能的关系

蛋白质的功能与其空间结构(构象)密切相关。蛋白质的空间结构是其生物活性的
基础,空间结构发生改变,其功能活性也随之改变。在此以核糖核酸酶为例说明蛋白质空
间结构与功能的关系。

核糖核酸酶是由 124 个氨基酸残基组成的单链蛋白质,分子中有 4 个二硫键及许多
氢键维系其空间结构。如用蛋白变性剂尿素溶液和巯基乙醇处理核糖核酸酶,尿素可破
坏维系其空间结构的氢键,巯基乙醇可将其分子中的二硫键还原为巯基,使该酶的正常构
象(二级、三级结构)发生改变,但其一级结构未被破坏,此时该酶活性逐渐消失。但若通
过透析方法除去尿素和巯基乙醇,并经氧化恢复多肽链上的二硫键,则酶分子的三级结构
可逐渐恢复,同时其活性也得到恢复。以上现象充分说明了核糖核酸酶的空间结构与功
能之间的密切关系。

（三）蛋白质结构改变与疾病

蛋白质生物功能的发挥依赖其特定的一级结构和空间结构,因此无论一级结构还是
空间结构的变化,都会引起蛋白质功能的变化。如果发生结构异常改变的蛋白质,其作用

重要且无可替代,直接影响生物体的某一功能时,即产生疾病。

1. 一级结构改变与疾病(分子病)　遗传物质的异常导致蛋白质一级结构改变而引起其生物学功能改变的遗传性疾病称为分子病。目前已发现的分子病有数百种。镰状细胞贫血,是一种典型的分子病,它是由于患者体内遗传密码发生改变,导致血红蛋白 β-链(有 146 个氨基酸组成)第 6 位上的氨基酸残基由正常人的谷氨酸残基被缬氨酸残基所取代(表 2-1)而致的一种血红蛋白异常病。这种疾病仅因一个氨基酸的微小变化,就使患者红细胞在氧分压较低的情况下呈镰刀状并极易聚集溶血,严重影响血红蛋白携带 O_2 的功能。

表 2-1　镰状细胞贫血血红蛋白遗传信息的异常

正常	DNA	……TGT	GGG	CTT	CTT	TTT……
	mRNA	……ACA	CCC	GAA	GAA	AAA……
	HbA　β链 N 端	……苏	脯	谷	谷	赖……
异常	DNA	……TGT	GGG	CAT	CTT	TTT……
	mRNA	……ACA	CCC	GUA	GAA	AAA……
	HbS　β链 N 端	……苏	脯	缬	谷	赖……

注:HbA 为正常成人血红蛋白;HbS 为镰状细胞贫血血红蛋白。

2. 空间结构改变与疾病(构象病)　除蛋白质一级结构改变可导致疾病发生外,近年来已发现蛋白质一级结构不变而仅其构象发生改变也可导致疾病发生,有人称此类疾病为构象病。

例如引发疯牛病的朊病毒(prion),它是由一种存在于牛脑中正常的蛋白质分子转变而来的,正常时此蛋白质空间结构中含有多个 α-螺旋。在某种未知因素作用下,α-螺旋可转变成 β-折叠,成为一种异常的蛋白质分子。尽管其一级结构是正常的,但因其空间结构改变,从而对蛋白质水解不敏感,对热稳定且具有传染能力,因而产生了可导致疯牛病的朊病毒。

第二节　蛋白质的理化性质及应用

一、两性电离和等电点

蛋白质分子中氨基酸既有碱性的氨基,能发生碱式电离,在酸性溶液中结合 H^+ 而解离成阳离子;又有酸性的羧基,能发生酸式电离,在碱性溶液中释放 H^+ 而解离成阴离子,所以是两性电解质。

蛋白质在一定的 pH 溶液中解离成正、负离子的趋势相等，所带正、负电荷相等，成为兼性离子（两性离子），净电荷为零，此时溶液的 pH 称为该蛋白质的等电点（pI）。等电点是蛋白质的特征性常数，由于组成蛋白质的氨基酸种类、数量不同，不同的蛋白质有不同的等电点。

当蛋白质溶液的 pH>pI 时，该蛋白质颗粒带负电荷（阴离子）；当蛋白质溶液的 pH<pI 时，该蛋白质颗粒带正电荷（阳离子）；当蛋白质溶液的 pH=pI 时，该蛋白质颗粒不带电。体内各种蛋白质的等电点不同，但大多数接近于 pH 5.0，所以在人体体液 pH 7.4 的环境中，大多数蛋白质解离成阴离子。

由于蛋白质在高于或低于等电点的 pH 溶液中都是带电的，在电场中能向正极或负极移动。因此，根据蛋白质电离的性质，利用蛋白质电泳技术可将不同蛋白质从混合物中分离出来，如采用醋酸纤维素薄膜电泳可将血清蛋白质分为清蛋白、α_1-球蛋白、α_2-球蛋白、β-球蛋白和 γ-球蛋白 5 种成分。

二、亲水胶体性质

蛋白质为生物大分子，其分子颗粒大小已达到胶体颗粒的范围（1~100nm），因此具有某些胶体性质。

在蛋白质颗粒中，疏水基团大多位于分子内部，而亲水基团多分布于分子表面，可吸引水分子，使其表面形成一层水化膜，从而阻断蛋白质颗粒的相互聚集，防止溶液中的蛋白质沉淀析出。在非等电点的 pH 溶液中，蛋白质颗粒表面带有相同电荷而相互排斥，从而进一步阻止蛋白质颗粒的相互聚集。蛋白质分子表面水化膜和蛋白质表面的同种电荷是蛋白质在溶液中稳定的两个重要因素，若用物理或化学方法破坏这两个稳定因素，蛋白质就容易从溶液中沉淀析出。

蛋白质的颗粒很大，不能透过半透膜。实验室常选用孔径不同的半透膜（透析袋）来分离蛋白质，我们把利用透析袋把大分子蛋白质与小分子化合物分开的方法叫透析（dialysis）（图 2-7）。人体的细胞膜、线粒体膜和微血管壁等都具有半透膜的性质，这有助于体内各种蛋白质有规律地分布在膜内外，对维持细胞内外的水和电解质平衡具有重要的生理意义。

图 2-7　蛋白质透析示意图

三、变性作用

蛋白质在某些物理因素或化学因素的作用下，次级键断裂、空间结构破坏，从而导致其理化性质的改变和生物学活性的丧失，这种现象称为蛋白质的变性作用。其中物理因素有加热、高压、振荡或搅拌、紫外线照射、超声波及 X 射线等，化学因素有强酸、强碱、重金属离子和尿素、乙醇、丙酮等有机溶剂。蛋白质变性主要是次级键和空间结构受到破坏，其分子中的肽键和一级结构未发生改变。

蛋白质变性在实际应用中具有重要意义。例如，用 75% 乙醇、高温、高压和紫外线等消毒杀菌；临床实验室常用钨酸、三氯醋酸沉淀蛋白质制备无蛋白血滤液，采用热凝法检查尿蛋白；低温保存激素、酶、疫苗和免疫血清等蛋白质生物制剂。

知识链接

吴宪教授提出蛋白质变性理论

中国的生物化学工作者吴宪一生作出了多方面的贡献，其中最重要的无疑是他的关于蛋白质变性的理论。当时，国际上对蛋白质变性还没有清楚的认识，往往把变性与沉淀、聚集、凝固等现象混为一谈。1931 年吴宪教授在总结蛋白质变性实验研究的基础上区分了这些现象，充分讨论了变性作用的特点，正式发表了关于蛋白质变性理论的论文，获得了国际科学界的公认。

四、紫外吸收性质及呈色反应

（一）蛋白质的紫外吸收特征可用于定量分析

蛋白质分子中常含有酪氨酸和色氨酸残基，这两种氨基酸分子中的共轭双键在 280nm 波长处有特征性吸收峰。在此波长处，蛋白质的吸光度值与其浓度成正比，因此常利用蛋白质的紫外吸收特性来测定其含量。

（二）蛋白质的呈色反应可用于定性、定量分析

蛋白质分子可与多种化学试剂反应，生成有色的化合物，这些呈色反应常用于蛋白质的定性或定量。

1. 双缩脲反应　蛋白质和多肽在碱性溶液中与硫酸铜反应，生成紫红色的复合物，这一反应称为双缩脲反应。其色泽的深浅与蛋白质含量成正比。由于氨基酸不出现此反应，当蛋白质不断水解成氨基酸时，其双缩脲呈色深度就逐渐下降。因此，临床检验中常用双缩脲法来测定蛋白质（血清总蛋白、血浆纤维蛋白原）的含量及检验蛋白质的水解

程度。

2. 酚试剂反应　蛋白质分子中的酪氨酸残基在碱性铜试剂存在下,与酚试剂(磷钨酸-磷钼酸)反应生成蓝色化合物。此反应的灵敏度比双缩脲反应高 100 倍,比紫外分光光度法提高 10~20 倍。临床上常用酚试剂反应来测定血清黏蛋白、脑脊液中的蛋白质等微量蛋白质的含量。

3. 染料结合反应　在 pH<pI 环境中,蛋白质分子带正电荷(呈阳离子),能与阴离子染料结合产生颜色反应,其色泽的深浅与蛋白质含量成正比。用来测定蛋白质含量的染料有溴甲酚绿、邻苯三酚红、考马斯亮蓝 G-250、丽春红 S 等。临床化学检验中常用染料结合反应来测定血清清蛋白、脑脊液总蛋白的含量。

第三节　核酸的结构与功能

核酸是存在于细胞中含有磷酸基团的生物大分子。1868 年瑞士青年医生 Miescher 在脓细胞中首次分离发现,后来被证实核酸是遗传的物质基础。

一、核酸的分子组成

核酸是由许多个核苷酸连接而成的生物大分子。核酸在核酸酶的作用下水解成核苷酸,核苷酸进一步水解产生核苷(或脱氧核苷)和磷酸,核苷完全水解得到戊糖和含氮碱等基本成分。

(一)核酸的基本成分

核酸是由 C、H、O、N、P 五种元素组成,其中 P 元素的含量比较恒定,占 9%~10%。因此,测定生物样品中磷的含量即可推算出其核酸含量。核酸的其余两种成分是戊糖和含氮碱基。

1. 磷酸　DNA 和 RNA 分子中都有磷酸组成,其分子式为 H_3PO_4。

2. 戊糖　组成核酸的戊糖有 D-核糖和 D-2-脱氧核糖两种。RNA 分子中含 D-核糖,DNA 分子中含 D-2-脱氧核糖。其结构式见图 2-8。

3. 含氮碱　核酸中的含氮碱有嘌呤碱和嘧啶碱两类。嘌呤碱主要有腺嘌呤(A)和鸟嘌呤(G)两种;嘧啶碱主要有胞嘧啶(C)、尿嘧啶(U)和胸腺嘧啶(T)三种(图 2-9)。

图 2-8　戊糖

其中,DNA 分子中主要含 A、G、C、T 四种碱基,RNA 分子中主要含 A、G、C、U 四种碱基。两类核酸的基本组成成分见表 2-2。

18

图 2-9　嘌呤与嘧啶碱基

表 2-2　两类核酸的基本组成成分

基本成分	RNA	DNA
磷酸	磷酸	磷酸
戊糖	*D*-核糖	*D*-2-脱氧核糖
碱基	腺嘌呤（A）、鸟嘌呤（G）、胞嘧啶（C）、尿嘧啶（U）	腺嘌呤（A）、鸟嘌呤（G）、胞嘧啶（C）、胸腺嘧啶（T）

（二）组成核酸的基本单位——核苷酸

1. 核苷　含氮碱与戊糖通过糖苷键连接形成的化合物称为核苷。其中,戊糖的第 1 位碳原子（C-1′）与嘌呤碱的第 9 位氮原子（N-9）或嘧啶碱的第 1 位氮原子（N-1）相连接,形成核糖核苷或脱氧核糖核苷（图 2-10）。

图 2-10　核苷酸的结构式

2. 核苷酸　核苷中戊糖 C-5′ 上羟基与磷酸通过磷酸酯键连接生成核苷酸,称为 5′-核苷酸。核苷酸分子中含核糖者称为核糖核苷酸;含脱氧核糖者称为脱氧核糖核苷酸（脱氧核苷酸）。

组成 RNA 的基本单位有 AMP、GMP、CMP、UMP 四种,组成 DNA 的基本单位有 dAMP、dGMP、dCMP、dTMP 四种。组成两类核酸的基本成分和基本单位见表 2-3。

表2-3　组成两类核酸的基本成分和基本单位

核酸	基本成分			基本单位
	磷酸	戊糖	碱基	核苷酸
RNA	磷酸	核糖	腺嘌呤（A）	AMP（一磷酸腺苷）
			鸟嘌呤（G）	GMP（一磷酸鸟苷）
			胞嘧啶（C）	CMP（一磷酸胞苷）
			尿嘧啶（U）	UMP（一磷酸尿苷）
DNA	磷酸	脱氧核糖	腺嘌呤（A）	dAMP（一磷酸脱氧腺苷）
			鸟嘌呤（G）	dGMP（一磷酸脱氧鸟苷）
			胞嘧啶（C）	dCMP（一磷酸脱氧胞苷）
			胸腺嘧啶（T）	dTMP（一磷酸脱氧胸苷）

二、核酸的结构与功能

（一）核酸的一级结构

核酸分子中,相邻的两个核苷酸之间,前一个戊糖的 C-3′上的羟基与后一个核苷酸 C-5′上的磷酸脱水缩合形成 3′,5′-磷酸二酯键。多个核苷酸可通过磷酸二酯键连接成很长的多核苷酸链,即核酸。链的两端分别称为 5′-端和 3′-端,5′-端通常写在左侧,3′-端通常写在右侧。因此,核酸分子具有方向性,通常以 5′→3′方向为正向(图 2-11)。

目前多核苷酸链常用最简式表示,就是按顺序书写每一核苷酸的含氮碱基,如 5′-A-U-G-C-U-A-C-U-G-A-C-C-A-U-……-G-G-U-A-C-A-3′。

多核苷酸链中核苷酸的排列顺序称为核酸的一级结构。DNA 的一级结构是指多核苷酸链中脱氧核苷酸的排列顺序。不同的核酸分子中核苷酸的数目和排列顺序千差万别,即不同的核酸其一级结构不同。由于各种核苷酸之间的差别只是碱基的不同,因此核苷酸的排列顺序也称为碱基的排列顺序。

（二）核酸的空间结构

1. DNA 的空间结构　Watson 和 Crick 根据 DNA 的 X 射线衍射图及化学分析的结果,于 1953 年提出了 DNA 的二级结构为双螺旋结构的学说。

图 2-11　核酸的一级结构

双螺旋结构的要点有：

（1）DNA由两条多核苷酸链组成,这两条链互相平行、方向相反(一条为5′→3′走向,另一条为3′→5′走向),共同围绕同一中心轴以右手螺旋方式盘旋构成了双螺旋结构(图2-12)。

图 2-12　立体结构和平面结构

（2）两链以磷酸和脱氧核糖为骨架,位于双螺旋的外侧,碱基位于双螺旋内侧,两条链上相对应的碱基按照碱基互补规律,通过氢键形成碱基配对,即A与T通过两个氢键、G与C通过三个氢键配对。每一碱基对中的两个碱基称为互补碱基,DNA分子中的两条链称为互补链。由此可知,只要知道DNA分子中一条链的核苷酸排列顺序,就可根据碱基互补规律确定另一条链的核苷酸序列。

（3）双螺旋的直径为2.37nm,碱基平面与中心轴垂直。碱基对之间距离为0.34nm,每一螺旋内含10.5个碱基对,故螺距为3.54nm。

（4）DNA分子中互补碱基之间的氢键和相邻碱基平面之间的碱基堆积力是维持DNA双螺旋结构稳定的主要作用力。

双螺旋结构学说具有十分重要的生物学意义,它为生物体内DNA功能的研究奠定了科学基础,推动了现代分子生物学的发展。

DNA 双螺旋结构的发现

1953 年 2 月，沃森、克里克看到了一张十分漂亮的 DNA 晶体 X 射线衍射照片，这一下激发了他们的灵感。他们不仅确认了 DNA 一定是螺旋结构，而且分析得出了螺旋参数。磷酸根在螺旋的外侧构成两条多核苷酸链的骨架，方向相反；碱基在螺旋内侧，两两对应。一连几天，沃森、克里克在他们的办公室里兴高采烈地用铁皮和铁丝搭建着模型。1953 年 2 月 28 日，第一个 DNA 双螺旋结构的分子模型终于诞生了。

DNA 的三级结构是指 DNA 双螺旋进一步盘曲形成更加复杂的结构。DNA 的双螺旋结构可成开链或闭链环状，经进一步折叠成麻花状的超螺旋结构，超螺旋是 DNA 三级结构的最常见形式。真核生物细胞核内的 DNA 在双螺旋结构的基础上，需再次螺旋化形成超螺旋结构，并与蛋白质共同构成染色质的基本单位——核小体。

2. RNA 的空间结构　RNA 分子是一条多核苷酸链，可以在某些节段回旋折叠形成局部的双链结构，在双链内也可进行碱基配对，即 A 与 U、G 与 C 配对，在没有碱基配对的节段形成突环，构成了发夹状结构，此即为 RNA 的二级结构。tRNA 的二级结构含有 3 个发夹结构，呈三叶草形（图 2-13）。在此结构中，顶端的一环称为反密码环，3 个核苷酸构成反密码子，在蛋白质生物合成时，借助碱基互补配对来识别相应的密码。另一端是氨基酸臂，在蛋白质生物合成时，携带和转运氨基酸。二级结构可再折叠成三级结构，tRNA 的三级结构呈倒 L 形（图 2-13）。

tRNA 的二级结构　　　　tRNA 的三级结构

图 2-13　RNA 二级结构和三级结构

（三）核酸的功能

1. DNA 的功能　DNA 是遗传的物质基础，是遗传信息的载体。DNA 的功能是储存生命活动的全部遗传信息，决定着细胞和个体的遗传型，是物种保持进化和世代繁衍的物质基础。

DNA 的基本功能一方面是以自身遗传信息序列为模板复制自身，将遗传信息保守地传给后代，称为基因遗传，另一方面是 DNA 将基因中的遗传信息通过转录传递给 RNA，再由 RNA 作为模板通过翻译指导合成各种有功能的蛋白质，称为基因表达。

2. RNA 的功能　根据 RNA 的功能进行分类。

（1）信使 RNA（mRNA）：蛋白质生物合成的直接模板，含量仅占 RNA 总量的 3%，mRNA 可在细胞核内转录 DNA 基因序列信息，自身成为遗传信息载体即信使，并携带至细胞质，指导蛋白质分子的合成。

（2）转运 RNA（tRNA）：蛋白质合成过程中作为转运氨基酸的工具，在三类 RNA 中分子量最小，其功能是作为各种氨基酸的转运载体，在蛋白质合成中起着活化与转运氨基酸的作用。

（3）核糖体 RNA（rRNA）：蛋白质合成的场所，在细胞内含量最多，约占 RNA 总量的 80% 以上，其功能是与核糖体蛋白组成核糖体，在细胞质为蛋白质提供合成场所，充当"装配机"。核糖体由两个易于解聚的大、小亚基组成，rRNA 在蛋白质生物合成中具有重要作用，不同 rRNA 能与 mRNA、tRNA 相结合，并促进大小亚基结合。

第四节　核酸的理化性质及应用

一、核酸的一般性质

核酸是分子量很大的生物大分子，具有生物大分子的一般特性。核酸分子既含有酸性的磷酸基，又含有碱基，故为两性电解质。因磷酸基酸性较强，故核酸常显酸性。

核酸中的嘌呤和嘧啶分子都含有共轭双键，使核酸分子对紫外线（波长 250~280nm）有强烈的吸收作用，其最大吸收峰在 260nm 处。这一性质可用于核酸的定性定量分析。

二、核酸的变性与复性

1. 变性　在某些理化因素的作用下，DNA 分子中氢键断裂、双螺旋结构松开，形成单链线状结构，称为 DNA 变性。引起 DNA 变性的理化因素有加热、pH 改变、乙醇、丙酮、尿素、酰胺等。DNA 变性后，理化性质发生很大变化，如黏度下降、对紫外线的吸收增加等。

DNA 变性后,双螺旋结构被解开,有更多的碱基共轭双键暴露,对波长 260nm 的紫外光吸收增强,这种现象称为增色效应。DNA 在 260nm 波长处光吸收值的变化,常作为监测 DNA 是否变性的一个重要指标。

若以温度对 DNA 在 260nm 吸光度值的关系作图,可得到 S 形曲线,称为 DNA 解链曲线。从曲线中可以看出,DNA 的变性从开始解链到完全解链,是在一个相当狭窄的温度范围内完成。在这一范围内,紫外光吸收值达到最大值的 50%(即 DNA 分子 50% 解链)时的温度称为 DNA 的解链

图 2-14   DNA 的解链曲线

温度(变性温度),用 T_m 表示。在 T_m 时,核酸分子内 50% 的双链结构被解开。DNA 的 T_m 值一般在 70~85℃。DNA 的 T_m 值大小与 DNA 分子中 G、C 的含量有关,因为 G—C 之间有三个氢键,要这三个氢键断裂,比使 A—T 之间的两个氢键断裂需更多的能量,所以 G、C 越多的 DNA,其分子结构越稳定,T_m 值较高(图 2-14)。

2. 复性 变性 DNA 在适宜条件下,两条彼此分开的链经碱基互补可重新形成双螺旋结构,这一过程称为复性。热变性的 DNA 经缓慢冷却即可复性,这一过程也称为退火。复性后的 DNA,其理化性质和生物学活性得到相应恢复。

DNA 复性受温度影响,最适宜的复性温度比 T_m 约低 25℃,这个温度称为退火温度。复性时,温度只有缓慢降低才能使碱基重新配对而复性,如果将热变性的 DNA 溶液温度骤然降低,则变性的 DNA 分子很难复性,这是因 DNA 分子两条链的碱基来不及配对所致。

三、核酸的分子杂交

分子杂交技术是以核酸的变性与复性为基础的一种技术。不同来源的核酸变性后,合并在一起进行复性,只要它们存在大致相同的碱基互补配对序列,就可形成杂化双链,此过程称为杂交。杂交分子可以是不同来源的 DNA 与 DNA、DNA 与 RNA 或 RNA 与 RNA。

分子杂交技术可以确定不同核酸之间是否具有同源性(相同的碱基序列)。用核素标记一个已知序列的寡核苷酸(是指二至十个甚至更多个核苷酸残基以磷酸二酯键连接而成的线性多核苷酸片段),与待测 DNA 单链混合在一起,如寡核苷酸与待测 DNA 单链能

进行杂交反应,就可确定待测 DNA 含有与寡核苷酸相同的序列,具有同源性,这种被标记的寡核苷酸,称为 DNA 探针。杂交和探针技术对核酸结构和功能的研究,对遗传性疾病的诊断、亲缘关系的鉴定、物种进化的分析,以及对肿瘤病因学及基因工程的研究等方面已有比较广泛的应用。

蛋白质是生物大分子,是生命活动的物质基础。组成蛋白质的元素主要有 C、H、N、O 和 S 等,其中 N 的含量比较恒定,平均为 16%。

蛋白质的基本组成单位是氨基酸,组成人体蛋白质的 20 种氨基酸除甘氨酸外都是 L-α-氨基酸。氨基酸有中性氨基酸、酸性氨基酸和碱性氨基酸。蛋白质结构包含蛋白质的一级结构和二、三、四级结构,二级结构的主要形式是 α-螺旋和 β-折叠。蛋白质的结构包含蛋白质的一级结构和二、三、四级结构,二级结构的主要形式是 α-螺旋和 β-折叠。蛋白质的结构与功能密切相关,遗传物质异常导致蛋白质一级结构改变而引起其生物学功能改变的遗传病称为分子病。蛋白质具有两性电离和等电点、胶体性质、变性、紫外吸收性质及呈色反应等理化性质。蛋白质颗粒表面的水化膜和相同电荷是蛋白质稳定存在的两个重要因素,若去除这两个因素,蛋白质即可发生沉淀。多种理化因素可导致蛋白质变性,蛋白质变性在医学实践中具有重要意义。

核酸是生物体内重要的高分子化合物,它分为 DNA 和 RNA 两大类。DNA 主要分布在核内,它是遗传的物质基础。RNA 主要分布在胞质,它与蛋白质生物合成密切相关。RNA 可分为 mRNA、tRNA 和 rRNA 三种。

核酸主要由 C、H、N、O 和 P 组成,其基本组成单位是核苷酸。DNA 分子中主要含有 A、G、C 和 T 四种碱基,RNA 分子中主要含有 A、G、C 和 U 四种碱基,DNA 两条链之间具有 A-T、G-C 碱基配对关系,RNA 的碱基配对关系为 A-U、G-C。核酸具有基本结构和空间结构,DNA 的二级结构为双螺旋结构,tRNA 的二级结构为三叶草形结构。DNA 的基本功能是决定生物遗传信息复制和基因转录的模板,RNA 的功能主要是参与蛋白质生物合成。核酸具有多种重要理化性质,其中紫外吸收特性被广泛用来对核酸、核苷酸等进行定性定量分析。在某些理化因素作用下核酸可发生变性,并在一定条件下复性,以变性与复性为基础建立的分子杂交技术在基因研究及临床诊断等方面有广泛应用。

(程燕飞)

一、简答题

1. 蛋白质和核酸的元素组成及基本组成单位各是什么?

2. 蛋白质有哪些重要的理化性质? 这些理化性质有何实际应用?

3. 什么是蛋白质的一、二、三、四级结构? 维持各级结构的化学键有哪些?

4. 试比较 DNA 与 RNA 在组成成分上的异同。

二、病例分析

患者,男,42 岁。某日晚上突然右脚大脚姆趾疼痛难忍不能入睡,次日清晨,去医院就诊。经检查血中尿酸升高,趾关节 X 线可见针尖大小颗粒尿酸盐结晶。

请思考: 该患者可能患了何种疾病?

第三章 | 酶

03章 数字内容

学习目标

知识目标:
掌握酶的基本概念、酶原及酶原激活的概念、酶活性中心的概念;熟悉影响酶促反应速度的因素;了解酶促反应的特点、酶分子的组成。

能力目标:
能够正确采集处理标本;能够完成酶的专一性及影响酶促反应速度因素的实验操作。

素质目标:
培养认真、严肃的学习态度以及敬佑生命、救死扶伤、甘于奉献、大爱无疆的医者精神。

案例导入

患儿男,5岁。时常出现鼻痒、鼻塞、流涕、打喷嚏,喉部不适。就医后诊断为慢性鼻炎。医生给予鼻炎康口服液和溶菌酶肠溶片治疗时,嘱其溶菌酶肠溶片要整片吞服,不可研碎。

请思考:1. 为什么溶菌酶肠溶片不可研碎服用?

2. 酶促反应有何特点?

第一节 酶 的 概 述

酶(enzyme,E)是由活细胞产生的具有催化功能的蛋白质,也称生物催化剂。另外,少数核酸也具有催化作用,称为核酶。酶所催化的反应称为酶促反应,被酶催化的物质称

27

为底物(S),生成的物质称为产物(P);酶所具有的催化能力称为酶活性,而失去催化能力则称为酶的失活。

核 酶

1982 年 Cech 发现了天然的、具有催化功能的 RNA,并提出了核酶的概念。1995 年 Szostak 研究室报道了具有 DNA 连接酶活性的人工合成 DNA 片段,命名为脱氧核酶,进一步拓展了生物催化剂的概念。

一、酶促反应的特点

酶与一般催化剂比较有相同的催化性质,即只能催化热力学允许的化学反应,缩短达到化学反应平衡的时间,而不改变反应的平衡点。在反应的前后,酶没有质和量的改变。而酶作为生物催化剂,酶又具有一般催化剂所没有的特性。

(一)高度的催化效率

酶的催化效率通常比非催化反应高 $10^8 \sim 10^{20}$ 倍,比一般催化剂高 $10^7 \sim 10^{13}$ 倍。如蔗糖酶催化蔗糖水解的速率是 H^+ 催化作用的 2.5×10^{12} 倍,脲酶催化尿素水解的速率是 H^+ 催化作用的 7×10^{12} 倍。

很多化学反应在体外通常需要高温、高压或强酸、强碱等剧烈条件才能进行,而物质代谢却能在生物体内温和的条件下快速进行,正是有赖于酶的高度催化效率。

(二)高度的特异性

酶对其所催化的底物有一定的选择性,称为酶的特异性或专一性。酶往往只能作用于一种或一类物质,催化一种或一类反应,而一般催化剂没有这样严格的选择性。如盐酸可使糖、脂肪、蛋白质等多种物质水解,而淀粉酶只能催化淀粉水解。酶催化作用的特异性取决于酶蛋白分子特定的结构。根据酶对底物分子结构选择的严格程度不同,酶的特异性可分为三种类型。

1. 绝对特异性 一种酶只催化一种底物进行反应,称为绝对特异性。例如脲酶只能催化尿素水解生成 NH_3 和 CO_2,而对尿素的衍生物(如甲基尿素)则无作用。

2. 相对特异性 一种酶能催化一类化合物或一种化学键进行反应称为相对特异性。例如脂肪酶不仅能催化脂肪水解,也可水解简单的酯类化合物。

3. 立体异构特异性 有些酶对底物分子的立体构型有严格要求称为立体异构特异性。如 L-谷氨酸脱氢酶只能催化 L-谷氨酸氧化脱氨基,对 D-谷氨酸无催化作用。

（三）高度的不稳定性

酶是蛋白质,酶促反应要求温和的条件。强酸、强碱、有机溶剂、重金属盐、高温、高压、紫外线、剧烈震荡等任何使蛋白质变性的理化因素都可能使酶变性而失去其催化活性。在临床上测定酶的活性和保存酶制剂时都应避免上述因素的影响。

（四）酶活性的可调节性

酶促反应可受到多种因素的调控,从而使生物体内错综复杂的代谢反应能适应不断变化的生命活动的需要。酶活性的调节主要通过改变酶的结构和含量来实现。例如酶原的激活使酶在适合的环境中被激活并发挥催化作用;别构酶受别构剂的调节;激素、神经和体液通过第二信使对酶活力进行调节等。如果体内酶活性的调节异常,物质代谢将会发生紊乱,可能会导致人体疾病的发生甚至死亡。

二、酶的命名与分类

（一）酶的命名

1. 习惯命名法　一般用酶催化的底物名称加反应类型,最后加"酶"字即可,如琥珀酸脱氢酶、磷酸己糖异构酶等。水解酶类只需要底物名称加酶字就可以了。有时为了区别酶的来源,还要加上器官的名称,如胃蛋白酶、胰蛋白酶。有时也可以加入酶的特点,如碱性磷酸酶。习惯命名法方法简单,使用方便,但有时从酶的名称上很难看出其催化性质,如触酶、端粒酶等。

2. 系统命名法　系统命名法规定每一个酶的名称均由两部分组成:①酶所催化的全部底物,底物之间以":"分隔;②反应类型,并在其后加"酶"字。每一个酶均按其分类进行编号,第一个数码代表酶的类别;第二个数码表示此类中的亚类;第三个数码表示亚-亚类;第四个数码表示酶在亚-亚类的排号。每个数码之间用"."相隔,并在数码前冠以 EC。虽然此命名法可以避免习惯命名法造成的混乱,但名称太长,使用不方便。为此国际酶学委员会又从酶的数个习惯命名中选定一个作为推荐名称,使每一个酶都有一个系统名称和一个推荐名称。如乳酸脱氢酶为推荐名称,系统名称为 EC 1.1.1.27 L-乳酸:NAD^+ 氧化还原酶。

（二）酶的分类

根据国际酶学委员会(IEC)规定,按酶促反应的性质,将酶分为六大类。

1. 氧化还原酶类(oxidoreductases)　催化底物进行氧化还原反应的酶类,如乳酸脱氢酶、琥珀酸脱氢酶、细胞色素氧化酶等。

2. 转移酶类(transferases)　催化底物之间进行基团的转移或交换的酶类,如转甲基酶、氨基转移酶等。

3. 水解酶类(hydrolases)　催化底物发生水解反应的酶类,如淀粉酶、蛋白酶、脂肪酶、核糖核酸酶等。

4. 裂合酶类（lyases） 催化一种化合物分解为两种化合物或两种化合物合成为一种化合物的酶类,如碳酸酐酶、醛缩酶等。

5. 异构酶类（isomerases） 催化各种同分异构体之间相互转变的酶类,如磷酸丙糖异构酶、磷酸己糖异构酶等。

6. 合成酶类（ligases） 催化两分子底物合成为一分子化合物,同时偶联有 ATP 高能磷酸键断裂释能的酶类,如谷氨酰胺合成酶类、氨酰-tRNA 合成酶等。

第二节 酶的分子组成、结构与作用机制

一、酶的分子组成

大多数酶的化学本质是蛋白质,根据其化学组成不同可分为单纯酶（simple enzyme）和结合酶（conjugated enzyme）两大类。

1. 单纯酶 单纯酶是由氨基酸组成的单纯蛋白质,如淀粉酶、蛋白酶、核糖核酸酶等水解酶都属于单纯酶。此类酶的活性仅由蛋白质的结构决定。

2. 结合酶 结合酶由蛋白质和非蛋白质两部分组成,如乳酸脱氢酶、转氨酶、羧化酶等均属于结合酶类。结合酶中的蛋白质部分称为酶蛋白（apoenzyme）,非蛋白质部分称为辅因子（cofactor）。酶蛋白与辅因子以共价键或非共价键结合成具有催化活性的全酶（holoenzyme）。酶蛋白和辅因子单独存在时均无活性,只有构成全酶才有活性。结合酶的催化功能是由酶蛋白和辅因子两部分共同决定的。

$$酶蛋白 + 辅因子 = 全酶$$
$$（无活性） （无活性） （有活性）$$

根据辅因子与酶蛋白结合的紧密程度不同,将其分为辅酶和辅基。与酶蛋白结合疏松,经透析或超滤能与酶蛋白分离的辅因子称为辅酶（coenzyme）。与酶蛋白结合紧密,经透析或超滤不能与酶蛋白分开的辅因子称为辅基（prosthetic group）。酶促反应的特异性是由酶蛋白决定的,而辅因子则决定酶促反应的性质。

辅因子的化学本质有两类。一类是金属离子,如 K^+、Mg^{2+}、Zn^{2+}、Cu^{2+}、Fe^{2+} 等。金属离子在酶促反应中起多种作用,如稳定酶分子构象,或在酶与底物间起连接作用等。另一类是小分子有机物,主要是 B 族维生素或其衍生物（表 3-1）,在酶促反应中起传递电子、原子和化学基团的作用。

二、必需基团与活性中心

1. 必需基团 酶分子中存在许多功能基团,其中与酶活性密切相关的基团称为酶的

表 3-1　含 B 族维生素的辅酶或辅基

辅酶或辅基	维生素	主要功能	结合酶举例
焦磷酸硫胺素（TPP）	维生素 B_1	脱羧	α-酮酸氧化脱氢酶系
黄素单核苷酸（FMN）	维生素 B_2	递氢	黄酶
黄素腺嘌呤二核苷酸（FAD）	维生素 B_2	递氢	琥珀酸脱氢酶
烟酰胺腺嘌呤二核苷酸（NAD^+）	维生素 PP	递氢	乳酸脱氢酶
烟酰胺腺嘌呤二核苷酸磷酸（$NADP^+$）	维生素 PP	递氢	6-磷酸葡萄糖脱氢酶
磷酸吡哆醛、磷酸吡哆胺	维生素 B_6	转移氨基	丙氨酸转氨酶
辅酶 A（HS-CoA）	泛酸	转移酰基	酰基转移酶
四氢叶酸（FH_4）	叶酸	转移一碳单位	一碳单位转移酶
甲基钴胺素	维生素 B_{12}	转移甲基	N^5—CH_3—FH_4 转移酶

必需基团（essential group）。常见的必需基团有半胱氨酸残基的巯基、组氨酸残基的咪唑基、丝氨酸残基的羟基及酸性氨基酸残基的羧基等。这些必需基团在酶蛋白的一级结构上可能相距较远，但在肽链盘绕、折叠形成空间结构时彼此靠近，相对集中在一起形成具有特定空间构象的区域，此区域能与底物特异性结合，并将底物转化为产物，该区域称为酶的活性中心（active center）。对于结合酶来说，辅酶与辅基也可参与活性中心的组成。

另外，酶活性中心外还有些化学基团可以维持酶的空间结构而使酶保持活性，这些基团称为活性中心外的必需基团。

2. 酶的活性中心　在酶的分子结构中，能够结合、并能催化底物为产物的区域，称为酶的活性中心。酶活性中心内的必需基团分为结合基团（binding group）与催化基团（catalytic group）两种。结合基团与底物结合，形成酶-底物复合物，它决定酶对底物的选择性即酶的特异性；催化基团影响底物中某种化学键的稳定性，使原来的化学键断裂并形成新的化学键，底物转变成产物。有些必需基团兼有结合和催化两方面的功能。

酶的活性中心并不是酶的结构中心，它通常位于酶分子表面，或为凹陷，或为裂隙（图 3-1）。不同的酶有不同的活性中心，它是酶具有特异性的结构基础。活性中心是酶催化的关键部位，如果被其他物质占领或受到破坏，酶则失去活性。

三、酶原及其激活

1. 酶原　有些酶在细胞内合成或初分泌时，是没有活性的，这种无活性的酶前体称为酶原（zymogen）。如胃肠道的蛋白酶、血液中参与凝血过程的酶类、免疫系统的补体等在初分泌时都是以酶原的形式存在的。这些酶原之所以没有活性，是因为其活性中心未形成或被掩盖。

图 3-1　酶活性中心示意图

2. 酶原的激活　酶原在一定条件下,通过水解一个或几个肽键,除去一个或几个肽段,从而暴露或形成活性中心,就转变成有活性的酶,这个过程称为酶原的激活(zymogen activation)。可见,酶原激活的实质就是活性中心暴露或形成的过程。如胰蛋白酶原在胰腺细胞内合成和初分泌时,是没有活性的胰蛋白酶原,分泌到小肠后,在肠激酶的作用下,从 N-端水解掉一个六肽,酶分子的空间构象发生改变,形成活性中心,胰蛋白酶原即可激活转变为胰蛋白酶,见图 3-2。

图 3-2　胰蛋白酶原的激活

消化道的蛋白酶如胃蛋白酶、胰凝乳蛋白酶、胰蛋白酶、弹性蛋白酶、羧肽酶在初分泌时都是以无活性的酶原形式存在。在一定条件下被激活,转变成有活性的酶,才能发挥催化作用(表 3-2)。

3. 酶原及其激活的生理意义　一方面它保证合成酶的细胞本身不受蛋白酶的消化

表 3-2　部分酶原的激活过程

酶原	激活条件	激活的酶	水解下的片段
胃蛋白酶原	盐酸或胃蛋白酶	胃蛋白酶	六个多肽片段
胰蛋白酶原	肠激酶或胰蛋白酶	胰蛋白酶	一个六肽
胰凝乳蛋白酶原	胰蛋白酶或凝乳蛋白酶	凝乳蛋白酶	两个二肽
羧肽酶原 A	胰蛋白酶	羧肽酶 A	几个肽段
弹性蛋白酶原	胰蛋白酶	弹性蛋白酶	几个肽段

破坏,另一方面使它们在特定的生理条件和规定的部位受到激活并发挥其生理作用。如组织或血管内膜受损后激活凝血因子,参与凝血过程;胃主细胞分泌的胃蛋白酶原和胰腺细胞分泌的凝乳蛋白酶原、胰蛋白酶原、弹性蛋白酶原等分别在胃和小肠激活成相应的活性酶,促进食物蛋白质的消化就是明显的例证。特定肽键的断裂所导致的酶原激活在生物体内广泛存在,是生物体的一种重要的调控酶活性的方式。如果酶原的激活过程发生异常,将导致一系列疾病的发生。出血性胰腺炎的发生就是由于蛋白酶原在未进小肠时就被激活,激活的蛋白酶水解自身的胰腺细胞,导致胰腺出血、肿胀。

四、同 工 酶

同工酶(isoenzyme)是指能催化相同的化学反应,但酶蛋白的分子结构、理化性质乃至免疫学特性不同的一组酶。同工酶是长期进化过程中基因分化的产物,可由不同的基因或等位基因编码。目前已发现有几百种同工酶,如乳酸脱氢酶、核糖核酸酶、胆碱酯酶、肌酸磷酸激酶等。同工酶存在于同一种属或同一机体的不同组织,甚至在同一组织细胞的不同亚细胞结构中。

同工酶由多种亚基组成,这些亚基可能相同也可能不同。同工酶因组成的亚基种类或比例不同,功能也有所不同。例如乳酸脱氢酶是由两种亚基组成的四聚体。两种亚基即骨骼肌型(M 型)和心肌型(H 型)。两种亚基以不同比例可组成五种四聚体:LDH_1(H_4)、LDH_2(H_3M_1)、LDH_3(H_2M_2)、LDH_4(H_1M_3)、LDH_5(M_4)(图 3-3)。电泳时它们都移向正极,其电泳速度由 LDH_1 到 LDH_5 依次递减。各种 LDH 同工酶在不同组织中的含量不同,在一定程度上决定了不同的组织具有不同的代谢特点。心肌中以 LDH_1 较为丰富,肝脏和

LDH_1　　　LDH_2　　　LDH_3　　　LDH_4　　　LDH_5

图 3-3　乳酸脱氢酶同工酶示意图

骨骼肌中含 LDH_5 较多。在心肌 LDH_1 以催化乳酸脱氢生成丙酮酸为主,在肝脏和骨骼肌中 LDH_5 以催化丙酮酸还原为乳酸为主。

当组织病变时,可能有某种特殊的同工酶释放到血液中,形成特殊的同工酶谱。因此在临床生化检验中,通过检测患者血清中同工酶的电泳图谱,可以辅助诊断哪些组织细胞发生病变。例如,心肌受损患者血清 LDH_1 含量上升,肝细胞受损患者血清 LDH_5 含量增高。

五、酶促反应机制

(一)酶比一般催化剂更有效地降低反应的活化能

化学反应中,底物由非活化分子转变成活化分子所需的能量称为活化能(activation energy)。反应所需的活化能越小,反应速度就越快。酶与一般化学催化剂相比,能更有效、显著地降低反应所需的活化能,故其催化效率极高,能大幅度加快反应速度(图 3-4)。

图 3-4　酶降低反应活化能示意图

(二)酶与底物结合形成中间产物

酶(E)催化底物反应时,必须首先与底物(S)结合形成不稳定的 ES 这一过渡性中间产物,改变了反应的途径,从而降低反应的活化能,加快反应的速度。酶与底物结合的过程是释能反应,释放的结合能是降低反应活化能的主要能量来源。酶活性部位的结合基团能否有效地与底物结合,并将底物转化为过渡态,是酶能否发挥其催化作用的关键。

1. 诱导契合假说　酶在发挥催化作用前须先与底物结合,这种结合不是锁与钥匙的机械关系,而是在酶与底物相互接近时,两者在结构上相互诱导相互变形和相互适应,进而结合并形成酶-底物复合物。

此假说后来得到 X 射线衍射分析的有力支持。诱导契合作用使得具有相对特异性的酶能够结合一组结构并不完全相同的底物分子,酶构象的变化有利于其与底物结合,并使底物转变为不稳定的过渡态,易受酶的催化攻击而转化为产物(图 3-5)。

2. 邻近效应与定向排列 在两个以上底物参加的反应中,底物之间必须以正确的方向相互碰撞,才有可能发生反应。酶在反应中将诸底物结合到酶的活性中心,使它们相互接近并形成有利于反应的正确定向关系(图 3-6)。这种邻近效应与定向排列实际上是将分子间的反应变成类似于分子内的反应,从而提高反应速率。

图 3-5 诱导契合假说模式图

图 3-6 邻近效应与定向排列模式图

3. 表面效应 酶的活性中心多形成疏水"口袋",这样就造成一种有利于酶与其特定底物结合并催化其反应的环境。酶促反应在此疏水环境中进行,使底物分子脱溶剂化,排除周围大量水分子对酶和底物分子中功能基团的干扰性吸引和排斥,防止水化膜的形成,利于底物与酶分子的密切接触和结合,这种现象称为表面效应(图 3-7)。

图 3-7 胰蛋白酶、胰凝乳蛋白酶和弹性蛋白酶活性中心"口袋"

（三）酶的多元催化作用

1. 酸-碱化作用　酶分子所含有的多种功能基团具有不同的解离常数，即解离程度有差异。酶活性中心上有些基团是质子供体（酸），有些基团是质子受体（碱）。这些基团参与质子的转移，使反应速率提高 $10^2 \sim 10^5$ 倍，称为酸-碱化作用。

2. 亲核催化和亲电子催化作用　亲核催化是酶活性中心亲核基团（如丝氨酸蛋白酶的 Ser-OH、巯基酶的 Cys-SH、谷氨酰胺合成酶的 Tyr-OH 等）释出的电子攻击过渡态底物上具有部分正电性的原子或基团，形成瞬时共价键，底物被激活。

亲电催化是酶活性中心内亲电子基团与富含电子的底物形成共价键。由于酶分子的氨基酸侧链缺乏有效的亲电子基团，常常需要缺乏电子的辅因子的参加。

实际上许多酶促反应涉及多种催化机制的参与，共同完成催化反应。例如，胰凝乳蛋白酶 195 位的丝氨酸残基上—OH 是催化基团，此—OH 的氧原子含有未配对电子，在 57 位组氨酸残基碱催化的帮助下，对肽键进行亲核攻击，使其断裂。胰凝乳蛋白酶与肽链羧基侧形成共价的酰基酶，后者再水解生成游离的酶。

第三节　影响酶促反应速度的因素

生物体内进行的酶促反应，同样可用化学反应动力学的理论和方法进行研究。酶促反应动力学是研究酶促反应速度的变化规律及影响因素的科学。影响酶促反应速度的因素有底物浓度、酶浓度、温度、pH、激活剂、抑制剂等。在研究某一因素对酶促反应速度的影响时，其他因素要保持不变。了解影响酶促反应速度的因素，对研究机体的物质代谢、药物作用的机制等方面有重要意义。

一、底物浓度对酶促反应速度的影响

在［E］、pH、温度等条件不变的情况下，［S］与 v 的关系呈矩形双曲线（rectangular hyperbola），见图 3-8。

该曲线表明，当［S］很低时，v 随［S］的增加迅速增加，两者成正比，表现为一级反应；随着底物浓度的升高，反应速度也增加，但不成正比地增加；当底物浓度足够大时，反应速度不再随底物浓度的增加而改变，表现为零级反应，此时的反应速度为最大反应速度。

为了解释底物浓度与反应速度的关系，1913 年 Michaelis 与 Menten 推导出反应速度与底物浓度关系的数学方程式，即米-曼氏方程，或称为米氏方程

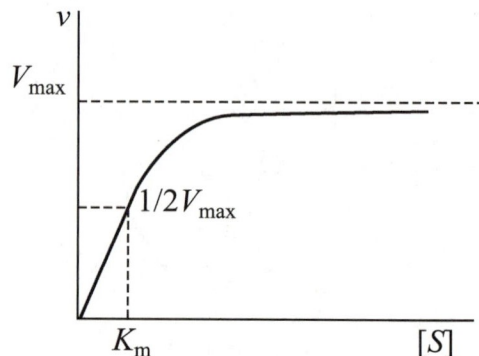

图 3-8　底物浓度对酶促反应速度的影响

（Michaelis equation）：

$$v = \frac{v_{max}[S]}{K_m + [S]}$$

式中，v 是在不同［S］时的反应速度，K_m 为米氏常数（Michaelis constant）。

K_m 是酶学研究中的一个重要常数，具有重要意义：①K_m 是酶促反应为最大反应速度一半时的底物浓度，单位为 mol/L；②K_m 在一定的条件下可以反映酶与底物的亲和力，K_m 值越大，酶与底物的亲和力越小；③K_m 是酶的特征性常数之一，它与酶的结构、所催化的底物和反应条件有关，而与酶浓度无关。不同种类酶的 K_m 不同。

二、酶浓度对酶促反应速度的影响

在底物浓度足够大的情况下，酶促反应的速度与酶浓度成正比。在细胞内，通过改变［E］来调节酶促反应速度，是细胞调节代谢的一个途径（图3-9）。

三、温度对酶促反应速度的影响

温度对酶促反应速度具有双重影响。一方面，酶促反应和一般化学反应一样，升高温度可促进底物分子的热运动，增加其有效碰撞，加快反应速度。一般情况下，温度每增高10℃，酶促反应的速度可加快1~2倍。另一方面，酶是蛋白质，具有蛋白质的一切属性，温度过高会使酶开始变性，甚至完全变性，此时酶促反应的速度随温度的升高反而降低。酶活性最大，反应速度最快时的温度称为最适温度（图3-10）。

图 3-9　酶浓度对酶促反应速度的影响

图 3-10　温度对酶促反应速度的影响

最适温度不是酶的特征性常数，它与反应时间及其他反应条件有关。酶可以短时间内耐受较高的温度，如果延长反应时间，最适温度降低。

四、pH 对酶促反应速度的影响

酶是蛋白质，具有两性电离的特性。在不同的 pH 条件下，酶的可电离基团呈现不同的解离状态。另外，底物和辅因子也可因 pH 的改变影响其解离状态。只有当酶、底物、辅因子的可电离基团的电离状态，是它们之间结合的最佳状态时，酶的活性最大，酶促反应的速度最快，此时的 pH 是酶的最适 pH（图 3-11）。每一种酶都有其各自的最适 pH，体内大多数酶的最适 pH 都接近中性，也有少数例外。如胃蛋白酶的最适 pH 为 1.8，精氨酸酶为 9.8。

图 3-11　pH 对酶促反应速度的影响

偏离最适 pH，不论 pH 是升高还是降低，都会影响酶、底物、辅因子的可电离基团的电离状态，妨碍它们之间的结合，使酶活性降低，反应速度变慢。酶的最适 pH 不是酶的特征性常数。

五、激活剂对酶促反应速度的影响

凡能使酶从无活性变为有活性或使酶活性增加的物质称为酶的激活剂。激活剂主要是无机离子或简单的有机化合物。如 Mg^{2+}、K^+、Na^+、Ca^{2+}、Fe^{2+}、Zn^{2+}、Cl^-、CN^-、I^- 及胆汁酸盐等。

激活剂分为必需激活剂和非必需激活剂两种。大多数金属离子激活剂对酶促反应是不可缺少的，否则酶将失去催化活性，这类激活剂称为必需激活剂，如 Mg^{2+} 是激酶的必需激活剂；有些激活剂不存在时，酶仍然有一定催化活性，但催化效率较低，加入激活剂后，酶的催化活性显著提高，这类激活剂称为非必需激活剂，如 Cl^- 是淀粉酶的激活剂。

六、抑制剂对酶促反应速度的影响

使酶催化活性下降但不引起酶蛋白变性的物质称为酶的抑制剂（inhibitor，I）。抑制剂对酶的抑制作用是有选择性的，一种抑制剂通常只能抑制一类或几类酶。无选择地引起酶蛋白变性失活的理化因素则不属于抑制剂范畴。

抑制剂与酶结合的方式不同、牢固程度也不同，产生的抑制作用亦不同。据此抑制作用可分为不可逆性抑制和可逆性抑制。

（一）不可逆性抑制

抑制剂与酶分子中的必需基团以共价键结合，使酶活性丧失，不能用透析、超滤等方法去除抑制剂，这种抑制作用称为不可逆性抑制（irreversible inhibition）。这时抑制剂与酶结合是不可逆反应。大多数毒物中毒的机制都属于不可逆性抑制作用。这种抑制作用只能靠某些药物来解除，从而使酶恢复活性。

常见的有机磷农药（例如农药敌敌畏、敌百虫、对硫磷等）中毒属于不可逆性抑制。此类农药可与胆碱酯酶活性部位丝氨酸的羟基共价结合，从而使酶失活。胆碱酯酶在体内能催化乙酰胆碱水解，其活性被抑制后，乙酰胆碱不能及时分解而堆积，引起胆碱能神经过度兴奋的中毒症状，如心率变慢、肌痉挛、呼吸困难、流涎等。碘解磷定或氯解磷定与有机磷的亲和力更大，能解除有机磷对胆碱酯酶的抑制，使酶恢复活性，临床上常用来抢救有机磷农药中毒的患者。

某些重金属离子（Hg^{2+}、Ag^+、Pb^{2+}）可与酶分子的巯基（—SH）结合，使含巯基的酶失去活性。化学毒剂路易士气是一种含砷化合物，能抑制体内巯基酶而使人畜中毒。重金属盐引起的巯基酶中毒可用富含巯基的二巯丙醇或二巯丁二钠解毒。

（二）可逆性抑制

抑制剂与酶或酶-底物复合物以非共价键结合，使酶活性降低，用透析或超滤的方法可除去抑制剂，这种抑制作用称为可逆性抑制（reversible inhibition）。可逆性抑制常见的有竞争性抑制和非竞争性抑制。

1. 竞争性抑制　抑制剂与酶作用的底物结构相似，可与底物竞争性结合酶的活性中心，阻碍酶与底物结合而使酶的活性降低，这种抑制作用称为竞争性抑制（competitive inhibition）。抑制剂和底物对游离酶的结合有竞争作用，互相排斥，已结合底物的 ES 复合体，不能再结合 I。同样已结合抑制剂的 EI 复合体，不能再结合 S，从而产生了抑制（图 3-12）。

竞争性抑制作用的强弱取决于抑制剂浓度与底物浓度的比值。因此通过增加底物浓

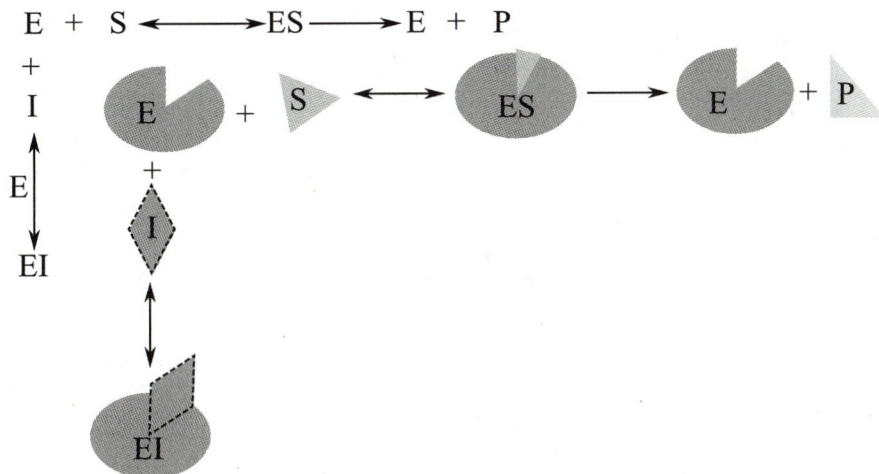

图 3-12　竞争性抑制的机制

度可以使竞争性抑制作用减弱甚至解除，这是竞争性抑制的重要特征。

有些药物的作用原理属于酶的竞争性抑制。例如磺胺类药物就是通过竞争性抑制作用抑制细菌生长的。细菌不能直接利用环境中的叶酸，而是利用对氨基苯甲酸（PABA）、二氢蝶呤和谷氨酸在二氢叶酸合成酶的作用下，合成二氢叶酸（FH_2），后者在二氢叶酸还原酶的作用下进一步还原生成四氢叶酸（FH_4）。FH_4 是一碳单位的载体，是细菌合成核苷酸、核酸不可缺少的原料。磺胺药与 PABA 结构相似，是二氢叶酸合成酶的竞争性抑制剂，阻碍细菌体内 FH_2 及 FH_4 的合成，进而干扰细菌核苷酸、核酸的合成，使细菌不能生长繁殖。由于竞争性抑制的特点，临床使用磺胺药物时首剂加倍，以后按时服药，以保持较高的血药浓度来增加抑制剂的作用，能更好地发挥磺胺药的抗菌作用。

2. 非竞争性抑制　抑制剂与底物的结构不相似，与酶活性中心外的必需基团结合，抑制酶活性，这种抑制作用称为非竞争性抑制（non-competitive inhibition）。这时抑制剂和底物之间无竞争关系，抑制剂与酶的结合不影响底物与酶的结合，底物与酶的结合也不影响抑制剂与酶的结合，但酶-底物-抑制剂复合物（ESI）不能释放出产物，从而产生了抑制（图 3-13）。

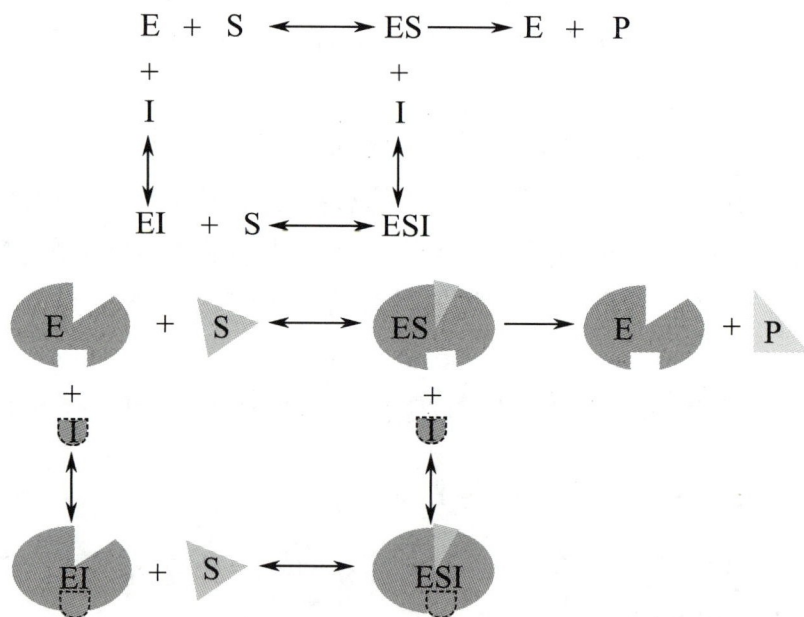

图 3-13　非竞争性抑制的机制

非竞争性抑制的强弱仅取决于抑制剂的浓度。因此增加底物浓度不能使非竞争性抑制作用减弱或解除，这是不同于竞争性抑制的重要特征。

3. 反竞争性抑制作用　反竞争性抑制作用比较少见，抑制剂不能与处于自由状态下的酶结合，而只能和酶-底物复合物（ES）结合，在酶促反应动力学上表现为 v_{max} 和 K_m 值都变小（图 3-14）。这种抑制作用可能发生在多亚基酶中。

$$E + S \longleftrightarrow ES \longrightarrow E + P$$
$$+$$
$$I$$
$$\updownarrow$$
$$ESI$$

図 3-14　反竞争性抑制的机制

第四节　酶与医学的关系

酶催化体内的各种化学反应,这种作用使得酶在临床上有着广泛的应用。人体的许多疾病与酶活性密切相关,尤其是测定血浆(或血清)中酶的活性可以判断疾病的发生、诊断和预后。

一、酶与疾病的发生

已发现的 140 多种先天性代谢缺陷病,多由酶的缺损所致。如酪氨酸酶遗传性缺陷时,酪氨酸不能转化为黑色素,导致皮肤、毛发缺乏黑色素而患白化病。苯丙氨酸羟化酶缺乏可导致苯丙酮尿症,患者智力发育障碍。部分酶遗传性缺陷病及其所缺陷的酶见表 3-3。酶活性受到抑制多见于中毒性疾病,例如有机磷农药中毒是由于抑制了胆碱酯酶活性;重金属盐中毒是抑制了巯基酶活性;氰化物中毒是抑制了细胞色素氧化酶等。

表 3-3　遗传性缺陷所致疾病

缺陷酶	相应疾病
酪氨酸酶	白化病
尿黑酸氧化酶	尿黑酸尿症
苯丙氨酸羟化酶	苯丙酮酸尿症
葡糖-6-磷酸酶	糖原贮积症

缺陷酶	相应疾病
葡糖-6-磷酸脱氢酶	葡糖-6-磷酸脱氢酶缺乏症（蚕豆病）
高铁血红蛋白还原酶	高铁血红蛋白血症
谷胱甘肽过氧化物酶	新生儿黄疸

二、酶与疾病的诊断

有些疾病可使细胞内的酶进入体液中，因此测定血、尿中酶的活性可以帮助疾病的诊断。

血液中某些酶活性升高或降低的原因：①炎症使细胞膜的通透性增加，细胞内酶逸出到血液中；②细胞转换率增加或细胞增殖加快，其特异的标志酶释放增加；③酶的生物合成或诱导加强，释放入血的酶量增多；④酶的清除受阻；⑤酶的合成减少。临床上常通过测定血中某些酶的活性来帮助疾病的诊断。例如，血清和尿淀粉酶的活性可作为急性胰腺炎诊断的依据；测定乳酸脱氢酶同工酶谱，有助于急性心肌梗死的鉴别诊断；急性肝炎、心肌梗死时血清丙氨酸转氨酶（ALT）、天冬氨酸转氨酶（AST）活性增高等。据统计，临床上酶的测定占临床化学检验总量的25%。由此可见酶在临床诊断上的重要作用。

三、酶与疾病的治疗

酶已作为药物用于多种疾病的治疗。胃蛋白酶、胰蛋白酶、淀粉酶、脂肪酶可以帮助消化；链激酶、尿激酶、纤溶酶溶解血栓，用于血栓栓塞性疾病；溶菌酶、菠萝蛋白酶、木瓜蛋白酶可溶解及消除炎症渗出物，促进消肿；磺胺药竞争性抑制细菌体内二氢叶酸合成酶，阻碍细菌的核酸合成而产生抑菌或杀菌的作用等。

章末小结

酶是活细胞合成的具有催化作用的蛋白质。酶催化作用的特点为高度的催化效率、高度的特异性、酶活性的可调节性和酶活性的不稳定性。酶按化学组成不同分为单纯酶和结合酶。单纯酶仅由氨基酸组成。结合酶除含蛋白质外，还含有非蛋白质，即辅因子；酶蛋白决定酶促反应的特异性，辅因子决定酶促反应性质。在酶分子表面，由酶的必需基团集中构成的具有特定空间结构区域，是酶与底物结合并使底物转化为产物的部位称为酶的活性中心。无活性的酶的前身物称酶原。酶原转变为酶的过程称酶原激活，其生物学意义在于避免了细胞产生的蛋白酶对细胞进行自身消化，使酶在特定部位和环境中发挥催化作用；酶原还可视为酶的贮存形式。

同工酶是指催化相同化学反应，而酶蛋白的分子结构、理化性质及免疫学性质不同的一组酶。测定血清中同工酶谱有助于诊断疾病。

温度对酶促反应速度存在两方面的影响。酶促反应速度最快时的环境温度称酶的最适温度。pH 通过影响酶、辅因子和底物分子的解离状态，从而影响酶与底物的结合，最终改变了反应速度。在某一 pH 时，酶活性最大，此环境时的 pH 称酶的最适 pH。凡能使酶从无活性变为有活性或使酶活性增加的物质称酶的激活剂。凡能使酶活性下降而不引起酶蛋白变性的物质统称酶的抑制剂，其抑制作用可分为不可逆性抑制与可逆性抑制。可逆性抑制作用包括竞争性抑制、非竞争性抑制和反竞争性抑制。

酶与医学关系非常密切。酶的异常可引起许多疾病；许多疾病发生、发展也会引起酶的异常，故血清酶的测定可协助诊断疾病。许多药物是通过作用于细菌或人体内的某些酶来达到治疗目的。酶可作为诊断试剂和药物对某些疾病进行诊断与治疗。

（唐英辉）

? **思考题**

1. 简述酶促反应的特点。
2. 什么是酶原？酶原激活的实质及生理意义？
3. 影响酶促反应速度的因素有哪些？

第四章 | 生物氧化

知识目标：

掌握生物氧化的概念、呼吸链的概念与组成成分、ATP 的生成方式、影响氧化磷酸化的因素；熟悉生物氧化的特点、呼吸链中氢和电子的传递、高能化合物；了解生物氧化的反应阶段、二氧化碳的生成。

能力目标：

能够完成相关实验操作。

素质目标：

培养珍爱生命、救死扶伤，具有高度的责任心。

案例导入

患者，男，40 岁。某日因自服苦杏仁 250g，2h 后出现口舌麻木，恶心、呕吐，腹痛、腹泻就诊。查体：T 36.5℃，P 80 次/min，R 25 次/min，BP 105/75mmHg，急性痛苦面容，可闻及苦杏仁味，腹软、压痛。根据病史和临床症状考虑苦杏仁中毒。

请思考：请分析患者为何种化学物质中毒？并解释中毒机制。

第一节　概　　述

一、生物氧化的概念

糖、脂肪、蛋白质等营养物质在生物体内彻底氧化分解产生 CO_2 和 H_2O，并释放能量的过程称为生物氧化。由于这个过程在组织、细胞内进行，伴有氧的利用和 CO_2 的产生，因此又称为细胞呼吸或组织呼吸。

二、生物氧化的特点

糖、脂肪、蛋白质等有机物在体内氧化与在体外燃烧的最终产物都是 CO_2 和 H_2O，并且释放能量相等。但生物氧化与体外燃烧过程有显著不同，其特点为：

1. 反应条件温和　温度是 37℃、pH 近于中性、有水参加、在酶的催化下分步进行。

2. 水的生成　代谢物脱氢通过呼吸链传递给氧生成水。

3. 能量逐步释放　物质氧化分解逐步进行，能量逐步释放，一部分以热能的形式散发维持体温，另一部分以化学能的形式储存在高能化合物中，可供机体各种生理活动所需要。

4. 二氧化碳的生成　CO_2 是通过有机酸脱羧基作用生成的。

5. 生物氧化反应可控　适应机体和内外环境变化的需要，生物氧化的速度可由细胞自动调控。

第二节　线粒体氧化体系

线粒体是物质进行彻底氧化的重要场所。呼吸链是体内最重要的生物氧化体系。

一、呼吸链的概念

线粒体内膜上排列着一系列递氢体和递电子体，能将代谢物脱下的氢传递给氧而生成水，由于这个连锁的反应体系与细胞摄取氧的呼吸过程有关，因此称为呼吸链。

二、呼吸链的组成及其作用

组成呼吸链的递氢体和递电子体包括以下五类：

（一）烟酰胺腺嘌呤二核苷酸（NAD⁺）和烟酰胺腺嘌呤二核苷酸磷酸（NADP⁺）

NAD⁺称为辅酶Ⅰ，NADP⁺称为辅酶Ⅱ。它们是不需氧脱氢酶的辅酶，大多数脱氢酶的辅酶都是NAD⁺，NAD⁺接受代谢物脱下的氢传递给呼吸链上的黄素蛋白。所以该类脱氢酶是连接代谢物与呼吸链的环节。

NAD⁺和NADP⁺分子中的烟酰胺能可逆地加氢和脱氢，是递氢体。当这两种辅酶是氧化型时，即NAD⁺或NADP⁺分子中烟酰胺部分吡啶环上的氮为五价，带正电荷。代谢物经脱氢酶作用脱下一对氢（$2H^+$和$2e$）时，其中一个电子中和了吡啶环上氮的正电荷，氮由五价变成三价，同时发生环的双键移位，另一个氢原子加到吡啶环氮对侧的碳原子上。因此烟酰胺只接受了一个氢原子和一个电子，另一个质子（H^+）则留在基质中。

$$NAD^+ \underset{-2H}{\overset{+2H}{\rightleftharpoons}} NADH+H^+$$

（二）黄素蛋白类（黄素酶）

黄素蛋白类是一类是以黄素单核苷酸（FMN）和黄素腺嘌呤二核苷酸（FAD）为辅基的脱氢酶。这两种辅基的分子组成都含有核黄素（维生素 B_2），其异咯嗪环的 N_{10} 和 N_1 能可逆地进行加氢和脱氢反应，每次能接受两个氢原子。

呼吸链有关的黄素蛋白包括以FMN为辅基的NADH脱氢酶和以FAD为辅基的琥珀酸脱氢酶、脂酰CoA脱氢酶和α-磷酸甘油脱氢酶等。

$$FAD \underset{-2H}{\overset{+2H}{\rightleftharpoons}} FADH_2$$

（三）铁硫蛋白（Fe-S）

铁硫蛋白（Fe-S）分子中含有非血红素铁及对酸不稳定的硫。铁硫蛋白在呼吸链中起传递电子的作用。氧化状态时铁硫蛋白的两个铁原子都是三价的。它接受电子被还原时，只有一个铁原子由三价变为二价，即只能传递一个电子，故铁硫蛋白为单电子传递体。

$$Fe^{2+} \underset{+e}{\overset{-e}{\rightleftharpoons}} Fe^{3+}$$

在呼吸链中铁硫蛋白常与黄素蛋白或细胞色素b构成复合物而存在于线粒体内膜上。

（四）泛醌又名辅酶Q（CoQ）

泛醌是一种脂溶性醌类化合物，因广泛存在于生物界而得名。CoQ在线粒体内膜中游离存在，其分子中的苯醌结构能进行可逆的加氢和脱氢反应，是呼吸链中的递氢体。它可以从 $FMNH_2$ 或 $FADH_2$ 接受2H，然后将电子传递给细胞色素b。

$$CoQ \underset{-2H}{\overset{+2H}{\rightleftharpoons}} CoQH_2$$

（五）细胞色素体系（Cyt）

细胞色素（Cyt）是以铁卟啉为辅基的一类结合蛋白，广泛存在于各种生物的细胞内，因有特殊的吸收光谱而呈现颜色故而得名。根据吸收光谱不同,细胞色素可分为 a、b、c 三类。呼吸链上的细胞色素有 Cyt b、Cyt c_1、Cyt c、Cyt a、Cyt a_3。细胞色素铁卟啉中的铁可以得失电子,进行可逆的氧化还原反应,是呼吸链中的电子传递体。传递电子的顺序为 b→c_1→c→aa_3。因每分子细胞色素只能传递一个电子,故每次应有 2 分子细胞色素参与电子传递作用。

$$Cyt\ Fe^{2+} \underset{+e}{\overset{-e}{\rightleftharpoons}} Cyt\ Fe^{3+}$$

由于细胞色素 a 和 a_3 结合紧密,很难分开,两者常被称为细胞色素 aa_3。细胞色素 aa_3 位于呼吸链的终末部位,能将电子直接传递给氧使其激活成氧离子,与游离于介质中的 $2H^+$ 结合成水,故又将细胞色素 aa_3 称为细胞色素氧化酶。细胞色素 aa_3 铁卟啉中的铁原子极易与 CO 或 CN^- 结合,从而丧失传递电子给氧的功能,所以氰化物是人体一种剧毒剂。

三、线粒体呼吸链中氢和电子的传递

线粒体内有两条重要的呼吸链,即 NADH 氧化呼吸链和 $FADH_2$ 氧化呼吸链。

(一) NADH 氧化呼吸链

NADH 氧化呼吸链是最重要的一条呼吸链,由 NAD^+、FMN、Fe-S、CoQ、Cyt(b、c_1、c、a、a_3)组成。体内大多数代谢物(如乳酸脱氢酶、丙酮酸脱氢酶、苹果酸脱氢酶等)脱下的氢都进入 NADH 氧化呼吸链生成水(图 4-1)。

图 4-1 NADH 氧化呼吸链

(二) $FADH_2$(琥珀酸)氧化呼吸链

$FADH_2$ 氧化呼吸链由 FAD、Fe-S、CoQ、Cyt(b、c_1、c、a、a_3)组成。在体内有少数代谢物(如琥珀酸、脂酰 CoA 等)脱下的氢都经 $FADH_2$ 氧化呼吸链生成水(图 4-2)。

图 4-2　$FADH_2$ 氧化呼吸链

第三节　ATP 的生成与能量的储存、转移与利用

一、高能化合物与高能键

高能化合物是指在水解反应中释放的能量高于 20.9kJ/mol 的化合物。其中,发生水解反应的化学键叫高能键。用 "~" 表示。体内主要有两种高能化合物:高能键与磷酸根相连称为高能磷酸键(~P),如 ATP、GTP、CTP、UTP 等;与硫通过酯键相连称为高能硫酯键(~S),如 CH_3CO~SCoA、琥珀酰 CoA 等。

二、ATP 的生成

ATP 的生成是由 ADP 的磷酸化而来。根据反应所需的能量来源不同,可将 ATP 的生成方式(在人体内)分为两种:底物水平磷酸化和氧化磷酸化。

(一)底物水平磷酸化

从具有高能键的底物中直接将能量转移给 ADP(GDP)而生成 ATP(GTP)的过程,称为底物水平磷酸化。例如:

$$1,3\text{-二磷酸甘油酸}+ADP \xrightarrow{\text{磷酸甘油酸激酶}} 3\text{-磷酸甘油酸}+ATP$$

$$\text{磷酸烯醇式丙酮酸}+ADP \xrightarrow{\text{丙酮酸激酶}} \text{烯醇式丙酮酸}+ATP$$

$$\text{琥珀酰 CoA}+H_3PO_4+GDP \xrightarrow{\text{琥珀酰 CoA 合成酶}} \text{琥珀酸}+HSCoA+GTP$$

(二)氧化磷酸化

代谢物脱下的氢通过呼吸链传递给氧生成水释放能量的同时,使 ADP 磷酸化生成

ATP,这种氧化释放能量与 ADP 磷酸化储存能量相偶联的过程称为氧化磷酸化。它是体内生成 ATP 的主要方式。

实验证明:呼吸链中有 3 个部位释放的自由能可使 ADP 磷酸化生成 ATP,这些部位称为氧化磷酸化的偶联部位。代谢物脱下的氢经 NADH 氧化呼吸链传递生成 2.5 分子 ATP,而经 $FADH_2$ 氧化呼吸链传递生成 1.5 分子 ATP(图 4-3)。

图 4-3 两条呼吸链 ATP 生成的部位示意图

(三)影响氧化磷酸化的因素

1. ADP+Pi/ATP 的调节作用 决定氧化磷酸化的速率最重要的因素是 ADP+Pi/ATP。当机体 ATP 消耗增多,ATP 浓度下降,ADP 浓度升高,导致 ADP+Pi/ATP 比值升高,使氧化磷酸化速度加快生成 ATP 增多;反之,氧化磷酸化速度则减慢。这种调节作用使体内 ATP 的生成量适应人体生理需求,保证机体合理地利用能源,防止浪费。

2. 甲状腺素的作用 甲状腺素能诱导许多细胞膜上 Na^+,K^+-ATP 酶的生成,使 ATP 水解成 ADP 和 Pi 的速度加快,促使氧化磷酸化速度加快,生成 ATP 增多。由于 ATP 的合成和分解都加快,机体耗氧量和产热量均增加,所以甲状腺功能亢进症患者常出现基础代谢率(BMR)增高,产热量增高,患者喜冷怕热,易出汗。

3. 抑制剂的作用 一些化合物对氧化磷酸化有抑制作用。根据其作用部位不同,可分为电子传递链抑制剂和解偶联剂。

(1)电子传递链抑制剂:该类抑制剂阻断呼吸链上某一部位的电子传递,也称为呼吸链抑制剂。例如,鱼藤酮,粉蝶霉素 A、异戊巴比妥等可与铁硫蛋白结合,从而阻断 FMN 和 CoQ 之间电子的传递;抗霉素 A 抑制 Cyt b 与 Cyt c_1 之间的电子传递;氰化物(CN^-)、CO 等抑制细胞色素氧化酶(Cyt aa_3)与 O_2 之间的电子的传递(图 4-4)。由于呼吸链抑制剂阻断了呼吸链中某些部位的电子传递,可致细胞呼吸停止,引起死亡。

氰化物中毒的病例在临床上很多见。误食大量含有氰化物的苦杏仁、桃仁、白果、木薯或在生产劳动中吸入含有氰化物的蒸气都可引起氰化物中毒。抢救中毒者可吸入亚硝酸异戊酯和注射亚硝酸钠,这些药物能使部分血红蛋白氧化成极易与氰化物结合

$$琥珀酸 \quad 二巯基丙醇$$
$$\downarrow \qquad 抗霉素A$$

$$CO、CN^-$$
$$及H_2S$$

$$FAD(Fe\text{-}S)$$

$$NADH \rightarrow FMN \rightarrow CoQ \rightarrow Cytb \rightarrow Cytc_1 \rightarrow Cytc \rightarrow Cytaa_3 \rightarrow O_2$$
$$(Fe\text{-}S)$$

粉蝶霉素A

鱼藤酮

异戊巴比妥

图4-4　电子传递链抑制剂抑制部位

的高铁血红蛋白,后者能夺取已经与细胞色素氧化酶结合的氰化物,生成氰化高铁血红蛋白,使细胞色素氧化酶恢复功能。但是,氰化高铁血红蛋白不够稳定,数分钟后逐渐解离出氰化物,还应再注射硫代硫酸钠,使氰化物生成毒性较小的硫氰酸盐随尿排出体外。

（2）解偶联剂:使电子传递过程和磷酸化生成 ATP 的偶联过程相分离的一类物质称为解偶联剂。这类物质不影响呼吸链电子的传递,但不能使此过程产生的能量用于 ADP 磷酸化生成 ATP。结果是物质氧化释放的能量不能贮存于 ATP 分子中,而是以热能形式散发,以致体温升高。最常见的解偶联剂有 2,4-二硝基苯酚（DNP）、双香豆素、水杨酸等。

知识链接

棕色脂肪组织与产热御寒

哺乳动物棕色脂肪组织的线粒体中含有丰富的解偶联蛋白,能使氧化磷酸化处于解偶联状态而释放热能,因此棕色脂肪组织是产热御寒组织。新生儿和幼小哺乳动物刚生出来,身体的调节功能还比较差,不能通过"打哆嗦"（肌肉战栗）这种方式产热来抵御外界的寒冷,所以需要棕色脂肪组织的帮助。新生儿硬肿症是因为缺乏棕色脂肪组织,不能维持正常体温而使皮下脂肪凝固所致。

三、能量的储存、转移与利用

ATP 是生物体内能量的直接供应者。在生命活动中能量的释放、储存、转移和利用主要是以 ATP 为中心的。

（一）体内能量的贮存形式

当 ATP 充足时，ATP 可在肌酸激酶（CK）的催化下，将其高能磷酸键转移给肌酸生成磷酸肌酸（C~P）。ATP 以 C~P 的形式贮存在肌肉和脑组织中。当体内 ATP 消耗时，磷酸肌酸迅速将"~P"转移给 ADP 生成 ATP。

$$ATP+肌酸 \underset{肌酸激酶}{\xrightleftharpoons{}} 磷酸肌酸+ADP$$

（二）能量的转移

虽然某些合成代谢过程需要其他三磷酸核苷提供能量，但这些高能化合物分子中的高能磷酸键又来自 ATP。

$$ATP+UDP \rightleftharpoons ADP+UTP$$

$$ATP+CDP \rightleftharpoons ADP+CTP$$

$$ATP+GDP \rightleftharpoons ADP+GTP$$

（三）ATP 的利用

体内能量的生成、贮存、转移及利用都是以 ATP 为中心的（图 4-5）。

图 4-5　ATP 的生成、储存和利用

第四节　生物氧化中二氧化碳的生成

生物氧化中二氧化碳的产生是通过有机酸的脱羧基作用完成的。根据脱去羧基在有机酸分子中的位置不同，可将脱羧反应分为 α-脱羧 和 β-脱羧。又根据有机酸脱酸的同时是否伴有脱氢反应，可将脱羧反应分为单纯脱羧和氧化脱羧。

一、α-脱羧

1. α-单纯脱羧　如氨基酸脱羧酶催化的氨基酸脱羧等（图 4-6）。
2. α-氧化脱羧　如丙酮酸脱氢酶复合体催化的丙酮酸氧化脱羧等（图 4-7）。

图 4-6　α-单纯脱羧

图 4-7　α-氧化脱羧

二、β-脱羧

1. β-单纯脱羧　如草酰乙酸在草酰乙酸脱羧酶催化下脱羧（图 4-8）。

图 4-8　β-单纯脱羧

2. β-氧化脱羧　如苹果酸在苹果酸酶催化下氧化脱羧（图 4-9）。

图 4-9　β-氧化脱羧

　知识链接

温　室　效　应

　　温室效应加剧主要是由于现代化工业社会燃烧过多煤炭、石油和天然气，这些燃料燃烧后放出大量的二氧化碳气体进入大气造成的。二氧化碳气体具有吸热和隔热的功能。它在大气中增多的结果是形成一种无形的玻璃罩，使太阳辐射到地球上的热量无法向外层空间反射，其结果是地球表面变热起来。因此，二氧化碳也被称为温室气体。

营养物质在生物体内氧化分解,生成 CO_2 和 H_2O 并释放能量的过程称为生物氧化。生物氧化与体外物质的反应不同,具有独自的特点。代谢物脱下的氢需经呼吸链传递给氧结合生成水。呼吸链的组成成分包括 NAD^+ 和 $NADP^+$、FMN 和 FAD、铁硫蛋白(Fe-S)、泛醌(CoQ)、细胞色素体系(Cyt)。线粒体内有两条重要的呼吸链,NADH 氧化呼吸链是最重要的一条呼吸链。水解反应中释放的能量高于 20.9kJ/mol 的化合物称为高能化合物。其中,发生水解反应的化学键叫高能键。ATP 的生成方式有两种:底物水平磷酸化和氧化磷酸化,氧化磷酸化是生成 ATP 的主要方式。影响氧化磷酸化的因素有 ADP 的调节作用、甲状腺素的作用、抑制剂的作用。ATP 是生物体内能量的直接供应者。ATP 可以磷酸肌酸的形式储存在肌肉和脑组织中。CO_2 的生成是通过有机酸脱羧基作用完成的。

(程燕飞)

? 思考题

一、简答题

1. 什么是生物氧化? 有何特点?
2. 试述体内两条呼吸链的名称、产能。
3. 影响氧化磷酸化的因素有哪些?
4. 试述 CO 中毒的机制。

二、病例分析

患者,女,48 岁。在家洗澡时(洗澡间生有蜂窝煤炉子)自觉呼吸困难,头晕、头痛,后觉症状加重,遂至医院就诊,查体:神志清楚,鼻翼扇动,口唇樱桃红色,轻度抽搐。

请判断患者可能发生的疾病及发病机制。

第五章 | 糖代谢

学习目标

知识目标：

掌握糖酵解、三羧酸循环、糖的有氧氧化、糖异生的概念及生理意义；熟悉糖酵解和糖有氧氧化的主要反应过程及关键酶；了解糖的生理功能，糖原合成、糖原分解与糖异生的概念。

能力目标：

能够掌握糖类物质在体内代谢的过程。

素质目标：

有认真的学习态度，具有扎实的专业技能。

案例导入

患者，男，58岁。主诉日常生活中经常有口渴感，最近体重下降。实验室检查：空腹血糖 12.0mmol/L，正常参考范围：3.9~6.1mmol/L

请思考：该患者可能患了何种疾病？

糖是人体主要的营养物质，其化学本质为多羟基醛、多羟基酮及其衍生物或多聚物。糖类按分子组成可分为多糖、双糖和单糖。人类食物中的多糖包括淀粉、纤维素和动物组织中的糖原等；双糖包括乳糖、麦芽糖及蔗糖等；单糖包括葡萄糖、果糖和半乳糖等。糖广泛分布于自然界，几乎所有的生物体都含有糖。人体内糖的主要存在形式是糖原、葡萄糖。糖原是人体内糖的重要储存形式，葡萄糖是人体内糖的运输形式，也是糖代谢的核心，本章主要讨论体内葡萄糖的代谢。

第一节　概　　述

一、糖的生理功能

1. 氧化供能　糖类是人类食物的主要成分。糖最主要的生理功能是为机体提供能量。1g 葡萄糖在体内氧化释放能量 16.7kJ。人体所需能量的 50%~70% 来自糖,对于保证重要生命器官的能量供应尤为重要。当机体糖的供给缺乏时,可动用脂肪,甚至动用蛋白质氧化供能。糖类供给充足,则可节省脂肪及蛋白质的消耗。

2. 构成机体组织细胞　糖是人体组织结构的主要成分。糖与脂质结合为糖脂,是细胞膜及神经组织的组成成分。蛋白多糖是结缔组织的成分,具有支持和保护作用。

3. 参与构成生物活性物质　糖与蛋白质结合成糖蛋白,是免疫球蛋白、酶、部分激素、血型物质、凝血因子等生物活性物质的组成成分,这些物质都具有重要的生理功能。

4. 提供合成原料　糖分解代谢的中间产物可作为合成其他物质的原料。如转变成脂肪酸和甘油,进而合成脂肪;可转变为某些氨基酸,以供机体合成蛋白质所用。

二、糖的消化吸收

人体摄入的糖类主要是淀粉。在口腔,唾液淀粉酶催化淀粉进行少量消化。淀粉消化的主要部位在小肠,小肠中,胰淀粉酶催化淀粉水解生成糊精、麦芽糖等中间产物,最终生成葡萄糖。蔗糖和乳糖随食物进入小肠,分别受蔗糖酶和乳糖酶催化水解生成葡萄糖、果糖和半乳糖。

糖以单糖形式经肠黏膜吸收。小肠黏膜细胞主动吸收葡萄糖,此过程依赖 Na^+ 依赖型葡萄糖转运载体,需消耗能量,并伴有 Na^+ 的转运。吸收入血的葡萄糖经门静脉入肝,除了在肝内进行少量代谢外,大部分通过血液循环运至全身各组织,进入细胞代谢。

三、糖代谢概况

体内糖代谢主要是指葡萄糖的代谢。糖代谢途径包括在无氧条件下酵解生成乳酸;在有氧条件下彻底氧化生成 CO_2 和 H_2O;还有磷酸戊糖途径;糖原(肝糖原、肌糖原)的合成与分解;糖异生作用等。

第二节 糖的分解代谢

一、糖的无氧氧化

葡萄糖或糖原在无氧条件下分解生成乳酸的过程,称为糖的无氧氧化。此过程与酵母菌使糖生醇发酵的过程极为相似,故又称为糖酵解。

(一)糖酵解反应过程

糖酵解反应的全过程均在细胞质中进行,可分为两个阶段:由葡萄糖分解生成丙酮酸的过程为第一阶段,由丙酮酸还原生成乳酸的过程为第二阶段。

第一阶段:丙酮酸生成阶段,从 1 分子葡萄糖裂解为 2 分子磷酸丙糖,反应中伴有 ATP 的消耗,为耗能过程;从 3-磷酸甘油醛生成丙酮酸,反应中伴有 ATP 的生成,为产能过程(图 5-1)。

第二阶段:丙酮酸还原成乳酸,这是一步在不需氧条件下的加氢还原反应,由乳酸脱

图 5-1 糖酵解反应过程

氢酶（LDH）催化。缺氧情况下，丙酮酸还原生成乳酸，反应所需的氢由3-磷酸甘油醛脱氢生成的 NADH+H$^+$ 提供。乳酸的生成使 NADH 生成为氧化型的 NAD$^+$，所以糖酵解途径在缺氧条件下可不断地进行（图5-1）。

（二）糖酵解反应特点

1. 由葡萄糖经糖酵解生成乳酸的整个过程在细胞质中进行，且无氧参与。

2. 3-磷酸甘油醛脱氢是糖酵解中唯一的氧化反应，生成的 NADH+H$^+$ 在乳酸脱氢酶的作用下，使丙酮酸加氢还原生成乳酸。

3. 糖酵解过程中有两步耗能反应，消耗2分子ATP；有两步产能反应，生成4分子ATP；1分子葡萄糖经糖酵解生成2分子乳酸，净生成2分子ATP。若从糖原开始，1分子葡萄糖可净生成3分子ATP。糖酵解过程中生成ATP的方式是底物水平磷酸化。

4. 糖酵解过程有3步不可逆反应，分别由己糖激酶（肝内为葡糖激酶）、磷酸果糖激酶和丙酮酸激酶三个关键酶催化，其中磷酸果糖激酶是限速酶。

（三）糖酵解的生理意义

1. 糖酵解是机体在缺氧或无氧条件下获得能量的重要方式。生理性缺氧情况下，能量需求增加，肌肉组织处于相对缺氧状态，必须通过糖酵解获取急需的能量；从平原进入高原时，机体也可加强糖酵解获得能量。病理性缺氧情况下，如呼吸、循环功能障碍、严重贫血、大量失血等造成机体缺氧时，也通过加强糖酵解来满足能量需求。

2. 有些代谢活跃、耗能多的组织细胞（如视网膜、睾丸、白细胞、骨髓、肿瘤细胞等）即使供氧充足，也要依靠糖酵解获得部分能量。

3. 成熟红细胞因缺乏线粒体，不能进行有氧氧化，故所需要的能量全部来自糖酵解。

二、糖的有氧氧化

在有氧条件下，葡萄糖或糖原彻底氧化生成 CO_2 和 H_2O，并释放能量的过程，称为糖的有氧氧化。

（一）有氧氧化反应过程

1. 反应过程　糖的有氧氧化反应过程分为三个阶段（图5-2）。

（1）葡萄糖分解为丙酮酸：此阶段为有氧氧化与糖酵解共同反应过程，即葡萄糖或糖原在细胞质中经糖酵解途径分解生成丙酮酸。与糖酵解不同的是3-磷酸甘油醛脱氢生成的 NADH+H$^+$ 不参与丙酮酸还原为乳酸的反应，而是进入线粒体经呼吸链氧化生成 H_2O，同时生成 ATP。

（2）丙酮酸氧化脱羧生成乙酰辅酶 A：细胞质中生成的丙酮酸在有氧情况下进入线粒体继续氧化，在丙酮酸脱氢酶系的催化下氧化脱羧生成乙酰辅酶 A（乙酰 CoA）。

$$丙酮酸+辅酶 A+NAD^+ \xrightarrow{\text{丙酮酸脱氢酶系}} 乙酰辅酶 A+CO_2+NADH^++H^+$$

图 5-2　葡萄糖有氧氧化的三个阶段示意图

丙酮酸脱氢酶系是糖有氧氧化的关键酶之一。丙酮酸脱氢酶系位于线粒体内膜,是由丙酮酸脱氢酶、二氢硫辛酰胺脱氢酶、二氢硫辛酰胺转乙酰酶三种酶组成的酶复合体。参与反应的辅酶有 TPP、NAD^+、FAD、CoA 和硫辛酸。当机体维生素 B_1 缺乏时,体内 TPP 不足,丙酮酸氧化脱羧受阻,导致糖的氧化代谢障碍,不仅影响 ATP 的生成,而且造成丙酮酸等物质在神经末梢堆积,可引起周围神经炎。

(3) 乙酰 CoA 彻底氧化分解(三羧酸循环): 在有氧条件下,乙酰 CoA 的乙酰基（CH_3CO—）经过三羧酸循环被彻底氧化为 CO_2 和 H_2O（图 5-3）。由于此过程是由含三个羧基的柠檬酸为起始物的循环反应,故称三羧酸循环或柠檬酸循环,为纪念 Krebs 在阐述三羧酸循环方面所做的贡献,这一循环反应又被称为 Krebs 循环。

2. 三羧酸循环的特点

(1) 三羧酸循环必须在有氧条件下进行: 供氧充足时,乙酰 CoA 进入三羧酸循环彻底氧化,故糖的氧化分解以有氧氧化为主。

(2) 三羧酸循环是机体产能的主要途径: 一次三羧酸循环有 4 步脱氢反应,其中 3 对氢原子由 NAD^+ 接受生成 3 分子 $NADH+H^+$,另 1 对氢原子由 FAD 接受生成 1 分子 $FADH_2$。1 分子 $NADH+H^+$ 进入呼吸链进行氧化磷酸化产生 2.5 分子 ATP;1 分子 $FADH_2$ 进入呼吸链进行氧化磷酸酸化产生 1.5 分子 ATP;加上底物水平磷酸化生成 1 分子 ATP,故 1 次三羧酸循环共产生 10 分子 ATP。

(3) 三羧酸循环是不可逆反应体系: 三羧酸循环中,柠檬酸合酶、异柠檬酸脱氢酶、α-酮戊二酸脱氢酶为关键酶,催化单向的不可逆反应,故三羧酸循环是不可逆的。

(4) 三羧酸循环有 2 步脱羧反应: 异柠檬酸与 α-酮戊二酸分别脱羧生成 2 分子 CO_2 离开循环,说明乙酰 CoA 中的乙酰基（CH_3CO—）被彻底氧化成了 CO_2。

(5) 草酰乙酸必须不断补充: 三羧酸循环与其他代谢途径相互联系,因此,要保证三羧酸循环顺利进行,补充草酰乙酸非常重要。

（二）糖的有氧氧化与三羧酸循环的生理意义

1. 糖的有氧氧化是机体在有氧条件下获得能量的主要方式。1 分子的葡萄糖经有氧

图 5-3　三羧酸循环

氧化可净生成 30 或 32 分子 ATP（表 5-1）。

表 5-1　葡萄糖有氧氧化生成的 ATP 数

反应过程	ATP 生成方式	ATP 数量
葡糖→葡糖-6-磷酸		−1
果糖-6-磷酸→果糖-1,6-二磷酸		−1
3-磷酸甘油醛→1,3 二磷酸甘油酸	NADH（FADH）呼吸链氧化磷酸化	3 或 5*
1,3 二磷酸甘油酸→3-磷酸甘油酸	底物水平磷酸化	2
磷酸烯醇式丙酮酸→烯醇式丙酮酸	底物水平磷酸化	2
丙酮酸→乙酰辅酶 A	NADH 呼吸链氧化磷酸化	5
异柠檬酸→α-酮戊二酸	NADH 呼吸链氧化磷酸化	5
α-酮戊二酸→琥珀酰辅酶 A	NADH 呼吸链氧化磷酸化	5

反应过程	ATP 生成方式	ATP 数量
琥珀酰辅酶 A→琥珀酸	底物水平磷酸化	2
琥珀酸→延胡索酸	FADH 呼吸链氧化磷酸化	3
苹果酸→草酰乙酸	NADH 呼吸链氧化磷酸化	5
合计		30 或 32

注:* 根据 $NADH+H^+$ 进入线粒体的方式不同,获得 ATP 的数目亦不同。*1 分子葡萄糖生成 2 分子 3-磷酸甘油醛,故×2。

2. 三羧酸循环是体内营养物质彻底氧化分解的共同途径。来自脂代谢的乙酰 CoA、蛋白质分解产物氨基酸经脱氨基或转氨基后生成的 α-酮酸都要通过三羧酸循环才能被彻底氧化。

3. 三羧酸循环是糖、脂肪和蛋白质代谢相互联系与转化的枢纽。

三、磷酸戊糖途径

此途径由葡糖-6-磷酸开始,因在代谢过程中有磷酸戊糖的产生,所以称磷酸戊糖途径。主要发生在肝脏、脂肪组织、哺乳期的乳腺、肾上腺皮质、性腺、骨髓和红细胞等部位。

(一)反应过程

磷酸戊糖途径在细胞质中进行。全过程可分为两个阶段:第一阶段是氧化反应阶段,生成磷酸戊糖;第二阶段是基团转移反应。

1. 磷酸戊糖的生成 葡萄-6-磷酸经 2 次脱氢,生成 2 分子 $NADPH+H^+$,1 次脱羧反应生成 1 分子 CO_2,自身则转变成核糖-5-磷酸。葡糖-6-磷酸脱氢酶是此途径的关键酶。

2. 基团转移反应 第一阶段生成的核糖-5-磷酸是合成核苷酸的原料,部分磷酸核糖通过一系列基团转移反应,转变成果糖-6-磷酸和 3-磷酸甘油醛。它们可转变为葡糖-6-磷酸继续进行磷酸戊糖途径,也可以进入糖的有氧氧化或糖酵解继续氧化分解(图 5-4)。

图 5-4 磷酸戊糖途径

（二）生理意义

1. 提供核糖-5-磷酸　核糖-5-磷酸是合成核苷酸的原料,核苷酸是核酸的基本组成单位。

2. 提供 NADPH+H[+]　NADPH+H[+] 与 NADH+H[+] 不同,携带的氢不是通过呼吸链氧化磷酸化生成 ATP,而是参与许多代谢反应,发挥生物合成的作用。

（1）作为供氢体参与脂肪酸、胆固醇和类固醇激素的生物合成。

（2）谷胱甘肽还原酶的辅酶:对维持还原型谷胱甘肽（GSH）有很重要的作用。还原型谷胱甘肽是体内重要的抗氧化剂,能保护一些含巯基（—SH）的蛋白质和酶类免受氧化剂的破坏。在红细胞中还原型谷胱甘肽可以保护红细胞膜蛋白的完整性,当还原型谷胱甘肽（GSH）转化为氧化型谷胱甘肽（GSSG）时,则失去抗氧化作用。如葡糖-6-磷酸脱氢酶缺乏时,体内生成的 NADPH+H[+] 不足,不能使 GSSG 还原成 GSH,则红细胞膜易于破裂而发生溶血性贫血,患者常在食用蚕豆后发病,故又称蚕豆病。

（3）参与肝脏生物转化反应:与激素、药物、毒物等的生物转化作用有关。

第三节　糖原的合成与分解

糖原是由葡萄糖聚合而成的具有多分支结构的大分子多糖,是糖在人和动物体内的贮存形式。糖原分子中,葡萄糖残基通过 α-1,4-糖苷键连接为直链结构,通过 α-1,6-糖苷键连接为支链结构。肝脏中的糖原称为肝糖原,占肝重的 6%~8%,总量 70~100g;肌肉组织中的糖原称为肌糖原,占肌肉重量的 1%~2%,总量为 250~400g。

一、糖原合成

由单糖（主要是葡萄糖）合成糖原的过程称为糖原合成。在肝、肌肉等组织中均可进行。

糖原合成过程共有 4 步反应（图 5-5）。葡萄糖由己糖激酶或葡糖激酶（肝）催化生成葡糖-6-磷酸,此反应消耗 1 分子 ATP。磷酸葡糖变位酶催化葡糖-6-磷酸转变成葡糖-1-磷酸。葡糖-1-磷酸在尿苷二磷酸葡糖焦磷酸化酶催化下,与三磷酸尿苷（UTP）反应生成二磷酸尿苷葡糖（UDPG）和焦磷酸（PPi）。UDPG 是葡萄糖基的供体,是葡

图 5-5　糖原的合成与分解

萄糖的活化形式。糖原合酶以细胞内原有的小分子糖原作"引物",催化 UDPG 分子中的葡萄糖残基转移至引物的糖链末端,形成 α-1,4-糖苷键。如此反复进行使糖链不断延长,糖原分子由小变大。当糖链达到一定长度(12~18 个葡萄糖残基)时,分支酶将一段 6~7 个葡萄糖残基的糖链转移到邻近的糖链上,形成 α-1,6-糖苷键相连的糖链分支。

由葡萄糖合成糖原的过程是个耗能过程,糖原分子每增加一个葡萄糖残基要消耗 2 分子 ATP。糖原合酶是合成糖原的关键酶。

二、糖 原 分 解

由肝糖原分解为葡萄糖的过程称为糖原分解。糖原分解并非糖原合成的逆过程,而是在另一组酶的催化下进行的反应。

1. 糖原磷酸化酶通过磷酸解反应从糖原分子的非还原端切除一个葡萄糖残基,生成葡糖-1-磷酸。磷酸化酶只作用于 α-1,4-糖苷键,对 α-1,6-糖苷键无作用,当糖链上的葡萄糖残基离开分支点约 4 个葡萄糖残基时,则由脱支酶将 3 个葡萄糖残基转移到邻近糖链上,以 α-1,4-糖苷键链接,剩下的 1 个葡萄糖残基继续由脱支酶水解生成游离葡萄糖。在磷酸化酶和脱支酶的共同作用下,糖原不断生成葡糖-1-磷酸和少量的游离葡萄糖。磷酸化酶是糖原分解的关键酶。

2. 葡糖-1-磷酸由磷酸葡糖变位酶催化转变为葡糖-6-磷酸。

3. 在葡糖 6-磷酸酶的催化下,葡糖-6-磷酸水解生成葡萄糖和磷酸。葡糖-6-磷酸酶主要存在于肝脏中,故肝糖原可直接分解为葡萄糖补充血糖;而肌肉中无此酶,故肌糖原不能直接分解为葡萄糖,只能生成葡糖-6-磷酸进入糖酵解或有氧氧化途径。

糖原的合成和分解的生理意义在于维持血糖浓度的相对恒定。糖供给充足时,葡萄糖可合成糖原,血糖浓度仅暂时上升,而后很快恢复正常。糖的供给不足或能量需求增加时,肝糖原分解为葡萄糖进入血液,使血糖浓度不至于下降。

第四节　糖　异　生

由非糖物质转变为葡萄糖或糖原的过程称为糖异生作用。能进行糖异生的非糖物质主要是甘油、乳酸、丙酮酸及生糖氨基酸。糖异生主要在肝中进行,肾的糖异生能力是肝的 1/10,但长期饥饿时则可大为增强。

一、反 应 途 径

糖异生反应途径基本上是糖酵解的逆过程。但由己糖激酶(或葡糖激酶)、磷酸果糖激酶和丙酮酸激酶所催化的反应是不可逆反应,都有较大的能量变化,其逆过程需要吸收相当的能量,构成了糖异生的"能障"。实现糖异生需要丙酮酸羧化酶、磷酸烯醇式丙酮酸羧激酶、果糖二磷酸酶和葡糖 6-磷酸酶催化代谢物分别绕过三个"能障",才能使反应朝相反方向进行(图 5-6)。这四种酶是糖异生途径的关键酶。其中葡糖 6-磷酸酶主要存在于肝、肾之中。

图 5-6　糖酵解途径与糖异生途径

二、生 理 意 义

1. 维持空腹或饥饿状态下血糖浓度的相对恒定　饥饿时仅靠肌糖原分解维持血糖浓度,不超过 12h 即被耗尽,此时肝脏异生作用加强;长期饥饿时,肾的异生作用也加强,促使非糖物质转化为葡萄糖维持血糖浓度,这对于依赖葡萄糖供能的脑和红细胞显得尤为重要。

2. 有利于乳酸的利用　乳酸是糖异生的重要原料。当剧烈运动或某些原因导致缺氧时,肌肉组织糖酵解作用加强,乳酸生成增多,经血液运至肝异生为葡萄糖,葡萄糖入血后又可被肌肉摄取,由此构成一个循环,称为乳酸循环(图 5-7)。此循环的生理意义在于有利于乳酸的再利用,避免乳酸浪费,有助于防止乳酸性酸中毒的发生。

3. 调节酸碱平衡　长期饥饿时,肾糖异生加强。肾中的 α-酮戊二酸因异生成糖而减少,由谷氨酰胺和谷氨酸脱氨补充,脱下的氨增强了肾小管细胞的泌氨作用,有利于肾排氢保钠,维持体液 pH 恒定,对防止酸中毒有重要意义。

图 5-7 乳酸循环示意图

章末小结

　　本章学习重点是糖代谢的几种形式,包括糖酵解、三羧酸循环、糖的有氧氧化、磷酸戊糖途径、糖原的合成与分解、糖异生等。葡萄糖的主要功能是提供能量、参与构成组织细胞及提供生物活性物质的合成原料。糖分解代谢的方式有糖的无氧氧化、糖的有氧氧化和磷酸戊糖途径。

　　学习难点为糖酵解、三羧酸循环。糖酵解是葡萄糖在无氧或缺氧情况下分解为乳酸的过程,分为丙酮酸生成和乳酸生成两个阶段,是机体在缺氧情况下获得能量的主要方式。有氧氧化是葡萄糖或糖原在有氧条件下彻底分解为 CO_2 和 H_2O,并释放大量能量的过程,其过程分三个阶段:丙酮酸生成、乙酰CoA生成、三羧酸循环。三羧酸循环是机体在生理条件下获得能量的主要方式,是三大营养物质彻底氧化的共同途径和代谢联系、相互转变的枢纽。磷酸戊糖路径是葡萄糖氧化分解的一种方式。此途径由葡糖-6-磷酸开始,因在代谢过程中有磷酸戊糖的产生,所以称磷酸戊糖途径。

　　糖原是糖在体内的储存形式。由单糖合成糖原的过程称为糖原合成,糖的供给充足时,糖原合成加强以储备能源;由肝糖原分解为葡萄糖的过程称为糖原分解,糖的供给不足时,进行糖原分解加强以补充血糖,提供能量。

　　非糖物质在肝中转变为葡萄糖或糖原的过程称为糖异生,反应途径基本上是糖酵解的逆过程,但需绕过三个"能障",其主要生理意义是维持血糖浓度的相对恒定。

(张　聪)

? 思考题

1. 简述糖酵解、三羧酸循环的特点和生理意义。
2. 简述糖异生的生理意义。
3. 简述糖原合成和分解的生理意义。

第六章 | 脂质代谢

学习目标

知识目标:

掌握脂肪的分解代谢和酮体的生成与利用;熟悉脂质的生理功能,磷脂和胆固醇代谢;了解脂质的消化吸收和磷脂的分类。

能力目标:

能够运用本章节知识解释脂质代谢紊乱疾病的病因、分类和防治方法。

素质目标:

树立养成良好生活习惯、科学合理的膳食营养,坚持体育锻炼,增强防治脂质代谢紊乱疾病的理念,宣传健康生活方式。

案例导入

患者,女,50 岁。自述 6 年前心前区疼痛,多劳累、饭后发作,每次持续时间数分钟,休息后减轻。入院前 1 个月余,疼痛频繁加重。实验室检查:TC 6.56mmol/L,TG 12.1mmol/L,CK 665U/L。冠状动脉造影提示:冠状动脉狭窄。

请思考:1. 该患者的初步临床诊断是什么?

2. 试用血脂代谢内容分析疾病发生的原因。

第一节 概　　述

一、脂质的分布与含量

脂质（lipid）是一类不溶于水而溶于有机溶剂（如乙醚、氯仿、苯等）的有机化合物，包括脂肪（fat）和类脂（lipoid）两大类。脂肪由 1 分子甘油和 3 分子脂肪酸组成，又称为甘油三酯（triglyceride，TG）。类脂包括磷脂（phospholipid，PL）、糖脂（glycolipid，GL）、胆固醇（cholesterol，Ch）和胆固醇酯（cholesteryl，CE）。

食物中的脂质主要是脂肪，还有少量的磷脂、胆固醇、胆固醇酯。它们主要在小肠上段被消化吸收。脂质的消化吸收需要在乳化剂胆汁酸盐的作用下，乳化成细小的微团，在胰脂酶、磷脂酶 A_2 及胆固醇酯酶的作用下消化水解。消化产物主要有脂肪酸、甘油一酯、胆固醇、溶血磷脂等，它们再与胆汁酸盐形成更小的微粒，然后被小肠黏膜细胞吸收。

体内的脂肪主要分布在脂肪组织，如皮下、大网膜、肠系膜、肾周围等处，这些部位通常称为脂库。脂肪是人体内含量最多的脂质，正常成人体内含量占体重的 14%~19%，女子稍高。人体内脂肪的含量常受营养状况、能量消耗等因素的影响而变动，故又称为"可变脂"。

类脂分布于各组织中，以神经组织中较多，它是构成生物膜的基本成分。类脂总量约占体重的 5%，其成分虽在不断更新，但含量却相对恒定，不易受营养状况、能量消耗等因素的影响而变动，故有"恒定脂"或"基本脂"之称。

二、脂质的生理功能

（一）脂肪的生理功能

1. 供能与储能　1g 脂肪在体内彻底氧化可产生 38.94kJ（9.3kcal）热量，比等量的糖或蛋白质高 1 倍多。脂肪还是机体主要的储能物质。空腹时，体内所需能量的 50% 以上来自脂肪的氧化分解；禁食 1~3d，约 85% 的能量都来自脂肪。

2. 维持体温和保护内脏　脂肪不易导热，皮下脂肪可防止体内的热量散失，以维持体温的恒定。分布在脏器周围的脂肪可缓冲外界的机械性撞击，并能减少脏器间的摩擦而保护内脏。

3. 提供必需脂肪酸　必需脂肪酸是维持人体正常生理功能所必需的、体内不能自行合成而需要由食物供给的脂肪酸，又称为营养必需脂肪酸。包括亚油酸、亚麻酸和花生四烯酸，是维持机体生长发育和皮肤正常代谢不可缺少的多不饱和脂肪酸。

4. 促进脂溶性维生素的吸收　食物中的脂溶性维生素由于不溶于水，需要溶解在肠道内的脂质物质伴随脂质一同吸收,当人体脂质消化吸收障碍时,会出现脂溶性维生素的缺乏。

(二)类脂的生理功能

1. 参与生物膜的构成　类脂是生物膜的重要组成成分,在维持细胞及细胞器的结构、形态和功能上起着重要作用。在膜的脂质中,磷脂占脂质总量的 70% 以上,其次是胆固醇。

2. 参与神经髓鞘的构成　神经髓鞘中含有大量的胆固醇和磷脂,它们构成了神经纤维间的绝缘体,以维持神经冲动的正常传导。

3. 参与血浆蛋白的构成　磷脂、胆固醇及胆固醇酯是各种血浆脂蛋白的组成成分,参与血浆脂蛋白的形成,起到运输脂质物质的作用。

4. 转变为多种重要的活性物质　胆固醇在体内可转变成胆汁酸盐、维生素 D_3 及类固醇激素等多种重要物质。

第二节　甘油三酯的代谢

脂肪遍布于人体各种组织、器官及体液中,各种组织中的脂肪都在不断更新,但速度并不一样,脂肪组织及肝脏中的脂肪更新率较高,肠黏膜次之,肌肉、皮肤及神经等组织中的脂肪更新率较低。

一、甘油三酯的分解代谢

(一)脂肪的动员

人体脂肪组织贮存的脂肪,在脂肪酶催化下逐步水解为甘油和游离脂肪酸,并释放入血以供其他组织摄取利用的过程称为脂肪的动员。

甘油三酯 $\xrightarrow{\text{TG脂肪酶}}$ 甘油二酯 $\xrightarrow{\text{DG脂肪酶}}$ 甘油一酯 $\xrightarrow{\text{MG脂肪酶}}$ 甘油

H_2O　脂肪酸　　H_2O　脂肪酸　　H_2O　脂肪酸

脂肪组织中催化甘油三酯水解的酶包括甘油三酯(TG)脂肪酶、甘油二酯(DG)脂肪酶、甘油一酯(MG)脂肪酶。其中甘油三酯脂肪酶是脂肪水解的限速酶。该酶受多种激素的调节,故又称为"激素敏感脂肪酶"。肾上腺素、去甲肾上腺素、胰高血糖素、肾上腺皮质激素等能使甘油三酯脂肪酶的活性增强从而促进脂肪水解,这些激素称为脂解激素;胰岛素能使甘油三酯脂肪酶的活性降低从而抑制脂肪的水解,所以称之为抗脂解激素。这两类激素相互协调,使脂肪水解的速度得到有效的调节,从而适应机体的需要。

（二）甘油的代谢

脂肪动员产生的甘油释放入血,随血液循环运至肝、肾等组织被摄取利用。甘油在细胞内经甘油激酶的作用下生成 α-磷酸甘油,再经 α-磷酸甘油脱氢酶催化脱氢形成磷酸二羟丙酮,磷酸二羟丙酮是糖酵解的中间产物,可沿糖酵解途径继续氧化分解并释放能量,也可沿糖异生途径转变为葡萄糖或糖原。

$$
\begin{array}{l}
CH_2-OH \\
| \\
CH-OH \\
| \\
CH_2-OH \\
\end{array}
\xrightarrow[\text{甘油激酶}]{ATP \quad ADP}
\begin{array}{l}
CH_2-OH \\
| \\
CH-OH \\
| \\
CH_2-O-\text{P} \\
\end{array}
\xrightarrow[\text{α-磷酸甘油脱氢酶}]{NAD^+ \quad NADH+H^+}
\begin{array}{l}
CH_2-OH \\
| \\
C=O \\
| \\
CH_2-O-\text{P} \\
\end{array}
$$

甘油　　　　　　　　　　　α-磷酸甘油　　　　　　　　磷酸二羟丙酮

（三）脂肪酸的氧化分解

在供氧充足的条件下,脂肪酸可在体内分解成 CO_2 和 H_2O 并释放大量能量。除脑组织和成熟的红细胞外,大多数组织均能氧化脂肪酸,但以肝及肌肉组织最为活跃。脂肪酸氧化的主要部位在细胞线粒体。脂肪酸的氧化过程大致分为脂肪酸的活化、脂酰 CoA 进入线粒体、β-氧化过程及乙酰 CoA 进入三羧酸循环彻底氧化四个阶段。

1. 脂肪酸的活化　在细胞质中,脂肪酸在脂酰 CoA 合成酶催化下与 HSCoA 作用生成脂酰 CoA 的过程,称为脂肪酸的活化。活化 1 分子的脂肪酸需消耗 1 分子 ATP 中的 2个高能磷酸键(相当于消耗 2 分子 ATP)。

$$
\underset{\text{脂肪酸}}{RCOOH}+HSCoA+ATP \xrightarrow[\text{Mg}^{2+}]{\text{脂酰 CoA 合成酶}} \underset{\text{脂酰 CoA}}{RCO\sim SCoA}+AMP+PPi
$$

2. 脂酰 CoA 进入线粒体　由于催化脂酰 CoA 氧化分解的酶存在于线粒体的基质中,因此活化的脂酰 CoA 必须进入线粒体才能进一步氧化分解。脂酰 CoA 不能直接透过线粒体膜,需由线粒体内膜两侧的肉碱脂酰转移酶的催化作用,由肉碱携带将脂酰CoA 转入线粒体内(图 6-1)。

图 6-1　肉碱携带脂酰 CoA 进入线粒体示意图

3. β-氧化　脂酰 CoA 进入线粒体后,在脂肪酸氧化酶复合体的催化下,由脂酰基的 β 碳原子开始通过脱氢、加水、再脱氢、硫解四步连续的化学反应,产生 1 分子乙酰 CoA 和 1 分子比原来少 2 个碳原子的脂酰 CoA,此氧化过程称为脂肪酸的 β-氧化(图 6-2)。

图 6-2　脂肪酸的 β-氧化

(1) 脱氢:脂酰 CoA 在脂酰 CoA 脱氢酶的催化下,α、β 碳原子上各脱去一个氢,生成反式 Δ^2-烯脂酰 CoA,脱下的 2 个氢由 FAD 接受形成 $FADH_2$,经呼吸链氧化形成 H_2O,同时产生 1.5 分子 ATP。

(2) 加水:在反式 Δ^2-烯脂酰 CoA 水化酶的催化下,反式 Δ^2-烯脂酰 CoA 加上 1 分子水形成 β-羟脂酰 CoA。

(3) 再脱氢:在 β-羟脂酰 CoA 脱氢酶的催化下,β-羟脂酰 CoA 再脱去 2H 形成 β-酮脂酰 CoA,脱下的 2H 由 NAD$^+$ 接受,生成 NADH+H$^+$,并经呼吸链氧化形成 H$_2$O,同时产生 2.5 分子 ATP。

（4）硫解：在 β-酮脂酰 CoA 硫解酶的催化下,β-酮脂酰 CoA 加 1 分子 HSCoA 使 α 与 β 碳原子之间的化学键断裂,生成 1 分子乙酰 CoA 和 1 分子比原来的脂酰 CoA 少 2 个碳原子的脂酰 CoA。

上述生成的比原来少 2 个碳原子的脂酰 CoA 可再进行下一次的 β-氧化,如此循环直至长链的脂酰 CoA 完全分解成乙酰 CoA。

4. 乙酰 CoA 的彻底氧化　脂肪酸 β-氧化产生的乙酰 CoA,经三羧酸循环被彻底氧化生成 CO$_2$ 和 H$_2$O,并释放能量。脂肪酸在体内氧化分解伴随大量能量的释放是体内能量的重要来源。其能量一部分以热能的形式散发,其余以化学能的形式储存在 ATP 中。

如软脂酸是 16 个碳原子的饱和脂肪酸,需经 7 次 β-氧化,产生 7 分子 FADH$_2$、7 分子 NADH+H$^+$ 及 8 分子乙酰 CoA,每分子 FADH$_2$ 通过呼吸链可产生 1.5 分子 ATP,每分子 NADH+H$^+$ 通过呼吸链可产生 2 分子 ATP,每分子乙酰 CoA 通过一次三羧酸循环产生 10 个 ATP,因此,1 分子软脂酸彻底氧化共生成(7×1.5)+(7×2.5)+(8×10)=108 个 ATP,减去脂肪酸活化时消耗的 2 分子 ATP,净生成 106 个 ATP,由此可见,脂肪酸是体内的重要能源物质。

（四）酮体的生成及利用

在心肌、骨骼肌等组织中,脂肪酸能进行彻底氧化形成 CO$_2$ 和 H$_2$O,但在肝细胞中脂肪酸的氧化产生的乙酰 CoA 则大部分缩合生成乙酰乙酸、β-羟丁酸和丙酮,三者统称为酮体(ketone body)。其中以 β-羟丁酸最多,约占酮体总量的 70%,乙酰乙酸占 30%,丙酮的量极微。肝脏虽然富含酮体生成的酶系,但缺乏利用酮体的酶。因此,在肝细胞线粒体内生成的酮体只能经血液循环运至肝外组织加以利用。

1. 酮体的生成　酮体在肝细胞的线粒体内合成,合成原料主要来自脂肪酸 β-氧化产生的乙酰 CoA(图 6-3)。其合成过程如下：

（1）2 分子的乙酰 CoA 在乙酰乙酰 CoA 硫解酶的催化下,缩合形成 1 分子的乙酰乙酰 CoA,并释放出 1 分子的 HSCoA。

（2）乙酰乙酰 CoA 再与 1 分子的乙酰 CoA 在 β-羟基-β-甲基戊二酸单酰 CoA (HMGCoA)合酶的催化下合成 HMGCoA,并释放出 1 分子的 HSCoA。

（3）HMGCoA 在 HMGCoA 裂解酶的催化下,裂解形成乙酰乙酸和乙酰 CoA。

（4）乙酰乙酸在 β-羟丁酸还原酶的催化下,由 NADH+H$^+$ 提供氢,乙酰乙酸还原生成 β-羟丁酸。

（5）丙酮可由乙酰乙酸缓慢自发脱去 CO$_2$ 生成。

2. 酮体的利用　肝外组织,特别是心肌、骨骼肌及脑和肾等组织是利用酮体最主要的组织器官。酮体生成后很快透过肝细胞膜进入血液循环,经血液运输至肝外组织利用(图 6-4)。

脂肪酸 $\xrightarrow{\beta\text{-氧化}}$ 2CH$_3$—CO~SCoA
乙酰CoA

四碳阶段

硫解酶 ⎰ HS~CoA

CH$_3$—CO—CH$_2$—CO~SCoA
乙酰乙酰CoA

HMGCoA合酶 ⎰ CH$_3$CO~SCoA
⎱ HS~CoA

$$\underset{\text{(HMGCoA)}}{\underset{\beta\text{-羟基-}\beta\text{-甲基戊二酸单酰CoA}}{\text{HOOC—CH}_2\text{—}\overset{\overset{\text{OH}}{|}}{\underset{\underset{\text{CH}_3}{|}}{\text{C}}}\text{—CH}_2\text{COS~CoA}}}$$

HMGCoA裂解酶 ⎱ CH$_3$COS~CoA

CH$_3$—CO—CH$_2$—COOH
乙酰乙酸

NADH+H$^+$ ⟋ CO$_2$

NAD$^+$

CH$_3$CHOHCH$_2$COOH
β-羟丁酸

CH$_3$—CO—CH$_3$
丙酮

图 6-3 肝内酮体生成过程

图 6-4 酮体生成及利用示意图

酮体的利用过程有两条途径：①在乙酰乙酸硫激酶的催化下，乙酰乙酸和HSCoA反应生成乙酰乙酰CoA。②在琥珀酰CoA转硫酶的催化下，琥珀酰CoA将CoA转给乙酰乙酸生成乙酰乙酰CoA。乙酰乙酰CoA再由硫解酶催化，加上1分子HSCoA生成2分子乙酰CoA，乙酰CoA通过三羧酸循环彻底氧化形成CO_2和H_2O，并释放能量。β-羟丁酸在β-羟丁酸脱氢酶催化下脱氢生成乙酰乙酸，乙酰乙酸再循以上途径代谢。丙酮水溶性强，易挥发可随呼吸道及尿道排出，因此不被人体利用。

3. 酮体代谢的生理意义　肝内生酮肝外利用，这是酮体代谢的特点。酮体是机体代谢的正常代谢产物，是肝脏输出脂肪类能源的另一种形式。酮体分子小，水溶性大，便于血液运输，容易透过血脑屏障和毛细血管壁而被人体各组织摄取利用。在饥饿及糖供应不足时，酮体将代替葡萄糖成为脑组织的主要能源。

正常情况下，肝脏产生的酮体能迅速被肝外组织利用，血中酮体的含量仅为0.03~0.5mmol/L。在长期饥饿、严重糖尿病时，由于脂肪动员和分解氧化加强，肝内生成酮体的量超过肝外组织利用酮体的能力，导致血中酮体升高，称为酮血症。尿中酮体增多，称为酮尿。丙酮含量增多时，由于丙酮具有挥发性，可随人体呼吸过程从肺中呼出，甚至可闻到患者呼出气中有烂苹果味。由于酮体中的乙酰乙酸、β-羟丁酸具有较强的酸性，血中酮体过多可导致酮症酸中毒。

二、甘油三酯的合成代谢

人体内许多组织都能合成甘油三酯，肝脏、脂肪组织和小肠是合成甘油三酯主要部位。肝不储存脂肪，它所合成的脂肪以VLDL（极低密度脂蛋白）的形式运至肝脏；脂肪组织合成的脂肪就储存在脂肪组织中；小肠黏膜细胞利用食物提供的原料合成脂肪，以CM（乳糜微粒）的形式运往全身。体内合成脂肪的原料是甘油和脂肪酸的活化形式：α-磷酸甘油及脂酰CoA。

（一）α-磷酸甘油的来源

α-磷酸甘油的来源主要有两条途径。

1. 来自糖代谢　糖分解代谢中的中间产物磷酸二羟丙酮，在α-磷酸甘油脱氢酶的催化下还原生成α-磷酸甘油。此反应存在于人体内各组织中，是α-磷酸甘油的主要来源。

$$
\begin{array}{c}
CH_2OH \\
| \\
C=O \\
| \\
CH_2-O-\textcircled{P}
\end{array}
\ +NADH+H^+
\underset{}{\overset{\alpha\text{-磷酸甘油脱氢酶}}{\rightleftharpoons}}
\begin{array}{c}
CH_2OH \\
| \\
CHOH \\
| \\
CH_2-O-\textcircled{P}
\end{array}
\ +NAD^+
$$

2. 细胞内甘油磷酸化　甘油在甘油激酶的催化下，由ATP提供能量，甘油磷酸化形成α-磷酸甘油。

$$\begin{array}{c}
\text{CH}_2\text{OH} \\
| \\
\text{CHOH} \\
| \\
\text{CH}_2\text{OH}
\end{array}
\quad \xrightarrow[\text{ATP} \quad \text{ADP}]{\text{甘油激酶}} \quad
\begin{array}{c}
\text{CH}_2\text{OH} \\
| \\
\text{CHOH} \\
| \\
\text{CH}_2-\text{O}-\text{P}
\end{array}$$

肝、肾、哺乳期乳腺及小肠黏膜富含甘油激酶,而肌肉和脂肪组织细胞内这种激酶的活性很低,因此不能利用甘油来合成甘油三酯。

(二)脂酰 CoA 的合成

脂酰 CoA 由脂肪酸活化生成。脂肪酸可由食物提供,也可在体内合成。体内合成脂肪酸的主要原料是各种来源的乙酰 CoA,其中以糖代谢产生的乙酰 CoA 为主要来源。由此可见,糖在体内很容易转变为脂肪,当从食物中摄入糖类物质过多时,它们便以脂肪的形式来储存。

细胞质是脂肪酸合成的场所。首先,在乙酰 CoA 羧化酶的催化下,乙酰 CoA 羧化生成丙二酸单酰 CoA。然后再由脂肪酸合成酶系催化,7 分子丙二酸单酰 CoA 与 1 分子乙酰 CoA 缩合成软脂酸,反应中由 NADPH+H$^+$ 提供氢。人体内合成的脂肪酸主要是软脂酸,对其进行加工,可得到机体所需的碳链长短不同及饱和程度不同的各种非必需脂肪酸。

$$\text{CH}_3\text{CO} \sim \text{SCoA} + \text{HCO}_3^- + \text{H}^+ + \text{ATP} \xrightarrow[\text{生物素Mn}^{2+}]{\text{乙酰CoA羧化酶}}
\begin{array}{c}
\text{CH}_2-\text{CO} \sim \text{SCoA} \\
| \\
\text{COOH} \\
\text{丙二酸单酰CoA}
\end{array}
+ \text{ATP} + \text{Pi}$$

$$\underset{\text{乙酰CoA}}{\text{CH}_3\text{CO} \sim \text{SCoA}} + \underset{\text{丙二酸单酰CoA}}{7\text{HOOCCH}_2\text{CO} \sim \text{SCoA}} + 14\text{NADPH} + 14\text{H}^+ \xrightarrow{\text{脂肪酸合成酶系}}$$

$$\underset{\text{软脂酸}}{\text{CH}_3(\text{CH}_2)_{14}\text{COOH}} + 7\text{CO}_2 + 14\text{NADP}^+ + 8\text{HSCoA} + 6\text{H}_2\text{O}$$

机体所需的脂肪酸并不能全部在体内合成,有些脂肪酸必须由食物供给,如亚油酸、亚麻酸和花生四烯酸,这些脂肪酸称为必需脂肪酸。机体可以自身合成的脂肪酸则称为非必需脂肪酸。必需脂肪酸具有促进生长发育、维持皮肤健康、调节胆固醇代谢等功能,还是体内前列腺素等生物活性物质的合成原料。

(三)脂肪的合成

在脂酰转移酶及磷脂酸磷酸酶的催化下,以 α-磷酸甘油和脂酰 CoA 为原料合成脂肪。

$$\begin{array}{c}
\text{CH}_2\text{OH} \\
| \\
\text{CHOH} \\
| \\
\text{CH}_2\text{O}\text{P}
\end{array}
\xrightarrow[\substack{\text{α-磷酸甘油} \\ \text{脂酰转移酶}}]{2\text{RCO} \sim \text{CoA} \quad 2\text{HSCoA}}
\begin{array}{c}
\text{CHOCOR} \\
| \\
\text{CHOCOR} \\
| \\
\text{CH}_2\text{O}\text{P}
\end{array}
\xrightarrow[\text{磷脂酸磷酸酶}]{\text{H}_2\text{O} \quad \text{Pi}}
\begin{array}{c}
\text{CH}_2\text{OCOR} \\
| \\
\text{CHOCOR} \\
| \\
\text{CH}_2\text{OH}
\end{array}$$

$$\xrightarrow[\text{脂酰转移酶}]{\text{RCO} \sim \text{SCoA} \quad \text{HSCoA}}
\begin{array}{c}
\text{CH}_2\text{OCOR} \\
| \\
\text{CHOCOR} \\
| \\
\text{CH}_2\text{OCOR}
\end{array}$$

第三节 胆固醇的代谢

胆固醇是人体重要的脂质物质之一,它是一类具有环戊烷多氢菲烃核及一个羟基的固体醇类化合物,最早在动物胆石中分离出来,故称为胆固醇(cholesterol)。其第3位碳上有羟基,能与脂肪酸结合成胆固醇酯。人体内的胆固醇主要以游离胆固醇及胆固醇酯的形式存在,它们的结构如下:

胆固醇   胆固醇酯

胆固醇在体内分布很不均匀,肾上腺中的胆固醇含量特别高,这与肾上腺合成皮质激素有关。脑和神经组织的胆固醇含量也很高,约占全身总胆固醇的 25%。其次是肝、肾等内脏及皮肤的胆固醇含量也很高。人体内胆固醇的来源有外源性和内源性之分,外源性胆固醇主要来自动物性食物,以蛋黄、脑及动物内脏中含量较高;内源性胆固醇由机体自身合成,正常人 50% 以上的胆固醇来自机体合成。

一、胆固醇的合成代谢

(一) 合成部位

成人除脑组织及红细胞外,几乎全身各组织均能合成胆固醇,每天可合成 1~1.5g,其中肝脏合成能力最强,占合成总量的 70%~80%,其次是小肠,约占总量的 10%。胆固醇合成酶系存在于胞质及内质网,因此,胆固醇的合成主要在胞质及内质网。

(二) 合成原料

合成胆固醇的主要原料为乙酰 CoA,由 NADPH 供氢,ATP 供能。乙酰 CoA 和 ATP 主要来自糖的有氧氧化,NADPH 来自糖的磷酸戊糖途径,因此,糖是胆固醇合成原料的主要来源。

(三) 合成过程

胆固醇合成过程较为复杂,有近 30 步酶促反应,全过程大致分为三个阶段。

1. 在胞质中,由乙酰 CoA 缩合成为甲羟戊酸(mevalonic,MVA)。

2. MVA 先经磷酸化反应,成为活泼的焦磷酸化合物,再相互缩合,增长碳链,成为多烯烃——鲨烯。

3. 鲨烯通过载体蛋白携带从胞质进入滑面内质网,在滑面内质网中环化成羊毛脂固醇,最后转变成胆固醇(图6-5)。

图 6-5 胆固醇的合成

二、胆固醇的转化与排泄

胆固醇不是能源物质,在体内不能彻底氧化分解生成 CO_2 和 H_2O,主要的代谢去路是转化成具有重要生理功能的类固醇物质或直接从粪便排泄。

(一)胆固醇的转化

1. 转化为胆汁酸 胆固醇在肝脏内转化为胆汁酸是胆固醇在体内的主要代谢去路。正常人每天合成 1~5g 胆固醇,其中 40% 转变成胆汁酸。胆汁酸是良好的乳化剂,在肠腔协助脂质物质的消化吸收。

2. 转化成类固醇激素 胆固醇在某些内分泌腺中转化成类固醇激素。如在肾上腺皮质内转化成肾上腺皮质激素,调节物质代谢;在性腺内转化成性激素,维持性征。

3. 转化成维生素 D_3 人体皮肤细胞内的胆固醇经酶促反应脱氢生成 7-脱氢胆固醇,贮存于皮下,经日光(紫外线)照射后转变成维生素 D_3,促进小肠对钙磷的吸收。

胆固醇的来源与去路见图6-6。

来源　　　　　　　　　　　　　　　　　　　　去路

蛋黄　　　　　　　　　　　　　　　　　　　　　　生物膜
动物内脏　　　　　　食物胆固醇　　　体　　　　血浆脂蛋白
脑、皮肤　　　　　　（外源性胆固醇）　内　　　　胆汁酸
　　　　　　　　　　　　　　　　　　　胆　　　　维生素D_3
糖　　　　　　　　体内合成　　　　　　固　　　　类固醇激素
脂肪　→　乙酰CoA ──────→　胆固醇　　醇　　　随胆汁排入肠道
蛋白质　　　　　　　　　　　（内源性胆固醇）

图 6-6　胆固醇的来源与去路

（二）胆固醇的排泄

部分胆固醇可随胆汁进入肠道,进入肠道的胆固醇,一部分被重吸收,另一部分受肠道细菌的作用还原成粪固醇随粪便排出体外。

三、胆固醇代谢与动脉粥样硬化

胆固醇在体内有着重要的生理功能。但是,如果血浆胆固醇浓度过高也将对机体造成不良影响。从流行病学观察结果分析,高胆固醇血症是导致冠心病的最高危险因子之一。这是因为血浆胆固醇增高时,胆固醇将沉积于动脉管壁,引起动脉粥样硬化,使动脉管壁变厚、管腔变狭小、弹性减弱,进而导致高血压和冠心病。因此,控制血浆胆固醇水平被列为预防冠心病的一种有效措施。

（一）限制胆固醇的摄入

HMG-CoA 还原酶是体内合成胆固醇的限速酶,其活性受多种因素的调节,如胆固醇本身就可反馈抑制该酶。当摄入高胆固醇食物时,可使肝内胆固醇合成速度减慢。但肠黏膜细胞内胆固醇的合成可能不受此反馈调节,所以大量摄入高胆固醇食物仍可使血浆胆固醇水平升高。因此,减少食物胆固醇的摄入量,可以适当地降低血浆胆固醇水平。

（二）多健康运动

多健康运动可使机体耗能增加,能促进大量乙酰 CoA 进入三羧酸循环氧化,乙酰 CoA 进入胆固醇合成途径便减少,使胆固醇合成量降低。游离脂肪酸能诱导限速酶 HMG-CoA 还原酶的合成,运动可加速体内游离脂肪酸的氧化,从而使 HMG-CoA 还原酶活性降低,胆固醇合成速度减慢。

（三）多食高纤维食物

纤维素能促进肠蠕动,多食蔬菜、水果等含纤维素高的食物可使肠道中胆汁酸重吸收减少,阻断胆汁酸肠肝循环。由于胆汁酸重吸收减少,减弱了对 7α-羟化酶(胆固醇转变为胆汁酸的限速酶)的反馈抑制,加速胆固醇转变为胆汁酸而降低胆固醇。

（四）服用降胆固醇的药物

1. 洛伐他汀　HMG-CoA 还原酶的抑制剂。

2. 考来烯胺（又称消胆胺）　该药能促进肠道中胆汁酸的排泄，使 7α-羟化酶活性增强，促进胆固醇转变成胆汁酸而达到降低血浆胆固醇的目的。

章末小结

　　脂质是脂肪和类脂的总称。脂肪和类脂在体内有不同的分布和功能。脂肪分解时先在脂肪酶作用下水解，又称为脂肪动员，水解后释放甘油与脂肪酸，脂肪酸在肝及肌肉等组织代谢，先在胞质中活化成脂酰 CoA 后，进入线粒体进行反复的 β-氧化分解成乙酰 CoA，最后通过三羧酸循环彻底氧化分解，同时产生大量能量，成为空腹时人体的主要能源。脂肪酸在肝中不能彻底氧化，所生成乙酰 CoA 有一部分缩合成乙酰乙酸、β-羟丁酸和丙酮，三者统称为酮体。体内胆固醇合成的器官主要是肝，合成原料是乙酰 CoA，合成过程中的限速酶是 HMG-CoA 还原酶。多种因素可影响 HMG-CoA 还原酶的活性从而调节胆固醇的合成速度。胆固醇在体内有重要的生理功能：参与生物膜的构成，参与脂蛋白的组成，在肝转变为胆汁酸，还可转变成类固醇激素、维生素 D_3 等活性物质。

（周　思）

？ 思考题

1. 简述甘油的彻底氧化的过程。
2. 简述酮体生成和利用的过程，酮体代谢的特点与意义。
3. 胆固醇在体内可转变为哪些重要物质？

第七章 ｜ 氨基酸代谢

07章

07章 数字内容

知识目标：

掌握蛋白质的生理功能和氨的代谢；熟悉蛋白质的生理需要量，氨基酸的脱氨基作用；了解氨基酸的代谢概况，α-酮酸的代谢，氨基酸的脱羧基作用，一碳单位的代谢，芳香族氨基酸的代谢。

能力目标：

能够掌握蛋白质及氨基酸在体内代谢的过程。

素质目标：

通过掌握蛋白质及氨基酸代谢的相关知识，提高自身的知识储备，为以后分析问题打下扎实的理论基础。

案例导入

患儿，男，2岁。因智力发育落后1年伴间断抽搐半年就诊。查体：皮肤色泽浅，头发呈黄色，肌张力较高。后经血苯丙氨酸浓度测定，诊断为苯丙酮尿症。

请思考：苯丙酮尿症是哪种氨基酸代谢异常导致的？

蛋白质是机体最重要的营养素，机体组织的生长、更新和修复等都需要食物蛋白质来补充，因此，蛋白质具有重要的营养作用，人体必须从食物中摄取足够的蛋白质。

蛋白质的基本组成单位是氨基酸。蛋白质分解时，首先分解为氨基酸，然后再进一步代谢。所以蛋白质分解代谢的中心内容是氨基酸的分解代谢。在体内，蛋白质的更新和氨基酸的分解均需食物蛋白质来补充，故首先叙述蛋白质的营养作用。

第一节　蛋白质的生理功能与营养作用

一、蛋白质的生理功能

（一）维持组织细胞的生长、更新和修补

蛋白质是构成细胞、组织和器官的主要成分，因此，膳食中必须提供足够质和量的蛋白质，才能维持组织细胞生长、更新和修补的需要。

（二）参与多种重要的生理活动

体内有许多特殊功能的蛋白质，在肌肉收缩、代谢反应的催化与调节、物质运输、凝血与抗凝血、免疫功能、遗传与变异等方面都有重要的作用。

（三）氧化供能

蛋白质在体内其他能源物质供应不足时，也可氧化分解产生能量，成人每日有10%~15%的能量来自蛋白质，可见蛋白质也是体内能量的来源之一。

二、蛋白质的营养作用

（一）氮平衡

食物中的含氮物质绝大部分是蛋白质，非蛋白质的含氮物质含量很少，蛋白质的含氮量半均约为16%。氮平衡是指测定摄入食物中的含氮量和粪、尿中排出的含氮量，比较两者的关系，可以反映人体蛋白质的代谢状况。氮平衡分三种类型：

1. 氮的总平衡　指每天摄入的氮量等于排出的氮量，称为氮的总平衡。它表示机体内蛋白质的合成代谢与分解代谢处于动态平衡。如正常成人。

2. 氮的正平衡　指每天摄入的氮量大于排出的氮量，称为氮的正平衡。它表示机体内蛋白质的合成量大于分解量。如生长期儿童、孕妇及恢复期患者等。

3. 氮的负平衡　指每天摄入的氮量小于排出的氮量，称为氮的负平衡。它表示机体内蛋白质的合成量小于分解量。如营养不良、饥饿者、慢性消耗性疾病等。

（二）蛋白质的生理需要量

氮平衡实验表明，成人在禁食蛋白质时，每日排出氮量约为3.18g，相当于20g蛋白质。由于食物蛋白质不能完全被利用，故成人每日蛋白质的最低需要量为30~50g。中国营养学会推荐成人每日蛋白质需要量为80g。

（三）蛋白质的营养价值

1. 必需氨基酸与非必需氨基酸　构成人体蛋白质的21种氨基酸，包括常见的20种和第21种蛋白质氨基酸——硒代半胱氨酸，其中常见的20种蛋白质氨基酸分为必需

氨基酸与非必需氨基酸两类。必需氨基酸为人体需要,但又不能在体内合成,必须由食物供给的氨基酸。必需氨基酸共有 10 种:亮氨酸、缬氨酸、异亮氨酸、苯丙氨酸、甲硫氨酸、色氨酸、苏氨酸、赖氨酸、精氨酸和组氨酸,其中,前 8 种是绝对的必需氨基酸,而后 2 种(即精氨酸和组氨酸),人体虽能合成,但合成的量有限,在特定的阶段(如青少年发育和妇女妊娠期间)不能满足正常的需要,这时也需要从食物中加以补充,因此这两种氨基酸又称为半必需氨基酸;余下的氨基酸则属于非必需氨基酸,非必需氨基酸是指除必需氨基酸以外的其他 11 种氨基酸,这类氨基酸在体内可以合成,不一定需要由食物供给。

2. 蛋白质的互补作用　蛋白质的营养价值决定于其所含氨基酸的种类、数量。含必需氨基酸种类齐全、数量充足的蛋白质营养价值高,否则营养价值低。

几种营养价值较低的蛋白质混合食用,使必需氨基酸相互补充,从而提高蛋白质营养价值,称为蛋白质的互补作用。例如谷类蛋白质中含色氨酸较多,而赖氨酸较少,豆类则与之相反,若将两者混合食用,可以使必需氨基酸相互补充,提高营养价值。因此,提倡食物的多样化与荤素搭配。

第二节　氨基酸的一般代谢

知识链接

稳定核素示踪技术在物质代谢研究中的应用

在氨基酸代谢调控研究中,稳定核素示踪技术多用于研究氨基酸的合成与转化,通过对特定氨基酸进行核素标记,根据标记原子追踪该氨基酸的代谢路径,精确了解氨基酸的代谢情况,进而研究其在机体内的重要功能。

科学家 Shemin 把自己当实验动物研究甘氨酸的代谢。他用核素标记甘氨酸,多次服用后抽血检测代谢物标记情况,研究以甘氨酸为前体合成卟啉环的代谢途径。

一、氨基酸的代谢概况

食物蛋白质经消化、吸收后以氨基酸的形式由门静脉入肝,再通过血液循环进入全身各组织;体内组织蛋白质又常降解为氨基酸;机体代谢过程也合成部分氨基酸,几种不同来源的氨基酸混合在一起,分布于各种体液中,参与代谢,总称为氨基酸代谢库或代谢池。

体内氨基酸的去路有:①合成蛋白质和多肽;②合成其他含氮物质;③通过脱氨基作

用生成氨和 α-酮酸;④通过脱羧基作用生成胺和二氧化碳(CO_2)。正常情况下,代谢库内氨基酸的来源和去路处于动态平衡。氨基酸的代谢概况见图 7-1。

图 7-1　氨基酸的代谢概况

二、氨基酸的脱氨基作用

脱氨基作用是氨基酸分解代谢的主要途径,在大多数组织均可进行。体内脱氨基的方式有氧化脱氨基、转氨基、联合脱氨基等,其中以联合脱氨基作用最为重要。

(一)氧化脱氨基作用

氧化脱氨基作用是氨基酸在氨基酸氧化酶作用下先脱氢生成亚氨基酸,后者再水解生成 α-酮酸与氨。

体内催化氧化脱氨基作用的酶有多种,其中以 L-谷氨酸脱氢酶最重要。谷氨酸脱氢酶是以 NAD^+ 为辅酶的不需氧脱氢酶,在肝、脑、肾等组织中普遍存在,活性较高,专一性强。它能催化谷氨酸氧化脱氢生成 α-酮戊二酸和氨(NH_3),反应过程如下:

氧化脱氨基作用的逆过程是体内合成非必需氨基酸的重要途径。

(二)转氨基作用

转氨基作用是指在转氨酶催化下,α-氨基酸的氨基转移到另一个 α-酮酸上,生成相应的 α-氨基酸,原来的 α-氨基酸则转变成相应的 α-酮酸。

催化转氨基反应的酶为转氨酶,体内转氨酶种类多,其中以丙氨酸转氨酶或称谷丙转氨酶(ALT/GPT)与天冬氨酸转氨酶或称谷草转氨酶(AST/GOT)最为重要,它们催化的反应如下:

谷氨酸
$$\begin{array}{c}\text{COOH}\\|\\(\text{CH}_2)_2\\|\\\text{HC—NH}_2\\|\\\text{COOH}\end{array}$$
谷氨酸

丙酮酸
$$\begin{array}{c}\text{CH}_3\\|\\\text{C=O}\\|\\\text{COOH}\end{array}$$
丙酮酸

谷氨酸
$$\begin{array}{c}\text{COOH}\\|\\(\text{CH}_2)_2\\|\\\text{HC—NH}_2\\|\\\text{COOH}\end{array}$$

草酰乙酸
$$\begin{array}{c}\text{COOH}\\|\\\text{CH}_2\\|\\\text{C=O}\\|\\\text{COOH}\end{array}$$

ALT   AST

α-酮戊二酸
$$\begin{array}{c}\text{COOH}\\|\\(\text{CH}_2)_2\\|\\\text{C=O}\\|\\\text{COOH}\end{array}$$

丙氨酸
$$\begin{array}{c}\text{CH}_3\\|\\\text{HC—NH}_2\\|\\\text{COOH}\end{array}$$

α-酮戊二酸
$$\begin{array}{c}\text{COOH}\\|\\(\text{CH}_2)_2\\|\\\text{C=O}\\|\\\text{COOH}\end{array}$$

天冬氨酸
$$\begin{array}{c}\text{COOH}\\|\\\text{CH}_2\\|\\\text{HC—NH}_2\\|\\\text{COOH}\end{array}$$

转氨基反应是可逆的,因此,该反应既是氨基酸分解代谢的过程,也是体内合成非必需氨基酸的重要途径。

转氨酶主要分布在细胞内,正常人血清中的活性很低,它们在各组织中的活性很不均衡(表7-1)。当某些原因使细胞膜通透性增高或组织损伤、细胞破裂时,转氨酶可大量释放入血,使血清中转氨酶活性明显升高。例如,急性肝炎患者血清中 ALT 活性显著增高;心肌梗死患者血清中 AST 活性明显升高。因此,在临床上测定血清中的 ALT 或 AST 既有助于疾病的诊断,也可作为观察疗效和预后的指标之一。

表 7-1 正常成人各组织中 ALT 及 AST 活性

单位:U/g 湿组织

组织	ALT	AST
心	7 100	156 000
肝	44 000	142 000
骨骼肌	4 800	99 000
肾	19 000	91 000
胰腺	2 000	28 000
脾	14 000	1 200
肺	700	10 000
红细胞	100	300
血清	16	20

(三) 联合脱氨基作用

1. 转氨酶与谷氨酸脱氢酶联合的脱氨基作用 转氨酶与谷氨酸脱氢酶联合作用时,

首先氨基酸与α-酮戊二酸进行转氨基作用,生成相应的α-酮酸与谷氨酸,然后谷氨酸在谷氨酸脱氢酶的作用下,脱去氨基又生成α-酮戊二酸和氨(图7-2)。

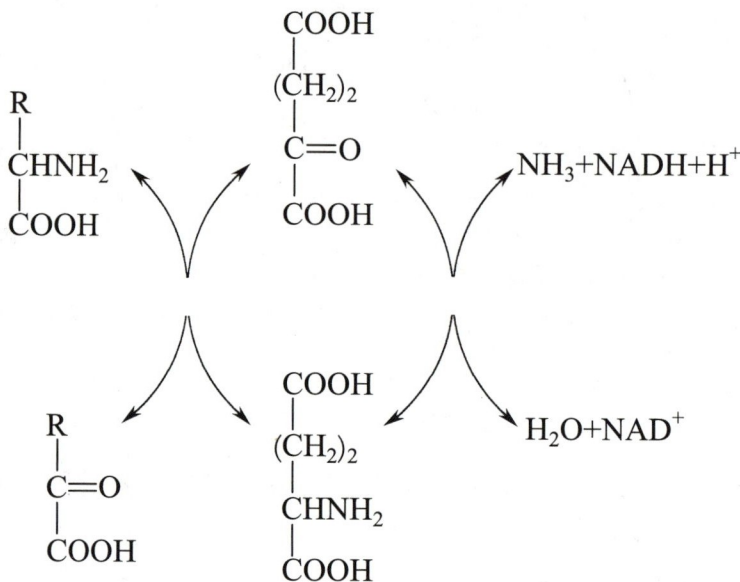

图 7-2 联合脱氨基作用

在肝、脑、肾等组织中 L-谷氨酸脱氢酶活性较高,多种氨基酸通过此方式脱掉氨基。联合脱氨基作用的全过程是可逆的,其逆过程是体内合成非必需氨基酸的主要途径。

2. 嘌呤核苷酸循环 在骨骼肌和心肌中 L-谷氨酸脱氢酶活性较低,氨基酸脱氨基主要通过嘌呤核苷酸循环完成(图7-3)。

图 7-3 嘌呤核苷酸循环

三、氨 的 代 谢

氨是一种有毒物质,是一种强烈的神经毒物。如给家兔注射氯化铵,当血氨含量达到 2.9mmol/L 时,即可致死。正常人血氨浓度很低,一般不超过 0.06mmol/L,不会出现氨中毒的情况,这是因为血氨的来源和去路保持动态平衡的结果。

（一）氨的来源

1. **氨基酸脱氨基作用产生的氨**　这是体内氨的主要来源。此外胺类物质、嘌呤和嘧啶等化合物在体内分解也可产生氨。

2. **肠道吸收的氨**　肠道吸收的氨主要有两个来源。一部分是肠道内未被消化的蛋白质和未被吸收的氨基酸经肠道细菌作用产生的氨，另一部分是血中尿素扩散入肠腔后在肠道细菌脲酶作用下水解产生的氨。肠道产氨的量很多，每日约 4g。肠道内氨的吸收部位主要在结肠，NH_3 比 NH_4^+ 易透过细胞膜吸收入血，在肠道 pH 较低时，NH_3 与 H^+ 形成 NH_4^+ 不易被吸收，而扩散入肠腔；在肠道 pH 较高时，NH_4^+ 偏向于转变成 NH_3，使氨的吸收加强。临床上对高血氨患者采用弱酸性透析液做结肠透析，而禁止用碱性肥皂水灌肠，就是为了减少氨的吸收。

3. **肾脏产氨**　在肾远曲小管上皮细胞中含有活性较高的谷氨酰胺酶，能催化谷氨酰胺水解产 NH_3，这部分氨主要分泌到肾小管腔中与原尿中的 H^+ 结合成 NH_4^+，以铵盐形式排出体外。故酸性尿有利于肾小管上皮细胞中的氨扩散入尿以铵盐排出，而碱性尿不利于氨的排出，引起血氨升高。

（二）氨的去路

1. **尿素的生成**　正常人体内 80%~90% 的氨在肝内合成无毒的尿素，尿素由肾脏排出。尿素是在肝细胞的线粒体和胞质中通过鸟氨酸循环合成的，基本过程分为如下四步。

（1）氨基甲酰磷酸的合成：NH_3 与 CO_2 由氨基甲酰磷酸合成酶 I 催化，消耗 2 分子 ATP，合成氨基甲酰磷酸。

$$NH_3+CO_2+H_2O+2ATP \xrightarrow{\text{氨基甲酰磷酸合成酶 I}} H_2N\text{-}COO\text{-}PO_3H_2+2ADP+Pi$$

（2）瓜氨酸的合成：在鸟氨酸氨基甲酰转移酶催化下，氨基甲酰磷酸与鸟氨酸缩合生成瓜氨酸。

鸟氨酸　　　　　氨基甲酰磷酸　　　　　　　　　瓜氨酸

（3）精氨酸的合成：瓜氨酸在线粒体合成后，即被转运到线粒体外，在胞质中精氨酸代琥珀酸合成酶催化下，与天冬氨酸作用生成精氨酸代琥珀酸，此反应需 ATP 供能，精氨酸代琥珀酸再经精氨酸代琥珀酸裂解酶催化，裂解成精氨酸及延胡索酸。

$$
\begin{array}{c}
\text{NH}_2 \\
| \\
\text{C}=\text{O} \\
| \\
\text{NH} \\
| \\
(\text{CH}_2)_3 \\
| \\
\text{CH}-\text{NH}_2 \\
| \\
\text{COOH}
\end{array}
\quad + \quad
\begin{array}{c}
\text{COOH} \\
| \\
\text{H}_2\text{N}-\text{C}-\text{H} \\
| \\
\text{CH}_2 \\
| \\
\text{COOH}
\end{array}
\xrightarrow[\text{ATP} \quad \text{H}_2\text{O} \quad \text{AMP}+\text{PPi}]{\text{精氨酸代琥珀酸合成酶，Mg}^{2+}}
\begin{array}{c}
\text{NH}_2 \quad\quad \text{COOH} \\
| \quad\quad\quad | \\
\text{C}=\text{N}-\text{C}-\text{H} \\
| \quad\quad\quad | \\
\text{NH} \quad\quad \text{CH}_2 \\
| \quad\quad\quad | \\
(\text{CH}_2)_3 \quad \text{COOH} \\
| \\
\text{CH}-\text{NH}_2 \\
| \\
\text{COOH}
\end{array}
$$

瓜氨酸　　　　　　天冬氨酸　　　　　　　　　　　　　　　　　　　精氨酸代琥珀酸

$$
\xrightarrow{\text{精氨酸代琥珀酸裂解酶}}
\begin{array}{c}
\text{NH}_2 \\
| \\
\text{C}=\text{NH} \\
| \\
\text{NH} \\
| \\
(\text{CH}_2)_3 \\
| \\
\text{CH}-\text{NH}_2 \\
| \\
\text{COOH}
\end{array}
\quad + \quad
\begin{array}{c}
\text{COOH} \\
| \\
\text{CH} \\
\| \\
\text{CH} \\
| \\
\text{COOH}
\end{array}
$$

精氨酸　　　　　　延胡索酸

（4）尿素的生成：精氨酸在精氨酸酶催化下，水解为尿素与鸟氨酸。

$$
\begin{array}{c}
\text{NH}_2 \\
| \\
\text{C}=\text{NH} \\
| \\
\text{NH} \\
| \\
(\text{CH}_2)_3 \\
| \\
\text{CH}-\text{NH}_2 \\
| \\
\text{COOH}
\end{array}
\quad +\text{H}_2\text{O} \quad
\xrightarrow{\text{精氨酸酶}}
\begin{array}{c}
\text{NH}_2 \\
| \\
\text{C}=\text{O} \\
| \\
\text{NH}_2
\end{array}
\quad + \quad
\begin{array}{c}
\text{NH}_2 \\
| \\
(\text{CH}_2)_3 \\
| \\
\text{CH}-\text{NH}_2 \\
| \\
\text{COOH}
\end{array}
$$

精氨酸　　　　　　　　　　　　　　尿素　　　　　鸟氨酸

鸟氨酸再进入线粒体重复上述反应，构成鸟氨酸循环（图 7-4）。

2. 谷氨酰胺的合成　在脑、肌肉等组织中的谷氨酰胺合成酶能催化氨与谷氨酸合成谷氨酰胺。谷氨酰胺经血液运到肝和肾，再经谷氨酰胺酶催化水解成谷氨酸和氨。在肾 NH_3 可与 H^+ 结合成 NH_4^+，随尿排出。谷氨酰胺的合成有着重要的生理意义，谷氨酰胺既是氨的解毒形式，又是氨的储存及运输形式。临床上对肝性脑病患者可服用或输入谷氨酸盐以降低血氨浓度。

3. 氨的其他去路　氨还通过联合脱氨基的逆反应合成非必需氨基酸。氨还可以参与嘌呤碱及嘧啶碱等含氮化合物的合成。

图 7-4　鸟氨酸循环

（三）高血氨和氨中毒

正常情况下,血氨的来源和去路维持动态平衡,血氨浓度处于较低的水平。氨在肝脏中合成尿素是保持这种平衡的关键。当肝功能严重损伤时,尿素合成发生障碍,血氨浓度升高,称为高氨血症。当大量的氨进入脑组织,可与脑中的 α-酮戊二酸结合,生成谷氨酸及谷氨酰胺,α-酮戊二酸是三羧酸循环的中间产物,其含量减少,导致三羧酸循环减弱,使 ATP 生成减少,引起大脑能量供应不足,导致功能障碍,严重时可发生昏迷,这就是肝性脑病的氨中毒学说。

四、α-酮酸的代谢

氨基酸脱氨基生成的 α-酮酸主要有以下三条代谢途径。

（一）经氨基化生成非必需氨基酸

α-酮酸可经联合脱氨基的逆过程合成非必需氨基酸,这是机体合成非必需氨基酸的重要途径。

（二）转变成糖及脂肪

多数氨基酸脱去氨基后生成的 α-酮酸可通过糖异生途径转变为糖,这类氨基酸称为生糖氨基酸。有的氨基酸可以转变为酮体和脂肪,这类氨基酸称为生酮氨基酸。还有某些氨基酸既可转变为糖,也能生成酮体,称为生糖兼生酮氨基酸。在组成蛋白质常见的

20 种氨基酸中,亮氨酸和赖氨酸是严格生酮氨基酸,苯丙氨酸、酪氨酸、色氨酸、苏氨酸和异亮氨酸是生糖兼生酮氨基酸,其余的都是严格生糖氨基酸。

(三) 氧化供能

α-酮酸在体内可通过三羧酸循环彻底氧化成 CO_2 和水,同时释放出能量供机体需要。

第三节　个别氨基酸的代谢

氨基酸除一般代谢途径外,还有特殊的代谢途径。

一、氨基酸的脱羧基作用

氨基酸的脱羧基作用是指氨基酸在氨基酸脱羧酶作用下脱羧生成 CO_2 和胺的过程。脱羧酶的辅酶是磷酸吡哆醛(PLP)。

氨基酸脱羧生成的胺类,在体内含量不高,但通常具有重要的生理作用,若这类物质在体内积存过多,会引起神经和心血管系统的功能失调。体内存在的胺氧化酶能将胺类氧化成为相应的醛类,醛类还可以继续氧化成羧酸,最后羧酸再氧化成 CO_2 和水,或随尿排出。

(一) γ-氨基丁酸(GABA)

是由谷氨酸脱羧基生成的。催化该反应的酶是谷氨酸脱羧酶,此酶在脑及肾组织中活性强。γ-氨基丁酸是抑制性神经递质,对中枢神经有抑制作用。

$$
\begin{array}{c}
COOH \\
| \\
(CH_2)_2 \\
| \\
H—CH_2—NH_2 \\
| \\
COOH
\end{array}
\xrightarrow{\text{谷氨酸脱羧酶}}
\begin{array}{c}
COOH \\
| \\
(CH_2)_2 \\
| \\
CH_2—NH_2
\end{array}
+ CO_2
$$

谷氨酸　　　　　　　　　γ-氨基丁酸

(二) 组胺

组氨酸经组氨酸脱羧酶催化生成组胺。组胺是一种强烈的血管扩张剂,并能使毛细血管的通透性增加,造成血压下降,甚至休克;还可使平滑肌收缩,引起支气管痉挛而发生哮喘;此外,组胺还可以刺激胃蛋白酶及胃酸的分泌,常被用来研究胃分泌活动。

$$
\begin{array}{c}
HC=C-CH_2CHCOOH \\
| \quad\ | \qquad\quad | \\
HN\quad N \qquad NH_2 \\
\backslash\ / \\
C \\
| \\
H
\end{array}
\xrightarrow{\text{组氨酸脱羧酶}}
\begin{array}{c}
HC=C-CH_2CH_2NH_2 \\
| \quad\ | \\
HN\quad N \\
\backslash\ / \\
C \\
| \\
H
\end{array}
+ CO_2
$$

组氨酸　　　　　　　　　组胺

（三）5-羟色胺

色氨酸先经羟化生成 5-羟色氨酸,再经脱羧酶作用生成 5-羟色胺。5-羟色胺广泛存在于体内各种组织,脑中的 5-羟色胺是一种抑制性神经递质,与睡眠、疼痛和体温调节有关。在外周组织,5-羟色胺具有收缩血管、升高血压的作用。

色氨酸 —色氨酸羟化酶→ 5-羟色氨酸

5-羟色氨酸脱羧酶→ 5-羟色胺 $+ CO_2$

（四）多胺

鸟氨酸及甲硫氨酸经脱羧基等作用可生成多胺,包括精脒和精胺。

鸟氨酸 —鸟氨酸脱羧酶→ 腐胺 —精脒合成酶（S-腺苷甲硫氨酸 → 甲硫腺苷 + CO_2）→ 精脒

（S-腺苷甲硫氨酸 → 甲硫腺苷 + CO_2）→ 精胺

多胺是调节细胞生长的重要物质,在生长旺盛的组织,如胚胎、再生肝及癌瘤组织等,多胺含量增加,临床上利用测定肿瘤患者血液或尿液中多胺含量作为观察病情和辅助诊断指标之一。

二、一碳单位的代谢

（一）一碳单位的概念

某些氨基酸在分解代谢过程中产生的含有一个碳原子的有机基团,称为一碳单位。体内的一碳单位有:甲基(—CH_3)、亚甲基(—CH_2—)、次甲基(—CH═)、甲酰基(—CHO)和亚氨甲基(—CH═NH)等。

（二）一碳单位的来源、载体和携带形式

一碳单位主要来源于甘氨酸、丝氨酸、组氨酸及色氨酸的代谢。在体内一碳单位不能游离存在，常与四氢叶酸（FH_4）结合被携带和转运，因此四氢叶酸是一碳单位的载体。一碳单位通常结合在 FH_4 分子的 N^5、N^{10} 位上，FH_4 携带一碳单位的形式：N^5—甲基四氢叶酸、N^5—亚氨甲基四氢叶酸、N^{10}—甲酰四氢叶酸、N^5,N^{10}—亚甲四氢叶酸、N^5,N^{10}—次甲四氢叶酸（图 7-5）。

图 7-5　四氢叶酸的结构

（三）一碳单位的相互转变

与四氢叶酸（FH_4）结合的一碳单位之间可以相互转变，其中 N^5—甲基四氢叶酸的生成是不可逆的。一碳单位的来源、相互转变与功能（图 7-6）。

图 7-6　一碳单位的来源、相互转变与功能

（四）一碳单位的生理意义

一碳单位的主要生理功能是参与嘌呤及嘧啶的合成，在核酸生物合成中占有重要地位。由此可见，一碳单位将氨基酸与核酸代谢密切联系起来。此外，一碳单位还参与 S-腺苷甲硫氨酸的合成，为体内许多物质的合成提供甲基。

三、芳香族氨基酸的代谢

芳香族氨基酸包括苯丙氨酸、酪氨酸和色氨酸。

（一）苯丙氨酸和酪氨酸的代谢

苯丙氨酸在正常情况下经苯丙氨酸羟化酶作用生成酪氨酸。次要途径是脱氨基转变为苯丙酮酸。酪氨酸的代谢途径有：

1. 生成多巴胺、去甲肾上腺素、肾上腺素等儿茶酚胺类神经递质或激素。

2. 在黑色素细胞中合成黑色素。

3. 分解生成延胡索酸和乙酰乙酸，所以酪氨酸是生糖兼生酮氨基酸。

4. 酪氨酸经碘化生成甲状腺素。

在上述代谢途径中某些酶的缺乏可引起苯丙氨酸和酪氨酸的代谢缺陷，如苯丙酮尿症、白化病、尿黑酸症（图 7-7）。

图 7-7　苯丙氨酸和酪氨酸的代谢过程

（二）色氨酸代谢

色氨酸在体内产生 5-羟色胺和一碳单位，也可分解生成丙酮酸和乙酰辅酶 A，所以色氨酸是生糖兼生酮氨基酸。色氨酸在体内还可以转变为烟酸（维生素 PP），但合成量甚少,不能满足机体需要,仍需食物供给。

章末小结

氨基酸代谢是蛋白质代谢的中心内容。蛋白质具有重要的生理功能。氮平衡是研究摄入氮量和排出氮量之间的关系,它可以反映人体蛋白质的代谢状况。氨基酸经脱氨基作用,生成氨和α-酮酸。血氨的来源包括体内氨基酸的脱氨基、肠道产氨和肾脏泌氨。氨的主要去路是合成尿素;氨还可以合成谷氨酰胺、相应的非必需氨基酸、嘌呤碱及嘧啶碱等含氮化合物。α-酮酸主要有三条代谢途径。氨基酸脱羧基作用生成相应的胺类。一碳单位是指某些氨基酸在分解代谢过程中产生的含有一个碳原子的有机基团。多巴胺、去甲肾上腺素和肾上腺素称为儿茶酚胺,是由酪氨酸代谢产生的,这三者均是神经递质。

(王 荣)

? 思考题

1. 体内氨基酸脱氨基有哪些方式? 各有何特点和生理意义?
2. 血氨有哪些来源和去路?
3. 写出鸟氨酸循环的主要过程和生理意义。
4. 一碳单位代谢有什么生理意义?
5. 酪氨酸的代谢途径有哪些?

第八章 | 肝胆生物化学

08章

08章 数字内容

知识目标：

掌握肝脏在物质代谢中的作用,生物转化的概念、反应类型及意义；熟悉胆汁酸的分类及功能,三种黄疸的生化改变特点；了解胆汁酸代谢,胆色素的代谢过程及常用肝功能试验。

能力目标：

能够利用肝胆生物化学相关知识判断黄疸及其分型。

素质目标：

培养认真细心,高度的责任心等职业素养。

案例导入

患者,男,62岁。主诉乏力、进行性黄疸伴皮肤瘙痒1个月入院,无明显右上腹痛,无恶心、呕吐,无发热,小便量和颜色都正常,大便颜色变浅。实验室检查:ALT 292U/L,AST 242U/L,总胆红素 138.8μmol/L,结合胆红素 84.4μmol/L,未结合胆红素 54.4μmol/L。

请思考:患者黄疸产生的原因?

第一节　肝脏的解剖学特点及其在物质代谢中的作用

肝脏是人体内最大的腺体,具有多种代谢功能,在糖、脂质、蛋白质、维生素和激素等物质代谢中起着重要作用,且具有分泌、排泄和生物转化等重要功能。

一、肝脏的解剖学特点

肝脏的生理功能与其组织结构特点密不可分：一是肝脏具有双重血液供应，即肝动脉和门静脉；二是肝脏有双重输出通道，即肝静脉和胆道输出系统；三是肝脏有丰富的血窦；此外，肝脏还有丰富的亚细胞结构（如线粒体、微粒体、内质网、高尔基复合体等）和数百种酶类。

二、肝在物质代谢中的作用

（一）肝在糖代谢中的作用

肝在糖代谢中的重要作用是维持血糖浓度的相对恒定。肝脏通过糖原合成、分解和糖异生实现这一作用，以满足全身各组织，特别是脑组织和红细胞的能量供应。当肝功能严重受损时，肝糖原合成、分解及糖异生能力下降，血糖浓度难以维持稳定，进食后易出现一过性高血糖或饥饿时发生低血糖。

（二）肝在脂质代谢中的作用

肝在脂质消化、吸收、运输、合成及分解代谢中均发挥着重要作用。

肝细胞能分泌胆汁，胆汁中的胆汁酸可乳化食物中的脂肪，促进脂质消化吸收。肝胆疾病患者，由于肝合成、分泌或排泄胆汁酸的能力下降，临床表现出厌油腻、脂肪泻、脂质食物消化不良等。

肝合成胆固醇、磷脂、脂肪最多，脂蛋白也多在肝合成。胆固醇在肝中转化成胆汁酸，这是胆固醇的主要去路。当肝功能受损时，胆固醇合成减少，磷脂合成障碍，肝脏内脂肪运出困难，可使肝脏内脂肪堆积，导致脂肪肝。

肝还将脂肪动员而来的脂肪酸经 β-氧化生成乙酰辅酶 A，乙酰辅酶 A 经三羧酸循环氧化供能。肝脏含有酮体生成酶系，能将脂肪酸氧化生成酮体，成为脑和肌组织的能源物质。

（三）肝在蛋白质代谢中的作用

肝是合成蛋白质、进行氨基酸代谢及合成尿素的重要器官。

肝脏不但合成自身所需要的蛋白质，还可合成多种蛋白质释放到血浆中，成为血浆蛋白，如清蛋白、球蛋白、纤维蛋白原、凝血酶原等，其中清蛋白在维持血浆胶体渗透压方面起重要作用。当肝功能受损时，清蛋白合成减少，若低于 30g/L，血浆胶体渗透压降低，可出现水肿；另外纤维蛋白原、凝血酶原合成减少，易导致出血倾向。

肝脏也是氨基酸代谢的重要场所。在肝细胞内酶的催化下进行氨基酸的转氨基、脱氨基、脱羧基等反应。当肝细胞受损时，丙氨酸转氨酶（ALT）大量进入血液，从而引起血中 ALT 的活性异常升高。

肝脏又是人体合成尿素的唯一器官。体内代谢产生的氨，可在肝脏经鸟氨酸循环合成尿素随尿排出体外。当肝功能受损时，尿素合成障碍，血氨升高，产生高氨血症，可引起肝性脑病。

（四）肝在维生素代谢中的作用

肝在维生素的吸收、贮存、转化等代谢中均起着主要作用。

肝合成分泌的胆汁酸盐在促进脂质消化吸收的同时，也促进脂溶性维生素 A、D、E、K 的吸收。肝还能贮存多种维生素，其中维生素 A 的量占体内总量的 95%。夜盲症患者，可多食动物肝脏进行治疗。

肝还参与维生素的代谢转化，如 β-胡萝卜素转化为维生素 A，维生素 D 转化成活性维生素 D_3，B 族维生素转化为辅酶形式等。

（五）肝在激素代谢中的作用

肝是激素灭活的主要器官。

激素在体内经化学反应后，活性减弱或消失的现象称为激素的灭活。肾上腺皮质激素、性激素和类固醇激素均在肝灭活。胰岛素、甲状腺激素、抗利尿激素等也在肝灭活。

当肝功能受损时，激素灭活作用减弱，导致某些病理现象。如醛固酮增多，导致水钠潴留引起水肿；雌激素灭活减少，可出现肝掌和蜘蛛痣。

第二节　肝脏的生物转化作用

一、生物转化的概念

各类非营养物质在生物体内代谢转变的过程称为生物转化。生物转化作用主要在肝中进行，小肠、肾和肺等也有一定的生物转化功能。

非营养物质既不能作为组织细胞的原料，又不能氧化供能，有的甚至有毒性。因此必须及时清除，以保持机体内各种生理活动的正常进行。

体内非营养物质按其来源可分为内源性和外源性两类：内源性非营养物质主要来源于物质代谢，如氨、胆红素；外源性非营养物质主要是从外界摄入的食品添加剂、药物、环境污染物及肠道吸收来的腐败产物，如胺类、吲哚、苯酚等。

生物转化作用的生理意义主要是使许多非营养物质的水溶性增强，易于随胆汁或尿液排出。各种物质的生物活性在生物转化过程中发生很大变化，有的活性或毒性减弱或消失，有的活性或毒性反而增强，有的毒物、药物经生物转化后才出现毒性或药效。

二、生物转化的反应类型

生物转化的过程可分为两相反应。第一相反应包括氧化、还原和水解反应，第二相反应为结合反应。

（一）第一相反应——氧化、还原、水解反应

1. 氧化反应　氧化反应是最常见的生物转化反应,由多种氧化酶系催化,包括单加氧酶系、胺氧化酶系和脱氢酶系等。

（1）单加氧酶系:存在于肝细胞的微粒体中,催化多种脂溶性物质如药物、食物添加剂、毒物、类固醇激素等物质羟化。反应如下:

$$RH+O_2+NADPH+H^+ \xrightarrow{\text{单加氧酶}} ROH+NADP^++H_2O$$

（2）胺氧化酶系:存在于肝细胞线粒体中,能催化由肠吸收的腐败产物胺类氧化脱氨,生成相应的醛。例如:

$$RCH_2NH_2+O_2+H_2O \xrightarrow{\text{单胺氧化酶}} RCHO+H_2O_2+NH_3$$

$$2H_2O_2 \xrightarrow{\text{过氧化氢酶}} 2H_2O+O_2$$

（3）脱氢酶系:分布于肝细胞的微粒体和胞质中,主要有醇脱氢酶和醛脱氢酶,它们均以 NAD^+ 为辅酶,可使醇类氧化成醛,醛类氧化成酸。反应通式如下:

$$RCH_2OH+NAD^+ \xrightarrow{\text{醇脱氢酶}} RCHO+NADH+H^+$$

$$RCHO+NAD^++H_2O \xrightarrow{\text{醛脱氢酶}} RCOOH+NADH+H^+$$

知识链接

长期酗酒与肝损伤的关系

众所周知,大量饮酒导致肝的损伤,这与酒中的主要成分——乙醇在体内的代谢有关。正常情况下,进入机体的乙醇90%~98%经肝中醇脱氢酶(ADH)氧化代谢。因此,饮酒者血液中乙醇浓度在30~45min内达到最大值,随后逐渐降低。大量饮酒后,乙醇浓度明显升高,可诱导微粒体乙醇氧化系统(乙醇-P450单加氧酶,MEOS),该系统只有在乙醇浓度增高时才体现出活性,能将大量乙醇氧化为乙醛,但乙醇诱导的MEOS活性不能使乙醇氧化产生ATP,而且还会增加氧及NADPH的消耗,使肝内能量耗竭;且乙醇持续的摄入还可能会使肝脏产生的自由基增加。因此,长期大量饮酒可造成肝损伤。

---

2. 还原反应　存在于肝细胞微粒体中,主要有硝基还原酶和偶氮还原酶。还原反应所需的氢由 NADPH 提供。例如氯霉素被还原后而失效。

氯霉素　　　　　　　　　　　　　　　　　　氨基氯霉素

3. 水解反应 肝细胞的微粒体和胞质中含有多种水解酶类,可催化酯类、酰胺类及糖苷类化合物水解。例如,局部麻醉药普鲁卡因进入体内后很快被水解而失去其药理作用。

普鲁卡因　　　　　　　　　　　　　　　　对氨基苯甲酸　　二乙胺基乙醇

（二）第二相反应——结合反应

结合反应是体内最主要的生物转化方式。指水溶性低的非营养物质与肝内一些极性强、水溶性高的物质结合。通过结合反应,非营养物质的水溶性增高,易于从体内排出。供结合的物质主要有葡糖醛酸、活性硫酸、乙酰基等。

1. 葡糖醛酸结合反应 是结合反应中最常见的一种。葡糖醛酸基的活性供体是尿苷二磷酸葡糖醛酸(UDPGA)。例如:

苯甲酸　　　　　　　　　　　　　　　　　　苯甲酰-β葡糖醛酸苷

2. 硫酸结合反应 在肝细胞质中硫酸转移酶的催化下,将硫酸基转移到各种醇、酚、芳香族胺类物质分子上,生成硫酸酯化合物。例如,雌酮就是通过形成硫酸酯而灭活的。硫酸的供体是 3′-磷酸腺苷-5′-磷酰硫酸(PAPS)。

雌酮　　　　3′-磷酸腺苷-　　　　　　　　雌酮硫酸酯　　　　3′-磷酸腺苷-
　　　　　　5′-磷酸硫酸　　　　　　　　　　　　　　　　　5′-磷酸

3. 乙酰基结合反应 肝细胞胞质中含有乙酰基转移酶,可催化芳香胺类物质与乙酰基结合,形成乙酰化合物。乙酰基来自乙酰辅酶 A。例如,大部分磺胺类药物在肝内通过这种形式灭活。但应指出,磺胺类药物经乙酰化后溶解度反而降低,在酸性尿中容易析出。因此,服用磺胺药的同时应加服适量碱性药如碳酸氢钠,提高其溶解度,易于随尿排出。

$$对氨基苯磺酰胺 + CH_3CO{\sim}SCoA \xrightarrow{\text{乙酰转移酶}} 对乙酰氨基苯磺酰胺 + HSCoA$$

对氨基苯磺酰胺　　　乙酰辅酶A　　　　　　　　对乙酰氨基苯磺酰胺　　　辅酶A

第三节　胆汁酸代谢

一、胆　汁

　　胆汁是肝细胞分泌的液体,储存在胆囊,经胆总管流入十二指肠。正常人每天分泌胆汁 300~700ml,呈黄褐色,有苦味。肝细胞初分泌的胆汁称为肝胆汁,清澈透明,呈金黄色,密度较低。肝胆汁进入胆囊后逐渐浓缩,转变为棕绿色,密度增高,称胆囊胆汁。

　　胆汁中除胆汁酸盐参与消化作用外,其他成分多属排泄物。进入机体的药物、毒物、染料及重金属也可随胆汁排入肠道,随粪便排出体外。

二、胆汁酸代谢与功能

　　胆汁酸是由胆固醇在肝细胞经过复杂的化学反应转变而来,是肝脏清除胆固醇的主要方式。正常人每天合成胆固醇 1~1.5g,其中 0.4~0.6g 在肝内转变为胆汁酸。

(一)初级胆汁酸

　　在肝细胞内胆固醇首先在 7α-羟化酶催化下生成 7α-羟胆固醇,然后经过复杂反应,生成初级游离胆汁酸,即胆酸和鹅脱氧胆酸。它们都可与甘氨酸或牛磺酸结合生成初级结合胆汁酸,即甘氨胆酸、甘氨鹅脱氧胆酸、牛磺胆酸、牛磺鹅脱氧胆酸。胆汁中甘氨胆酸约占总量的 3/4,牛磺胆酸约占 1/4。初级结合型胆汁酸以钠盐形式随胆汁排入肠道。

(二)次级胆汁酸的生成与胆汁酸肠肝循环

　　排入肠道的初级结合胆汁酸在促进脂质消化吸收的同时,受小肠下端及大肠细菌的作用被水解为初级游离胆汁酸,再经 7α-脱羟反应,胆酸转变为脱氧胆酸,鹅脱氧胆酸转变成石胆酸。脱氧胆酸、石胆酸两者被称为次级胆汁酸。

　　在肠道中的各种胆汁酸约有 95% 被重吸收,其余随粪便排出。正常人每天随粪便排出的胆汁酸 0.4~0.6g。被肠道吸收的胆汁酸,经门静脉重新入肝脏,肝细胞将游离型胆汁酸再转化成次级结合型胆汁酸,与新合成的结合型胆汁酸一起再进入肠道。这一过程形

图 8-1　胆汁酸的肠肝循环

成胆汁酸的肠肝循环(图 8-1)。每日循环 6~12 次,从而使有限的胆汁酸反复利用,最大限度地发挥其生理作用。

(三)胆汁酸的功能

胆汁酸分子既含有亲水性的羟基和羧基,又含疏水性的甲基和烃核,因而能降低油-水两相间的表面张力,使疏水脂质在水中乳化成细小的结合微团,促进脂质乳化,有助于脂质的消化吸收。此外,胆汁酸还有防止胆石生成的作用。

第四节　胆色素的代谢与黄疸

胆色素是铁卟啉化合物在体内分解代谢的主要产物,因正常时主要随胆汁排出体外,又具有一定的颜色,所以称为胆色素。胆色素包括胆绿素、胆红素、胆素原和胆素等。体内含铁卟啉的化合物主要是血红蛋白,此外还含有肌红蛋白、过氧化物酶和细胞色素等。

一、胆红素的生成与转运

(一)胆红素的生成

人类红细胞的平均寿命为 120d。衰老的红细胞在肝、脾、骨髓的单核吞噬细胞系统中被破坏,释放出的血红蛋白分解为珠蛋白和血红素。珠蛋白按蛋白质代谢途径,经酶催化水解成氨基酸,氨基酸被重新利用或进一步分解代谢。血红素在血红素加氧酶的催化下,释放出 CO 及铁,并生成胆绿素,此过程需要 O_2 和 NADPH 参与。胆绿素进一步在胞质中胆绿素还原酶的催化下,由 NADPH 供氢,生成胆红素(图 8-2)。

图 8-2　胆红素的生成与运输过程

(二)胆红素在血液中的转运

胆红素是脂溶性物质,在血液内主要与清蛋白结合成胆红素-清蛋白复合物而运输。此时的胆红素尚未经肝细胞转化,故称未结合胆红素。未结合胆红素分子量变大,不能经肾小球滤过而随尿排出,故尿中无未结合胆红素。

某些外来化合物,如磺胺类药物、水杨酸、某些利尿剂、抗炎药以及一些食品添加剂等,可与胆红素竞争清蛋白的结合部位或改变清蛋白的构象从而使胆红素游离出来。过多的游离胆红素可透过血脑屏障,与脑基底核的脂质结合,并干扰大脑的正常功能,称为胆红素脑病或核黄疸。因此,在新生儿发生高胆红素血症时,必须慎用某些有机阴离子药物。

二、胆红素在肝细胞内的转化

未结合胆红素随血液运输至肝后,可迅速被肝细胞摄取。胆红素进入肝细胞后,与胞质中 Y 蛋白和 Z 蛋白两种载体蛋白结合,主要与 Y 蛋白结合,并以此复合物形式进入内质网。胆红素在滑面内质网的葡糖醛酸基转移酶催化下,由尿苷二磷酸葡糖醛酸(UDPGA)提供葡糖醛酸基,转化成胆红素-葡糖醛酸,即结合胆红素。胆红素经上述生物转化后,其性质发生很大变化,由极性很低的脂溶性游离胆红素转变为极性较强的水溶性结合胆红素,不易透过生物膜,既有利于随胆汁排出,又起到了解毒作用。结合胆红素可被肾小球滤过。两种胆红素性质的比较见表 8-1。

表 8-1　两种胆红素性质的比较

类别	其他名称	水溶性	细胞膜通透性及毒性	与重氮试剂反应	随尿排出
未结合胆红素	血胆红素 间接胆红素	小	大	间接阳性	不能
结合胆红素	肝胆红素 直接胆红素	大	小	直接阳性	能

三、胆红素在肠道中的变化及胆素原的肠肝循环

结合胆红素随胆汁进入肠道,在肠道细菌的作用下,先脱去葡糖醛酸基,再逐步还原生成无色的胆素原。在肠道下段,部分胆素原与空气接触后被氧化成黄褐色的胆素(又称粪胆素),是粪便的颜色来源,80%~90% 的胆素原随粪便排出,日排出量为 40~280mg。

肠道内有 10%~20% 胆素原,被肠黏膜重吸收,经门静脉回肝,其中的大部分再随胆汁排入肠道,此过程称为胆素原的肠肝循环。小部分胆素原进入体循环,随血液流经肾脏随尿排出。当尿液与空气接触后,胆素原被氧化成尿胆素,是尿液的颜色来源(图 8-3)。

图 8-3　胆色素的分解代谢概况

四、血清胆红素与黄疸

正常人血清胆红素浓度不超过 $17.1\mu mol/L$（$10mg/L$），主要是未结合胆红素。当血清胆红素浓度超过 $17.1\mu mol/L$ 时，称为高胆红素血症。当血清胆红素浓度超过 $34.2\mu mol/L$ 时，即出现巩膜、黏膜及皮肤黄染，临床上称为黄疸。若血清胆红素浓度在正常值以上，但不超过 $34.2\mu mol/L$ 时，则肉眼不易察觉到皮肤、黏膜黄染，称为隐性黄疸。

临床上根据黄疸发生的原因将其分为以下三类。

（一）溶血性黄疸

由于红细胞大量破坏，胆红素产生过多，超过肝细胞的摄取、转化和排泄能力，导致血中未结合胆红素增高而引起的黄疸，称为溶血性黄疸（也称肝前性黄疸）。其生化改变特征为：

1. 血中未结合胆红素含量增高，结合胆红素变化不大。

2. 因未结合胆红素不能由肾小球滤过，故尿中无胆红素排出。

3. 由于肝脏最大限度地摄取、转化和排泄胆红素，因而肠道中形成的胆素原增多，粪便和尿液颜色加深。

（二）肝细胞性黄疸

由于肝细胞损伤，其摄取、运载、酯化及排泄胆红素的能力下降使血中未结合胆红素与结合胆红素均增高而引起的黄疸称为肝细胞性黄疸（也称肝源性黄疸）。其生化改变特征为：

1. 血中未结合胆红素和结合胆红素均增高。

2. 因结合胆红素可由肾小球滤过，尿中出现胆红素。

3. 因结合胆红素在肝内生成减少，粪便颜色变浅；尿中胆素原含量变化则不定。一种情况是从肠吸收的胆素原不能有效地随胆汁再排出，使血中胆素原增加，尿中胆素原增加；另一种情况是肝的实质性损伤，结合胆红素生成减少，尿中胆素原减少，尿色变浅。

（三）阻塞性黄疸

由于胆道阻塞，结合胆红素从胆道系统排出困难而反流入血导致血中结合胆红素增加而引起的黄疸，称为阻塞性黄疸（也称肝后性黄疸）。其生化改变特征为：

1. 血中结合胆红素含量增高。

2. 因结合胆红素可由肾小球滤过，尿中出现胆红素。

3. 因胆红素不易或不能随胆汁排入肠道，因而肠内胆素原很少或缺乏，粪便颜色变浅或呈白陶土色；尿中排出的胆素原也相应减少，尿色变浅。

三种黄疸血液、尿液、粪便胆色素的实验室检查变化见表 8-2。

表 8-2　三种黄疸血、尿、便胆色素的实验室检查变化

类型	正常	溶血性黄疸	肝细胞性黄疸	阻塞性黄疸
血清总胆红素	3.4~17.1μmol/L	明显增加	中度增加	明显增加
血未结合胆红素	<13.7μmol/L	明显增加	增加	不变或微增
血结合胆红素	0~3.4μmol/L	正常或微增	增加	明显增加
尿胆红素	－	－	＋	＋＋
尿胆素原	＋	＋＋	不定	减少或消失
尿胆素	＋	＋＋	不定	减少或消失
粪便颜色	棕黄色	加深	变浅	变浅或陶土色

第五节　常用肝功能试验及临床意义

肝脏具有多种重要的代谢功能。了解肝功能状态对于疾病的诊断与预后有重要意义。肝功能试验是根据肝脏的代谢功能而设计的,反映肝脏功能的某一个侧面。肝脏功能检测主要包括以下三个方面。

一、血浆蛋白的检测

测定血浆总蛋白、清蛋白和球蛋白的含量及清蛋白与球蛋白比值(A/G),可了解肝功能。正常人血浆清蛋白(A)为40~55g/L,球蛋白(G)为20~40g/L,A/G为1.2∶1~2.4∶1。慢性肝炎、肝占位性改变或肝纤维化时A/G变小甚至倒置。

甲胎蛋白(AFP)是人体在胎儿时期血液中含有的一种特殊蛋白,正常人血清中含量极少,一般在20μg/L以下。原发性肝癌患者血清AFP多有显著升高,可超过200μg/L。所以血清AFP可作为诊断原发性肝癌的特异性指标。

二、血清酶类测定

肝脏合成的酶类,如胆碱酯酶(CHE)、卵磷脂-胆固醇酰基转移酶(LCAT),还有少部分凝血因子等直接释放到血浆中发挥作用,测定其含量,可以反映肝脏的合成功能。

测定血清丙氨酸转氨酶(ALT)和天冬氨酸转氨酶(AST),可反映肝细胞膜的改变,协助急性肝病的诊断。急性肝炎时,ALT和AST可显著升高。

碱性磷酸酶(ALP)亦可反映肝功能。碱性磷酸酶主要来源于骨骼、肠黏膜、肝细胞,由胆管排泄。当胆道有阻塞时或肝功能受损时,ALP可增高。

γ-谷氨酰基转移酶（GGT）作用于谷胱甘肽,分布在肝脏、肾脏等器官。肝脏占位性病变或肝炎、肝硬化时 GGT 升高。

三、胆色素的检测

测定血清总胆红素、结合胆红素可帮助了解有无黄疸。测定尿中胆红素、胆素原和胆素水平,可反映肝脏处理胆红素的能力,还可鉴别黄疸的类型。临床上将尿中胆红素、胆素原、尿胆素称为"尿三胆"。

随着检验方法学的发展,反映肝脏功能的试验越来越趋于增加反应的准确性、灵敏性和特异性。临床通过多项组合试验从不同角度对肝功能进行综合分析和判断。

章末小结

　　肝脏是人体最重要的代谢器官之一,不仅在糖、脂质、蛋白质、维生素和激素等物质代谢中起着重要作用,而且还具有分泌、排泄和生物转化等重要功能。非营养性物质在体内代谢转变的过程称为生物转化。生物转化的过程包括第一相反应和第二相反应。胆汁酸是由胆固醇在肝细胞经过复杂的化学反应转变而来,是肝脏清除胆固醇的主要方式。胆色素是含铁卟啉化合物在体内分解代谢的主要产物,包括胆绿素、胆红素、胆素原和胆素。正常人血清中总胆红素不超过 $17.1\mu mol/L$,主要是未结合胆红素。当血清胆红素浓度超过 $34.2\mu mol/L$,即出现巩膜及皮肤的黄染,称为黄疸。血清胆红素为 $17.1\sim34.2\mu mol/L$ 时,由于肉眼观察不到黄染,称为隐性黄疸。根据引起黄疸的原因不同,临床上将黄疸分为溶血性黄疸、阻塞性黄疸和肝细胞性黄疸三种类型。

（孙革新）

❓ 思考题

一、简答题

1. 简述肝脏在物质代谢中的主要作用。
2. 试述肝的生物转化作用的意义及主要类型。
3. 说明胆汁酸合成的原料及生理功能。
4. 如何根据血液、尿液、粪便的变化区别三种黄疸？

二、病例分析

患者,男,24 岁。经常在外就餐,近期出现明显乏力、厌油、恶心、呕吐、腹疼、发热、黄疸等症状,前来医院就诊。实验室检查:血清 ALT 122U/L,AST 82U/L,总胆红素

125.8μmol/L,结合胆红素 65.4μmol/L,未结合胆红素 60.4μmol/L,HBsAg 阴性。

请思考:1. 此患者黄疸的原因是什么?

2. 推荐其做何种检查?

3. 最可能诊断何种疾病?

第九章 | 酸碱平衡

学习目标

知识目标:
掌握酸碱平衡的主要生化诊断指标;熟悉体内酸性、碱性物质的来源及血液和红细胞缓冲对;了解酸碱平衡的调节机制。

能力目标:
能根据临床生化指标正确判断单纯性酸碱平衡紊乱。

素质目标:
具有良好的职业道德,认真细心,具有高度的责任心和创新精神。

案例导入

患者,男,78岁。肺源性心脏病20余年,曾反复住院,今因酸碱平衡失常住院数日。实验室检查:pH 7.38,PCO_2 58mmHg,AB 33mmol/L,BE 8.5mmol/L。

请思考:1. 该患者的各项血气指标说明了什么?

2. 能不能判断患者因何种酸碱平衡紊乱入院?

生命活动中,机体代谢会产生酸性物质和碱性物质,机体也能从外界直接摄取一定量的酸性物质或碱性物质,但机体 pH 总是维持在一个相对恒定的范围内(血浆 pH 为 7.35~7.45,细胞内液略低),这是因为机体可以通过一系列的调节作用,将机体产生的多余的酸性或碱性物质排出体外,使体液 pH 维持在恒定范围内,这一调节过程称为酸碱平衡(acid-base balance)。主要靠三方面调节:血液的缓冲、肺的呼吸和肾的调节作用。如果体内的酸、碱物质来源过多超出了机体的调节能力,或调节机制出现障碍,就有可能导致机体酸碱平衡紊乱(acid base disturbance),从而出现酸中毒或碱中毒。

第一节　体内酸碱性物质的来源

一、体内酸性物质的来源

糖、脂质和蛋白质在组织细胞彻底氧化分解可生成 CO_2 和 H_2O，CO_2 扩散进入红细胞与 H_2O 在碳酸酐酶（CA）催化下生成碳酸，HCO_3^- 随血液运输到肺部后，在 CA 催化下可重新分解为 CO_2 和 H_2O，CO_2 通过肺呼出体外，故碳酸称为挥发性酸，它是体内酸性物质的主要来源。正常成人每天产生的 CO_2 为 300~400L，可生成 15mol 的碳酸，释放相当于 15mol 的 H^+。当呼吸不畅时，如肺气肿，CO_2 呼不出来，易导致呼吸性酸中毒。

知识链接

碳 酸 酐 酶

碳酸酐酶（carbonic anhydrase，CA）是第一个被发现的锌酶，也是最重要的锌酶。主要分布于人体的肾小管上皮细胞、胃黏膜、红细胞、中枢神经细胞和睫状体上皮细胞等组织中。

CA 是红细胞中非常重要的酶类可催化组织物质代谢过程中扩散进入红细胞的 CO_2 和 H_2O 生成碳酸，对呼吸作用极为重要；在胃中影响盐酸的分泌；参与多种离子交换，维持机体内环境稳定状态。青光眼患者由于房水回流不畅，引起眼压升高，碳酸酐酶抑制剂可减少 HCO_3^- 生成降低眼压，碳酸酐酶抑制剂在临床上主要用于治疗青光眼，降低眼压。

糖、脂质和蛋白质等物质在体内不彻底氧化可生成非挥发性酸，又称为固定酸。如糖分解代谢产生的乳酸、丙酮酸，脂肪代谢产生的 β-羟丁酸、乙酰乙酸等。这些酸性物质不能由肺呼出，只能随尿排出，称为固定酸。另外，固定酸还可以直接来自某些食物如醋酸、柠檬酸等。某些药物如氯化铵、阿司匹林、水杨酸等，正常成人每天从固定酸解离出的 H^+ 为 50~100mmol。长期饥饿，代谢失调，固定酸产生过多易导致代谢性酸中毒。

动物性食物和谷类食物含有丰富的糖、脂肪和蛋白质，因此这些食物被称为成酸食物。

二、体内碱性物质的来源

蔬菜、水果中含有较多的有机酸盐，如柠檬酸、苹果酸等的钠盐或钾盐，这些有机酸的

酸根在体内氧化成 CO_2 和 H_2O，以 HCO_3^- 与 Na^+、K^+ 结合成 $NaHCO_3$ 或 $KHCO_3$。所以蔬菜、水果属于成碱食物。体内物质代谢也可产生少量碱性物质，如氨基酸脱氨基作用产生的氨等。也可来源于食物中的 $NaHCO_3$、某些碱性饮料，药物如氨茶碱等。

正常情况下，体内产生的酸性物质多于碱性物质，因此，机体对体内酸碱平衡的调节作用主要以对酸的调节为主。

第二节 体内酸碱平衡的调节

一、血液的缓冲体系

无论是内源性的或外源性的酸性或碱性物质，都需经血液稀释并被血液的缓冲体系缓冲，将较强的酸或碱变成较弱的酸或碱，以维持血液 pH 的相对恒定。血液缓冲体系包括血浆缓冲体系和红细胞缓冲体系。

血浆缓冲体系有以下三个缓冲对：

$NaHCO_3/H_2CO_3$，Na_2HPO_4/NaH_2PO_4，$Na\text{-}Pr/H\text{-}Pr$（Pr：血浆蛋白）。

红细胞缓冲体系有以下四个缓冲对：

$K\text{-}Hb/H\text{-}Hb$（Hb：血红蛋白），$K\text{-}HbO_2/H\text{-}HbO_2$（$HbO_2$：氧合血红蛋白），$KHCO_3/H_2CO_3$，$K_2HPO_4/KH_2PO_4$。

血液中各缓冲体系的缓冲能力见表 9-1。

表 9-1　全血各缓冲体系能力的比较

缓冲体系	占全血缓冲能力（%）	缓冲体系	占全血缓冲能力（%）
$NaHCO_3/H_2CO_3$	35	$KHCO_3/H_2CO_3$	18
$Na\text{-}Pr/H\text{-}Pr$	7	有机磷酸盐	3
HbO_2/Hb	35	无机磷酸盐	2

由表 9-1 可知，在血浆缓冲体系中以碳酸氢盐缓冲体系最重要，在红细胞缓冲体系中以血红蛋白及氧合血红蛋白缓冲体系最为重要。血浆 $NaHCO_3/H_2CO_3$ 缓冲体系缓冲能力强，易于调节，其中 H_2CO_3 浓度可通过肺的呼吸调节，$NaHCO_3$ 浓度则可通过肾的调节作用维持相对恒定。

血浆 pH 主要取决于 $NaHCO_3/H_2CO_3$ 浓度的比值。正常人血浆 $NaHCO_3$ 浓度为 24mmol/L，H_2CO_3 浓度为 1.2mmol/L，两者比值为 20：1，此时血浆 pH 是 7.4。

只要血浆 $NaHCO_3/H_2CO_3$ 浓度比值保持 20：1，血浆 pH 即为 7.4。若一方浓度改变，而另一方浓度也随之作相应增减，使比值保持不变，血浆 pH 仍为 7.4。因此，机体酸碱平衡调节的实质,就在于调节 $NaHCO_3$ 和 H_2CO_3 的含量,使两者比值保持 20：1,从而维持血浆 pH 相对恒定。$NaHCO_3$ 浓度受肾脏的调节,可反映体内的代谢状况,称为代谢性因素;H_2CO_3 浓度反映肺的通气状况,受呼吸作用的调节,称为呼吸性因素。

（一）对固定酸的缓冲作用

血浆缓冲体系主要用于缓冲固定酸,当固定酸（HA）进入血浆后,主要由 $NaHCO_3$/ H_2CO_3 缓冲体系缓冲,使酸性较强的固定酸转变为酸性较弱的 H_2CO_3。$NaHCO_3$ 与固定酸反应,生成固定酸钠盐和 H_2CO_3,在血液流经肺时,H_2CO_3 分解成 H_2O 和 CO_2,后者由肺呼出。

$$HA+NaHCO_3 \longrightarrow NaA+H_2CO_3$$
$$H_2CO_3 \longrightarrow CO_2+H_2O$$

此外,$Na-Pr$ 和 Na_2HPO_4 也能缓冲固定酸。

由于血浆中的 $NaHCO_3$ 主要用来缓冲固定酸,在一定程度上它代表血浆对固定酸的缓冲能力。因此习惯上把血浆 $NaHCO_3$ 称为碱储。

（二）对挥发酸的缓冲作用

对挥发性酸的缓冲主要是血红蛋白缓冲体系,血红蛋白缓冲体系缓冲挥发酸的过程与血红蛋白的运氧作用相偶联。

当动脉血流经组织细胞时,组织细胞中物质氧化产生的 CO_2 可通过毛细血管壁迅速扩散入血浆,绝大部分 CO_2 会继续扩散进入红细胞,在红细胞内碳酸酐酶的作用下,CO_2 与 H_2O 结合生成 H_2CO_3,后者解离成 H^+ 和 HCO_3^-。同时,动脉血运来的大量氧气被组织利用,即 HbO_2 释放出 O_2 转变为 Hb^-,$H^++Hb^- \longrightarrow HHb$,酸性更弱。此过程中,红细胞内的 HCO_3^- 因浓度增高向血浆扩散;而红细胞内主要阳离子 K^+ 较难通过红细胞膜,不能随 HCO_3^- 逸出,故血浆中有等量的 Cl^- 进入红细胞以维持电荷平衡,这种通过红细胞膜进行的 HCO_3^- 与 Cl^- 交换的过程称为氯离子转移。这样就保证了红细胞内生成的 HCO_3^- 不断进入血浆生成 $NaHCO_3$（图 9-1）。

当血液流经肺部时,由于肺泡中氧分压（PO_2）高,PCO_2 低,红细胞中的 HHb 与氧气结合,从而解离出 H^+ 形成 HbO_2^-,H^+ 与 HCO_3^- 结合生成 H_2CO_3,并经碳酸酐酶催化分解成 CO_2 和 H_2O,CO_2 从红细胞扩散入血浆后,再扩散至肺泡呼出体外,红细胞中的 HCO_3^- 迅速下降,血浆中的 HCO_3^- 进入红细胞,血液流经组织时进入红细胞内的 Cl^- 又返回血浆,以维持电荷平衡（图 9-1）。

（三）对碱性物质的缓冲作用

碱性物质进入血液后,主要被碳酸氢盐缓冲体系中的 H_2CO_3 缓冲,将较强的碱转变为较弱的 $NaHCO_3$。消耗的 H_2CO_3 可由体内不断产生 CO_2 补充。缓冲后生成的碳酸氢盐可由肾排出体外。

$$Na_2CO_3+H_2CO_3 \longrightarrow 2NaHCO_3$$
$$Na_2CO_3+NaH_2PO_4 \longrightarrow NaHCO_3+Na_2HPO_4$$

图 9-1　血红蛋白缓冲体系对挥发酸的缓冲作用

$$Na_2CO_3 + H\text{-}Pr \longrightarrow NaHCO_3 + Na\text{-}Pr$$

血液缓冲体系在缓冲酸和碱中起着重要作用,缓冲固定酸时,消耗了 $NaHCO_3$ 生成 H_2CO_3,使 H_2CO_3 浓度升高;缓冲碱性物质时则使 H_2CO_3 被消耗,$NaHCO_3$ 浓度升高,从而导致血浆 $NaHCO_3/H_2CO_3$ 浓度的比值发生改变,造成血液 pH 的改变。但在正常情况下,这样的改变是轻微的,原因是机体还可通过肺和肾的调节来保持 $NaHCO_3$ 和 H_2CO_3 浓度及比值不变。

二、肺对酸碱平衡的调节

肺主要通过呼出 CO_2 来调节血浆中 H_2CO_3 的浓度。呼吸中枢的兴奋性受二氧化碳分压(PCO_2)和 pH 的影响,当体内酸增多时,PCO_2 升高,pH 降低,呼吸中枢兴奋,呼吸加深、加快,CO_2 排出增多,使 H_2CO_3 浓度下降;反之,则呼吸变浅、变慢,CO_2 排出减少,维持 H_2CO_3 浓度,从而维持血浆中 $NaHCO_3/H_2CO_3$ 浓度的正常比值,使血液的 pH 保持在 7.35~7.45。

三、肾脏对酸碱平衡的调节

肾主要通过排出过多的酸或碱来调节血浆中 $NaHCO_3$ 浓度,当血浆中 $NaHCO_3$ 浓度降低时,肾通过加强对酸的排出及对 $NaHCO_3$ 的重吸收,以维持血浆中 $NaHCO_3$ 浓度的恒定;当血浆中 $NaHCO_3$ 浓度升高时,肾则减少对 $NaHCO_3$ 的重吸收并排出过多的碱,以维持血浆中 $NaHCO_3$ 浓度的恒定。肾的这种调节作用是通过肾小管细胞的"泌氢、泌氨及泌钾换钠"作用实现的。

(一) $NaHCO_3$ 的重吸收

$NaHCO_3$ 流经肾小球时被滤入肾小管,在小管液中 $NaHCO_3$ 解离为 Na^+ 和 HCO_3^-。肾小管上皮细胞内含有碳酸酐酶(CA),在该酶催化下细胞内 CO_2 与 H_2O 化合生成 H_2CO_3,H_2CO_3 解离为 HCO_3^- 和 H^+,HCO_3^- 保留在肾小管上皮细胞内,解离出的 H^+ 从肾小管上皮细胞主动分泌到小管液中,换回小管液中 $NaHCO_3$ 解离的等量的 Na^+,称为 H^+-Na^+ 交换。回到肾小管细胞内的 Na^+ 与保留在细胞中的 HCO_3^- 一起转运至血液,以补充缓冲固定酸所消耗的 $NaHCO_3$。小管液中的 H^+ 一部分与 HCO_3^- 结合生成 H_2CO_3,H_2CO_3 又分解为 CO_2 和 H_2O。CO_2 可扩散入肾小管细胞,也可进入血液运至肺部呼出。此过程没有 H^+ 的真正排出,只是小管液中的 $NaHCO_3$ 重吸收回血液,故称为 $NaHCO_3$ 的重吸收。

血液中 $NaHCO_3$ 的正常值为 22~27mmol/L。当血浆 $NaHCO_3$ 浓度低于 27mmol/L 时,原尿中的 $NaHCO_3$ 可完全被肾小管重吸收。当血浆中 $NaHCO_3$ 的浓度超过 27mmol/L 时,则不能完全吸收,多余的部分随尿排出体外。故代谢性碱中毒时,有较多的 $NaHCO_3$ 随尿排出(图 9-2)。

图 9-2　H^+-Na^+ 交换与 $NaHCO_3$ 的重吸收

(二) 尿液的酸化

肾小管上皮细胞分泌至小管液中的 H^+ 还可与小管液中 Na_2HPO_4 解离出的 Na^+ 进行

交换,小管液中的 Na_2HPO_4 转变为 NaH_2PO_4 随尿排出,从而使终尿的 pH 降低,称为尿液的酸化。回到肾小管细胞内的 Na^+ 则与细胞内的 HCO_3^- 一起转运至血液,形成 $NaHCO_3$。通过这种交换,使管腔液中 Na_2HPO_4/NaH_2PO_4 的比值由原尿的 4:1 逐渐下降,当终尿 pH 至 4.8 时,此比值降至 1:99,说明绝大部分的 Na_2HPO_4 转变为 NaH_2PO_4。以这种方式排出的 H^+ 每天大约可达 39mmol/L(图 9-3)。

图 9-3　H^+-Na^+ 交换与尿液的酸化

(三) 泌 NH_3 作用

肾远曲小管和集合管上皮细胞有泌 NH_3 作用。NH_3 主要来源于血液转运的谷氨酰胺(占 60%),在谷氨酰胺酶的催化下可分解为谷氨酸和 NH_3;另一部分 NH_3 则来源于肾小管细胞内氨基酸的脱氨基作用(占 40%)。

分泌至小管液中的 NH_3 与小管液中的 H^+ 结合生成 NH_4^+,并与强酸盐(如 $NaCl$、Na_2SO_4 等)的负离子结合生成酸性的铵盐随尿排出。同时,小管液中强酸盐解离出的 Na^+ 重吸收入细胞与 HCO_3^- 进入血液结合生成 $NaHCO_3$ 而维持血浆中 $NaHCO_3$ 的正常浓度(图 9-4)。

图 9-4　H^+-Na^+ 交换和铵盐的排泄

正常情况下,每天 30~50mmol 的 H^+ 和 NH_3 结合成 NH_4^+ 由尿排出;而在严重酸中毒时,每天由尿排出的 NH_4^+ 可高达 500mmol。随着 NH_3 的分泌,小管液中 H^+ 浓度降低,有利于肾小管细胞继续分泌 H^+。同时,肾小管细胞分泌 H^+ 增强,又能促进 NH_3 的分泌。NH_3 的分泌量随尿液的 pH 而变化,尿液酸性愈强,NH_3 的分泌愈多;如尿液呈碱性,NH_3 的分泌减少甚至停止。这种调节酸碱平衡的作用对于迅速排除体内多余的强酸具有重要意义。

经过尿液酸化和泌 NH_3 作用的方式转运入血液的 $NaHCO_3$ 与从肾小管液中重吸收的不同,它是由肾小管上皮细胞重新生成的,故也称为 $NaHCO_3$ 再生。通过上述过程既可排出过多的酸性物质,又可补充消耗的 $NaHCO_3$,因此,可有效地调节酸碱平衡。

(四) 泌 K^+ 换 Na^+ 作用(K^+-Na^+ 交换)

肾远曲小管上皮细胞能主动泌钾至小管液,换回原尿中的钠离子,K^+-Na^+ 交换不能直接生成 $NaHCO_3$,但与 H^+-Na^+ 交换有竞争性抑制作用。当血钾浓度高时,肾小管泌 K^+ 作用增强,H^+-Na^+ 交换受抑制,故高血钾常伴酸中毒;当血钾浓度降低时,H^+-Na^+ 交换增强,故低血钾常伴碱中毒;同样,酸中毒时,H^+ 浓度升高,H^+-Na^+ 交换增强,K^+-Na^+ 交换减弱,故酸中毒常伴高血钾,碱中毒常伴低血钾(图 9-5)。

总之,血液的缓冲作用、肺的调节和肾的调节三方面的作用相互协调、相互制约。如果体内的酸或碱性物质产生过多,超过了机体的调节能力,或者上述任何一方面的调节作

图 9-5　K^+-Na^+ 交换、H^+-Na^+ 交换和酸碱平衡的关系

用失常,都可能导致体液酸碱平衡紊乱,如酸中毒或碱中毒,进而直接影响组织细胞、器官的正常代谢,如不及时纠正,严重时可危及生命。

第三节　酸碱平衡失调

正常情况下人体血液 pH 保持在 7.35~7.45,依赖于血液的缓冲作用、肺和肾的共同调节,一般不易发生酸碱平衡紊乱。当体内酸、碱过多或肺、肾的调节功能发生障碍时,可使血浆中 $NaHCO_3$ 和 H_2CO_3 的浓度改变甚至比值发生改变,造成酸碱平衡失调。根据血浆中 $NaHCO_3$ 浓度和 H_2CO_3 浓度的原发性改变,可分为代谢性和呼吸性酸碱平衡失调;根据血浆 pH 是否正常,分为代偿性和失代偿性两类。

一、酸碱平衡失调的基本类型

（一）代谢性酸中毒

1. 概念　各种原因使体内固定酸产生过多或排出障碍,导致血浆 $NaHCO_3$ 浓度原发性降低,使正常血浆 $[NaHCO_3]/[H_2CO_3]$ 的比值变小,pH 降低,称为代谢性酸中毒,是临床上最常见的类型。常见原因有:①酸性物质产生过多,如严重糖尿病并发酮症酸中毒,严重缺氧所致的乳酸酸中毒等;②肾排酸功能障碍,如肾衰竭;③碱性物质丢失过多,如严重腹泻、肠瘘等;④高血钾、大面积烧伤引起大量血浆渗出等。

2. 代偿机制　代谢性酸中毒时,血中 HCO_3^- 含量减少,H^+ 浓度升高,pH 降低,刺激呼吸中枢兴奋性增强,呼吸加深、加快,CO_2 排出增多,使 H_2CO_3 浓度减少;同时,肾的泌 H^+、泌 NH_3 及 $NaHCO_3$ 的重吸收作用加强。通过这两方面的代偿机制,虽然血浆中 $NaHCO_3$ 和 H_2CO_3 实际浓度都减少,若 $[NaHCO_3]/[H_2CO_3]$ 比值接近 20∶1,pH 仍保持正常范围,称为代偿性代谢性酸中毒,如果比值变小,血浆 pH 下降到 7.35 以下,称为失代偿性代谢性酸中毒。

3. 特点　血浆 $NaHCO_3$ 浓度原发性降低,H_2CO_3 浓度继发性降低。

（二）代谢性碱中毒

1. 概念　各种原因使血浆 $NaHCO_3$ 浓度原发性升高,使正常血浆 $[NaHCO_3]/[H_2CO_3]$ 的比值增大,pH 升高,称为代谢性碱中毒。常见于胃液大量丢失(如剧烈呕吐、长期胃肠减压等)、大量使用利尿剂、低钾血症、$NaHCO_3$ 摄入过多等。

2. 代偿机制　代谢性碱中毒时,血浆 pH 升高,抑制呼吸中枢兴奋性,使呼吸变浅、变慢,CO_2 排出减少;同时肾的泌 H^+、泌 NH_3 作用减弱,加速 $NaHCO_3$ 排出。通过这两方面代偿,若 $[NaHCO_3]/[H_2CO_3]$ 比值接近 20∶1,pH 仍保持正常范围,称为代偿性代谢性碱中毒,如果比值变大,血浆 pH 升高到 7.45 以上,称为失代偿性代谢性碱中毒。

3. 特点　血浆 $NaHCO_3$ 浓度原发性升高,H_2CO_3 浓度继发性升高。

(三)呼吸性酸中毒

1. 概念 各种原因引起呼吸功能障碍,CO_2 呼出过少以致血浆 H_2CO_3 浓度原发性升高,使正常血浆[$NaHCO_3$]/[H_2CO_3]的比值变小,pH 降低,称为呼吸性酸中毒。常见于呼吸道梗阻(如喉痉挛、支气管异物等)、肺部疾患(如肺气肿、肺炎等)、胸部损伤(如创伤、气胸、胸腔积液等)、呼吸中枢抑制(如麻醉药使用过量)。

2. 代偿机制 由于 H_2CO_3 浓度的升高,机体通过肾进行代偿调节,肾的泌 H^+、泌 NH_3 作用增强,使 $NaHCO_3$ 的重吸收增多。若[$NaHCO_3$]/[H_2CO_3]比值接近 20:1,pH 仍保持正常范围,称为代偿性呼吸性酸中毒,如果比值变小,血浆 pH 下降到 7.35 以下,称为失代偿性呼吸性酸中毒。

3. 特点 血浆 H_2CO_3 浓度原发性升高,$NaHCO_3$ 浓度也相应升高。

(四)呼吸性碱中毒

1. 概念 各种原因引起的肺通气过度,CO_2 排出过多,致使血浆中 H_2CO_3 浓度原发性降低引起的 pH 升高,称为呼吸性碱中毒。可见于癔症、高热、手术麻醉时辅助呼吸过快、高山缺氧等。

2. 代偿机制 呼吸性碱中毒时,肾泌 H^+、泌 NH_3 作用减弱,加强 $NaHCO_3$ 的排出。若[$NaHCO_3$]/[H_2CO_3]比值接近 20:1,pH 仍保持正常范围,称为代偿性呼吸性碱中毒,如果比值变大,血浆 pH 升高到 7.45 以上,称为失代偿性呼吸性碱中毒。

3. 特点 血浆 H_2CO_3 浓度原发性降低,$NaHCO_3$ 浓度也相应降低。

二、酸碱平衡的主要生化诊断指标

为了更加全面、准确地了解机体的酸碱平衡状况,需要测定各种相关生化指标,从而指导疾病的预防、诊断和治疗,目前临床常用指标包括血浆 pH、PCO_2、标准碳酸氢盐(SB)和实际碳酸氢盐(AB)、缓冲碱、碱剩余、阴离子间隙等。

(一)血浆 pH

血浆 pH 表示血浆中 H^+ 浓度,是反映血液酸碱度的指标,临床一般先看化验单中的 pH。正常人动脉血 pH 变动范围为 7.35~7.45,平均为 7.40。

意义:pH>7.45 提示失代偿性碱中毒;pH<7.35 提示失代偿性酸中毒;血浆 pH 在正常范围,提示机体可能是酸碱平衡正常,也可能是代偿性酸碱平衡紊乱,需结合其他指标进一步分析。值得注意的是,血浆 pH 并不能区分酸碱平衡紊乱是代谢性的还是呼吸性的。

(二)血浆二氧化碳分压

血浆二氧化碳分压(PCO_2)是指物理溶解于血浆中的 CO_2 所产生的张力,是反映呼吸性酸碱失衡的重要指标。正常范围为:4.5~6.0kPa(34~45mmHg),平均为 5.3kPa(40mmHg)。

意义：正常生理状况下，动脉血PCO_2与肺泡的PCO_2基本相等，动脉血PCO_2可基本反映肺泡通气水平，因此PCO_2是反映呼吸性因素的主要指标。$PCO_2<4.5kPa（34mmHg）$，表示肺通气过度，CO_2排出过多，常见于呼吸性碱中毒；代谢性酸中毒时，由于肺的代偿作用，PCO_2也降低。当$PCO_2>6.0kPa（45mmHg）$时，表示肺通气不足，CO_2积蓄，常见于呼吸性酸中毒；代谢性碱中毒时，由于代偿作用，PCO_2也升高。

（三）标准碳酸氢盐和实际碳酸氢盐

标准碳酸氢盐（SB）是指全血在标准条件下（温度37℃、PCO_2为5.3kPa（40mmHg）、血氧饱和度100%）测得血浆中HCO_3^-的含量。该指标不受呼吸因素影响，是判断代谢因素的指标。

实际碳酸氢盐（AB）是指隔绝空气的全血标本，在实际的PCO_2和血氧饱和度条件下测得血浆HCO_3^-的浓度。受呼吸和代谢两方面因素的影响。

正常人AB=SB，其正常值为22~26mmol/L，平均为24mmol/L。代谢性酸中毒时，AB=SB，且两者均降低；代谢性碱中毒，AB=SB，且两者均升高。若AB<SB，说明CO_2呼出过多，为呼吸性碱中毒；若AB>SB，表明有CO_2蓄积，为呼吸性酸中毒。

（四）缓冲碱

缓冲碱（BB）是指血液中所有具有缓冲作用的碱的总和，如HCO_3^-、HPO_4^{2-}、Hb^-、HbO_2^-、Pr^-等，正常值为45~55mmol/L。BB反映了体内中和固定酸的能力，是反映代谢性酸碱紊乱的指标，代谢性酸中毒时BB降低，代谢性碱中毒时BB升高。

（五）碱剩余

血浆碱剩余（BE）指在标准条件下（温度37℃、PCO_2为40mmHg、血氧饱和度为100%），用酸或碱将全血滴定至pH为7.4时，所消耗的酸或碱的量。正常参考范围为$-3.0~+3.0$mmol/L。BE是反映代谢性酸碱紊乱的指标。如果用酸滴定，结果用"+"表示，BE>+3.0mmol/L时，表示代谢性碱中毒；如果用碱滴定，结果则用"−"表示，BE<−3.0mmol/L时，表示代谢性酸中毒。

（六）阴离子间隙

阴离子间隙（AG）是指血浆中未测定阳离子与未测定阴离子之间的差值，常用可测定阳离子与可测定阴离子的差值表示。血浆中主要阳离子是Na^+，为可测定阳离子；主要阴离子是Cl^-和HCO_3^-，为可测定阴离子。因此，$AG=[Na^+]-([Cl^-]+[HCO_3^-])$，正常值为10~14mmol/L，平均值为12mmol/L。AG值增大可见于代谢性酸中毒，如糖尿病酮症酸中毒等。

三、酸碱平衡紊乱的判断

（一）单纯性酸碱平衡失调的判断

单纯性酸碱平衡失调分为代谢性酸中毒、代谢性碱中毒、呼吸性酸中毒、呼吸性碱中毒 4 种。酸碱平衡失调时血液主要生物化学诊断指标的变化见表 9-2。

表 9-2　酸碱平衡失调的类型及其生物化学诊断指标的改变

类型	pH	PCO_2/kPa	AB/(mmol·L^{-1})	BB/(mmol·L^{-1})	BE/(mmol·L^{-1})
正常	7.35~7.45	4.67~6.00	22~27	40~44	−3~+3
代谢性酸中毒	<7.35	↓	显著↓	显著↓	负值↓
呼吸性酸中毒	<7.35	显著↑	↑	不变	正值↑
代谢性碱中毒	>7.45	↑	显著↑	显著↑	正值↑
呼吸性碱中毒	>7.45	显著↓	↓	不变	显著↓

(二) 混合性酸碱平衡失调的判断

两种或三种单纯性酸碱平衡失调同时存在时,称为混合性酸碱平衡失调。混合性酸碱平衡失调有多种类型。

1. 相加型二重型酸碱平衡失调　指两种性质的酸中毒或碱中毒同时存在,包括代谢性酸中毒合并呼吸性酸中毒和代谢性碱中毒合并呼吸性碱中毒。其血气指标变化的共同特征是 pH 明显变化,PCO_2 和 HCO_3^- 呈反向变化。

2. 相抵型二重型酸碱平衡失调　指一型酸中毒伴有另一型碱中毒,包括代谢性酸中毒伴呼吸性碱中毒、呼吸性酸中毒伴代谢性碱中毒及代谢性酸中毒伴代谢性碱中毒 3 种情况。前两者主要血气指标变化的共同特征是 pH 变化不定,PCO_2 和 HCO_3^- 呈同向剧烈变化;而第三种情况的变化特征是 pH 变化不明显,PCO_2 和 HCO_3^- 变化相反,有不同程度的抵消。

3. 三重型酸碱平衡失调　此型最为复杂,常见为代谢性酸、碱中毒加呼吸性酸或碱中毒。作三重型酸碱平衡失调的判断,应结合病史、血气分析、电解质指标及 AG 值等进行综合分析。

总之,酸碱平衡失调的诊断一定要结合病史、血气分析、电解质指标及临床资料等进行综合分析。

章末小结

本章主要内容是机体在物质代谢过程中产生酸性和碱性物质,同时又不断从食物中摄取酸性和碱性物质;机体通过一系列的调节作用,将多余的酸性或者碱性物质排出体外,使体液 pH 维持在恒定范围内,机体对酸碱平衡的调节主要通过血液的缓冲、肺和肾的调节三个方面;目前临床常用血浆 pH、

PCO$_2$、标准碳酸氢盐(SB)和实际碳酸氢盐(AB)、缓冲碱、碱剩余等来判断酸碱平衡是否失常。学习难点是机体对挥发性酸的调节以及根据常用生化指标判断四种类型的酸碱平衡紊乱。在学习过程中要注意理解四种酸碱平衡失常的特点,常用生化指标的内涵,培养敏锐的洞察力,准确的判断力,严谨的工作作风。

（孙红梅）

？ **思考题**

1. 举例说明哪些日常食物是成酸食物？哪些是成碱食物？
2. 人体酸碱平衡的调节主要有哪几个方面？
3. 写出血浆和红细胞中主要的缓冲对。
4. 肺是怎样调节酸碱平衡的？
5. 简述酸碱平衡的主要生物化学检测指标。

第二篇 | 生物化学及检验技术总论

第十章 | 生物化学检验技术基础知识

10章 数字内容

学习目标

知识目标：
掌握实验室的规则和安全要求；熟悉实验室常规仪器的原理；了解标本的采集与处理。

能力目标：
能够掌握标本的正确收集方法，学会处理和保存各种数据；学会试剂盒的使用方法及玻璃器皿的清洗方法。

素质目标：
培养学生严肃认真、规范条理的工作作风；增强学生的安全意识。

案例导入

　　某同学在生化检测实验室进行血氨测定实验时，结果偏差较大。后经分析，试剂浓度配制出现问题。

　　请思考：1. 试剂浓度有哪些表示方法？

　　　　　　2. 有什么方法可以避免类似的错误？

119

第一节 生物化学检验实验室的一般规则

生物化学检验实验室是培养学生科学、严谨的学习态度和工作作风,学习生物化学检验技术基本知识,训练并掌握生化检验技术基本技能的重要场所。每位学生应高度重视生化检验技术课的学习,严格遵守生化实验室的规则,并将其贯彻于每次实验过程中。只有经过严格的要求和训练,才能不断提高运用知识的能力、发现问题和解决问题的能力。养成良好的工作、学习习惯,使自己成为具有一定理论基础和熟练操作技能的合格医学检验技术人才。

一、实验室管理制度

(一)实验室规则

1. 实验前必须认真预习实验内容,明确本次实验的目的和要求,掌握实验原理,写好实验预习报告。否则,不能进行实验。

2. 实验时自觉遵守实验室纪律,保持室内安静,不大声说笑和喧哗。

3. 实验过程中要听从教师指导,认真按照实验步骤和操作规程进行实验。若想改进和设计新的实验方法,必须取得教师的同意。实验时认真进行实验记录,实验完毕及时整理数据,按时上交实验报告。

4. 实验台面、称量台、药品架、水池以及各种实验仪器内外都必须保持清洁整齐,药品称完后立即盖好瓶盖放回药品架,严禁瓶盖及药匀混杂,切勿使药品(尤其是 NaOH)洒落在天平和实验台面上,毛刷用后必须立即挂好,各种器皿不得丢弃在水池内。

5. 配制试剂和使用去离子水要注意节省,按实验实际使用量配制,多余的重要试剂和各种有机试剂要按教师要求进行回收,不得丢弃。

6. 配制的试剂和实验过程中的样品,尤其是保存在冰箱和冷室中的样品,必须贴上标签、写上品名、浓度、姓名和日期等,放在冰箱中的易挥发溶液和酸性溶液,必须严密封口。

7. 配制和使用洗液必须极为小心,强酸强碱必须倒入废液缸或稀释后排放。电泳后的凝胶和各种废物不得直接倒入水池,只能倒入废物桶。

8. 使用贵重精密仪器应严格遵守操作规程。使用分光光度计时不得将溶液洒在仪器内外和地面上。使用高速冷冻离心机和 HPLC 等大型仪器必须经过考核。仪器发生故障应立即报告教师,未经许可不得自己随意检修。

9. 实验室内严禁吸烟、饮水和进食,严禁用嘴吸移液管和虹吸管。易燃液体不得接近明火和电炉,凡产生烟雾、有害气体和不良气味的实验,均应在通风条件下进行。

10. 实验完毕必须及时洗净并放好各种玻璃仪器,插好自动部分收集器上的试管,保持实验台面和实验柜内的整洁。

11. 每组的仪器和玻璃器皿要进行编号,严禁挪用他组仪器,不得将器皿遗弃在分光光度计内和其他实验台面上,损坏玻璃、仪器要及时向教师报告,并自觉登记,学期结束时按规定进行处理。

12. 每位学生要熟悉实验室内电闸的位置,烘箱和电炉用毕必须立即断电,不得过夜使用,要严格遵守实验室安全用电规则和其他安全规则。

13. 每日实验完毕,值日生要认真做好实验室的卫生值日工作。最后离开实验室的实验人员,必须检查并关好水、电、门、窗。

(二)学生实验守则

1. 实验课前,必须认真预习实验内容,明确实验目的和要求,掌握实验的基本原理,设计实验方法和实验步骤,明确注意事项,并认真写好实验预习报告,经教师检查合格后,才能进行实验。

2. 进出实验室要保持良好秩序,不准喧哗、打闹,做到"三定",即定组、定位、定仪器。

3. 实验前,必须认真听取教师讲解实验内容和要求,仔细观察教师的示范操作。实验开始时,首先要检查实验仪器、药品和器材是否齐全,若发现短缺或破损,应立即报告教师,给予补齐或调换。未经许可,不得擅自动用仪器和药品。

4. 实验时,必须严格遵守实验室纪律,遵循实验操作规程。同学间要发扬团结友爱、协调一致的精神,认真、规范地完成实验任务。

5. 在实验过程中,要积极动手,认真仔细观察实验现象,规范地做好实验原始记录,观察并如实记录实验现象。重做、补做实验或做规定外的实验,须经教师批准。

6. 实验过程中,要注意安全,防止意外事故发生。如出现异常现象,应立即停止实验,及时报告教师,在教师指导下妥善处理。

7. 实验后,及时切断电源和火源,清洗有关器皿,整理教学仪器、药品和器材,并按要求摆放整齐。若教学仪器有损坏,须及时报告教师,并按学校有关赔偿规定执行。

8. 要爱护实验室里的一切设施和用品,注意节约水、电、药品和实验材料,没有用完的药品、材料,要放到指定的容器或其他地方存放。严禁将实验器材和药品携带出实验室,一旦发现,严肃处理。

9. 要保持实验室的清洁卫生。实验产生的废液,须倒入废液桶里,严禁倒入水槽,其他废物装入污物桶。集中倒入垃圾箱。课后要轮流值日。

10. 实验结束后,根据原始记录和实验现象,按教师要求,独立完成实验报告。

(三)实验室卫生管理制度

实验室是进行科学实验的地方,不但要保证实验室的安全性而且还要务必使实验室保持清洁,为科学实验创造良好的环境,实验室卫生重在保持,各实验人员在进入实验室后必须遵守卫生管理制度,否则禁止其在本实验室进行实验。

1. 参加实验的人员,必须着装整洁、文明、肃静。

2. 进入实验室的所有人员必须遵守实验室的规章制度。实验室为无烟实验室,严禁在实验室内吸烟,不得进食,不得随地吐痰和乱扔纸张。

3. 参加实验的人员在实验过程中,要注意保持室内卫生及良好的实验秩序。实验结束后,实验人员必须及时做好清洁整理工作,将工作台、仪器设备、器皿等清洁干净,并将仪器和器皿按规定归类放好,实验所产生的废物放入废物箱内,并及时处理,清理好现场。

4. 在每次实验结束后,实验人员必须对实验室进行清扫。

5. 实验室老师负责安排日常的卫生清扫、仪器设备的维护保养工作。实验室成员有参加本室清扫及维护保养仪器设备的义务。

6. 实验室内各种设备、物品摆放要合理、整齐,与实验无关的物品禁止存放在实验室。

7. 实验室必须坚持每日一小扫,每周一大扫的卫生制度,每年彻底清扫1~2次。

8. 实验室内的仪器设备、实验台架、凳和各种设施摆放整齐,并经常擦拭,保持无污渍、无灰尘。

9. 卫生责任人应对实验室桌面、地面及时打扫。注意保持室内场地和仪器设备的整洁卫生。

10. 实验室内杂物要清理干净,有机溶剂、腐蚀性液体的废液必须盛于废液桶内,贴上标签,统一回收处理。

11. 保持实验室内地面无灰尘、无积水、无纸屑等垃圾。

12. 实验室整体布局须合理有序,地面、门窗等管道线路和开关板上无积灰与蛛网。

13. 课后必须搞好清洁卫生,关好门窗、水龙头,断开电源,清理场地。

二、实验室安全及意外事故处理

在生化检验实验过程中,要经常接触各种有机和无机化学试剂,其中有许多试剂属强酸、强碱或是有毒、易燃、易爆的危险品,还要接触各种电器,如果不按一定的使用规则正确使用,就容易发生火灾、中毒和触电等事故。为了避免事故的发生,要求实验人员必须遵守操作规程,加强安全意识,工作仔细、谨慎,同时亦必须具备一定的预防知识,熟悉有关事故的应急处理措施。即使万一发生事故,也能及时采取措施,减少和避免损失。

(一)着火

生化实验室经常使用大量的有机溶剂,如甲醇、乙醇、丙酮、氯仿等,而实验室又经常使用电炉等火源,因此极易发生着火事故。常用有机溶剂的易燃性见表10-1。

由表10-1可以看出乙醚、二硫化碳、丙酮和苯的闪点都很低,因此不得存于可能会产生电火花的普通冰箱内。低闪点液体的蒸汽只需接触红热物体的表面便会着火,其中乙

表 10-1　常见有机液体的易燃性

	乙醚	丙酮	二硫化碳	苯	乙醇（95%）
沸点/℃	34.5	56	46	80	78
闪点/℃	−45	−17	−30	−11	12
自燃点/℃	180	538	100		400

注：闪点是液体表面的蒸汽和空气的混合物在遇明火或火花时着火的最低温度。自燃点是液体蒸汽在空气中自燃时的温度。

醚尤其危险。

1. 预防火灾必须严格遵守以下操作规程

（1）严禁在开口容器和密闭体系中用明火加热有机溶剂，只能使用加热套或水浴加热。

（2）废弃有机溶剂不得倒入废物桶，只能倒入回收瓶，以后再集中处理。量少时用水稀释后排入下水道。

（3）不得在烘箱内存放、干燥、烘焙有机物。

（4）在有明火的实验台面上不允许放置开口的有机溶剂或倾倒有机溶剂。

2. 灭火方法　实验室中一旦发生火灾切不可惊慌失措，要保持镇静，根据具体情况正确地进行灭火或立即报火警（火警电话 119）。

（1）容器中的易燃物着火时，用玻璃纤维布作灭火毯盖灭；不得用石棉作灭火毯。

（2）乙醇、丙酮等可溶于水的有机溶剂着火时可以用水灭火。汽油、乙醚、甲苯等有机溶剂着火时不能用水，只能用灭火毯和砂土盖灭。

（3）导线、电器和仪器着火时不能用水和二氧化碳灭火器灭火，应先切断电源，然后用 1211 灭火器（内装二氟一氯一溴甲烷）灭火。

（4）个人衣服着火时，切勿慌张奔跑，以免风助火势，应迅速脱衣，用水龙头浇水灭火，火势过大时可就地卧倒打滚压灭火焰。

（二）爆炸

生物化学实验室防止爆炸事故是极为重要的，因为一旦爆炸其毁坏力极大，后果将十分严重。生物化学实验室常用的易燃物蒸气在空气中的爆炸极限见表 10-2。

表 10-2　易燃物质蒸气在空气中的爆炸极限

名称	爆炸极限/体积百分数	名称	爆炸极限/体积百分数
乙醚	1.9~36.5	丙酮	2.6~13
甲醇	6.7~36.5	乙醇	3.3~19
氢气	4.1~74.2	乙炔	3.0~82

加热时会发生爆炸的混合物包括有机化合物与氧化铜、浓硫酸与高锰酸钾、三氯甲烷与丙酮等。

常见的引起爆炸事故的原因有：①随意混合化学药品，并使其受热、受摩擦和撞击；②在密闭的体系中进行蒸馏、回流等加热操作；③在加压或减压实验中使用了不耐压的玻璃仪器，或反应过于激烈而失去控制；④易燃易爆气体大量逸入室内；⑤高压气瓶减压阀摔坏或失灵。

（三）中毒

生化实验室常见的化学致癌物有：石棉、砷化物、铬酸盐、溴乙锭等。

剧毒物有：氰化物、砷化物、乙腈、甲醇、氯化氢、汞及其化合物等。

中毒的原因主要是由于不慎吸入、误食或由皮肤渗入。

中毒的预防：①保护好眼睛最重要，使用有毒或有刺激性气体时，必须戴防护眼镜，并应在通风橱内进行；②取用毒品时必须戴橡皮手套；③严禁用嘴吸移液管，严禁在实验室内饮水、进食、吸烟，禁止赤膊和穿拖鞋；④不要用乙醇等有机溶剂擦洗溅洒在皮肤上的药品。

中毒急救的方法主要有：①误食了酸和碱，不要催吐，可先立即大量饮水，误食碱者喝些牛奶，误食酸者，饮水后服 $Mg(OH)_2$ 乳剂，最后再饮些牛奶；②吸入了毒气，立即转移至室外，解开衣领，休克者应施以人工呼吸，但不要用口对口法；③砷和汞中毒者应立即送医院急救。

（四）外伤

1. 化学灼伤　常见部位有眼睛和皮肤。

（1）眼睛灼伤或掉进异物：眼内若溅入任何化学药品，应立即用大量清水冲洗 15min，不可用稀酸或稀碱冲洗。若有玻璃碎片进入眼内则十分危险，必须十分小心谨慎，不可自取，不可转动眼球，可任其流泪，若碎片不出，则用纱布轻轻包住眼睛送医院处理。若有木屑、尘粒等异物进入，可由他人翻开眼睑，用消毒棉签轻轻取出或任其流泪，待异物排出后再滴几滴鱼肝油。

（2）皮肤灼伤：主要有：①酸灼伤时，先用大量清水洗，再用稀 $NaHCO_3$ 或稀氨水浸洗，最后再用清水洗；②碱灼伤时，先用大量清水冲洗，再用 1% 硼酸或 2% 醋酸浸洗，最后再用清水洗；③溴灼伤：很危险，伤口不易愈合，一旦灼伤，立即用 20% 硫代硫酸钠冲洗，再用大量清水冲洗，包上消毒纱布后就医。

2. 烫伤　使用火焰、蒸汽、红热的玻璃和金属时易发生烫伤，应立即用大量清水冲洗和浸泡，若起水疱不可挑破，包上纱布后就医，轻度烫伤可涂抹鱼肝油和烫伤膏等。

3. 割伤　是生物化学实验室常见的伤害，要特别注意预防，尤其是在向橡皮塞中插入温度计、玻璃管时一定要用水或甘油润滑，用布包住玻璃管轻轻旋入，切不可用力过猛，若发生严重割伤时要立即包扎止血，就医时务必检查受伤部位神经是否被切断。

实验室应准备一个完备的小药箱，专供急救时使用。药箱内备有医用酒精、红药水、紫药水、止血粉、创可贴、烫伤油膏(如万花油)、鱼肝油、1% 硼酸溶液或 2% 醋酸溶液、1% NaHCO₃ 溶液、20% 硫代硫酸钠溶液、医用镊子和剪刀、纱布、药棉、棉签、绷带等。

(五) 触电

生物化学实验室要使用大量的仪器、烘箱和电炉等,因此每位实验人员都必须能熟练地安全用电,避免发生一切用电事故,人体若通过 50Hz 25mA 以上的交流电时会发生呼吸困难,通过 100mA 以上电流时则会致死。

1. **防止触电** 做到:①不用湿手接触电器;②电源裸露部分都应绝缘;③坏的接头、插头、插座和不良导线应及时更换;④先接好线路再插接电源,反之先关电源再拆线路;⑤仪器使用前要先检查外壳是否带电;⑥如遇有人触电要先切断电源再救人。

2. **防止电器着火** ①保险丝、电源线的截面积、插头和插座都要与使用的额定电流相匹配;②三条相线要平均用电;③生锈的电器、接触不良的导线接头要及时处理;④电炉、烘箱等电热设备不可过夜使用;⑤仪器长时间不用要拔下插头,并及时拉闸;⑥电器、电线着火不可用泡沫灭火器灭火。

第二节 常用玻璃仪器的使用

生化检验大多都属定量分析,其检测结果是否准确,与实验所使用的玻璃器皿是否清洁、能否正确使用不同规格的玻璃量器有直接关系。

一、常用玻璃量器的规格及使用

常用的玻璃器皿分两大类,一类作为容器用的玻璃器皿,如试管、烧杯、试剂瓶等;一类用于计量液体体积,称计量玻璃量器,如量筒、量杯、移液管等。其体积计量单位为毫升(ml);计量的检定条件是以 20℃ 为标准,故在量器上标示出 ml、20℃ 的字样。

(一) 刻度吸管

刻度吸管是生化检验实验室使用较多的一类定量移取溶液的玻璃量器。其规格有0.1ml、0.2ml、0.5ml、lml、2ml、5ml、10ml 等数种。刻度吸管分成完全流出式和不完全流出式两种类型,完全流出式是以溶液注入吸管的总体积计量,需将刻度吸管尖端残留液体吹出,标有 "吹" 或 "TC" 字样;不完全流出式刻度吸管体积的计量不包括管尖最后不能自然流出的液体,使用这类刻度吸管时,不能将残留在管尖的液体吹出,常标有字母 "TD" 字样。

正确选用适宜规格的刻度吸管,如用 10ml 的刻度吸管吸取 0.1ml 溶液或取液 1.0ml 用 0.5ml 刻度吸管吸取 2 次等为不正确移液方法;刻度吸管的不同区段其准确性亦不一样,下部计量准确性较中上部差,如吸取 0.6ml 溶液,可选用 1.0ml 刻度吸管,吸液至1.0ml 刻度处,放溶液至 0.4ml 刻度处即可。

（二）量筒、量杯

量筒呈圆柱形，分有嘴和无嘴具塞两种类型；量杯呈圆锥形，带倾液嘴。量筒和量杯常用于量取体积要求不太精确的液体，其容量允许误差大致与其最小分度值相当；量筒的精确度高于量杯。规格有 5ml、10ml、25ml、50ml、100ml、250ml、500ml、1 000ml、2 000ml 等数种。

用量筒或量杯量取溶液体积时，试剂瓶靠在量筒口上，试剂沿筒壁缓缓倒入至所需刻度后，逐渐竖起瓶子，以免液滴沿瓶子外壁流下。反之从量筒或量杯中倒出液体时亦如上操作。

（三）容量瓶

容量瓶简称量瓶，瓶颈有一环线刻度，具磨口瓶塞，属一种较准确的容量量器，常用作制备一定体积的标准溶液和定容实验用。量瓶颜色分棕色和无色透明两种，前者用于需避光的溶液；规格有 5ml、10ml、25ml、50ml、100ml、200ml、250ml、500ml、1 000ml、2 000ml 等数种。

使用量瓶配制溶液时，一般是先将固（液）体物质在洁净小烧杯中用少量溶解，转移到量瓶中。当稀释至液面接近标线时，应等待 30s~1min，待附着在量瓶颈上部内壁的液体流下，并消失液面气泡后，再小心逐滴加入溶剂至液面的弯月面最低点恰好与标线相切。将量瓶反复倒转摇动，致溶液充分混匀即可。

注意，量瓶与其磨口玻塞是密闭配套的，玻塞不能混用，以防量瓶倒转混匀时液体流出；玻璃量瓶不能用来储存溶液（强碱溶液能严重腐蚀玻璃）；洁净后的量瓶不能用直接火烤或烘箱中高温烘烤的办法使其干燥。

（四）微量加液器

微量加液器又称微量移液器，分固定式和可调式两种类型，固定式常用于标准液和标本的移取，可调式加液器可根据需要调整。因微量加液器使用方便，体积较准确，现已广泛应用于临床生化检验实验室。

1. 原理　当按压加液器手柄时，加液器内活塞在活塞腔内作定程运动，排出活塞腔内定体积空气，松开按压力后，利用活塞在弹簧压缩力作用下复位时产生的负压，吸入一定量体积的液体。

2. 使用方法　将塑料吸液嘴套在加液器的下端，轻轻旋动，以保证密封，如为可调式加液器，应将其调节到所需吸取体积标示处。在正式吸液前，应将加液器吸排空气几次，以保证活塞腔内外气压一致。将加液器手柄按压到第一停点，并把吸液嘴浸入液面下2~3mm，再缓慢地松开压力，使之复位，待 1~2s 后，取出加液器，将加液器移至容器底部，缓慢按压手柄至第一停点，排出液体，待 1~2s 后，继续按压手柄至第二停点，以排尽塑料吸液嘴内全部液体（以上操作需连贯进行，切忌按压至第一停点后放松手柄，溶液倒吸，致移液不准），取出加液器，放松手柄，使之复位，此即为一次操作全过程。

二、常用玻璃仪器的清洗

（一）常用洗涤液及使用方法

1. 合成洗涤剂　市售的合成洗涤剂如洗衣粉、餐具洗洁剂等均可用于清洁玻璃器皿。其特点是价格低廉，使用方便，去油污力强。使用时配制成 1%~2% 的水溶液，将待清洁之玻璃器皿浸泡在洗涤剂溶液中，用毛刷刷洗即可。值得注意的是，因残留洗涤剂往往对实验结果影响较大，故此类洗涤剂洗过的器皿必须用自来水反复冲洗干净。

2. 重铬酸钾洗液　利用重铬酸钾在强酸溶液中的强氧化性去除污物。其配制方法为称取重铬酸钾 50g 加蒸馏水 50ml 溶解后，将 500ml 浓硫酸缓缓加入上液中（切记不可将重铬酸钾溶液倾入浓硫酸中），边加边用玻棒小心搅拌，配好放冷，装瓶加塞备用（防止浓硫酸吸水降低去污能力）。新配制的洗液为红褐色，去污力强，当反复使用多次后，变为深绿色，即表明洗液已无氧化洗涤能力。铬酸洗液去污效果好，但缺点是六价铬污染水质。除其他洗涤剂不易洗净的器皿外，尽可能避免使用铬酸洗液。

3. 30% 硝酸溶液　用于可氧化污物的去除，如 CO_2 测定仪、微量滴管和比色皿的洗涤。

4. 45% 尿素溶液　用于洗涤附有蛋白质污物的器皿。

5. 乙二胺四乙酸二钠（EDTA-Na_2）洗液　使用时配成浓度 5%~10% 的溶液，利用其络合金属离子的能力，加热煮沸可清洁玻璃器皿附着的一些重金属离子和钙镁盐类化合物。

（二）洗涤方法

1. 新购置玻璃器皿的清洗　新购置的玻璃器皿都附有游离碱，应先置 2% 的盐酸溶液中浸泡 2~6h，以除去游离碱。取出用自来水冲洗后，置 2% 合成洗涤剂溶液中，用毛刷刷洗，以除去油污。取出再用自来水反复冲洗，最后用蒸馏水淋洗 2~3 次即可。

2. 使用过的玻璃器皿的清洗　先用自来水冲洗，再置 2% 合成洗涤剂溶液中用毛刷刷洗，自来水冲洗，最后用蒸馏水淋洗 3 次即可。

3. 不能用毛刷刷洗的器皿　如容量瓶、刻度吸管等，可先用自来水冲洗沥干后，再用重铬酸钾洗液浸泡过夜，取出用自来水冲洗，最后用蒸馏水冲洗 3 次，对口径较细的刻度吸管，一定要注意刻度吸管内的清洁和淋洗。

4. 传染性标本污染器皿的清洗　对传染性标本污染过的器皿，应先将器皿浸泡在 5g/L 过氧乙酸消毒液中浸泡过夜。吸管、滴管类应放在内盛消毒液的深玻璃筒（筒底垫玻璃纤维）中浸泡过夜，取出用自来水冲洗，再置合成洗涤剂溶液中刷洗，自来水冲洗后，用蒸馏水淋洗 3 次即可。

（三）干燥方法

1. 自然干燥　该方法适用于不急用或不能用高温烘烤的器皿，如量筒、量杯、容量瓶、吸管等。

2. 烘烤干燥　除因高温使玻璃变形,改变容积,影响实验结果的玻璃量器外,其他玻璃器皿如试管、烧杯、三角烧瓶等,均可置 120~150℃烤箱中烘烤干燥,对定量用的玻璃量器如吸管、量筒等,若需急用,可置中低温烘箱中干燥,烘烤温度应不高于 60℃。

第三节　试剂的配制与使用

一、化学试剂的等级标准

市场上供应的化学试剂分国产和国外进口两种。由于各国对生产的化学试剂品级规格不一致,选用时应特别注意。根据国家标准(GB)或部颁标准(HG)规定,国产试剂一般分四级,各级的名称、符号及主要适用范围见表 10-3。

表 10-3　国产化学试剂品级、规格

级别	名称	符号	色标	说明
一级	优级纯	GR	绿色	纯度高,适用于科研和配制标准液
二级	分析纯	AR	红色	纯度较高,适用定量和定性分析
三级	化学纯	CP	蓝色	纯度低于二级,用途近似二级
四级	实验试剂	LR	黄色	纯度较差,用于一般定性分析

二、生物试剂的种类和应用

生物试剂是用于生物学、医学、药学等学科的科研与实践的专用试剂,分氨基酸、糖、酶、辅酶、蛋白质、核酸、植物碱、生物染色素等。

(一) 氨基酸

作为试剂用的氨基酸要求含量不能小于 98%,比旋光度应符合 $[\alpha]_D^{20}$ 要求,其他杂质含量小。氨基酸有 D 型和 L 型的区别,使用时应注意选择。

氨基酸的主要应用是合成多肽和蛋白质的原料,研究多肽和蛋白质的结构,配制某些酶促反应的底物,制备培养基用的氮源,配制缓冲液等。

(二) 酶、辅酶

在生物化学检验中,酶作为分析试剂具有专一性高、反应条件温和、催化反应速度快、无毒害等优点,能测定标本中用一般化学方法难于检测的物质和底物。酶分析方法至今已建立了二百多种,可测定一百多种临床生化检验项目,商品试剂盒亦有几十种。

在分子生物学技术中，限制性核酸内切酶、聚合酶、DNA 连接酶等工具酶的发现和应用，使人们对重组 DNA、探究基因的愿望得以实现，为基因工程这样一门创造性科学提供了有效的工具。

酶是一种生物催化剂，其活性受许多因素的影响，要长期保存而不失去活性是比较困难。通常结晶干燥的固体酶制剂比液态酶易于保存，酶试剂最好用深色瓶盛装，置干燥器内，再将干燥器放入低温冰箱，这样能做到低温、干燥、避光的保存要求。

（三）核苷酸

作为生物试剂的核苷酸，大多都以核苷酸的钠(钾、锂)盐形式存在，核苷酸的盐类比较稳定，便于保存，易溶解。

在分子生物学技术中，核苷酸用作合成寡核苷酸的原料，制备核酸探针，广泛应用于基因研究和疾病的诊断。

（四）蛋白质

随着人们对蛋白质研究的不断深入和发展，蛋白质不仅作为被研究对象而且成为一种非常重要的生物试剂，广泛应用于分子生物学和医学领域。如在临床诊断试剂中，蛋白质常用为载体，利用其分子中具有的氨基、羧基、酚羟基、巯基、羟基、胍基等活泼基团，既可与药物、半抗原等一些小分子物质结合也可与酶、蛋白毒素等大分子物质以共价键的形式结合，以制备人工抗原、酶标抗体、载体释放药物、抗体导向药物和免疫毒素等，广泛应用于免疫诊断试剂和高效治疗用的靶向药物等。

三、化学试剂的保管

生化检验实验室所用的化学试剂种类很多，且规格要求较高，其中不少又属于剧毒、易爆、易燃、腐蚀性试剂。

化学试剂的保管要求：①储存化学试剂的库房应通风，干燥，冷暗；②试剂须按液体、固体分类分开存放，并按序排好，做好标记，便于查找；③易燃、易挥发试剂除应盖好内塞瓶盖外，还应用胶带密封，以防挥发和泄漏；④剧毒药品应专人专柜保管存放，每次使用后要记录用量；⑤强酸、强碱试剂应分开存放；⑥生物制品，酶类制剂均应避光，冰箱低温保存。

四、实验试剂的配制和使用

（一）试剂配制的一般原则

1. 生化检验实验室配制试剂用水均应用蒸馏水或去离子水。

2. 根据实验要求选用不同规格的试剂，一般情况下大多选用 AR 级；一般溶液如无特殊要求，可选用 CP 级试剂。

3. 正确合理地选用衡器和量器。配制标准液或缓冲液称重应选用万分之一的分析天平。量器应选用一等容量瓶和吸管。一般试剂如显色剂、终止剂等无特殊要求的,则选用粗天平和量筒即可。

4. 试剂开瓶后,如不能一次用完,应及时予以封闭保存,特别是易吸潮试剂。对见光易变质的试剂,外面要用黑纸包裹。

5. 称量或量取试剂用的器皿,取试剂用的药勺均应洁净干燥。试剂一经取出(特别是液体试剂),不得放回原瓶,以免影响试剂纯度。

6. 配制好的试剂,应贴标签,写上试剂名称、浓度、配制日期。

(二)试剂的配制

试剂的配制要求学生心中要有安全意识,脑中要有安全知识,手上要有防护技能,具备生物安全操作意识和高度责任心。

1. 配制以一定质量的溶剂中所含溶质质量表示浓度的试剂,如%(g/g)等,只要将一定质量的溶剂和溶质混合均匀即可得到。

2. 配制以一定体积的溶液中所含溶质的质量或物质的量或体积表示其浓度的试剂。如%(g/ml)、%(ml/ml)、mol/L、mmol/L 等。将一定量的溶质先加入适量的溶剂使其完全溶解,然后再准确加入溶剂至所需的体积,混合均匀即可得到。

(三)溶液浓度的表示法及计算

1. 物质的量浓度　1 000ml 溶液中所含溶质的物质的量。溶质的物质的量可用 μmol、$mmol$、mol 等表示,故物质的量浓度为 $\mu mol/L$、$mmol/L$、mol/L,简称浓度(C)。

2. 质量浓度　用 100ml 溶液中所含溶质的克数来表示的浓度,符号%(g/ml)。如 0.9% 的生理盐水,是指 100ml 生理盐水溶液中含有氯化钠 0.9g。

3. 质量分数　用 100g 溶液中所含溶质的克数来表示的浓度。即溶质的质量除以溶液的质量(两者的单位必须相同)。质量分数可以直接用小数表示,也可以用百分数表示,医学上惯用 % 表示。如 6% 盐酸表示 100g 溶液中含 36g 盐酸。

4. 体积分数　同温同压下,用 100ml 溶液中含有溶质的毫升数来表示的浓度。体积分数可以直接用小数表示,也可以用百分数表示。医学上惯用 %(ml/ml)表示。如 70% 的乙醇溶液,即指 100ml 溶液中含有 70ml 的乙醇。

5. 溶液浓度的不同表示方法之间的换算　市售硫酸、盐酸、硝酸等采用 %(g/g)表示物质的浓度,而实验室常用物质的量浓度,故两者间常需换算。

6. 溶液的稀释　溶液的稀释指向浓溶液中加入溶剂使之成稀溶液的操作。根据稀释前后溶质量保持不变,可得:

$$C_{浓} \times V_{浓} = C_{稀} \times V_{稀}$$

式中 C 为浓度,V 为体积。

使用此公式时应注意稀释前后的浓度单位和体积单位要一致。

7. 溶液的混合　当两种不同浓度的溶液混合时,混合后溶质的量应等于混合前两溶液的溶质量之和。由此得计算式：

$$C\times(V_1+V_2)=C_1V_1+C_2V_2$$

式中 C 表示所需溶液浓度、C_1 表示浓溶液浓度、C_2 表示稀溶液浓度、V_1 表示浓溶液体积、V_2 表示稀溶液体积。

（四）实验试剂的使用规则

1. 使用实验试剂时，首先要看清楚试剂名称、浓度及配制日期。应注意观察试剂的颜色、透明度、有无沉淀，以确定其是否变质，变质的试剂不可使用。

2. 瓶塞开启后，瓶塞心朝上，不可与任何物品接触，以免污染试剂，更不允许瓶塞弄错。

3. 吸取试剂时，只能用橡皮球或用加液器移取。用试剂瓶直接倾倒试剂时，应注意从瓶签对侧倒出溶液，避免溶液从瓶壁外流出，腐蚀瓶签。

4. 取完试剂后，应立即盖好瓶盖，以防灰尘及脏物落入瓶中污染试剂。并按规定位置放回原处，不能乱放，防止造成工作紊乱，加错试剂。

5. 对要求低温存放的试剂，用毕后，应立即放回冰箱。以防室温中放置过久，受温度升高影响，导致试剂变质。

五、试剂盒的选择和评价

所谓试剂盒，1979 年国际临床化学协会（IFCC）曾有如下定义：两种或两种以上的临床或普通实验室使用的材料，附带有操作所需的组分、说明书组合而成的包装。商品试剂盒的发展先后经历了冻干型、干粉型和液体型三种剂型。冻干型试剂因存在瓶间和批间残留水量的差异，导致瓶间差和批间差较大。粉型试剂差异小，但仍需操作者加水复溶，由于实验室用水质量和加水量的误差，直接影响测定结果，于是诊断试剂盒向使用更方便、性能更优的液体型试剂发展。

（一）液体双试剂的优点

1. 排除瓶间差　因液体试剂无须复溶，操作者开盒即可使用，排除了实验室用水不纯和加水量所致的误差，提高了测定结果的精密度。

2. 减少了标本中内源性物质干扰　如利用 Trinder 反应（偶联终点比色法）测定葡萄糖、尿酸、甘油三酯、胆固醇时，常受标本中的维生素 C 干扰，导致测定结果出现负偏差。如采用双试剂，则可在试剂 1 中加入维生素 C 氧化酶，标本与试剂 1 先反应即可除去维生素 C 的干扰，然后再加入试剂 2 开始 Trinder 反应，使整个反应特异性提高，亦相应提高测定结果的准确度。

（二）试剂盒质量评价

试剂盒质量评价主要包括内外包装的外观目测和试剂盒方法性能指标的分析评价两部分。

1. 试剂盒内外检查

(1) 试剂盒外包装：外包装应规整、牢固，并清晰印有试剂盒名称、商品名、可供检测次数、产品批号、失效日期、保存条件、生产批准文号、试剂盒封签及生产单位及地址等基本信息。

(2) 内包装：盒内每个试剂瓶均应贴有标签，标签上应标明产品名称、装量、产品批号、有效期、保存条件及生产单位名称和地址。内包装应包括印刷清晰规范的使用操作说明书，以及与说明书相符的相应试剂及其他附属物。

说明书必须有原卫生部生物药品检定所规定的内容，其基本内容包括：①试剂盒名称，即检测项目名称，如丙氨酸转氨酶（ALT/GPT）测定试剂盒；②用途，用于什么标本中何种项目的检测；③测定原理；④试剂盒内包装内容，包括试剂种类及名称、所附标准物、参考物的名称、浓度、使用方法等；⑤标本要求，包括可用标本的种类、采集方法、标本的保存、处理及运输要求；⑥使用方法及操作步骤，包括测定条件、保存条件和稳定期、含有干扰物标本的特殊处理、结果计算，运算系数的解释，并附计算举例说明；⑦适用于检测分析的仪器；⑧注意事项、试剂贮存条件、有效期以及试剂失效指标；⑨正常参考范围；⑩生产单位名称、地址、咨询电话及传真号。

试剂盒所装试剂的外观包括试剂的颜色、性状以及溶解度等应符合说明书要求。

2. 试剂盒分析性能指标的评价

(1) 准确度：一般采用测定定值质控血清和做回收实验，考查试剂盒的准确度。定值质控血清（最好采用高、低值两种定值血清）测定结果应在定值$\pm 2SD$之内。回收实验的回收率应小于$100\% \pm 5\%$。

(2) 精密度：采用最佳条件下批内变异系数作为考查指标，即同一标本在相同条件下，平行测定20次，求其结果的均值，计算CV，一般要求$CV<5\%$。

(3) 线性及线性范围：可采用线性拟合试验方法，即取五种不同浓度，形成浓度梯度，每个浓度作4次平行重复测定，将其吸光度与相应浓度作相关统计处理，以其相关系数r和截距b作为线性好坏的评价指标。一般要求$r \geqslant 0.995$，$b \leqslant 0.05$。

(4) 空白吸光度：该项指标主要是考查试剂中杂质的污染情况。不同测定方法的试剂盒，国家临检中心对其试剂空白均有一定要求，如不符合要求，说明试剂已受污染不能使用。如丙氨酸转氨酶测定试剂盒（NADH为指示系统），试剂空白吸光度$A_{340}>1.0$，总蛋白测定试剂盒（双缩脲法），试剂空白$A_{540}<0.2$。

参照前述试剂盒的性能指标，逐一检测或检测其中主要性能指标，考查其是否符合规定要求，进而作出试剂盒选择的依据。

（三）试剂盒的选择

广泛收集各个厂商提供的有关资料，考查其是否有批准文号和生产许可证文号。认真阅读其使用说明书，了解方法的原理、试剂的组成、操作步骤、注意事项、试剂的稳定性、有效期与贮存条件等内容。结合调查使用单位对试剂盒的使用情况，实验室可用定值血清,或患者标本结合上述试剂盒的性能指标做一些初步评价实验。在充分调查和评价实验的基础上,即可作出选择。

第四节　生物化学检验实验室常规仪器的使用

一、离　心　机

离心分离原理就是利用离心机在高速旋转时产生的强大离心力,使悬浮于溶液中密度不同的微粒依不同的速度沉降,从而达到分离、纯化、制备的目的。在生物化学检验实验室,离心机主要用来分离血清,沉淀蛋白质,收集细胞、细胞器等。

一台离心机离心力的大小,可用相对离心力(RCF)和每分钟转速(r/min)表示,相对离心力又称相对离心加速度,是指离心力相当于重力加速度的倍数,常用"×g"来表示。如 10 000g 就表示离心力达 10 000 个重力加速度。而转速则指离心机转子每分钟旋转的转数。两者的关系为:

$$RCF=1.118\times10^{-5}\times(r/min)^2\times r$$

r 为旋转半径。

离心技术既可以是制备性的,也可以是分析性的。在离心场作用下,物质颗粒以一定的速度向离心管底部移动,这个移动的速度称为沉降速度,沉降速度与离心场成正比,这一比例常数就是沉降系数,即在单位离心场中颗粒沉降的速度,用 s 表示,s 的单位是秒,因为许多生物大分子的 s 值很小,所以定义 $10^{-13}\ s$ 为一个沉降系数的单位(即 Svedberg 单位),比如蛋白质的沉降系数一般在 1~200Svedberg 单位。

离心机的种类很多,按其转速的不同,分普通离心机(<6 000r/min)、高速离心机(6 000~25 000r/min)和超高速离心机(>30 000r/min)。

(一)普通离心机

放置离心机的位置应平稳、坚固,外接电源应为三孔插座,且地线接地良好。

1. 使用前应先检查调速旋钮(手柄)是否在起点位置"0"处,外套筒有无破损,有无离心后的破碎残留物,如有应清理干净,其底部应放有橡皮软垫。

2. 将待离心溶液倒入容积大小适宜的离心管内,盛液量不宜超过离心管的 2/3,以免溢出。然后放入离心外套筒。

3. 将一对装有离心管的外套筒置天平上,于离心管与外套筒间用自来水加减法平衡至等重,然后对称放入离心机,并将不用的离心外套筒取出,盖好离心机盖。

4. 接通电源,然后慢慢调节转速旋钮,使转速逐渐增加至所需的离心转速数。停机时,应先将调速旋钮拨回到起点"0"处,断电,待其停止离心后再打开机盖,轻轻取出离心管。用完后,倒立外套筒,使其干燥存放。

(二）高速离心机

1. 高速离心技术方法　高速离心机主要适用于分离、纯化、制备、分析高分子化合物及亚细胞组分。依其原理不同,其方法分差速离心法、速率区带离心法和等密度离心法三种。

（1）差速离心法:含有数种大小或密度不同颗粒的溶液,可通过差速离心法将其分离成比较单一的组分。

该种方法操作简便,适用于分离大小和密度相差较大的颗粒,对密度相差较小的颗粒,分离效果不甚理想。

（2）速率区带离心法:该法与差速离心法的区别在于,后者整个离心过程都是在均一介质中进行,而速率区带离心法,则必须选择合适的梯度介质,使样品在梯度介质中依其颗粒大小的不同进行分离。

先在离心管内装入密度梯度介质(蔗糖、CsCl),将样品小心加至梯度液顶部,在离心场力作用下,样品中不同的颗粒在梯度液中沉降速度或漂浮速度的不同(沉降与漂浮速度取决于介质密度、被分离颗粒的大小和形状),使具有不同沉降速度的颗粒处于不同密度的梯度层内,达到分离的目的。

（3）等密度区带离心法:先在离心管内装入密度梯度介质,其密度沿离心方向逐渐增加。在离心过程中,样品中不同密度的颗粒在离心力作用下,分别迁移至与其密度相等的介质中而停止沉降,由此使不同密度的颗粒停止在各自的等密度区带而得以分离。其沉降平衡主要依赖于颗粒的密度,与颗粒大小及形状无关。

2. 高速离心机常用的转头　高速和超高速离心机常用的转头结构简单,但技术要求极高,因转头在高速旋转时受到很大内应力和拉力,长期使用会造成累积性塑性变形。内部结构细微缺陷,选择和使用不当会导致转头撕裂或爆炸事故。使用转头时,必须根据分离要求,正确选用转头。

3. 高速离心机使用中注意事项　使用高速离心机前,必须对照实物认真阅读操作说明书,特别应注意以下几点。

（1）两管重量必须平衡等重至 0.1g。

（2）更换、取、放转头时,应小心轻放,不能与硬物碰撞,必须反复检查转头的卡口是否对准。严格控制转速在转头转速限制的 90% 内,不能满速,更不能超速。

（3）高速运转前,离心室内一定要抽成真空,并降至规定温度。

（4）离心过程中增减速度不能过快。

二、电热恒温水浴箱

电热恒温水浴箱简称水浴箱,主要用于恒温水热,保持化学反应所需恒温条件。加热装置为浸入式电热管,温度控制为螺旋管式温控器,灵敏度一般为 ±0.5℃。

1. 关闭水浴箱底部放水开关，注入水至适当深度，水位不能低于电热管。

2. 接通电源，打开开关，此时若红灯亮，表示电热管开始加热。调节温控旋钮至适当位置。

3. 观察温度计，当温度升至距所需温度约2℃时，逆时针方向旋转调温旋钮至红灯刚好熄灭。此后红灯不断熄灭，表示恒温控制器发挥作用，再继续观察一段时间温度升降变化情况，若与所需温度不符，只需略微调节温控旋钮直至达到所需恒定温度。

4. 调温旋钮刻度盘上的温度标示值与箱内水的实际温度不符，但可记录水箱内温度计所指示的温度与调温旋钮在刻度盘上的指示位置，并做好相应记号，在多次使用的基础上，就可比较迅速，准确地得到需要恒定的水温。

5. 若较长时间不使用，应将温控旋钮退回零位，打开放水开关，放尽水浴箱内的水，保持箱内干燥，以免生锈。

三、电热恒温干燥箱

电热恒温干燥箱又称烤箱，其主要用途是加热烘干洗净的物品和干热灭菌。恒温范围一般为50~300℃，温控灵敏度为±1℃。

1. 将温度计插入箱顶放气调节器中部的插孔内。

2. 将电源插头插入接地良好的三孔插座。

3. 开启电热丝分组开关，并视所需加热温度的高低，开启一组或多组电热丝，此时红灯亮，表示电热丝开始加热，开启箱内鼓风机，可帮助箱内热空气对流。

4. 观察箱顶温度计温度指示，待温度上升至所需温度差2~3℃时，调节自动恒温器旋钮，使绿色指示灯刚好亮，此时表示电热丝停止加热。继续观察温度计和红绿指示灯，了解温度变化及恒定情况，略微细调温控器，至温度自动控制在所需温度±1℃为止。

5. 加热干燥或干热灭菌完毕后，不能立即开烤箱取物品，须关闭电源待温度降至50℃以下，再开门取物，否则玻璃器皿会因骤冷而爆裂。

6. 烤箱内不能烘烤易爆、易燃、易挥发的物品以免发生事故。

四、电热搅拌仪

电热搅拌仪是一种既可用于溶液加热，又可搅拌溶液的仪器。使用电热搅拌仪时，应保持容器外壁干燥，转速不能太快，以免溶液外溅，腐蚀托盘。用完后应及时切断电源。

第五节　生物化学检验标本的采集与处理

生化检验标本的正确采集和处理，是保证分析检测结果准确可靠的一个十分重要的环节。同时可以让学生有安全意识,脑中有安全知识实验,手上有防护技能,具备生物安全操作意识和高度责任心。

一、血液标本

生化检验血液标本根据其来源不同分静脉血、动脉血和毛细血管血。因毛细血管采血量少不能满足常规多项生化检测项目的用量,故静脉穿刺采血是临床最常用的采血方法。

为保证血标本符合生化检验分析要求,一般要求患者采血前 24h 内应避免运动和饮酒,不宜改变饮食习惯和睡眠习惯。静脉血标本最好在上午 7:00—9:00 空腹采血较为适宜(急症项目除外)。门诊患者提倡静坐 15min 后再采血。

(一)采集标本前

要逐一核对患者姓名、床号、检品联号,若用条形码,需将条码正联纵向贴在标本管上,副联贴在相应的检验申请单上,要严防出现检验申请单上的编号与标本号不一致,分离血清或加样时吸错标本等过失错误。

条形码是由不同宽度的条和空组成的电子条码图形。条形码下有 10 个阿拉伯数字,第 1~3 位表示标本号,第 4~5 位数字表示检测项目组合号,第 6 位数字表示标本类型,第 7~8 位表示月份,第 9~10 位表示日期。副联上有与正联相同的 3 位阿拉伯数字表示标本号,汉字表示组合名称。

(二)采血部位

一般从前臂肘正中静脉取血,若肘静脉不明显,可采手背静脉血,幼儿可从颈外静脉采血。

(三)采血方法

1. 真空采血器静脉采血法　真空采血器是利用全封闭的真空负压采血管进行静脉采血。该法具有采血简便、快速、省力、可连续多管采血等优点,是目前临床检验采血理想的工具。该法免去了用一般注射器静脉采血的抽吸和转注步骤,可避免或减轻机械性溶血。无血液污染,保持手、工作台面和检验申请单清洁,预防交叉感染,对工作人员和患者的安全起到了切实的保护作用。

真空采血管中抗凝剂与血液比例固定,有利于保证检验质量;根据临床检验的要求配制了不同的抗(促)凝剂,可自动从血管吸入规定量的血液,使血液与抗(促)凝剂的比例准确;操作人员可放心颠倒混匀,减轻操作人员的工作强度,用采血器比注射器节省三分之二的时间。

标准真空采血管采用国际通用头盖和标签颜色。不同的标签颜色表示真空采血管内添加剂的种类和试验用途不同(表 10-4)。

实验人员可根据检测需要选择相应的真空采血管。使用方法:选择合适的静脉,按

表 10-4　标准真空采血管颜色标示及试验用途

名称	色标	添加剂	使用用途
普通血清管	红色	未添加	常规生化、血库和血清学相关项目检测
快速血清管	橘红	促凝剂	急诊血清生化项目检测
惰性分离胶促凝管	金黄	惰性分离胶和促凝剂	急诊血清生化项目检测
肝素抗凝管	绿色	肝素	普通生化检测、红细胞脆性实验、血细胞比容实验
草酸钾、氟化钠管	灰色	草酸钾、氟化钠	血糖测定
血浆分离管	浅绿	惰性分离胶和肝素锂	电解质、常规血浆生化、ICU 急诊血浆生化检测
EDTA 抗凝管	紫色	EDTA-Na$_2$	一般血液学检验
枸橼酸钠凝血实验管	浅蓝	枸橼酸钠	凝血实验
枸橼酸钠血沉实验管	黑色	枸橼酸钠	血沉实验

常规对采血部位进行消毒后,撕开采血针包装小袋,取出双向采血针并将采血针上的护套取下,一端在持针器帮助下刺入静脉血管,在连接胶管中见到回血,将采血针另一端刺入真空管内,管中预设好的真空负压将所需量的血液吸入管内,亦可按标签的刻度值控制采血量。当第一管采完后,拔出针头再刺入另一真空管,如此重复操作,以达到一针多管采血。当最后一管采样完毕,松止血带,棉签按压穿刺处皮肤,迅速将采血针头抽离静脉血管(管中的负压可将连接胶管中残存的血样吸入管内)。将使用过的真空采血穿刺针投入利器盒集中处理,标本送检。

2. 普通注射器采血法　基层单位若仍采用普通注射器采血,其方法为选择合适的静脉,按常规对采血部位进行消毒后,取出无菌采血器,套上采血针,刺入静脉血管,在针管中见到回血,向后缓缓拉动注射器活塞,抽取血液至所需量。松止血带,棉签按压穿刺处皮肤,迅速将采血针头抽离静脉血管。去掉针头,沿管壁将血缓缓注入洁净干燥的容器内,忌用力推压注射器,防止冲击致血细胞破碎而发生溶血。

血气分析用血标本属特殊血标本,血气分析用血标本的正确采集和处理对血气分析结果的影响较大,因此要引起足够重视。

(四)抗凝剂

1. 草酸钾　草酸钾与血液中钙离子结合成草酸钙而阻止凝血。因草酸钾的加入,改变了血液 pH,故草酸钾抗凝的血浆不能用于酸碱平衡实验的测定,不能用于钾、钙测定;因草酸钾对乳酸脱氢酶、酸性磷酸酶、碱性磷酸酶、淀粉酶有抑制作用,故不能用于此类酶活性的测定。

2. 氟化钠-草酸钾　因氟离子抑制糖酵解途径中的烯醇化酶,阻止糖酵解,故适合血糖测定。但氟离子亦抑制转氨酶、淀粉酶、碱性磷酸酶等酶的活性,故不适于酶活性的测定。

3. 肝素　因肝素能拮抗凝血活酶和凝血酶的形成,阻止血小板聚集而阻止凝血。肝素抗凝的血浆,适合血气和绝大多数生化检测项目的测定,仅对酸性磷酸酶活性测定有干扰。

（五）血液标本的处理与保存

血液标本采集后,必须及时送检,为防止血清与血细胞间的物质交换(因血清与血细胞内许多物质浓度不均一),应及时分离血清(浆),如不及时分离会导致细胞内钾转移至血清,而血清中钠、钙会转移至血细胞内,致使血清钾升高,而血清钠、钙则偏低。血清中葡萄糖因酵解致血清葡萄糖浓度降低。对溶血、脂血或胆红素血,应在检验报告单上注明,以供医生参考。不能及时检测的标本或需保留以备复查的标本,一般应置4~6℃冰箱保存。

二、尿液标本

尿液标本分随机性一次新鲜尿、定时尿及24h尿。定量分析多用24h尿。

（一）24h尿液标本收集

第一天嘱患者将尿排尽弃去,并记录排尿时间,以后每次排出的尿液均收集于洁净干燥带盖的容器中,直至收集至第二天同一时间最后一次排尿为止。混匀,量其总量,此即为24h尿。

（二）尿液标本的保存

尿液易生长细菌,而细菌的生长会致尿液中化学成分发生改变。故24h尿的收集,均应在收集第一次尿时即加入防腐剂。如10%麝香草酚异丙醇溶液(加量5ml),加有此种防腐剂的尿标本适宜于糖、胆红素、氨基酸、钾、钠、钙的定量测定,不适宜尿蛋白测定;浓盐酸防腐,用量为1ml/100ml尿,加浓盐酸防腐的尿标本,适宜于17-酮类固醇、17-类固醇、肾上腺素、儿茶酚胺、钙等测定,但不适宜尿酸测定。

收集的尿液应及时送检,若不能,应将收集的尿液充分混匀,准确量其总量,记录体积,留取一部分置冰箱4~6℃保存。

三、脑脊液标本

采集部位有腰椎、小脑延髓池等,临床多以腰椎穿刺法采集脑脊液。将穿刺采集的脑脊液分置3支编号洁净无菌试管中,每管量2~3ml。因最初数滴可能含有少量红细胞,故第1管作细菌学检查,第2管作生化、血清学检查,第3管作细胞计数。标本采集后应及时送检,各实验室亦应立即检验。久置会致细胞破坏影响细胞计数,葡萄糖分解使糖测定结果降低,病原体破坏或溶解。细胞计数管应避免标本凝固,遇高蛋白标本时,可用EDTA盐抗凝。

四、标本采集中影响检验结果的因素

常见的影响因素有标本采集的时间、体位、年龄、性别、运动、情绪、食物和药物等。

(一)运动的影响

运动对体液化学成分影响程度受运动时间、强度及平时有无体育训练习惯有关。运动会致机体新陈代谢加快,细胞内ATP减少,细胞膜通透性增加,致许多胞内酶如丙氨酸转氨酶、天冬氨酸转氨酶、碱性磷酸酶等在血清中的活性增高,乳酸明显增高,尿酸和血pH上升。

(二)饮食的影响

一般饮食后可使血糖、钾、铁、甘油三酯浓度升高。高蛋白饮食可使血清中尿素、尿酸及氨略升高,但对肌酐的影响不大。饮茶、咖啡可使体内儿茶酚胺释放增多,葡萄糖浓度略升高,饮咖啡可使血中游离脂肪酸明显升高。饮酒可使血液中乳酸、尿酸、丙氨酸转氨酶、γ-谷氨酰转肽酶升高,长期饮酒者,往往伴高甘油三酯血症及γ-谷氨酰转肽酶异常。

(三)药物的影响

药物对体液化学成分测定结果的影响主要有两种原因:一种是由药物引起的生理变化,导致血中某些化学成分浓度的改变,如服用利尿药,可使血钾、钠浓度增高;长期服用避孕药,可使丙氨酸转氨酶、γ-谷氨酰转肽酶活性升高。另一种是由于存在于体液中的药物本身对分析方法的干扰,这种干扰由药物本身的理化性质如颜色、荧光、氧化还原性及对酶抑制所致,如服用维生素C对Trinder反应的干扰。

宜在早餐前空腹采集血样标本,服药时在化验单上注明服用药物的种类、时间和剂量。

(四)溶血的影响

待测物在红细胞内和血清中浓度存在差异时,溶血就会导致测定结果出现偏差。如ACP、LDH、AST/GOT、K^+等物质在红细胞内的浓度较血清高22~160倍,故轻微溶血都会导致结果偏高;又如红细胞内Na^+浓度仅为血清钾浓度的1/12,明显溶血会致血清钠结果偏低;溶血释放出的血红蛋白可干扰胆固醇酶法测定,抑制胆红素的重氮反应等。

采集血标本时造成溶血的因素很多,主要因素有:采血用器材不干燥、不洁净;穿刺不顺利,淤血时间过长;抽血速度太快;血液注入试管时未取下针头或注入速度过快等。实际工作中应尽量注意避免上述导致溶血因素,保证送检标本符合检测要求。

生物化学检验实验室是培养并实践生化检验技术基本知识、基本技能的重要场所。每位学生必须严格遵守生化检验实验室的规则,养成良好的工作、学习习惯。生物化学检验常用分析技术,可以培养和训练学生规范化的实验操作技能,培养学生严肃认真、规范条理的工作作风。

移取溶液的量器,容量瓶的准确度优于量筒,量筒优于量杯,刻度吸管适宜于移取体积在 10ml 以下的溶液,使用时要分清完全流出式(TC)还是不完全流出式(TD),TC 类吸管要求将管尖残留液体吹出,而 TD 类吸管则不能将管尖残留液体吹出。玻璃量器的一般使用规则为:选择与移取溶液体积相近规格的量器,能一次完成量取的最好不要分多次完成。

临床常用溶液浓度的表示方法有物质的量浓度、质量浓度、质量分数、体积分数。实际工作中经常要求对溶液进行稀释和混合,因此要学会溶液稀释公式:$C_浓 \times V_浓 = C_稀 \times V_稀$ 和溶液混合计算公式:$C \times (V_1 + V_2) = C_1V_1 + C_2V_2$ 的应用。

试剂盒的选择:首先广泛收集各个厂商提供的有关资料,结合调查使用单位对试剂盒使用情况,实验室可用定值血清,或患者标本结合试剂盒的性能指标做一些初步评价实验,在充分调查和评价实验的基础上,即可作出选择。

血液标本的采集要按要求规范操作,防止溶血。血液标本采集后,应及时分离血清(浆),防止血清与血细胞间的物质交换(因血清与血细胞内许多物质浓度不均一),必须及时送检。对有溶血、脂血或胆红素血,应在检验报告单上注明,以供医生参考;不能及时检测的标本或需保留以备复查的标本,一般应置 4~6℃冰箱保存。

尿液标本分随机一次新鲜尿,定时尿及 24h 尿。定量分析多用 24h 尿,收集的尿液应及时送检,若不能,应将收集的尿液充分混匀,注意防腐,准确测量其总量,记录体积,留取一部分置冰箱 4~16℃保存。

(王 荣)

❓ 思考题

1. 影响血液标本质量的因素有哪些?
2. 如何保证检验结果的准确、可靠?
3. 使用高速离心机的注意事项有哪些?

第十一章 生物化学检验方法的分析性能评价与质量控制

11章 数字内容

学习目标

知识目标：

掌握实验方法的分级、Levey-Jennings 质控图的绘制方法及应用；熟悉实验误差的种类及表示方法、生化检验方法分析性能的评价、Westgard 多规则质控法常用质控规则的含义；了解实验方法的选择原则、室内质控常见的失控原因分析及处理措施、室间质量评价。

能力目标：

能够正确开展生化检验方法分析性能的评价；能够开展常规质量控制，完成质控图的绘制。

素质目标：

培养精益求精的职业素养，树立牢固的质量意识。

临床实验室的核心工作是为临床诊断治疗提供准确及时的检验信息，而实验方法的改进与选择和检测系统的性能评价验证即是此项工作的基础。临床生化检验实验室正确地选择适当的测定方法，并对其进行严格、系统的性能评价，按照一定的标准判断各性能的可接受性，对于保证检验质量，为临床提供准确、可靠的检验信息至关重要。

质量控制（quality control，QC）是检验工作的重要环节，是为达到质量要求所采取的作业技术和活动，涉及检验过程的每一个步骤，通过分析有关的各个环节，检测分析过程中的误差，找出并控制或消除产生误差的原因，其目的就是确保检验结果的准确可靠。

第一节　检验方法的分析性能评价与验证

一、实验方法的分级

国际临床化学协会(IFCC)根据分析方法的准确度与精密度不同,将临床生化检验方法分为决定性方法、参考方法和常规方法三级。

(一)决定性方法

决定性方法是准确度最高、系统误差最小、经过研究证明尚未发现其不准确度或不精密度的方法,其测定结果与"真值"最为接近。由于技术要求高,费用昂贵,这类方法并不直接用于临床标本检验,主要用于评价参考方法和对一级标准品定值,具有权威性。

(二)参考方法

参考方法是指准确度与精密度已经被充分证实,且经公认的权威机构(国家主管部门、相关学术团体和国际组织等)颁布的方法。这类方法干扰因素少,系统误差与重复测定中的随机误差相比可以忽略不计,有适当的灵敏度和特异度、较宽的分析范围,并且线性良好。参考方法能在条件许可的实验室可用于临床标本检验,主要应用于评价常规方法,也可用于评价商品试剂盒或为质控血清定值。

(三)常规方法

常规方法是指性能指标符合临床需要,有足够的灵敏度、准确度、特异性和适当的分析范围,经济实用的检验方法。常规方法在作出评定以后,经国家主管部门、相关学术团体认可,可作为推荐方法或选择方法。

二、实验方法的选择原则

临床生化检验方法的选择原则应从实际出发,结合实验室的条件和检测要求,确定适当的方法。一般实验室受仪器设备、技术力量、检测成本的限制。按照 IFCC 的规定,常规方法应具有实用性和可靠性两方面的性能指标。

1. 实用性指标　一般应具备:①微量快速,便于急诊,适合批量成套项目分析。所谓微量系指检测所需标本量少;快速即检测速度,是指一份标本检验一次所需时间以及在常规条件下单位时间内所能处理的标本数量。②费用低廉,包括试剂、设备及一般管理费用等,特别是无须昂贵的设备和试剂,具有较强的可行性。③方法简便,易于自动化分析。④安全可靠,试剂无毒性、腐蚀性小,实验室工作人员无须特别防护。

2. 可靠性指标　一般应具有较高的精密度、准确度和检测能力。①精密度:即变异系数(CV)一般应小于5%。②准确度与特异性:准确度是指测定值与"真值"的符合程度,一般相对偏差应小于5%;特异性是指对待测物发生化学反应,而对其他结构类似的化合物不发生反应。③检测能力:即"检测限度",或"检出限",检出限通常是指能与适当的"空白"读数相区别的待测物的最小量。

三、实验误差

(一)误差的种类

误差分为系统误差和随机误差。允许误差是统计学上样本抽样检查所准许的误差范围。

1. 系统误差　指一系列测定值与真值有同一倾向的偏差。由恒定的原因引起,具有单向性,没有随机性,常有一定的大小和方向。当找到引起系统误差的原因,采取一定的措施即可纠正,消除系统误差能提高测定的准确度。系统误差又分为恒定系统误差(CE)和比例系统误差(PE)。

(1)恒定系统误差:指由干扰物引起的使测定值与真值存在恒定大小的误差。误差大小与被测物浓度无关,而与干扰物浓度相关。

(2)比例系统误差:指相对于被测物浓度有相同的百分比误差,误差的绝对量与被测物浓度呈比例变化。

2. 随机误差　指在重复性条件下,多次重复测定某一被测物质时产生的误差。以偶然不可预料的方式出现,没有一定的大小和方向,可正可负,数据呈正态分布;不可避免,也不可校正,但可控制在一定的范围内。

引起随机误差的主要原因有:①技术人员操作不规范;②测定仪器、试剂、环境等实验条件的突然改变。

引起系统误差的主要原因有:①方法误差;②仪器和试剂误差等。

引起随机误差和系统误差的原因是相对的,随机误差和系统误差在一定条件下能相互转化。

3. 允许误差　因误差是绝对存在的,但又不能完全消除,故临床上把准许的误差范围称作允许误差,一般限定在 $\overline{X} \pm 2SD$ 范围内,即可信度为95%的范围内。

(二)误差的表示方法

1. 标准差(SD)　标准差是方差的平方根值,用 S 或 SD 表示,是表示精密度的较好指标。

$$S = \sqrt{\frac{\sum (X - \overline{X})^2}{n-1}}$$

2. 绝对误差和绝对偏差　绝对误差是指测定值与真实值之间的差值,绝对偏差是指测定值与测定均值之间的差值。绝对误差和绝对偏差有正值和负值,表示误差绝对值的大小,无法比较测定误差之间的大小。

$$绝对误差=测定值(X)-真实值(T)$$
$$绝对偏差=测定值(X)-测定均值(\overline{X})$$

3. 相对误差和相对偏差　相对误差为绝对误差与真实值的百分比值;相对偏差为绝对偏差与测定均值的百分比值。

$$相对误差=\frac{测定值-真实值}{真实值}\times100\%$$

$$相对偏差=\frac{测定值-测定均值}{测定均值}\times100\%$$

4. 变异系数(CV)　是样本标准差与样本均值的百分比值。在定量检测中,常用变异系数来表示检测方法的不精密度。用于比较各组数据间的变异情况,没有单位,CV值越大,说明测定值离散度越大,精密度越差。

$$CV=\frac{SD}{\overline{X}}\times100\%$$

四、检验方法分析性能评价的内容和步骤

(一)分析性能评价的内容

通过实验途径,测定并评价方法的精密度和准确度。在实际测定中常以不精密度和不准确度表示,强调的都是误差,评价实验的过程就是对误差的测定。方法学评价的各项试验是为检测各种类型的实验误差而设计的。它们间的相互关系见表 11-1。

表 11-1　方法评价试验与实验误差类型的关系

分析误差的类型	评价试验	
	初步试验	最后试验
比例系统误差(PE)	回收试验	
恒定系统误差(CE)	干扰试验	方法比对试验
随机误差(RE)	批内重复性试验	日间重复性试验

(二)分析性能评价的步骤

根据方法选择的要求确定候选方法,在使用前需经本实验室进行评价试验,具体步骤如下:

1. 评价前试验　确定候选方法的最适条件。包括试剂浓度、缓冲体系的种类、离子强度和 pH、反应温度和时间、标本与试剂的体积比、检测波长、线性范围等。

2. 初步评价试验　可在较短时间内完成,包括批内和日内重复性试验、回收试验、干扰试验。

3. 最后评价试验　在初步评价试验合格后进行,评价依顺序做日间重复性试验、方法比对试验和总体判断方法是否可接受。

4. 评价后试验　若方法可接受,则进行临床相关试验,包括参考区间确定和特殊患者标本的测定。

5. 方法应用　包括建立质控系统、培训操作者、引入常规工作等。

五、分析性能评价的方法

(一)重复性试验

重复性试验用以评价实验方法的精密度,其目的是检测候选方法的随机误差。方法是将同一材料(如标准液、质控液、标本等)分成数份试验标本,对其进行多次分析测定,并计算其均数($\overline{X}$)、标准差(SD)和变异系数(CV)。

重复性试验的种类:

1. 批内重复性试验　同一份样本在短时间内用候选方法进行多次(一般20次)重复测定。批内CV值一般应小于5%。

2. 日内重复性试验　在一天内对一个或数个样本作数批重复测定。由于在一天内重复测定几批,所受影响因素多于批内重复性测定,故日内CV值大于批内CV值。

3. 日间重复性试验　将同一样本分成数份,按方法每天测定1次,连续测定20d观察结果变异。这样得到的日间CV值要大于日内CV和批内CV值。由于这种重复试验是在数天中测得的分析误差,与常规工作相一致,更能反映实验室工作的实际情况。

注意事项:无论何种重复测定,在初步实验中,进行20次即可,采取的样本可用标准液、质控血清、人工合成样品等,其浓度可选择具有临床价值的浓度范围。

(二)回收试验

回收试验用以评价分析方法的准确度,目的是检测比例系统误差。其测定方法是:在已知浓度的样本中加入一定量的被测物质,然后用被评价方法测定。测定值(回收浓度)与"理论值"(加入浓度)之比,乘100% 即为回收率。一般实验方法回收率应在100%±5% 为合格。

回收率的计算:

$$加入浓度=\frac{加入的标准液量(ml)}{混合血清样本量(ml)+标准液量(ml)}\times标准液浓度$$

$$回收浓度=回收样本测定浓度-基础样本测定浓度$$

$$回收率(\%)=\frac{回收浓度}{加入浓度}\times100$$

如用葡萄糖氧化酶法测定血糖,做葡萄糖回收试验。

1. 样本制备

基础样本：血清 2ml+蒸馏水 0.1ml。

低浓度回收样本：血清 2ml+25mmol/L 葡萄糖标准液 0.1ml。

高浓度回收样本：血清 2ml+100mmol/L 葡萄糖标准液 0.1ml。

2. 样本测定　按操作要求测定上述样本，并计算结果。

$$低浓度回收样本加入浓度 = \frac{0.1\,(ml)}{2.0\,(ml)+0.1\,(ml)} \times \frac{25mmol}{L}$$

$$高浓度回收样本加入浓度 = \frac{0.1\,(ml)}{2.0\,(ml)+0.1\,(ml)} \times \frac{100mmol}{L}$$

3. 结果　见表 11-2 所示。

表 11-2　葡萄糖回收试验实验结果

样本	测定浓度/ $(mmol \cdot L^{-1})$	加入浓度/ $(mmol \cdot L^{-1})$	回收浓度/ $(mmol \cdot L^{-1})$	回收率/%
基础样本	5.50	—	—	—
低浓度回收样本	6.75	1.19	1.25	105.0
高浓度回收样本	10.20	4.76	4.70	98.7
高低浓度平均值	—	—	—	101.9

$$平均回收率(\%) = \frac{105.0+98.7}{2} \times 100\% = 101.9\%$$

4. 注意事项

（1）样本最好选用新鲜的正常人混合血清。

（2）不能将被测物直接加入试验样本中，必须先配制适当浓度的溶液后才能加入，而且加入的量越少越好，一般不超过总体积的 10%。

（3）样本浓度应有高、中、低几个不同的浓度，而且加入量必须一致。

（4）加入标准液后的样本浓度中应包括医学决定水平，但是不能超出本方法的线性范围。

（5）试剂的配制和加入量必须准确，考虑到多方面因素的影响，一般应多做几次试验后作出结论。

（三）干扰试验

干扰试验用以评价分析方法的特异性和准确度。目的是检测恒定系统误差，干扰物浓度不同，误差大小也不同。

干扰试验方法基本同回收试验，干扰物质是测量误差的重要来源。干扰物按来源不同，通常分内源性（标本中存在的）和外源性（加入标本中的）两大类。常见的内源性干扰物,除血清中固有的物质外,还有病理情况下生成的一些代谢产物、药物,标本采集不当或饮食形成的一些干扰物,如溶血、黄疸、脂血、酒、咖啡因等。常见的外源性干扰物有抗凝剂、防腐剂、稳定剂以及采集和处理标本过程中的一些污染物质,如皮肤消毒剂、标本容器洗涤时残留的清洁剂等。用候选方法对未加干扰物和加入干扰物的两种样本同时测定,两者之差即表示该干扰物产生的干扰所引起的误差,即干扰值。

$$加入浓度=干扰浓度\times\frac{加入干扰液量(ml)}{血清量(ml)+加入干扰液量(ml)}$$

$$干扰值=干扰样本测定值-基础样本测定值$$

如尿酸对葡萄糖氧化酶法测定血糖的干扰试验。

1. 样本制备

(1) 基础样本:血清 0.9ml+蒸馏水 0.1ml。

(2) 干扰样本 I:血清 0.9ml+4mmol/L 尿酸标准液 0.1ml。

(3) 干扰样本 II:血清 0.9ml+8mmol/L 尿酸标准液 0.1ml。

2. 样本测定　用葡萄糖氧化酶法测定上述样本。

3. 结果　见表 11-3 所示。

表 11-3　尿酸对血糖的干扰试验实验结果

单位:mmol/L

样本	葡萄糖测得值	加入尿酸值	干扰值
基础样本	6.50	—	—
干扰样本 I	6.20	0.40	0.30
干扰样本 II	5.95	0.80	0.55

$$单位浓度尿酸使葡萄糖减少值=\frac{干扰值1+干扰值2}{加入尿酸值1+加入尿酸值2}=\frac{0.30+0.55}{0.40+0.80}=0.71$$

即当血清尿酸 0.40mmol/L 时,可使血糖测定结果约下降 0.28mmol/L(0.71×0.40mmol/L),当血清尿酸 0.80mmol/L 时,可使血糖测定结果约下降 0.57mmol/L(0.71×0.80mmol/L)。

4. 注意事项

(1) 加入干扰物的体积,在整个样本中比例要小于 10%,要防止样本稀释,否则不能反映原有样本的实际情况。

(2) 可疑干扰物加入量,要达到一定浓度,否则,结果会受到影响。

(3) 干扰试验设计时,应考虑机体内有哪些物质可能发生干扰。

(4) 消除干扰的常用方法:①作空白(对照)试验,一是试剂空白,用以校正标本读数中试剂的部分;二是标本空白,用以补偿标本中分析物以外的其他物质的影响。②采取各种物理、化学的方法,分离除去干扰物质。

（四）比对试验

将候选实验方法与参考方法进行比较,这是考核实验方法是否可采用的重要措施之一。通过比对试验,检测实验方法本身所具有的"固有"误差,是否在临床上可接受的最低水平或"允许"的限度内。

具体比对的方法是:一组患者的样本,同时用实验方法和参考方法测定,统计两组结果有无显著性差异,一般认为有显著性差异($P<0.01$)者,该实验方法不能接受。

两种方法比对时要注意:①选择参考方法时应注意具体情况,不能要求过高或降低标准;②样本例数最好是 30~100;③两种方法操作,应在同一天完成,尽量减少实验条件的误差。

（五）分析性能验证

判断候选方法能否被接受,必须将评价试验中测定的误差与某一确定的允许误差进行比较后才能得出结论。

1. 方法性能标准

（1）允许分析误差:表示 95% 标本的误差允许限度,或 95% 的患者标本其误差应小于这个限度,用 E_A 表示。

（2）医学决定水平:为对临床患者的诊疗具有医学判断作用的临界分析物浓度,用 X_C 表示。

E_A 和 X_C 值由临床医师和检验技师共同研究确定,两者组成了某方法的性能标准。

2. 方法性能判断指标　评价实验中得到的各种误差值与确定的允许分析误差值 E_A 进行比较,各项指标都小于 E_A,则表示该方法可以接受;任何一项指标大于 E_A,则表示不能接受。

3. 评价试验书面报告　评价试验完成后,必须写出书面报告,内容包括方法原理、试剂配制、所用器材、操作步骤等。

第二节　生物化学检验的质量控制

目前,自动生化分析仪在临床生化检验中广泛应用,商品试剂盒和质控品的标准化及全面质量控制在医学检验管理中的常规运用,使得检验过程中的误差得到很好的控制。检验结果与临床信息符合率得到很大的提高,在疾病的诊断、治疗和预后中起着重要作用。作为一名检验工作者,必须掌握质量控制的基本知识和基本方法。

一、全过程质量控制

临床生化检验流程包括医师申请、患者准备、标本采集、标本标志、标本转运、标本处理、标本检测、报告单审核与发放、标本储存与复检和咨询服务等环节。根据 ISO 18159:

2012《医学实验室质量和能力的要求》,可将其分为检验前、检验、检验后 3 个阶段。标本送到实验室前的工作流程由临床医护人员完成,称为检验前过程;标本送至实验室到报告单发出以前的工作流程完全由检验人员完成,称为检验过程;报告单发出后的工作为检验后过程,也由检验人员完成。为了保证检验结果的准确性,必须进行全过程的质量控制,即对检验前、检验和检验后的各个环节进行质量控制。

全过程质量控制的内容如下:

1. 检验前过程的质量管理要素　①检验申请;②患者准备;③标本采集;④标本运送和收检。

2. 检验过程质量管理要素　①环境管理;②检验流程管理;③检测系统管理;④检验质量控制。

3. 检验后过程质量管理要素　①检验结果的审核与发放;②标本储存与处理;③咨询服务;④与临床医师的沟通。

二、室内质量控制

室内质量控制(IQC)是各实验室为了监测和评价本室工作质量,以决定检验报告能否发出所采取的一系列检查、控制手段,包括实验室工作的全过程。目的是检测和控制本实验室常规工作的精密度、准确度的改变,提高本室常规工作的批间和日间标本检测的一致性。

(一) 质控品的种类及其使用

1. 质控品　为质控目的而制备的标本称为质控品。质控品宜含有与测定标本同样的基础物质,分析物应具有参考值、病理值和医学决定水平 3 种水平浓度。

2. 质控品的种类　根据质控品物理性状不同分为冻干质控品、液体质控品和混合血清质控品等,根据有无测定值分为定值质控品和非定值质控品。理想的质控品应具备以下特性:①人血清基质,以减少基质效应;②无传染性;③添加物的数量应少而纯;④成分分布均匀,瓶间变异小于 0.25%;⑤反应速率尽量与人血清一致;⑥冻干品复溶后成分稳定;⑦质控品瓶体应坚固耐用,颜色为棕色,平底,瓶盖密封性好,易于开启。

3. 质控品的使用和保存　严格按说明书操作,确保冻干质控品复溶所用溶剂的质量;冻干质控品复溶时所加溶剂的量要准确;冻干质控品复溶时应轻轻振摇,使内容物完全溶解,切忌剧烈振摇;严格按说明书规定的方法保存,过期的质控品不能使用;质控品要在与患者标本同样测定条件下进行分析测定。

(二) 室内质控方法

1950 年,Levey 和 Jennings 将工业质量管理上的质量控制图移植到检验医学中来,用于临床化学检验的质量控制,称 Levey-Jennings 质控图,又称常规质控图或 $\overline{X}-SD$ 质控图。由于此图有较成熟的理论和实际经验,用单一浓度的未定值血清获取数据靶值($\overline{X}$)和标准差(SD)。绘图方法简单易懂,故 $\overline{X}-SD$ 质控图法成为临床生化检验广泛采用的一种常规室内质量控制方法。

1. 设定均值和质控限　实验室应使用常规方法,测定新批号质控品,确定新批号质控品的均值和质控限。质控限通常以标准差的倍数表示,质控限的设定要根据采用的质控规则来决定。

(1) 稳定性较长的质控品:对新批号的质控品进行测定,根据至少 20d 或 20 次质控测定结果,计算出均值和标准差,以 $\overline{X}\pm2SD$ 为警告限,$\overline{X}\pm3SD$ 为失控限作为暂定均值和暂定质控限绘制 Levey-Jennings 暂定质控图,作为下一个月室内质控的暂定质控图;1 个月结束后将该月的在控结果与前 20 个质控测定结果汇集在一起,重新计算累积均值和累积标准差(第 1 个月),确定质控限并绘制 Levey-Jennings 累积暂定质控图;重复上述操作过程,连续 3~5 个月,使质控品的测定值达到 100 个左右,计算累积均值和标准差,确定质控限并绘制 Levey-Jennings 常规质控图。

(2) 稳定性较短的质控品:在 3~4d 内,每天分析每个水平的质控品 3~4 瓶,每瓶进行 2~3 次重复测定,收集数据,计算均值和标准差,以此作为该质控品在有效期内的均值和标准差。确定质控限并绘制 Levey-Jennings 常规质控图。

2. Levey-Jennings 质控图　Levey-Jennings 质控图($\overline{X}-SD$ 质控图)的绘制方法见图 11-1。

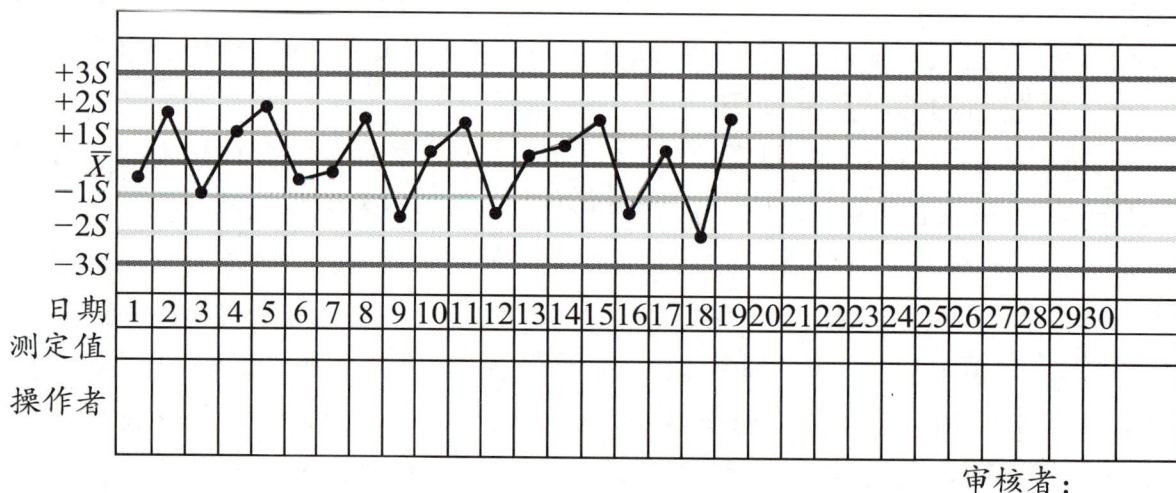

图 11-1　Levey-Jennings 质控图

(1) 确定靶值与质控限:依据上述测定中所得的均值($\overline{X}$)、标准差(SD)值确定靶值和质控限,用全国统一印发的质控图纸绘制 $\overline{X}-SD$ 质控图。

(2) 在纵坐标上标出 $\overline{X}$、$\overline{X}+2SD$、$\overline{X}-2SD$、$\overline{X}+3SD$、$\overline{X}-3SD$ 的标志。

(3) 为了使用方便,常用颜色对质控线加以区分:$\overline{X}$ 线用蓝色,$\overline{X}\pm1SD$ 线用绿色,$\overline{X}\pm2SD$ 两条线段表示警告用黄色,$\overline{X}\pm3SD$ 两条线段表示失控用红色。此图每月每个项目一张。

(4) 在横坐标上标明日期,并填齐图纸上下方的各项目,如测定项目、测定项目单位、质控物来源及批号、起止日期、仪器型号、测定值和操作者等。

(5) 每天将同批号的质控血清按规定复溶(液体的质控血清则融化),在开始标本分析之前或分析过程中,随同临床标本的测定同时测定一份质控血清,将测定值画在图上的对应点,用直线将该点与前一天的点连接。如果点在 $\overline{X} \pm 3SD$ 线以外,则为失控,须立即报告有关负责人,迅速查找原因,问题排除后,重新分析质控血清,直至合格后方可开始标本分析或发出检验报告。同时对失控情况查找的过程及处理等详细记录。

(6) 在月底计算当月全部质量控制血清检测结果的 $\overline{X}$、SD 和 CV,并进行图形分析和小结,将质量控制图存入质量控制资料档案(表 11-4)。

表 11-4   质量控制血清检测结果

实验室名称:		起止日期: 年 月 日至 年 月 日	
测定项目:		分析方法:	仪器型号:
质控物来源:		质控物批号:	测定项目单位:
$\overline{X}$: SD: CV:		本月 $\overline{X}$: SD: CV:	

3. Levey-Jennings 质控图分析

(1) 分布规律:按统计学规律,质控品的检测数值应依据下列规律分布:①95% 的结果应落在 $\overline{X} \pm 2SD$ 范围内;②有 5% 的结果可在 $\overline{X} \pm 2SD$ 外,但在 $\overline{X} \pm 3SD$ 内;③均值两侧的数据分布几乎相同,不能有连续 5 次结果在均值的同一侧,或 5 次数值渐升或渐降,不能连续有 2 次结果在 $\overline{X} \pm 2SD$ 以外;④没有数值落在 $\overline{X} \pm 3SD$ 以外,结果违反上述规律时,称为失控。

(2) 曲线漂移:连续 5 次结果在均值线的同一侧,"漂移" 现象提示存在系统误差。准确度发生了一次性向上或向下的改变,往往是由于突然出现的新情况引起,如更换标准品生产厂家或批号、更换不同类型的试剂盒或新配制试剂、操作人员更换等。在查找误差原因时,应重点分析突然出现误差的那个分析批,回顾影响这个分析批的前后发生了的变化因素,见图 11-2。

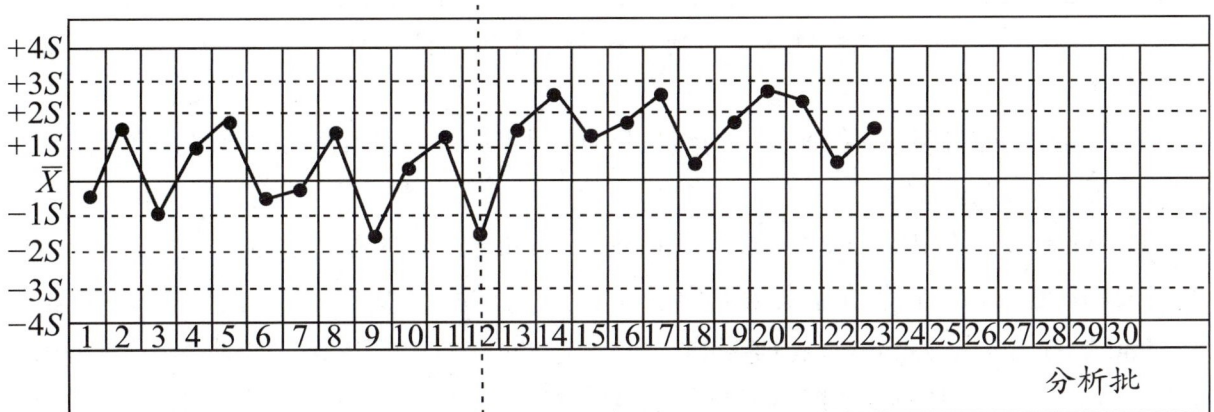

图 11-2   质控曲线漂移

（3）趋势性变化：向上或向下的趋势性变化，表明检测的准确度发生了逐渐的变化。这种变化往往是由于一个逐渐改变的因素造成的，如试剂的挥发和吸水、析出沉淀、分光光度计的波长渐渐偏移及质控血清逐渐变质等。发生趋势性变化时，即使更换校准品和操作者后，这种趋势的变化也不会得到纠正，见图 11-3。

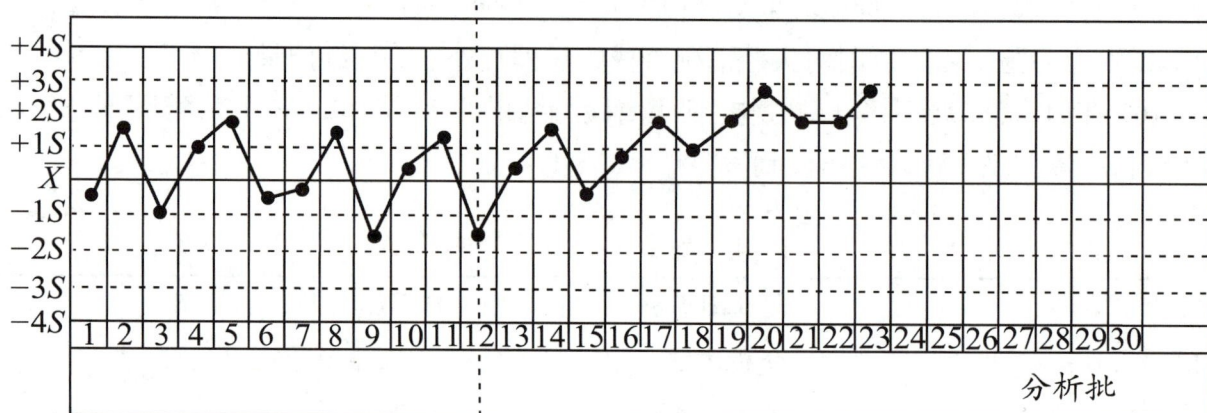

图 11-3　质控图发生趋势性变化

（4）连续多点分布在均值线一侧：质控品检测结果较长时间出现在均值线一侧，提示可能是质控品发生了变化，需要重新建立质控图的均值线及质控限，并可与定值质控品同时测定，以进一步验证是否质控品本身有了变化，见图 11-4。

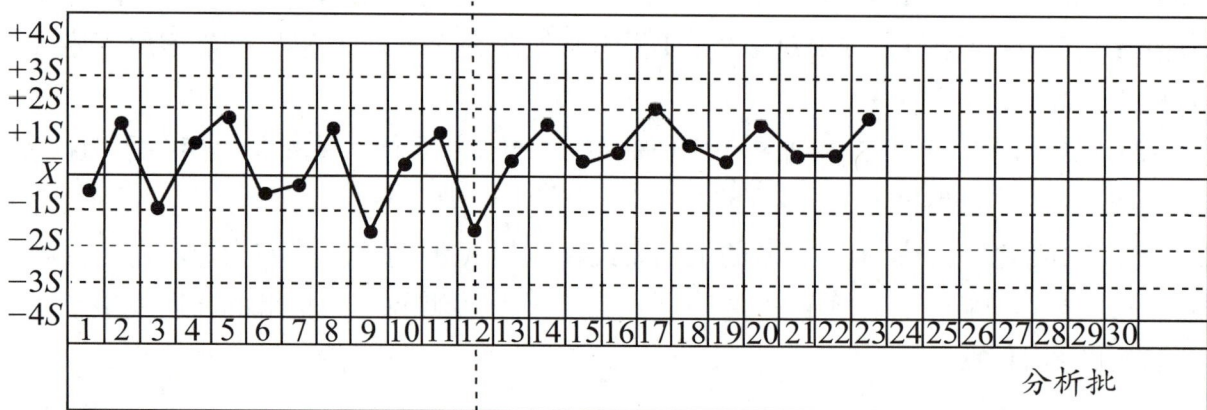

图 11-4　连续多点分布在均值线一侧

（5）其他规律性变化：指常规测定中出现日间变异较大的情况，提示性能不稳定或分析间相互干扰，见图 11-5。

4. Westgard 多规则质量控制法　Levey-Jennings 质控方法的主要质控规则为以 $\overline{X}\pm 2SD$ 和 $\overline{X}\pm 3SD$ 作为质控限来判断分析批测定过程的状态（在控或失控）。Westgard 于 1980 年在 Levey-Jennings 质控图的基础上，建立了同时使用多个规则来进行临床检验质控的方法，称为 Westgard 多规则质控程序。该方法的假失控或假报警率较低，当失控时，能确定产生失控的分析误差类型，有利于找出失控的原因及解决问题的方法。

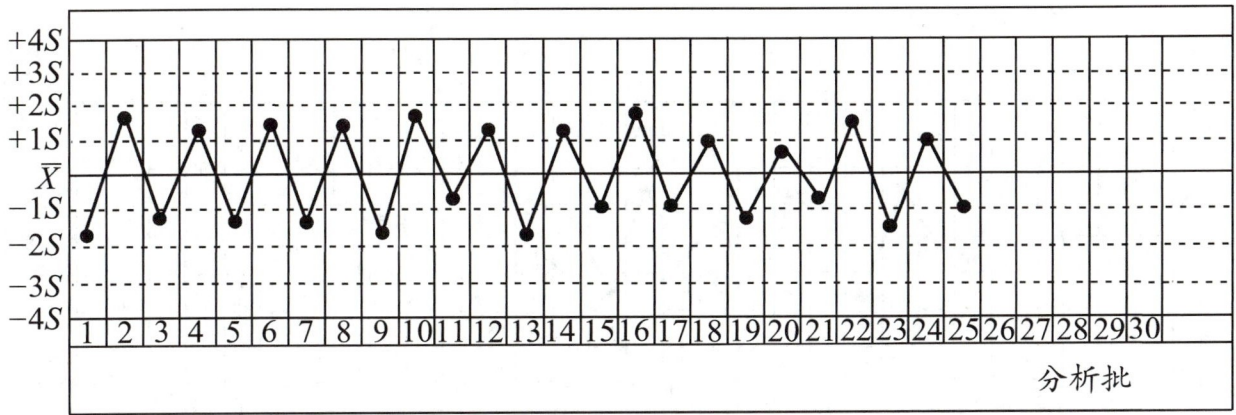

图 11-5　隔天规律性变化质控图

质控规则:

(1) 1_{2S}: 一个质控结果超过 $\overline{X} \pm 2SD$。违背此规则,提示警告(图 11-6)。

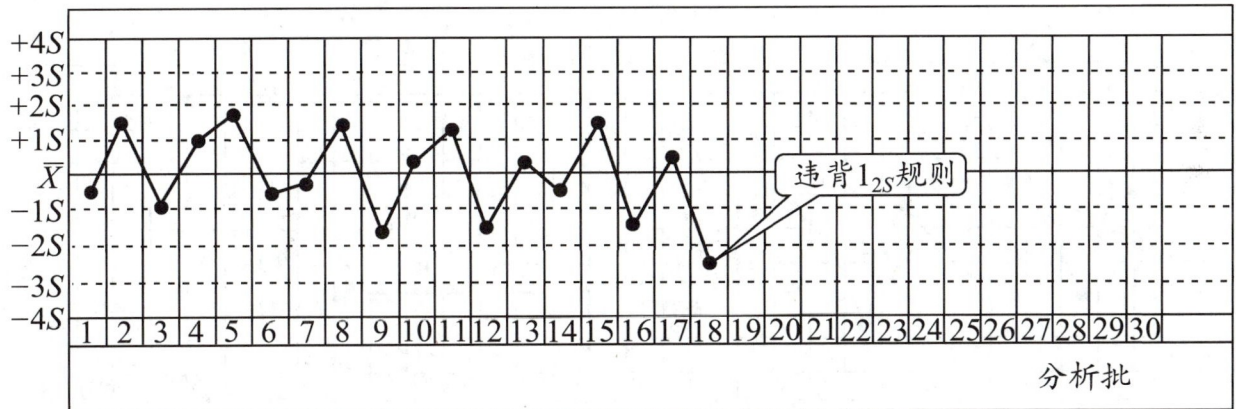

图 11-6　违背 1_{2S} 质控规则

(2) 1_{3S}: 一个质控结果超过 $\overline{X} \pm 3SD$。违背此规则,判断失控,提示存在随机误差(图 11-7)。

(3) 2_{2S}: 2 个连续质控结果同时超过 $\overline{X}+2SD$ 或 $\overline{X}-2SD$。违背此规则,判断失控,提示

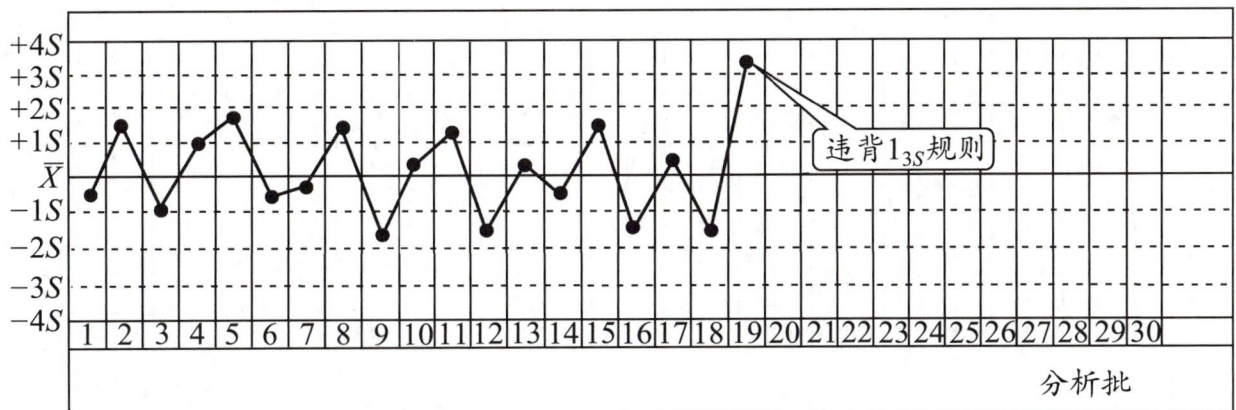

图 11-7　违背 1_{3S} 质控规则

存在系统误差（图 11-8）。

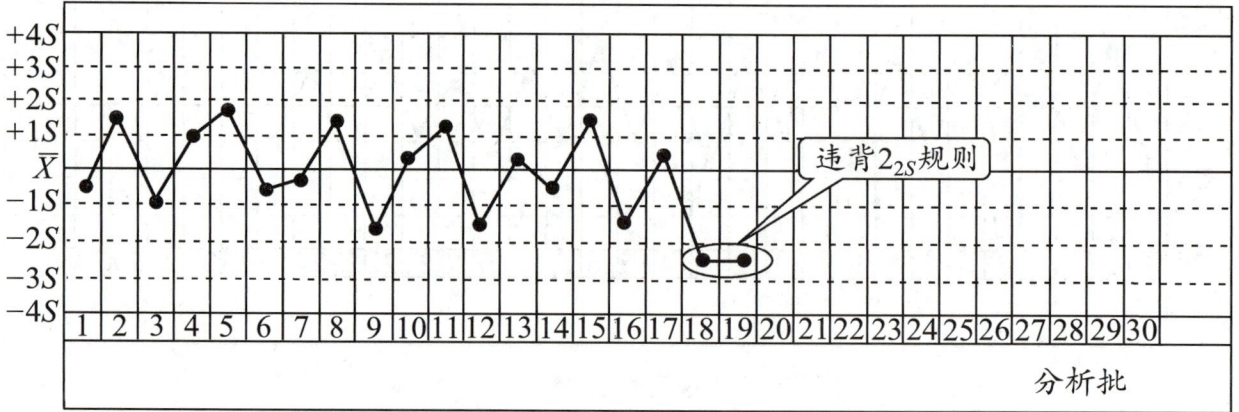

图 11-8　违背 2_{2S} 质控规则

（4）R_{4S}：同批 2 个质控结果之差超过 $4S$，即一个质控结果超过 $\overline{X}+2SD$，另一个质控结果超过了 $\overline{X}-2SD$。违背此规则，判断失控，提示存在随机误差（图 11-9）。

图 11-9　违背 R_{4S} 质控规则

（5）4_{1S}：一个质控品连续 4 次的结果都超过了 $\overline{X}+1SD$ 或 $\overline{X}-1SD$；2 个质控品连续 2 次测定结果都超过 $\overline{X}+1SD$ 或 $\overline{X}-1SD$。违背此规则，提示存在系统误差（图 11-10）。

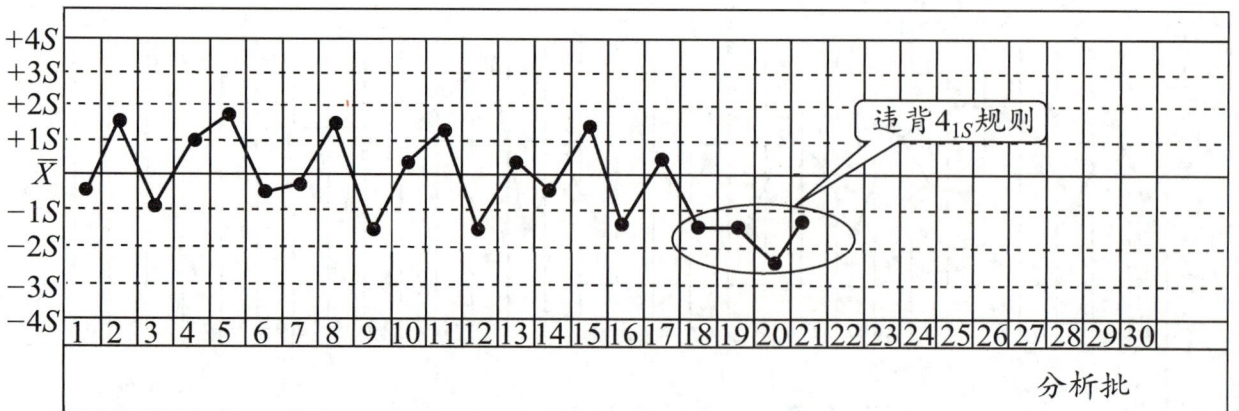

图 11-10　违背 4_{1S} 质控规则

(6) $10_{\bar{x}}$:10 个连续质控结果落在均值线的一侧。违背此规则,提示存在系统误差(图 11-11)。

图 11-11　违背 $10_{\bar{x}}$ 质控规则

5. 失控后的处理　操作者如发现质控数据违背了质控规则,应填写失控报告单,上交专业主管(组长),同时应立即停止该分析批次报告的审核、发布和打印,并查找原因,对失控作出恰当的判断,一般按以下步骤进行:

(1) 回顾整个操作,分析最可能发生误差的步骤,核对计算是否正确,仪器性能是否良好等。

(2) 重新测定同一质控品。目的是查明是否有人为误差和偶然误差。

(3) 新开一瓶质控品,重新测定失控项目。如果结果正常,说明原来那瓶质控品可能过期或在室温放置时间过长而变质,或者被污染。

(4) 新开一批质控品,重新测定失控项目。如果结果在控,说明前一批质控品可能都有问题,检查有效期和储存环境,以查明原因。

(5) 维护仪器,重测失控项目。检查仪器状态,光源是否需要更换,比色杯是否需要清洗,对仪器进行清洗等维护。另外还要检查试剂,可更换试剂以查明原因。

(6) 重新校准,重测失控项目。用新的校准液校准仪器,排除校准液的问题。

(7) 请专家帮助。如果以上措施都未能得到在控结果,则可能是仪器或试剂存在更复杂的原因,只有和仪器或试剂厂商联系,请求技术支援。

三、室间质量评价

室间质量评价(EQA)是指多家实验室分析同一标本,由外部独立机构收集、分析和反馈实验室检测结果,并以此评价实验室对某类或某些检验项目的检测能力。是一种回顾性评价方法。

1. 室间质量评价主要目的　①鉴定实验室的工作缺陷;②建立方法的可接受限;③鉴定方法的可信性;④为实验室认证或认可提供客观依据;⑤评价实验室工作人员的

能力；⑥评价实验室结果的可比性。

2. 室间质量评价的意义　室内质控的主要目的是观察分析方法的日间精密度。在分析方法的固有的精密度和准确度范围内，它虽然能察觉系统误差和随机两种误差，但分析方法固有的系统误差常无法察觉。所以质控图的均值（靶值）及"允许误差"是包含着未被察觉的系统误差在内的数值的。这种未被察觉的系统误差只能用室间评价的方法发现它。因此，室间质评活动与室内质控是相互补充的，室间质评是为了实验室间的比较。室间质评应在做好室内质控的基础上进行，且不能代替室内质控。

3. 室间质量评价应具备的条件

（1）组织者由省、市临床检验中心负责所属地区的室间质量评价，全国临床检验中心负责开展全国性的室间质量评价。一些大的质控品生产厂家及专业学术机构组织区域性的室间质量评价。

（2）参加室间质评的实验室必须先建立完善的室内质量控制制度。

（3）调查标本可以是液体质控血清，也可以是冻干血清。调查标本应具有含量准确、均一性好及成分稳定的特点。

（4）调查标本的定值方法主要有：使用可靠的决定性方法或参考方法定值；血清先经透析除去预测成分，再加入定量的纯物质定值；几个参考实验室用常规方法测定，取均值作为该血清的定值；使用参考实验室报告结果的均值为质控血清的定值。

（5）统一测定方法及测定标准。室间质量评价的统计分析，要在相同方法、相同试剂、同类仪器的基础上进行。

章末小结

国际临床化学协会（IFCC）根据分析方法的准确度与精密度不同，将临床生化检验方法分为决定性方法、参考方法和常规方法三级。实验误差的表示方法有标准差、绝对误差和绝对偏差、相对误差和相对偏差、变异系数。检验方法分析性能的评价方法有重复性试验、回收试验、干扰试验、比对试验、分析性能验证。为了保证检验结果的准确性，必须进行全过程的质量控制，即对检验前、检验和检验后的各个环节进行质量控制。

检验质量控制主要包括室内质量控制（IQC）和室间质量评价（EQA）。Levey-Jennings 质控图（又称常规质控图或 $\overline{X}-SD$ 质控图）是临床生化检验广泛采用的一种常规室内质量控制方法。Westgard 质控规则中，常用的 6 个质控规则为 1_{2S}、1_{3S}、2_{2S}、R_{4S}、4_{1S}、$10_{\overline{X}}$。

（姚德欣）

? 思考题

1. 何为质量控制？质量控制目的是什么？
2. 检验方法分析性能评价的方法有哪些？
3. Westgard 多规则质控法常用的质控规则有哪些？
4. 室内质控失控后应如何处理？

第十二章 | 常用生物化学检验技术

12章 数字内容

案例导入

　　学生男，16岁，在参加某次职业院校检验技能竞赛时，在使用分光光度技术的定量测定总蛋白的时候，测定的结果与真实值差距甚大。

　　分析：经赛后，指导老师对其操作进行分析，是因为分光光度计操作失误所致。

　　请思考：如何正确使用分光光度计？

　　随着科学技术的发展，应用于临床生化检验和科研工作中的各种分析技术也有了很大进步，这些分析技术包括光谱分析技术、电化学分析技术、干化学分析技术、电泳分析技术、层析分析技术和离心分析技术等，当这些基本分析手段与自动化技术结合后，则形成了日益完善和更加先进的自动化分析技术。其中应用最广泛、最重要的仍是光谱分析技术、电化学分析技术、干化学分析技术和电泳分析技术。

第一节　光谱分析技术

光是一种电磁波,具有不同的波长。光的波长单位用纳米(nm)表示。波长范围在200~400nm 的光为紫外光,400~760nm 的光为可见光,760~1 000nm 的光为红外光,紫外光与红外光均为肉眼不能看见的光。波长愈短的光,其能量愈大。

各种化学物质都具有一定的光谱特性,表现在能选择性吸收、发射或散射某种波长的光。利用物质的吸收光谱、发射光谱或散射光谱特征对物质进行定性、定量分析的技术称为光谱分析技术,具有灵敏度高、操作简便、快速等优点,是生物化学测定中最常用的技术。光谱分析技术中,属于吸收光谱分析的主要有可见分光光度法、紫外分光光度法、红外分光光度法和原子吸收分光光度法,属于发射光谱分析的主要有火焰光度法和荧光法,属于散射光谱分析的有比浊法等;其中,紫外-可见分光光度法和比浊法被广泛应用于临床生物化学检验。

一、分光光度技术的基本原理

(一)光的吸收现象和吸收曲线

在生活中可见许多物质及其溶液具有明显的颜色,如 $CuSO_4$ 及其溶液呈蓝色,$KMnO_4$ 及其溶液呈紫红色等。物质的颜色是由于其分子选择性吸收了可见光范围(400~760nm)内不同波长的光线后透过或反射出相应颜色的结果。溶液呈现的颜色与其最大吸收光颜色呈互补关系。各种颜色的互补关系如图 12-1。

直径两端的两种颜色互为补色,即互有最大的吸收。所以,若将被测物质对不同波长光线的吸收点绘制成曲线,则称为吸收光谱(吸收曲线)。吸收曲线的峰值高低和溶液浓度有关,溶液浓度愈高,吸收光强度愈大。不同浓度的高锰酸钾水溶液的吸收光谱见图 12-2。

图 12-1　光色互补关系

图 12-2　高锰酸钾水溶液的吸收光谱

事实上,不论物质有无颜色,当一定波长的光线通过其溶液时,该物质都能产生一定程度的吸光作用。不同分子结构的物质,在可见光谱区或紫外光谱区内,可有其特异的分子吸收光谱。如从高锰酸钾水溶液的吸收光谱可看出,虽然浓度不同,吸收曲线的峰值高低不一,但吸收峰位置和吸收曲线的形状相同。再如蛋白质、核酸及还原型辅酶Ⅰ(NADH)和辅酶Ⅱ(NADPH)等有机物质,虽不具有颜色,对可见光没有吸收,但由于其分子中含有芳香环状结构,故可以产生较强的紫外吸收,且紫外吸收峰的位置也是固定不变的,蛋白质在280nm有最大吸收峰,核酸的最大吸收峰是260nm,还原型辅酶Ⅰ(NADH)和辅酶Ⅱ(NADPH)的最大吸收峰是340nm。即各种物质吸收曲线的形状和物质的特性有关,故可作为物质定性的依据。而在临床生化检验中,更多的是根据待测物质吸收曲线的特性,选择适宜的波长,通过测量其溶液的吸光度,从而对该物质进行定量分析。

以可见光为光源,通过测定有色溶液对某特定波长光线的吸收程度来确定其含量的分析方法称为可见分光光度法。用波长小于400nm的紫外光源测定无色物质的方法称为紫外分光光度法。

(二)光吸收定律

可见分光光度法和紫外分光光度法用于定量分析的基本依据是光的吸收定律,即朗伯-比耳(Lambert-Beer)定律,说明了溶液中某物质对单色光的吸收程度与该物质的浓度以及液层厚度间的关系,是吸收光谱法的基本定律。

当一束强度为I_o的平行单色光射入某种吸光溶液,由于部分光线被溶液吸收,透过的光线为I_t,则通过光线的比值称为透光度(T),常用百分数($T\%$)表示,称为百分透光率。

当光通过溶液时,如果完全不被吸收,则$I_t=I_o$,那么$\lg T=0$;当光通过溶液有吸收时,所吸收光的量愈大,则$\lg T$的数值愈大,因而它代表了溶液对单色光的吸收程度,故称为吸光度(A),以往也称光密度,用OD表示,或称消光度,以E表示。溶液的浓度C,液层的厚度(光径)L与吸光度及透光度的关系如下式:

$$A=-\lg T=\lg\frac{I_o}{I_t}=K\cdot C\cdot L$$

该式即为朗伯-比耳定律。此式说明,某波长光通过吸光溶液后,透光度T与浓度C,或液层厚度L之间的关系是指数函数的关系,即浓度为C的溶液,其透光度为T_n,或光径L增加n倍,则透光度亦为T_n。而吸光度A与浓度C或光径L之间是简单的正比关系,在吸收光谱测定中,通常都是将光径固定,根据吸光度的大小来确定物质的浓度,即:

$$A=\lg\frac{I_o}{I_t}=K\cdot C$$

以待测物质的一系列不同浓度的溶液(标准系列),在同一固定光径和固定波长的条件下测定吸光度,其测定数值和该物质浓度的相互关系见图12-3。

图12-3中,以吸光度(透光度的负对数)和浓度作图,这是一条正比关系的曲线。显然,这种图式既容易制作,使用也方便。因此,A-C曲线是日常测定中制作标准曲线所广

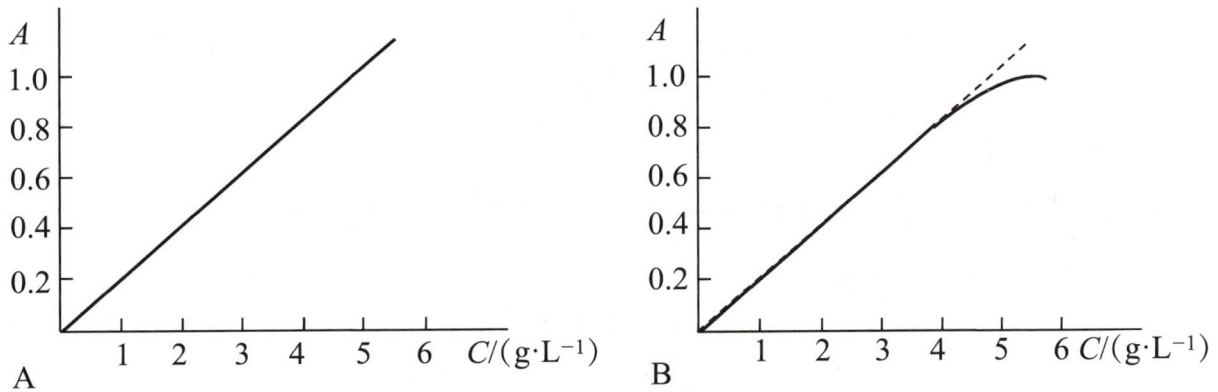

图 12-3　溶液吸光度和浓度的关系

泛采用的一种方式,通常称为工作曲线。标准曲线往往在一定浓度范围内呈直线关系(图 12-3A),当浓度超过一定数值时,曲线顶端即发生向下弯曲的现象(图 12-3B),说明当物质浓度超过某一定数值时,其吸光度的增加不再与浓度成正比,即不再遵守朗伯-比耳定律,故在实际工作中,应根据待测物质的线性范围确定标准系列的浓度值。$A\text{-}C$ 曲线的数学表达式为:

$$y=ax+b$$

在实际工作中称之为回归方程计算法,它可更简便、正确地作出标准检量表。

二、吸 光 系 数

(一) 吸光系数表示方式

在朗伯-比耳定律中,比例系数 K 被称为吸光系数,其物理意义是吸光物质在单位浓度及单位厚度时的吸光度。常有下列三种表示方式:

1. 吸光系数　用 a 表示,是指浓度 C 以 g/L 为单位,光径 L 以 cm 为单位时,吸光溶液对某波长光束的吸光度。

$$a=\frac{A}{C\cdot L}$$

其单位为 L/(g·cm)。

2. 摩尔吸光系数　摩尔吸光系数也称摩尔吸光度,用 $\varepsilon_{1cm,\lambda}^{mol}$ 表示。其意义是 1mol 浓度的溶液,在光径为 1cm 时对某波长光束的吸光度。其单位为 L/(mol·cm)。在实际工作中,适用于分光光度法测定的只能是低浓度的溶液,故需将待测溶液实际浓度换算以 mol/L 表示。ε 值与物质吸收光波长及溶液的性质等因素有关。所以 NADH 在 260nm 处 ε 为 15 000,应写成:$\varepsilon_{260nm}^{NADH}=1.5\times10^{4}$;在 340nm 处 ε 为 6 220,应写成 $\varepsilon_{340nm}^{NADH}=6.22\times10^{3}$。

3. 百分吸光系数　百分吸光系数也称百分吸光度,用 $E_{1cm}^{1\%}$ 表示,是指浓度 1%(W/V)的溶液,在光径为 1cm 时对某波长光束的吸光度。

$$E_{1cm}^{1\%}=\frac{A}{C\left(\dfrac{g}{dl}\right)\cdot L\,(cm)}$$

其单位为 dl/(g·cm)。

吸光系数表示方式的不同就在于表示溶液浓度的单位不同。因此它们之间的换算关系为：

$$\varepsilon_{1cm,\,\lambda}^{mol}=E_{1cm}^{1\%}\times\frac{M(摩尔质量)}{10}$$

（二）吸光系数的应用

吸光系数在检验工作中的应用较多,既可作为某物质吸光能力大小的特征数据,又可根据吸光系数判断测定方法的灵敏度高低;还可直接利用吸光系数,计算待测物的浓度。特别是利用生化自动分析仪对各种项目进行连续监测法测定中,通常直接利用反应产物的摩尔吸光系数换算待测酶活力单位或某待测物浓度。

1. 通常将一定条件下某吸光物质在最大吸收波长 λ_{max} 的吸光系数,作为衡量其灵敏度的特征常数,因此,吸光系数是定性分析的重要依据,也可作为判断该物质纯度的指标。

2. 当光径固定时,$A=K\cdot C$,即 $K=A/C$,当 A 一定时,K 与浓度 C 成反比,说明在相同的吸光度情况下,K 值越大,溶液的可测浓度 C 越小,则该测定法灵敏度愈高。

3. 根据 $A=K\cdot C\cdot L$,在临床生化检验的很多检测项目中,都可直接利用待测物的吸光系数和实际测得的吸光度值,计算待测物的浓度,即 $C=\dfrac{A}{K\times L}$。

当待测物分子量已知时,可用分析;若待测物分子量未知或不定时,则无法确定,此时用摩尔吸光系数或吸光系数进行分析就很方便。例如：

氰化高铁血红蛋白(HiCN)法中：

$$血红蛋白(g/L)=\frac{测定管吸光度}{Hb\ 摩尔吸光系数}\times Hb\ 分子量\times标本稀释倍数$$

利用临床生化自动分析仪对临床常用血清酶的连续监测法中,一般都根据酶国际单位的定义,直接利用酶促反应产物的摩尔吸光系数换算酶活力单位。酶国际单位定义是：在实验规定的条件下,每毫升标本,在 1min 内催化 1μmol 底物发生反应的酶量为 1 个酶活力国际单位,用 U 表示。

$$酶活力(U/L)=\Delta A/min\times\frac{10^6}{\varepsilon}\times\frac{TV}{L\times SV}$$

其中,$\Delta A/min$：每分钟吸光度变化值;ε：摩尔吸光系数;L：吸收池厚度(一般为 1cm);SV：样品量(以 ml 计);TV：反应液总量(以 ml 计);10^6：$1mol=10^6\mu mol$。

例如：血清肌酸激酶酶偶联测定法的单位计算公式为：

$$肌酸激酶（IU/L）=\Delta A/min\times\frac{10^6}{6\,220}\times\frac{反应液总量}{血清用量}$$

血清肌酸激酶酶偶联测定法的终产物之一NADPH,在紫外光谱区内340nm的摩尔吸光系数为6 220。

三、分光光度计的基本结构

传统的分光光度计最常用的类型是可见分光光度计(如721、721-A、722、723型分光光度计等),紫外分光光度计(如751、752、753型分光光度计等)和紫外-可见分光光度计(如贝克曼DU500系列紫外/可见分光光度计),仪器的基本结构通常包括光源、单色器、吸收池、检测放大系统、显示器等几个部分。

(一)分光光度计的结构

现以722型分光光度计为例,介绍分光光度计的基本结构和工作原理。

1. 仪器结构　722型光栅分光光度计由光源、单色器、试样室(比色皿)、光电管、线性运算放大器、对数运算放大器及数字显示器等部件组成,基本结构如图12-4所示。

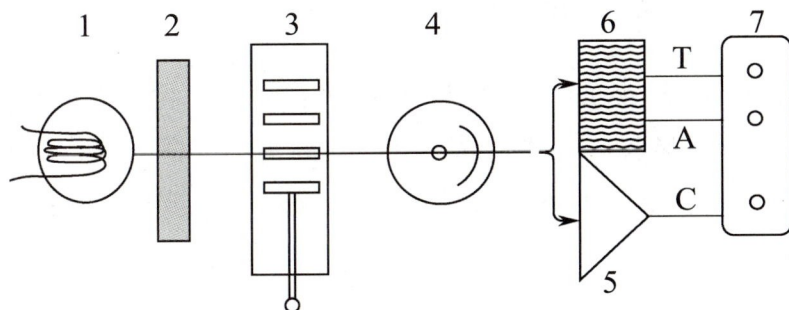

图12-4　722型光栅分光光度计结构示意图

1.光源;2.单色器;3.试样室;4.光电管;5.线性运算放大器;6.对数运算放大器;7.数字显示器。

2. 光路设计和工作原理　722型光栅分光光度计光路如图12-5所示,属于传统的前分光系统,其工作原理是:由钨灯发出的连续辐射光线,经滤光片和聚光反射镜至单色器的入射狭缝聚焦成像,光束通过入射狭缝和保护玻璃经平面反射镜到准直镜产生平行光,射至光栅色散后又经准直镜和保护玻璃聚焦在出射狭缝上形成一连续光谱,由出射狭缝选择射出一定波长的单色光,经聚光镜聚光后,透过比色皿中的测试溶液,部分光被吸收,剩余的光经光门再照射到光电转换元件。由光电转换元件将变化的光信号转变为电信号,经线性运算放大器和对数运算放大器处理,将光能的变化程度通过数字显示器显示出来,可根据需要直接在数字显示器上读取透光度、吸光度或浓度。

目前,临床生化检验已进入自动化时代,普通的分光光度计在临床上已很少使用,光度分析系统成为自动生化分析仪上的主要分析系统。一个明显的变化是在大型全自动生

图 12-5　722 型光栅分光光度计光学系统示意图

1. 光源灯；2. 滤光片；3. 球面反射镜；4. 入射狭缝；5. 保护玻璃；6. 平面反射镜；7. 准直镜；8. 光栅；9. 保护玻璃；10. 出射狭缝；11. 聚光镜；12. 试样室；13. 光门；14. 光电管。

化分析仪的光路设计上，越来越多地采用了后分光式和矩阵式光电二极管检测器。所谓后分光，是将一束白光(混合光)先照到样品杯，然后再用光栅分光。同时将一排二极管置于分光后的一个平面上，作为检测器，以检测某一波长的吸光量。后分光式的光路设计示意图见图 12-6。

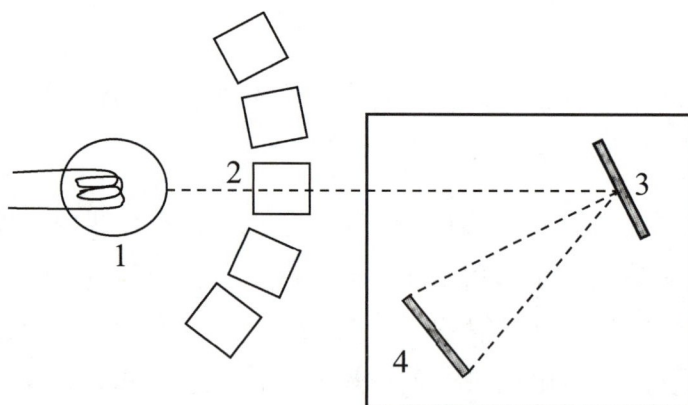

图 12-6　后分光光路设计

1. 光源；2. 样品杯；3. 光栅；4. 发光二极管检测器。

后分光的优点是：无须移动仪器的任何部件，即可同时选用双波长或多波长进行测定，通过求得两个波长的吸光度差，可有效地校准样品的混浊、溶血、黄疸等，不仅提高了工作效率，减少了故障率，而且显著提高了分析精度。

（二）分光光度系统的主要部件

1. 光源　目前可见分光光度计常用的光源是卤钨灯，能发射出 350~2 500nm 波长范围的连续光谱，工作波长是 360~1 000nm。卤钨灯发光效率较高。

紫外分光光度计常用的光源是氢灯，能发射出 150~400nm 波长范围的紫外光，由于玻璃会吸收紫外线，氢灯的灯壳是由石英玻璃制成。

目前大型自动化分析仪，大都使用卤素灯或寿命更长的闪烁氙灯作为光源。

2. 单色器　单色器是指能将来自光源的复合光色散为单色光的装置，也称为分光系统。其中的色散元件是最关键的部分，以往使用的色散元件包括滤光片、棱镜和光栅等。

使用不同种类和质量的色散元件，所获得的单色光纯度有很大差别，在前分光系统中，入射光波长范围愈宽，单色光愈不纯，其吸收度与浓度的关系愈趋向偏离朗伯-比耳定律。新一代的分光光度计采用棱镜或光栅，已可选择出谱带宽度≤2nm 的单色光。

3. 比色杯　又称为比色皿或吸收池，用来盛装待测溶液。比色杯用无色透明、耐腐蚀、耐酸碱的材料制成，同一台分光光度计上使用的比色杯，其透光度应尽可能接近，以减少误差。

普通分光光度计上使用的比色杯，其材料通常为硬质玻璃或石英玻璃，分别用于可见光区和紫外光区测定，其光径（厚度）常为 1cm，同时也配备有其他厚度的比色杯供选择。

4. 检测器　检测器可将光能转换为电能，并加以放大以便显示，常用的光电转换器为光电管、光电倍增管和光电二极管检测器。

5. 显示器　常用的显示器有检流计、微安表、记录器和数字显示器。

在指针直读式的 721 型分光光度计的读数标尺上，包括吸光度和百分透光率两个标尺，百分透光率从左至右为 100 等分格标尺，吸光度则从右向左逐渐增加，为透光度的负对数值。当百分透光率为最大（100%）时，吸光度为 0；而百分透光率为 0 时，吸光度为无穷大（∞）。它们之间的关系为：

$$A=\lg \frac{I_o}{I_t}=-\lg T=\lg \frac{1}{T}=\lg 10-\lg(10 \times T)=1-\lg(10 \times T)$$

四、分光光度技术的定量测定方法

临床生化检验需要测定的各种体液化学成分基本上无色或颜色很浅，故需在适当条件下反应后生成具有颜色或具有紫外吸收的物质，而适合于可见或紫外分光光度分析。

较早的方法多利用各种无机或有机化学试剂来产生显色反应，其条件包括对化学显色剂的特性、显色剂用量、反应酸碱度、温度和时间等具体因素的要求，应通过实验来确定显色反应的最佳条件。

随着临床自动化分析的普及和工具酶的普遍应用，目前临床生化检测中越来越多地利用酶学分析技术测定待测物，即经过一定的酶促反应后，本身无色或颜色很浅的待测物质可转变为对可见-紫外波长具有吸收的物质而适合于可见-紫外分光光度分析。这类方法高效、专一、灵敏且条件温和,准确度也较高,试剂可以合一,既适合上机使用,也可用于手工操作;可利用特定的工具酶和 Trinder 反应测定血糖、血清总胆固醇和血清甘油三酯等。

通过绘制待测物质光吸收曲线,选择出作为入射光的最适单色波长。选择的原则一般按光的互补色关系。选择互补光(λ 最大)可使被测溶液单位浓度的吸光度变化(ΔA)最大,但选择波长也要同时具有最小的空白及干扰读数,从而获得最高的灵敏度和准确性。为了保证实验的特异性,可选择特有而非最大的吸收波长进行测定。这可通过比较待测物与相关干扰物的吸收曲线作出选择。表 12-1 可供波长选择时做参考。

表 12-1 滤光片和测定波长的选择

待测溶液颜色	选用滤光片颜色	选用分光波长范围/nm
绿	紫	400~420
绿带黄	青紫	430~440
黄	蓝	440~450
橙红	蓝带绿	450~480
红	绿带蓝	490~530
青紫	绿带黄	540~560
蓝	黄	570~600
蓝带绿	橙红	600~630
绿带蓝	红	630~760

最适波长或滤光片选定以后即可进行溶液物质含量的测定。分光光度分析常用的定量方法主要有以下几种:

(一)对比法(标准对照法)

将已知浓度的标准品溶液和待测样品溶液用同方法、在相同条件下同时进行测定,分别读取吸光度。根据朗伯-比耳定律,则:$\dfrac{A_U}{A_S}=\dfrac{C_U}{C_S}$,所以 $C_U=\dfrac{A_U}{A_S}\times C_S$。

式中,A_U、A_S 分别为测定管、标准管吸光度,C_U、C_S 分别为测定管、标准管的浓度。

由于在实际测定中标准液用量与标本用量可能不同,故应考虑它们的体积比。另外,若标准液浓度(C_S)以每毫升中物质含量表示(如 mmol/ml、mg/ml 等),则计算中应将待测物浓度换算为临床使用单位(现多用每升样品中物质的含量,如 mmol/L,g/L 等)。因此,计算公式应改为:

$$C_U\,(\text{mmol/L})=\frac{A_U}{A_S}\times\frac{\text{标准液用量 }V_S\,(\text{ml})}{\text{标本实际用量 }V_U\,(\text{ml})}\times C_S\,(\text{mmol/L})$$

或
$$C_U(g/L) = \frac{A_U}{A_S} \times \frac{V_S(ml)}{V_U(ml)} \times C_S(mg/L) \times 1\,000$$

对于反应中吸光度值下降的测定方法,也可利用测定管和标准管各自的空白对照管与其相减的 ΔA 计算待测物浓度,如胆红素氧化酶法测定总胆红素:

$$血清总胆红素(\mu mol/L) = \frac{A_{UB} - A_U}{A_{SB} - A_S} \times 342(\mu mol/L)$$

式中 A_{UB} 为测定空白管,A_{SB} 为标准空白管,标准管浓度为 $342\mu mol/L$。

用对比法定量时,为了减少误差,应使标准液浓度尽量接近于样品浓度。一般都将标准液浓度选在平均值的附近。但由于人体中各种被测物质的含量都有一定生理波动范围,而且病理变化范围也各不相同,因此,为了减少距标准液浓度远的样品的测定误差,可采用双标准法,即采用两种高低不同浓度的标准液,一个为高浓度标准液,一个为低浓度标准液,不同溶液的测定管则分别采用接近其吸光度的标准管进行结果计算。但对距两点浓度较远的样品或病理性增高或降低的样品,其误差仍难解决;较为理想的解决办法是通过测定一系列浓度不同的标准液,从而绘出一条标准曲线,使变异系数减小。

(二) 标准曲线法

绘制标准曲线的目的在于研究和表达吸光度随样品待测物浓度或待测酶活力变化而变化的规律。①它可帮助确定该方法在什么范围内浓度与吸光度之间有直线回归关系(这个范围即通常所说的线性范围);②用标准曲线法代替单标准及双标准法可减少分析中的系统误差;③从所绘制标准曲线的斜率,可比较各种检测方法的灵敏度;④作为计算基础,可直接从曲线上由未知溶液的吸光度值读出其相应的浓度值。绘制标准曲线常用的方法有以下两种。

1. 作图法　包括以下几个操作步骤。

(1) 制备标准液:选择适当浓度范围的标准液(一般应包括整个正常参考范围并向病理改变一端适当扩大),配制一系列(至少 5~6 个)等间距浓度的标准品溶液。以血清总蛋白测定为例,可以选取 20g/L、40g/L、60g/L、80g/L、100g/L 等浓度。

(2) 显色反应:按照规定条件,取各不同浓度的标准液进行与样品同样的处理和测定(表 12-2)。

表 12-2　血清蛋白标准曲线绘制操作步骤

单位:ml

加入物	1	2	3	4	5	空
蛋白标准液(20g/L)	0.1	0.2	0.3	0.4	0.5	—
蒸馏水	0.4	0.3	0.2	0.1	—	0.5
双缩脲试剂	5.0	5.0	5.0	5.0	5.0	5.0

(3) 比色：在选定的波长处分别测定各管的吸光度值，并算出平行管的平均吸光度值。

(4) 作图：以各标准管的浓度(换算为相当于待测标本每升中含量或酶的单位值等)为横坐标，以各管相应的吸光度为纵坐标，在坐标纸上标出各点，并连接各点成一通过"0"点的直线(A-C曲线)，即为标准曲线或工作曲线(图12-7)。

可由标准曲线计算出工作常数 K。在实际测定中，将待测管吸光度除以工作常数

图 12-7　血清总蛋白的标准曲线

K 即可算出待测物浓度。如果标准曲线的高端向下或向上弯曲(即出现了正误差或负误差)，则说明在弯曲部分的吸光度与标准物浓度已不符合比耳定律，不宜使用，应尽量利用其直线部分。

(5) 作检量表：根据实际测定工作需要，选定适当范围，查出选定范围内的各吸光度的相当含量，填入检量表内(表12-3)。

表 12-3　标准检量表

项目方法：								日期：
A	0	1	2	3	4	5	6	7	8
0.1								
0.2								
0.3								
0.4								
0.5								
…								

需要注意的是各吸光度的相应浓度并不是该测定管中物质的实际含量，而是相当于每升中物质的含量，故称相当含量。

2. 直线回归方程计算法　该法操作过程同前。将比色结果以已知浓度为 x，以相应吸光度为 y，代入公式计算直线回归方程：

$$y = ax + b$$

式中：a 为斜率，b 为截距。

$$a = \frac{n \cdot \sum xy - \sum x \cdot \sum y}{n \cdot \sum x^2 - \left(\sum x\right)^2} \qquad b = \frac{\sum y - a \cdot \sum x}{n}$$

一条理想的回归直线应 $b=0$(通过原点)。

计算出 a、b 数值以后,实际工作中,比色测得数据为吸光度(y),根据吸光度再计算出浓度(x),其计算式为:

$$x=\frac{y-b}{a}$$

利用上式,可在选定的实验工作所需范围内,得到各不同吸光度的待测物质的相对含量,然后即可制成标准检量表。

需要注意的是当被测物质浓度过高时,由于负误差的产生,直线回归的特性将使截距 b 值增高,这样就使得测定范围的高低端都出现较大误差。为减少这一误差,可用相关系数(r)进行校验,具体办法可参考质控与统计分析有关书籍。

3. 制作和使用标准曲线 应注意以下几点:

(1) 设置的浓度范围须足够大,直至观察到"拐点"(即不再呈直线的浓度值)或到能满足临床应用的浓度为止,以便明确地划出线性范围。线性范围一经划定,则不能随意对标准曲线加以延长,或使用该范围以外的浓度段。

(2) 为减少器材及操作误差,每个浓度的标准液做 3 次平行测定,且要求 3 支平行管的吸光度,最大值与最小值之差应小于 0.05,然后求均值,若差值大于 0.05,则取较接近的两管求均值。

(3) 吸光度范围应在 0.05~1.0 较为适宜。

(4) 标准曲线在使用过程中,应定期以定值质控血清校验其准确性,一般在试剂更换或分光光度计检修后,要重新绘制标准曲线。

(5) 如果测定管中待测物浓度过高,吸光度已超出了标准曲线最高浓度管,则应减少标本用量或稀释后再测,并将结果乘以稀释倍数。

五、火焰光度分析法

火焰光度分析法是一种原子发射光谱法,它是利用火焰作为能源使金属元素激发后能发射出特征谱线的特点进行测定的一种分析方法。

(一) 基本原理

某些金属元素的基态原子在受到火焰激发后,其外层电子由于获得能量而从基态跃迁至激发态,处在激发态的原子很不稳定,其电子又会由高能级很快返回低能级,并同时将激发时获得的能量以光辐射(发射光谱)的形式释放出来。在相同条件下,同一种元素所放出的单位能量相同,故能形成固定波长的特征光谱。如钠原子的火焰激发光谱波长为 589nm,火焰呈黄色;而钾原子的火焰激发光谱波长为 767nm,火焰呈红色。多数元素都能形成 2~3 条固定波长的特征谱线,故检测这些光谱的波长可以分析元素的种类,检测其中某个灵敏度高的特异光谱的强度,则可定量测定。

特征波长的辐射强度 I 与含量 c 之间用下列经验公式表示：

$$I = a \cdot c^b$$

式中：a 是与元素激发电位、激发温度及试样组成等因素有关的系数，b 为谱线自吸收常数。当实验条件稳定时，a 可近似为常数。而在低浓度下，$b \approx 1$，所以上式可写成 $I = a \cdot c$，即谱线强度与待测元素浓度成简单的正比关系。

由于实验室通常使用的燃气燃烧火焰温度较低，供给能量不强，只能激发碱金属和碱土金属，而发射的光谱也较简单，故火焰光度法目前常规应用于钾、钠离子定量分析。几种常用金属离子测定波长和检出限见表 12-4。

表 12-4　几种常用金属元素测定波长和检出限

元素	测定波长/nm	检出限/10^{-6}
Li	670	0.000 1
Na	589	0.000 1
Ka	767	0.001
Ca	423	0.003
Mg	385	0.1

（二）干扰（影响）因素

利用火焰光度法测定碱金属和碱土金属元素时，可受到多种影响。

1. 共存元素的干扰

（1）共存元素产生的辐射干扰：由于火焰亦可使标本中其他元素受到激发，当其发射光谱接近甚至重叠时，可产生干扰引起误差。锂、钠、钾的发射谱线因相隔很远，故分析其中某元素时，采用滤光片就可使其他两种元素的干扰消除。但钙和锶在钠、锂谱线附近发射带状光谱，因此，对钠、锂的测定干扰明显。

（2）阳离子的干扰：共存阳离子的干扰主要是通过对待测阳离子的电离度产生影响，而造成发射强度的改变。可通过在标本和标准液中，加入大量且等电的易电离元素，因能抑制其他元素的电离而作为消电离剂，如铯和锂可作为火焰光度法测定钾、钠元素时的消电离剂以排除干扰。

（3）阴离子的干扰：某些共存的酸根如 Cl^-、PO_4^{3-}、SO_4^{2-} 和草酸根等可以明显降低待测元素的发射强度，因为它们可与某些阳离子在火焰温度下形成仅能缓慢蒸发的化合物而抑制了原子激发。如 Cl^- 对钠测定的抑制效应。通常用释放剂来消除干扰，其作用是能与待测阳离子形成更稳定而易挥发的络合物；或与干扰阴离子牢固结合，而使待测阳离子的激发不受干扰。

2. 火焰对测定的影响　火焰是激发光源，火焰的纯度和燃烧状态稳定性直接影响分析结果的准确度。因此，要求所用燃料燃烧时火焰背景色浅，温度高，无杂色。常用燃料为各种燃烧气,如煤气、液化石油气、天然气、汽油汽化气等,但燃烧温度均较低;而乙炔、丙烷、丁烷及氢-氧气则能产生较高的温度。要得到稳定的火焰光度,燃烧气的供气压力与助燃气的比例、进样速度等都要考虑。

3. 标准品的影响　　由于生物样品中成分复杂,定量测定时会互相干扰(如前述),影响测定的准确性。所以,如果以单纯的被测物质配制标准液,则与血清样品的结果相差甚远。例如,将血清直接稀释 100~500 倍,测定其中氯化钠的含量,以氯化钠的水溶液作为标准品,其测定值误差可达 12%。为消除成分差别造成的误差,可使用定值血清为标准,或制作与样品的理化性质相近的标准溶液。如将含有一定浓度的 NaCl、KCl、CaCO$_3$、MgO 和 (NH$_4$)$_2$HPO$_4$ 等无机盐溶液与含有尿素、葡萄糖和明胶的溶液混合而成作为标准液,以消除干扰。

六、比浊分析法

比浊分析法也称浊度法,属于散射光谱分析,是在比色法的基础上发展起来的,其测定理论、方法、计算等许多方面和比色法相似,但本质上又不相同。例如,各种浊度都没有特异吸收光谱,只是悬浊液中的颗粒将入射光散射(遮挡),致使透光度减弱。

传统比浊法虽然准确性和特异性较差,但由于方法简便,易于掌握,如能严格控制误差因素,对于临床精密度要求不太高的项目,仍是一个切实可用的方法。目前,由于免疫比浊法的广泛应用,浊度分析的灵敏度和特异性已大大提高,成为临床测定各种微量蛋白质的常用分析技术。

当一束光线通过胶体溶液时,会产生丁铎尔现象。这是胶体粒子散射光的结果。粒子被光照射后而发光,这一现象主要取决于粒子的大小,即当粒子直径大于入射光波波长的一半(半波长)时,就发生散射现象。带有小粒的悬浮液和胶体溶液都具有向四面八方散射入射光的性质(图 12-8)。

图 12-8　光线通过悬浊液的散射现象

下面就比浊法的特点和影响因素等进行简要介绍。

(一)基本原理

一束光线通过有悬浮质点的胶体溶液时,同时受到散射和吸收两个因素的影响而使透射光的强度相应减弱。根据检测器的位置及其接收光信号的性质,浊度分析可分为透射比浊法和散射比浊法两大类。前者在光源的光路方向上,通过测量透射光强度(实际上是包括透射光与部分散射光),与入射光强度的比值(光线减弱的程度)来测定胶体溶液中质点浓度,此即为透射比浊法;后者在与光路成一定角度(如45°或垂直)的方向上,通过测量散射光的强度从而测定出胶体溶液中质点浓度则为散射比浊法。透射比浊法和散射比浊法的光路见图12-9。

图 12-9　透射浊度法和散射浊度法的光路

在一定条件下,散射光的强度(透射光减弱的程度)和悬浊液中颗粒的数量成正比关系。故比色法的操作程序、标准曲线制备、计算公式以及仪器等,基本适用于比浊法。

(二) 影响因素和注意事项

1. 影响因素

(1) 悬浊液的散射光强度主要和颗粒的数量有关,也与悬浊液中所含颗粒的大小和形状有着密切关系,如悬浊液中颗粒数量相等时,颗粒的体积越大,其散射光也越强。因此不能完全按照比色法的规律进行比浊测定,否则就会引起误差。

(2) 入射光波长对悬浊液的散射光强度也有一定影响。据研究,对于颗粒直径为入射光波长的 1/15~1/10 的悬浊液来说,入射光波长愈短,散射光强度愈增大。

此外,仪器结构、测定时的温度、试剂的质量以及酸碱度等,都可影响散射光强度。

2. 注意事项

(1) 标准溶液或样品制作悬浊液时,操作步骤和手法方式必须一致,从而使标准管和测定管中悬浊液的颗粒大小均匀,具有较好的重复性,这是保证比浊法准确性的关键。一般而言,缓慢加入试剂,易产生粗颗粒沉淀;而迅速加入,迅速摇匀,易产生胶态溶液。

(2) 要注意掌握反应温度,温度升高可加快分子间的碰撞,常使某些在室温下细小均匀的颗粒变为粗大的絮状沉淀。

(3) 溶液的 pH 可影响沉淀的形成及颗粒的大小,如蛋白质、酶类等,当 pH=pI 时,溶解度最低,最易形成颗粒并沉淀。

(4) 悬浊液的稳定性一般较差,多数随放置时间的延长颗粒变粗大而沉淀,导致吸光度下降,因此须及时比浊。如出现沉淀太快,可以加入保护性胶体,如聚乙烯吡咯烷酮、表面活性剂等。但加入后可能会引起颗粒及光学性质的变化。

(5) 稀释缓冲液中的电解质与非电解质对免疫复合物(IC)的形成和稳定性有影响,如 Na^+ 有利于 IC 的形成和稳定。

(6) 鉴于入射光波长对比浊法的多方面的影响,必须适当选择滤光片或入射光波长,既要考虑到波长的灵敏度,也要注意到对颗粒的影响程度。另外,还要考虑到样品中的干扰因素。

常规生化项目浊度测定法的波长选择见表 12-5。

表 12-5　常规生物化学项目浊度测定法的波长选择

分析物质或项目	透射比浊法波长/nm	散射比浊法波长/nm
纤维蛋白原	350、470、650	330、600
脑脊液蛋白	450	600
脂肪酶	440	—
甘油三酯	—	650
凝血酶	—	330
血浆纤维蛋白溶酶	350、660	—
血清 Apo A I 及 Apo B	340	—

(三)仪器特点

透射比浊法和比色法相似,两者都测量透射光强度,所以,基本上各种比色计或分光光度计都能用于透射比浊测定;散射比浊法是测量与入射光光路呈一定角度的散射光,这和荧光法相似,所以荧光计或荧光分光光度计大都能用于散射比浊测定。根据散射光强度主要是和悬浊液中颗粒的数目相关这一特点,也有专门设计的浊度计(如激光比浊仪),可直接测定悬浊液的散射光强度,所用仪器的主要特点是光源和光电转换器的排列不在一个轴线上,而是成一定角度。这种专用仪器和方法特别适用于浊度较低(透光度大于 80%)的悬浊液。目前,临床普遍使用的大型全自动生化分析仪和特定蛋白分析仪等仪器,一般都同时具备两套光度分析检测系统,既可利用透射比浊法测定含量较高的待测物(如载脂蛋白),又可利用免疫散射比浊法测定微量待测物(如各种急性时相反应蛋白、免疫球蛋白和治疗药物等)。

(四)临床应用

目前,临床检测中使用最多的比浊法是免疫比浊法。所谓免疫比浊法是利用抗原和抗体的特异性结合形成免疫复合物,通过测定复合物形成量的多少,对抗原或抗体进行定量的方法。该法的基本条件是:①要有特异性的抗体;②抗原抗体的比例要适当;③溶液介质的 pH、离子强度等要适宜。该法特点是快速,且特异性强。测定方法可采用速率法或终点法进行。速率散射比浊法是一种动力学测定方法。1977 年由 Seternbery 首先用于免疫测定。速率散射比浊法就是在抗原抗体结合反应过程中,于一定时间内,测定两者结合的最大反应速度,即反应达顶峰的峰值。终点散射比浊法用于免疫测定时,在一定时间内,通常是抗原抗体反应达到平衡时,复合物的浊度不再受时间的影响,但必须在聚合过多形成絮状沉淀之前进行比浊测定。

在临床上利用免疫比浊法测定各种特定蛋白,可用于免疫功能监测以及心血管疾病、炎症情况、类风湿关节炎、肾脏功能、凝血或出血性疾病的诊断,还可用于新生儿体检和营养状态监测。采用免疫比浊法也可对多种治疗药物进行监测。

七、原子吸收分光光度法

原子吸收分光光度法(AAS)是一种利用原子吸收光谱进行定量分析的技术,属于吸收光谱分析法。

(一)基本原理

待测元素的气态原子(基态原子)能吸收相同原子所发射的特定波长的光,其吸收规律遵循朗伯-比耳定律,即在一定条件下,原子的吸光度同原子蒸气中待测元素基态原子的浓度成正比。

(二)仪器、方法和特点

原子吸收分光光度计一般由光源、原子化器、分光系统和检测系统四个部分组成。其中的特殊部件是光源和原子化器。

原子吸收分光光度计的光源有空心阴极灯、无极放电灯和蒸气放电灯。常用的光源是空心阴极灯,它含有与待测元素相同的金属元素,能有效地产生特定波长的光线。要求特征光线应有足够的强度,稳定性好,背景吸收少,光源寿命长。

原子化器的作用是将待测元素转化为基态原子。标本中的待测元素由液相转为气相,并使原子处于基态的过程称为原子化过程。进行原子化过程有两种方法:①火焰原子化法;②无火焰原子化法。

原子吸收分光光度法的特点是:①干扰小,准确度高,因为锐线光源只发射特定波长的光,物质中存在的其他元素不影响测定;②灵敏度高,该法受外界影响较少,能测定$10^{-9}\sim10^{-6}$g的元素;③测定快速而且操作简便,该类分析仪通常采用自动化装置,测定简便快速。

(三)临床应用

原子吸收分光光度分析在临床生化检验中主要用于体液中多种金属元素的测定,包括钙、镁、铝、铁、锌、铜等常量和微量元素的检测,还可用于检测痕量有害元素(如砷、汞、铅等)和观察慢性金属中毒情况,故在工业卫生、环境监测、职业病防治等方面的应用也日益增多。

八、荧光光度分析法

有一些物质在紫外线照射下可产生荧光,即它们可被电磁辐射激发后再发射出等于或少于激发时所吸收的辐射能量。这是一种光致发光现象。两种最常见的光致发光现象是荧光和磷光。荧光物质产生荧光的波长和其特性有关,在同一条件下,荧光的强度和物质的量成正比,荧光光度分析法就是利用光致发光这一特性进行定量分析的方法。

(一)基本原理

用激发光照射某些物质,使处于基态最低振动能级的分子,吸收了它所具有的特征频率的光线,从而跃迁到第一电子激发态或第二电子激发态的能级。被激发到各个较高振动能级中的分子,通过运动或与其他分子碰撞而将过多的能量转移给其他分子,很快回到第一激发态的最低振动能级,然后发生了自发辐射,跃迁到基态(最低能级),同时发射一定波长的辐射能量,此能量即为荧光。光的吸收和荧光的发射见图 12-10。图中 $S_1 \rightarrow S_0$ 的辐射跃迁所发射的能量即荧光,它的寿命短,约 10^{-8}s。而磷光的寿命较长,为 0.01~100s。

图 12-10 荧光发射的示意图

荧光的发生直接和物质的化学结构有关。多数芳香族环状化合物如含羰基的脂环和含高度共轭双键的化合物,在溶液中常发生荧光。这些发生荧光的物质还必须具备有较高的荧光效率。对于某一物质的稀溶液在固定频率和固定强度的激发光照射下,所产生的荧光强度和溶液中被测物质的浓度呈线性关系。

(二)影响因素

1. 溶液中干扰物的影响 由于荧光分析灵敏度高,溶液不纯会带入较大荧光,测定前应作空白检查,必要时作蒸馏处理再用。

2. 温度、pH 的影响 温度对荧光强度有着较明显的影响,温度升高可使分子碰撞频率增加,所以一般荧光物质溶液,随温度的升高而荧光强度减弱,反之则增强。如荧光物质为弱酸或弱碱时,则溶液 pH 改变对其荧光强度有较大影响。有些荧光物质在酸性或碱性溶液中可能发生水解以及链和环的断裂,从而引起荧光强度的改变。故在测定过程中,溶液的温度和 pH 应保持恒定。

3. 激发光和发射光的影响 通常根据荧光物质的激发光谱选用其最大吸收波长为激发光,根据其发射光谱选用荧光强度最大的波长为发射光。有些荧光物质化学性质不稳定,受激发光照射后易分解,为此应尽量缩短样品受照射时间,或适当改变激发光波长也可减少光分解作用。

4. 物质浓度的影响 荧光物质浓度高时,会发生分子间碰撞,使荧光强度有所减弱,这种现象称为自熄灭,自熄灭现象将随浓度的增加而增强。

(三)仪器特点

用作定量分析的仪器主要有光电荧光计和荧光分光光度计。光电荧光计的结构和光电比色计很相似,不同之处是检测器与光源成直角,且多一块滤光片(第二滤光片),两者基本结构比较见图 12-11。

```
                        光电比色计
┌─────┐   ┌───────┐   ┌───────┐   ┌───────┐   ┌───────┐   ┌───────┐
│ 光源 │ → │ 聚光源 │ → │ 滤光片 │ → │ 样品杯 │ → │光敏元件│ → │ 检测器 │
└─────┘   └───────┘   └───────┘   └───────┘   └───────┘   └───────┘

                        光电荧光计
┌─────┐   ┌───────┐   ┌─────────┐   ┌───────┐
│ 光源 │ → │ 聚光源 │ → │ 第一滤光片 │ → │ 样品杯 │
└─────┘   └───────┘   └─────────┘   └───────┘
                                          ↓
                        ┌─────────┐   ┌───────┐   ┌───────┐
                        │ 第二滤光片 │ → │光敏元件│ → │ 检测器 │
                        └─────────┘   └───────┘   └───────┘
```

图 12-11　光电比色计与光电荧光计结构示意图

如果将滤光片改为精密的棱镜或光栅作单色器,就成为荧光分光光度计。利用荧光分光光度计对各种不同特性的荧光物质进行分析,可大大提高分析的特异性和灵敏度。

荧光分光光度计结构较复杂,型号也较多,一般由主机、放大器、记录器、氙弧灯和电源等部件组成。氙弧灯是很好的光源,使用时应注意安全,眼睛不能直视,因氙弧灯发射的强烈紫外线对人眼有害。

(四)临床应用

荧光分析法灵敏度高,特异性强,方法也较简便快速,如测定血液中含量极微的 5-羟色胺、性激素、肾上腺皮质激素以及一些维生素等,可收到满意的结果。不能发生荧光的无机物则可利用有机试剂与待测元素形成络合物而适用于荧光分析。此外,有些酶的人工底物可生成荧光产物,可借以测定酶活力,如磷酸酶、糖苷酶、脱氢酶和一些蛋白酶。

第二节　电化学分析技术

电化学分析技术是一项通过测定化学电池的电位、电流或电量的变化,对待测物进行定量分析的技术。在生化检验中最为常用的是电位分析法,该法是一种利用电极电位和浓度之间的定量关系来确定物质含量的分析方法,也称为电位法。此外,还有通过测定电阻以求物质含量的电导法及利用某些物理量的突变来指示滴定分析终点的电容量分析法等。

一、电位分析技术的基本原理

电位分析法是以测量原电池的电动势为基础的定量分析方法,其遵循的基本公式是能斯特方程式。

$$E=K\pm\frac{2.303RT}{nF}\lg C_x$$

当金属及其相应的电解质溶液接触时就构成了电极,如金属 Cu 与 CuSO₄ 溶液构成铜电极,金属 Zn 与 ZnSO₄ 溶液构成锌电极,均产生各自的电极电位。由于无法测定单个电极电位的绝对值,故需要由两个电极构成原电池,其中一个电极的电位不受试样组成变化的影响,具有恒定的数值,称为参比电极(如甘汞电极);另一个电极的电位则可随待测离子浓度(活度)而变化,能指示待测离子浓度,称为指示电极或测量电极(如各种离子选择电极,如图 12-12 所示),原电池的电动势(E)只随待测离子浓度(C_x)的不同而改变。

在实际测定中,当我们将指示电极和参比电极共同浸入试样中,就构成一个原电池(图 12-13),故可通过测定原电池的电动势,对待测离子进行定量分析,这一方法亦称为直接电位法。

图 12-12　离子选择电极示意图　　图 12-13　离子选择电极分析装置示意图

离子选择电极(ISE)是电位分析中的最常用的一类指示电极,当它与试样接触时,能对其中某种特定离子产生响应,其电位只随溶液中待测离子浓(活)度的不同而改变。离子选择电极分析法由于具有:①选择性强、准确度高、线性范围宽;②灵敏、快速、简便;③无须昂贵设备,适合于自动化;④不破坏标本,对有色、混浊溶液均可进行分析等优点,成为电位分析法中发展最为迅速、最为活跃的分支,在生化检验中占有重要地位。

二、离子选择电极的分类和保养

离子选择电极结构中的关键部位是一个能对特定离子选择性响应的敏感膜。依据膜电位的响应机制、膜的组成和结构特点,可将离子选择电极分为基本电极和敏化电极(复合电极)两大类:

离子选择电极 — 基本电极 — 晶体膜电极 — 均相膜电极
　　　　　　　　　　　　　　　　　　　　非均相膜电极
　　　　　　　　　　　　　非晶体膜电极 — 刚性基质电极
　　　　　　　　　　　　　　　　　　　　流动载体电极
　　　　　　敏化电极
　　　　　　（复合电极） — 气敏电极
　　　　　　　　　　　　　酶电极

1. 基本电极　临床上常用的 pH 电极、钠离子选择电极属于刚性基质电极；钾离子选择电极、氯离子选择电极、钙离子选择电极属于流动载体电极。

2. 敏化电极　属于复合电极，如气敏电极和酶电极。

气敏电极是由指示电极、参比电极、透气膜和内电解质溶液组成的一个完整的电化学原电池，如氨气敏电极、CO_2 电极等。指示电极通常采用玻璃电极，作用是对待测气体的浓度或分压的变化作出选择性响应。参比电极一般选用 Ag/AgCl 电极。透气膜是由疏水性高分子材料制成的薄膜，将电极内电解质溶液与标本溶液隔开。透气膜紧靠选择电极的敏感膜，当气敏电极与待测溶液接触时，溶液中的待测气体能通过透气膜扩散到内电解质溶液中并建立新的平衡，此时指示电极与参比电极组成的电池电动势发生变化，根据电动势变化值可计算出待测气体的浓度。

氨气敏电极其内电解质为 0.1mol/L 的 NH_4Cl 溶液，透气膜的材料为聚四氟乙烯，指示电极为 pH 玻璃电极。当氨气敏电极浸入待测溶液中，待测溶液中的 NH_3 经透气膜进入内电解质中，NH_3 和水反应生成 NH_4^+ 和 OH^-，使溶液中的 pH 发生改变，指示电极可测定其变化，变化的程度和溶液中氨的浓度成正比，从而可得出氨的浓度。

酶电极则是将含酶的凝胶涂布于离子选择电极的敏感膜上组成酶电极，当酶电极浸入溶液中，溶液中的待测物与酶接触产生化学反应，生成产物经凝胶层扩散至离子选择电极的敏感膜上，从而引起相应的电位变化，电极电位的变化与溶液中待测物的浓度成正比，可计算出溶液中待测物质的浓度。如尿素电极、葡萄糖电极属于酶电极。

尿素电极是将含有脲酶的凝胶涂布于氨气敏电极的敏感膜上，当电极浸入含有尿素的溶液中，脲酶催化尿素生成氨，氨扩散至敏感膜，引起氨气敏电极的电位变化，测定电位变化可得出氨的浓度，从而计算出标本中尿素的浓度。

葡萄糖电极则是将含有葡萄糖氧化酶的凝胶涂布于氧气敏电极的敏感膜上，当电极浸入含有葡萄糖的溶液中，葡萄糖氧化酶催化葡萄糖生成葡萄糖酸，同时消耗氧气，用氧电极测定氧的消耗量，可定量溶液中葡萄糖的浓度。

由于酶的特异性较强、催化效率高，许多催化产物如 CO_2、NH_3 等可用离子选择电极测定，因此酶电极可广泛用于测定氨基酸、葡萄糖、胆固醇、尿酸、尿素和乳酸等。

三、离子选择电极的分析方法

用离子选择电极测定的结果均为离子活度(a)并非浓度(C)。活度与浓度的关系为$a=fC$，f是活度系数，是溶液中离子强度的函数。在极稀溶液中，$f \approx 1$，$a=C$，因此对于极稀溶液，活度可以代表浓度。所以通常在标准溶液及标本溶液中加入对待测离子无干扰的浓度较大的电解质溶液，作为总离子强度调节缓冲液（TISAB）。TISAB 可使标准溶液与待测溶液的离子强度达到一致，而且还有缓冲剂和消除干扰的作用。

（一）标准曲线法

配制一系列浓度的标准溶液，各加入 TISAB 后，用测得的系列电动势(E)值与浓度对数($\lg C$)作图，得 E-$\lg C$ 标准曲线。标本液中同样加入 TISAB 后测得 E 值，于标准曲线上找出相应浓度的对数值。

本法操作简便，可测浓度线性范围宽，精确度较高。但要求标准溶液与待测溶液的组成相近，测定条件尽可能一致。

（二）标准比较法

于标准溶液、待测溶液中分别加入 TISAB 后，测定 E_s 和 E_x 值，由于标准溶液浓度 C_s 是已知的，根据比较法即可测出待测物质浓度 C_x。

本法要求 C_s 与 C_x 尽可能接近，否则准确性会降低。

第三节　干化学分析技术

干化学分析仪于 20 世纪 80 年代推出，包括半自动和全自动干化学分析仪。干化学分析仪是一种专门使用固相载体试剂进行临床化学检验的分析仪，它通过反射光度法、差示电位法等方法定量测出样品中特定成分的浓度或活度。应用干化学技术测定的生化项目多达近百个，包括常规生化项目、特定蛋白、药物、毒物等各个领域，虽然目前干化学分析仪主要用于急诊检验，但其涵盖的项目已完全可以满足常规临床实验的需要。

一、干化学分析技术的基本原理

干化学技术普遍采用多层膜固相试剂技术，即干式化学的多层膜试剂载体，它集现代化学、光学、酶工程学、化学计量学和计算机技术于一体，已使其作为定量方法达到常规湿化学法测定的水平，对有些项目的测定甚至可与参考方法相媲美，如在欧美各国备受重视的胆固醇测定。根据多层膜测定方法不同，可将多层膜分为 3 种类型，一种是基于反射光度法的多层膜；另一种是基于差示电位法的离子选择电极的多层膜；还有一种是近年发展起来的基于荧光技术和竞争免疫技术的荧光反射光度法多层膜。

（一）反射光度法

固相化学涉及的反射光度法主要为漫反射,它的特点是因显色反应发生在固相载体,对透射光和反射光均有明显的散射作用,因此不遵从 Lambert-Beer 定律,而是采用 Kubelka-Munk 理论。Kubelka-Munk 理论指出:光反射率与固相层的厚度、单位厚度的光吸收系数以及固相反应层的散射系数有关系,当固相层厚度和固相反应层的散射系数固定时,光吸收系数同待测物的浓度成正比。如果固相反应膜的上、下界面之间存在多重内反射时,则需对 Kubelka-Munk 理论加以修正,推导出 Williams-Clapper 公式。各厂家根据自身干片的多层膜特点选用相适应的计算公式。此法主要用于常规生化项目的测定。

图 12-14 是基于反射光度法的多层膜干片结构示意图。在干片试剂中,多种反应试剂被固化在一张透明聚酯膜上,上面覆以多孔的扩散层,然后被夹在一个塑料结构中(图 12-14),其有5 个功能层,从上至下依次为样本扩散层、反射层、辅助试剂层、试剂层和支持层。

图 12-14 基于反射光度法的多层膜干片结构示意图

1. 样本扩散层 是由 TiO_2、$BaSO_4$ 和醋酸纤维素构成的 100~300μm 的多空聚合物组成,聚合物的孔径为 1.5~30μm。涂层材料厚度取决于分析的需要,多在 100~300μm。扩散层的中空体积占 60%~90%,这种毛细网状结构能够使样本溶液快速、均匀地渗透到下层。当样本加在试剂片上后,毛细作用将样品迅速吸入扩散层,但样品又被下面的凝胶层所排斥,因为凝胶层在接受血清组分之前,必须先生成水合物。

扩散层不仅可阻止细胞、结晶和其他小颗粒物质透过,也可根据需要让大分子物质(如蛋白质等)滞留。事实上,经样本扩散层进入以下各层的物质成液体基本上是无蛋白滤液。在一些特定试剂片中,扩散层中还含有选择性阻留某种成分或启动某种反应的物质,以提高分析的特异性。

2. 反射层 也称为光漫射层,为白色不透明层,下侧涂布的物质反射系数>95%,可用来掩盖待检样本中的有色物质,使反射光度计的检测不受影响;同时这些反光化合物也给干片底层的显色层提供反射背景,使入射光能最大限度地反射回去,以减少因光吸收而引起的测定误差。

3. 辅助试剂层 又称清除剂层,主要作用是去除血清中的内源性干扰物,确保更准确的试验结果。如尿酸干片使用维生素 C 氧化酶来转化血清中的维生素 C,防止其对

H_2O_2 的还原作用。另外,在该层还可以运用免疫沉淀、亲和过滤、凝胶过滤及渗析等方法,选择性地把待测物和干扰物分离,从而使测定结果更加准确。如胰淀粉酶干片,辅助层含有抗唾液淀粉酶的单克隆抗体,使样品中的唾液淀粉酶与之结合在辅助层中,而只有胰淀粉酶转运至反应层,反应显色。

4. 试剂层 又称反应层,由亲水性多聚物构成,根据实际测定的需要,由数层至数十个功能试剂层组成。该层固定了项目检测时所需要的部分或全部试剂,其功能是将待测物质通过物理、化学或生物酶学等反应产生可与显色物质结合的化合物,再与待定的指示系统进行定量显色。

5. 支持层 此层是透明的塑料基片,起到支持其他层的作用,且允许光线百分之百投射,以便对有色复合物进行测量。

干化学技术常用的检测项目如葡萄糖、尿素氮、肌酐、胆固醇等均由上述多层膜构成,它是干化学多层膜试剂载体最常见的类型,但不能满足某些大分子物质测定的需要。如酶活性的测定需要将酶的底物放在扩散层上,酶促反应在样本扩散层上进行,才保证显色的快速均匀。而对于没有底物生成的大分子物质,如清蛋白的测定,则通过使试剂层等上移来完成反应。总之,对此基本结构进行有针对性的改进才能满足各种不同反应的需要,保证检验结果的准确性。

(二) 差示电位法

差示电位法是基于传统湿化学分析的离子选择电极原理,用于测定无机离子。差示电位法干片也为多层膜结构,但其内有两个离子选择性电极,它们分别是样品电极和参比电极。每个电极从上至下依次为离子选择性敏感膜、参比层、氯化银层、银层和支持层 5 层,两个电极以盐桥相连。这类基于离子选择电极原理的差示电位法的测定对象主要是无机离子,如 K^+、Na^+、Cl^- 等。

测定时,取等量的血清与参比液分别加入两个并列而又分开的加样槽内,即可由电位计来测定此二电极的差示电位。由于参比液中的离子浓度已知,可通过电位计测定电位差。电位法干片电极属于直接 ISE,可以直接测定未经稀释血清或血浆中的离子浓度,不受标本中血脂、蛋白质的影响,检测结果更准确、可靠。每张电位法干片采用一次性可抛弃电极,消除了其他同类电极存在交叉污染、漂移等问题,同时不会出现通常使用情况下的电极老化和"蛋白质中毒"等缺点,减少繁琐的清洗保养程序。K^+、Na^+、Cl^- 等无机离子测定的多层膜干片基本结构见图 12-15。

除此之外,还有利用此原理测定半抗原的多层膜法。

二、干化学分析技术的影响因素

干化学分析技术的所有试剂均以固相的形式固定在干片中,操作者"看不见,摸不着",一旦失控,无法对试剂进行任何处理。鉴于干化学的特殊性,决定其质控效果的因素

図 12-15 基于差示电位法的多层膜干片结构示意图

是仪器的性能和配套干片的条间和批间一致性,后者由生产厂家的技术决定,操作者应注意干片试剂的保存条件与失效日期。此外,还应注意以下问题:

1. 仪器监测 反射光度计仪器用标准灰色(对各种光的吸收与反射相近)试剂条进行监控。离子选择电极干式化学分析仪采用标准版,定期用标准条校正可知仪器的性能。

2. 校准频度 由于干片式试剂以固相形式储存和运输,只有当被使用时才从固相转为液相,因此它的有效期比液体试剂的保存期长,通常可以稳定 6 个月以上。只要储存条件符合要求,批号相同,每 6 个月可进行一次校准,但在此期间需用质控物对试剂的质量和检测系统的稳定性进行监控。

3. 质控物 干化学试剂处于干燥状态,所以使用"湿化学"的质控物基质效应会很明显,建议使用干化学分析仪生产厂家提供的质控物进行质量控制。

4. 干片试剂的储存与使用 干化学试剂一般在 0℃ 以下的环境中干燥保存,否则将缩短其有效期。将干片试剂从冰箱中取出后,必须在不破坏密封包装的情况下,使干片的温度平衡至室温后再使用。否则由于干片试剂的温度偏低,空气中的水分被吸附在试剂载体上,影响其测试结果和使用寿命。

5. 工作的环境温度和湿度 干化学分析仪虽然有很好的温控系统,但由于干化学分析仪的试剂溶解所用的水分主要来自待测样本,所以待测样本的温度往往能影响化学孵育的温度而致测定结果的准确性发生改变。所以必须注意干化学分析仪所处环境的温度和湿度,保证工作的环境温度在 15~30℃,避免温度波动过大,湿度控制在 85% 以内。

三、干化学分析技术在生物化学检验中的应用

经过近 40 年的发展,干化学自动分析仪已广泛应用于检验医学的各方面,检测的项目主要包括常规生化、内分泌激素、毒素、药物浓度分析以及特种蛋白等免疫学检验。

(一)干化学分析仪的分类

目前市场上多见的干化学自动生化分析仪有两种类型,一种采用试纸条的反射光度法系统,另一种采用胶片涂层技术的化学分析系统,两者的区别是前者使用试纸条,后者则使用试剂片或块状剂。另外还有干试剂包进行临床化学分析的袋式分析仪。

1. 反射光度法系统 该系统采用反射光度法原理,使用的是试纸条,每一个检测项目都有各自专用的试纸条,由3个主要部分组成(图12-16):①密码磁带:位于试纸条背面,存贮的是检测项目的全部检测程序及全部方法学资料,包括英文缩写符号、测试范围、波长选择、反应时间、换算因数和误差自检等,插入后即可传送给微机;②血浆分离区:位于试纸条正面下部并标以红色,由玻璃纤维和纸层组成,用于阻断红、白细胞;③反应区:位于试纸条的正面上部。

试剂条日常贮存在密封的盒内,每条表面贴有一层锡箔,使用时再揭去。测定时将肝素化的血液标本加在红色的血浆分离区上,血液通过玻璃纤维层,红、白细胞被阻截,血浆被过滤到血浆分离区,血浆溶解渗透辅助试剂层后,通过转移介质层将血浆运送到反应区的底部。仪器给反应区施加 400Pa 的压力,此时,试剂层2、试剂层1和透明片相继平贴于转移介质层(亦称血浆池)之上。血浆中的待测物与干试剂相作用而呈色并显示检测结果,全部过程均在接受密码信号后的微机控制下完成。

2. 胶片涂层技术分析系统 它采用的是胶片涂层技术,各种反应都在试剂片(多层膜片)内进行。测试方式有单个干片进行测试,也可对数十个单个干片进行连续测试。干片按临床化学检测方法分为3类:①终点比色定量干片,如葡萄糖,尿素氮等;②速率法酶活性定量干片,如 ALT、AST 等;③电解质定量干片,如 K^+、Na^+、Cl^-。原理为:应用涂层技术制作胶片基础的感光乳剂,将其均匀呈层状地涂布在支持层或下层上,如图12-17 所示。共有3个功能层:分布层接受样品;中介层改变样品的物理化学性质;指示剂层对待测物进行定量。在该干片中,多涂层被置于一张透明聚酯片基上,然后夹在一个塑料壳中间。其层数视所采用的分析方法而定。干片的大小与一枚邮票大致相同,指示剂层呈现的颜色深浅随待测物的浓度变化而变化。

图 12-16 干试纸条的组成

图 12-17 临床化学干片简图

3. 袋式分析仪　采用袋式的干试剂包(图 12-18)进行临床化学分析。袋式试剂包由透明的双层塑料薄膜制成,100mm×80mm 大小,每个袋均有不同的测定项目英文缩写标记。测定时将试剂包放进仪器,样品及其稀释液由探针刺孔注入包内,在反应过程中的不同阶段,试剂小袋经破裂器击碎,试剂经混合及保温,然后透明小袋经机械碾压形成比色杯,用于测定反应后的吸光度,最后通过计算机系统换算结果并发出报告。

图 12-18　袋式分析仪的试剂包

(二) 干化学分析法的特点

1. 脱离了传统的分析方法,所有的测定参数均存储于仪器的信息磁场块中,当编有条形码的特定试验的试纸条、试纸片或试剂包放进测定装置后,即可进行测定。

2. 速度快,灵敏度和准确度与典型的分离式仪器相近。

3. 超微量,操作简单,占用空间小,使用过程中灵活机动性强。尤为适用于新生儿、儿科、术中监测以及急诊检测。

干化学和湿化学生化检测的主要区别见表 12-6。

表 12-6　干化学和湿化学生化检验的主要区别

区别点	干化学	湿化学
试剂	固相,大多无须定标,稳定周期长(数个月),全血可直接上机检测	液体,需要定标,稳定周期短,全血不可直接上机检测
仪器	磁卡校正,无须排水系统分析前后无须清洗	每次测试原则上需要校正,需要排水系统,测试前后需清洁
反应载体	固相介质	反应杯
检测方法	反射光度法	投射光度法
电解质测定	差示电位法	离子选择性电极法
理论基础	Kubelka-Munk 理论和 Williams-Clapper 公式	Lambert-Beer 定律

第四节 电泳技术

溶液中带电粒子在电场中向所带电荷相反方向移动的现象称为电泳。电泳技术是利用带电粒子在电场作用下定向移动的特性,对混合物组分进行分离、纯化和测定的一项技术。

知识链接

电泳分析技术的发展

1937年,瑞典的 Tiselius 创造了 Tiselius 电泳仪,最早建立了研究蛋白质的移动界面电泳方法,并首次证明了血清是由清蛋白及 α、β、γ 球蛋白组成的。1948年,Wieland 和 Fischcr 重新发展了以滤纸作为支持介质的电泳方法,对氨基酸的分离进行过研究。1950年,Durrum 用纸电泳进行了各种蛋白质的分离以后,开创了利用各种固体物质(如各种滤纸、醋酸纤维素薄膜、琼脂凝胶、淀粉凝胶等)作为支持介质的区带电泳方法。1959年,Raymond 和 Weintraub 利用人工合成的凝胶作为支持介质,创建了聚丙烯酰胺凝胶电泳、极大地提高了电泳技术的分辨率,开创了近代电泳的新时代。20世纪80年代发展起来的新的毛细管电泳技术是化学和生化分析鉴定技术的重要新发展,已受到人们的充分重视。由90年代至今,电泳分析仪的最大变化特点为自动化程度日益提高,应用领域大大增加。

一、电泳分析技术的基本原理

(一)电泳迁移率

带电粒子的电泳速度除了与其带电状态和电场强度有关外,还与分子的大小、形状以及介质的黏度等有关。在单位电场强度下,带电粒子的移动速度称为电泳迁移率,是物质的特征常数。支持物对粒子移动的影响因素较多,因此有支持物的区带电泳不宜用作电泳迁移率的测定,测定电泳迁移率一般在无支持物的自由界面电泳下进行。混合物各组分的电泳迁移率不同时,即可以在电场中彼此分离。

表12-7是人血清蛋白质5种成分的等电点以及用自由界面电泳测得的电泳迁移率。

(二)影响电泳的因素

1. 分子的形状与性质　蛋白质、核酸等生物大分子在分子量接近时,球状分子比纤维状分子移动速度快,表面电荷密度高的粒子比表面电荷密度低的粒子移动速度快。

表 12-7　血清蛋白等电点和电泳迁移率

血清蛋白	等电点	电泳迁移率/(cm²·s⁻¹·V)
清蛋白	4.84	5.9×10^{-5}
α_1-球蛋白	5.06	5.1×10^{-5}
α_2-球蛋白	5.06	4.1×10^{-5}
β-球蛋白	5.12	2.8×10^{-5}
γ-球蛋白	6.85~7.30	1.0×10^{-5}

2. 电场强度　指在电场方向上单位长度的电位降落,又称电势梯度。电场强度增大,电泳速度加快,但是同时电流强度也增大,产热增多,应配备冷却装置以维持恒温。电场强度降低,产热减少,但是电泳速度减慢。电泳速度过慢,不仅电泳时间延长,而且增加了标本的扩散,导致区带模糊、分辨率下降。为使电泳得到满意结果,要选择适宜的电场强度。

3. 电泳缓冲液　电泳缓冲液起着决定粒子荷电性质和荷电量的作用,同时起着导电的作用,电泳时对缓冲液的化学组成、pH 和离子强度都有一定要求。

(1) 缓冲溶质:对缓冲液的要求是化学性质稳定、缓冲容量大、电导率低(缓冲液溶质分载的电流小,标本中蛋白质分载的电流大,电泳速度快)、离子移动性好。在选择缓冲溶质时,应优先选用一价的正、负离子移动速度相近的电解质,使缓冲液在电泳时离子分布均匀,保证电泳区带的整齐。缓冲对的组成常选用弱酸/弱酸盐、酸式盐/次级盐,如巴比妥/巴比妥钠、柠檬酸/柠檬酸钠等。

(2) pH:溶液的 pH 决定被分离物质的解离程度和带电性质及所带净电荷量。pH 与 pI 差值越大,粒子荷电量越多。以血清蛋白质为例,在缓冲液 pH 为 8.6 时,蛋白质组分荷电量由大到小的顺序为清蛋白、α_1-球蛋白、α_2-球蛋白、β-球蛋白、γ-球蛋白。虽然加大 pH 与 pI 的差值可增加粒子荷电量,使电泳速度加快,但是缓冲液不能过酸、过碱,以免使蛋白质发生变性,pH 一般在 4.5~9.0 为宜。

(3) 离子强度:电泳技术还要求缓冲液不仅要能够维持溶液 pH 的稳定,而且还要具有一定的导电能力。缓冲液的导电能力可用离子强度表示,其计算公式为:

$$I=1/2\sum c_iz_i^2$$

式中:I 为离子强度,i 为离子种类,C 为离子活度,Z 为离子价数,$\sum$ 代表累加。

缓冲液的离子强度影响缓冲容量、电泳速度和产热效应。离子强度大,缓冲容量大,pH 稳定;反之,缓冲容量小,pH 不稳定。离子强度大,缓冲溶质离子所载分电流大,标本所载分电流小,标本电泳速度慢;离子强度小,缓冲溶质离子所载分电流小,标本所载分电流大,标本电泳速度快。离子强度大,电流强度大,产热多,蒸发快;离子强度小,电流强度小,产热少,蒸发慢。电泳速度过慢,会导致电泳时间过长、标本扩散;电泳速度过快,会导致区带不整齐分辨率下降。为了得到较好的电泳结果,对于上述 3 种效应需要综合考虑,将缓冲液离子强度设置在一个合适的范围,一般设在 0.05~0.1mol/L 为宜。

4. 支持介质　支持介质对电泳的影响主要表现为吸附作用和电渗作用。

(1) 吸附作用:各种支持介质或多或少对标本有吸附作用,吸附力的大小与支持介质的性质有关。纤维素、淀粉为多聚葡萄糖,琼脂糖为多聚半乳糖,分子表面具有很多羟基(—OH),这些基团可带电荷,对蛋白质、核酸等具有一定的吸附能力。醋酸纤维素的侧链基团为乙酰基,聚丙烯酰胺的侧链基团为酰胺基,这些基团电流很弱,基本不带电荷,对标本的吸附作用很小。吸附作用可阻滞标本的移动,使电泳速度减慢,出现区带拖尾现象,因此要选择吸附作用小的支持介质。

(2) 电渗作用:电场中液相对固相的相对移动称为电渗。产生电渗作用的原因是固相支持介质表面带有电荷,如淀粉、纤维素和琼脂糖等具有很多羟基,这些基团都带有负电荷,在固相支持介质表面形成负电层,吸附缓冲液中的 H_3O^+,形成贴壁正电层,在电场作用下向负极定向移动(图12-19)。如果支持介质表面带有正电荷,则吸附缓冲液中的负离子,形成贴壁负电层,在电场作用下向正极定向移动。

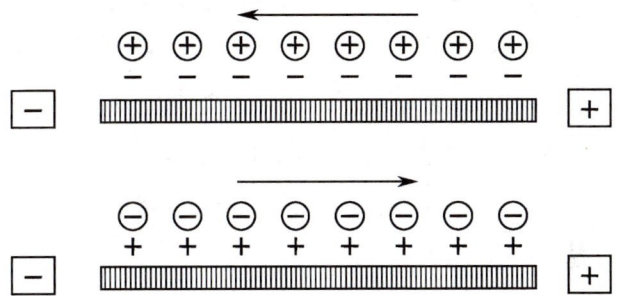

图 12-19　电渗作用示意图

电渗作用不仅可以发生在液相-固相之间,也可发生在液相-液相之间。在不同支持介质的自由电泳中,也存在电渗作用。在毛细管电泳中,玻璃毛细管内壁硅酸根离子带有负电荷,吸附 H_3O^+ 形成贴壁正电层;H_3O^+ 贴壁正电层又吸附 OH^-、Cl^- 等离子形成负电层。如此形成了由玻璃毛细管内壁向轴心分布的正→负→正→负电荷层,在液相-液相之间也发生了相对电渗,只有在毛细管轴心部位才没有电渗作用,标本的移动速度才是纯电泳速度。因此在观察细胞电泳时,应将镜头聚焦在毛细管的轴心部位。

电渗作用对混合物各组分影响相同,因此电渗作用只影响电泳速度而不影响分辨率。电渗方向与电泳方向相同,粒子移动速度等于两者速度之和;电渗方向与电泳方向相反,粒子移动速度等于两者速度之差。因此,应尽可能选择低电渗作用的支持物,以减少电渗对电泳的影响。有时电渗作用是可以被利用的,例如对流免疫电泳选用琼脂糖作支持介质,琼脂糖含有许多带负电荷的硫酸基($—OSO_3^-$),吸附大量 H_3O^+ 形成密集贴壁正电荷层,在电场中向负极移动。在 pH=8.6 的缓冲溶液中,较快的电渗速度大于免疫球蛋白的电泳速度,结果将免疫球蛋白推向负极。

5. 蒸发　蒸发对薄膜电泳的影响较大。滤纸、醋酸纤维素薄膜等支持介质液层薄、蓄液量少、电阻大,电泳时产热多,水分蒸发快。水分的蒸发导致支持介质中缓冲液浓缩,离子强度加大,标本分电流减小,电泳速度减慢。由于支持介质水分的蒸发,使虹吸作用加强,两边电泳槽中缓冲液沿着支持介质由两端向中间对流,使标本区带向中间集中并弯曲,导致分辨率下降。随着蒸发的继续,离子强度越来越大,电流强度越来越高,产热越来越多,形成恶性循环。为减少蒸发,电泳槽密闭性要好,电流强度不宜过大,必要时开启冷却循环装置。

二、常用电泳技术的分类及应用

（一）按电泳方式分类

1. 移动界面电泳　移动界面电泳是带电分子的移动速率通过观察界面的移动来测定,该法已成为历史,目前已被支持介质的区带电泳取代。

2. 区带电泳　是指带电荷的分子在具有渗透能力的介质上的迁移。因所用支持体的种类、粒度大小和电泳方式等不同,其临床应用的价值也各有差异。目前,固体支持介质可分为两类:一类是滤纸、醋酸纤维素薄膜、硅胶、矾土、纤维素等;另一类是淀粉、琼脂糖和聚丙烯酰胺凝胶。第一类现已被第二类替代。区带电泳是临床检验领域中应用最广泛的技术,尤其是新技术在区带电泳的应用,更扩大了其应用范围,提高了检测技术。

3. 稳态电泳　其特点是分子颗粒的电泳迁移在一定时间后达到稳态,如等电聚焦电泳和等速电泳等。

（二）按电泳支持物分类

1. 醋酸纤维素薄膜电泳（CAE）　是以醋酸纤维素薄膜作为支持介质的一项电泳技术。醋酸纤维素分子中每个葡萄糖单位的两个游离羟基均与醋酸脱水缩合,生成二乙酰葡萄糖。由于乙酰基不电离,所以醋酸纤维素几乎不带电荷,吸附作用和电渗作用都很微弱。醋酸纤维素薄膜微孔细小,质地致密,标本电泳速度快,50min 即可将血清蛋白质分离,区带整齐,分辨率高,几乎无拖尾现象。醋酸纤维素不与染料着色,漂洗时染料容易脱去,背景白净,区带易于观察。醋酸纤维素薄膜在冰醋酸/乙醇溶液中或液状石蜡中极易透明,便于区带扫描定量。透明后的薄膜易于干燥,电泳区带可长期保存。

2. 琼脂糖凝胶电泳（AGE）　是以琼脂糖凝胶作为支持介质的一项电泳技术。琼脂糖凝胶透明度好,便于区带扫描。适合于免疫复合物、核酸与核蛋白的分离、鉴定及纯化,在临床生化检验中常用于 LDH、CK 等同工酶的检测。琼脂糖凝胶电泳分为垂直型及水平型两种,其中水平型可制备低浓度琼脂糖凝胶,而且制胶与加样都比较方便,应用比较广泛。

3. 聚丙烯酰胺凝胶电泳（PAGE）　是以聚丙烯酰胺凝胶作为支持介质的一项电泳技术。有圆柱型和平板型两种类型,标本在聚丙烯胺凝胶中电泳时,既有电荷效应又有分子筛效应。电荷效应与其他区带电泳相同。分子筛效应使分子量小的组分所受阻力小,电泳速度快,分子量大的组分所受阻力大,电泳速度慢,这就使得电泳迁移率相同的组分,只要分子量具有一定差异,也能电泳分离,这也是 PAGE 分辨率高的重要原因之一。

4. 等电聚焦电泳（IEF）　是利用有 pH 梯度的介质分离等电点不同的蛋白质的电泳

技术。由于其分辨率可达 0.01pH 单位,因此特别适合于分离分子量相近而等电点不同的蛋白质组分。

（1）基本原理:在 IEF 的电泳中,具有 pH 梯度的介质其分布是从阳极到阴极,pH 逐渐增大。如前所述,蛋白质分子具有两性解离及等电点的特征,这样在碱性区域蛋白质分子带负电荷向阳极移动,直至某一 pH 位点时失去电荷而停止移动,此处介质的 pH 恰好等于聚焦蛋白质分子的等电点(pI)。同理,位于酸性区域的蛋白质分子带正电荷向阴极移动,直到它们的等电点上聚焦为止。可见在该方法中,等电点是蛋白质组分的特性量度,将等电点不同的蛋白质混合物加入有 pH 梯度的凝胶介质中,在电场内经过一定时间后,各组分将分别聚焦在各自等电点相应的 pH 位置上,形成分离的蛋白质区带。

（2）应用:IEF 是一种简便、快速、高效的分离分析方法,特别适用于氨基酸、多肽、蛋白质、酶类和抗体等的分离分析,能够满足组分定量、杂质检出、质量控制临床诊断等方面的要求。目前等电聚焦电泳主要用于两性电解质样品等电点的测定,两性电解质样品的分析、分离和制备,在同工酶的鉴定及蛋白质的微量分析(10~50μg)上应用尤为广泛。随着生命科学的发展,特别是人类基因组计划(HGP)全面完成之后所谓"后基因组"时代的来临,对复杂生命体系的准确表征和分析就显得日益紧迫,其中蛋白质组研究是极其重要的一部分。

（三）电泳区带的测定

电泳区带的定性、定量测定可用直接法或染色法进行。

1. 区带定性分析　主要观察有无异常区带出现。异常区带常由操作原因或病理原因引起。①常见的操作原因:加样器变形可使区带歪斜或断裂,蒸发严重可使区带弯曲;溶血标本可出现血红蛋白区带;变性标本在点样处可出现异常区带。②常见的病理原因:多发性骨髓瘤血清蛋白质电泳可出现 M 带,宽 β 脂蛋白血症脂蛋白电泳可出现宽 β 带,肝硬化血清蛋白质电泳可出现 β-γ 桥。病理性异常区带具有一定的诊断价值。

2. 区带定量分析　区带定量分析常用光密度扫描法或洗脱比色法。①光密度扫描法:经透明处理的醋酸纤维素薄膜、琼脂糖、聚丙烯酰胺凝胶电泳区带,可用光密度扫描仪扫描,绘制区带吸收峰,得到区带扫描图谱。仪器通过计算各区带吸收峰面积与吸收峰总面积的比值,给出各组分占标本总量的百分比,如果测出标本总含量,即可算出各组分含量。②洗脱比色法:电泳区带染色、洗脱背景后,将染色区带一一剪下,分别用适当的溶剂洗脱,比色测定。滤纸电泳、醋酸纤维素薄膜电泳常用洗脱比色法。

三、自动电泳分析技术的分类及应用

自动电泳分析仪按自动化程度可分为半自动和全自动两类。自动化程度较高的能达到从加样到报告全自动一体化,大大促进和方便了临床的应用。

自动电泳仪的电泳过程,包括加样→迁移→染色→去色→烘干,都依次按程序自动进行。各种命令通过与显示器相连的键盘进行传递,显示器持续显示各部件的工作状态及电泳过程的进展情况。

迁移部件和染色部件的工作相互独立,一个染色程序可与另一个迁移程序同时进行。只要按动相应键,即可按程序自动进行迁移和染色过程。光密度扫描仪的操作同样全部程控。用户根据需要,可修改26种分析程序,包括对扫描的设置(即所用介质、染色、扫描长度),还有对扫描曲线、打印、数据传递的修正。分析程序和结果储存在硬盘上,用户可通过软驱系统储存程序和修改软件。

基本可将其分为3大类。

1. 全自动荧光/可见光双系统电泳仪　具有荧光/可见光双系统,在使用荧光试剂项目如CK、LDH同工酶时为全自动。只需将样品、试剂、琼脂糖凝胶电泳胶片放好后,操作人员可离机完成实验并得到结果。

2. 全自动醋酸纤维素薄膜电泳仪　为可见光单系统,使用醋酸纤维素薄膜电泳片,自动化程度高。只需将样品、试剂、电泳片放好,人员可离机完成实验得到结果。缺点是使用醋酸纤维素薄膜灵敏度低,无法分析尿蛋白、脑脊液蛋白。

3. 全自动琼脂糖电泳仪　为可见光单系统,使用琼脂糖凝胶电泳胶片,灵敏度高,可用于低浓度蛋白标本的检验,如尿蛋白及脑脊液蛋白。同工酶的分离效果也很好。缺点是自动化程度不高,当电泳结束和染色脱色完成后,必须人工将电泳片由机器中取出。

章末小结

本章主要介绍生物化学检验常用技术中最基本、应用最广泛的光谱分析技术、电化学分析技术、干化学分析技术、电泳分析技术的相关理论及其临床应用。

光谱分析法中侧重介绍了分光光度技术的理论,包括吸光系数、分光光度计的结构、偏离Lambert-Beer定律的因素等,以及临床上其他光谱分析技术的定性及定量方法。

电化学分析技术中重点介绍了离子选择性电极法,它是电位分析法发展最迅速、最活跃的分支,分别介绍了ISE基本结构、电极电位、电极电位测量和临床应用中ISE的分类及ISE的定量分析方法。

干化学分析技术中介绍了反射光度法和差示电位法的基本原理、干化学试剂载体的基本结构、干化学分析技术的影响因素和临床应用中干化学与传统湿化学的比较以及干化学自动生化分析仪的类型及特点。

电泳分析技术中介绍了电泳分析技术的基本原理、影响电泳分析的因素和常用的电泳分析技术(醋酸纤维素薄膜电泳、琼脂糖凝胶电泳、聚丙烯酰胺凝胶电泳、等电聚焦电泳和全自动电泳分析技术)及其应用。

(孙江山)

1. 什么是 Lambert-Beer 定律？光谱分析的定性和定量方法各有哪些？
2. 简述离子选择性电极的结构。常用的离子选择性电极有哪些？
3. 何谓电泳？影响电泳的因素有哪些？

第十三章 | 自动生化分析技术

学习目标

知识目标：
掌握分立式自动生化分析仪的主要结构、功能和基本参数设置；熟悉半自动生化分析仪的结构特点和基本操作；了解干片试剂的基本结构及作用。

能力目标：
能使用半自动生化分析仪进行检测。

素质目标：
培养规范严谨、科学求真的工作态度；培养分析问题的能力。

自动生化分析技术是指用自动化的仪器设备模仿代替手工操作，即将生化分析过程中的加样、加试剂、混合、保温反应、检测、结果计算、显示、打印及清洗等步骤自动化。它具有灵敏、准确、快速、微量和易于标准化等优点，不仅可提高工作效率、降低劳动强度，还可减少主观误差，提高检验质量。

自动生化分析仪是目前临床实验室最常用的大型分析仪器之一，不仅广泛应用于血液、尿液、脑脊液等标本中的常规项目检测，而且还可对药物成分、毒物、血液中乙醇浓度、多项免疫学指标等进行分析，在疾病诊断、治疗监测、预后判断和健康评估等方面发挥重要作用。

知识链接

自动生化分析技术的历史

德国制造的连续流动技术最早于1954年被提出，并由美国的公司于1957年成功地生产了世界上第一台连续流动化学分析仪。1964年，能同时测定多个项目的自动化分析仪问世。20世纪70年代中期，顺序多项自动分析仪（SMAC）被研制出来。20世纪80年代至今,各种型号和功能不同的全自动生化分析仪不断涌现,为医院临床生化检验的自动化迈出了重要的一步。

第一节　自动生化分析仪的类型

生化分析仪按自动化程度不同,可分为半自动生化分析仪和全自动生化分析仪;按测定速度不同,可分为小型生化分析仪、中型生化分析仪、大型生化分析仪和超大型(模块式)生化分析仪;按结构和原理不同,可分为连续流动式(管道式)生化分析仪、离心式生化分析仪、分立式生化分析仪和干式生化分析仪。目前实验室使用最普遍的是分立式生化分析仪,发展趋势为模块化、组合式工作站。

一、半自动生化分析仪

半自动生化分析仪指在分析过程中的部分操作(如加样、保温、吸入等)需要手工完成,而另一部分操作(如检测、结果处理等)则可由仪器自动完成。这类仪器的特点是体积小、结构简单、灵活性大、价格便宜,且一般不受试剂、方法的限制。缺点是部分操作需要手工完成,误差因素较多;运行速度慢,难以处理大批量标本。

半自动生化分析仪可通过人机对话的方式编辑、修改、储存项目参数,各种不同的试剂包括自配试剂都可在半自动生化分析仪上使用,多种检测方法如比色法、比浊法、连续监测法、定时法等也都可在半自动生化分析仪上运用。其工作原理为连续流动式分析,其流动管道中的特定位置有一微型比色杯,称为流动比色杯,无不同比色杯之间的吸光度差异。由于测速较慢,只适用于标本量低、化验项目少的小型医院或外出执行任务时使用。

(一)半自动生化分析仪常规操作程序

1. 打开电源开关,进入主界面。

2. 预温 20min 后,按项目键进入项目界面,移动光标选择要测试的项目,然后按参数键进入参数设置界面。

3. 第一次测量前,要将所有测量项目的参数按照试剂盒说明书进行设置,全部正确修改完后按确定键保存。下一次再测该项目时,在项目界面中直接按调零键,进入调零即可,不用再进行参数修改。

4. 按吸液键吸入蒸馏水或空白液,等延迟时间过后,屏幕中吸光度显示区会显示出该液体的吸光度值,仪器会自动调零并排空。调零完成后,若是第一次测量,要对该项目进行定标,再进行测量。若以前定过标并保存有因子 K,则直接按测量键进行测量,亦可重新定标再测。

5. 按定标键进入定标界面后,按吸液键把配制好的标准液吸入,系统会自动定标,在仪器上自动生成定标因子 K。

6. 按测量键进入测量界面,这时可设置样品编号,按吸液键吸入相应编号的样品,仪器自动保存测量结果。再按吸液键吸入下一个样品,编号会进行叠加,此时按打印键则可打印出实时报告。

7. 关机前应清洗比色系统,清洗完毕后,系统会进行排空。

8. 关闭仪器开关,拔下电源插头,避免雷击损坏仪器。

（二）半自动生化分析仪使用注意事项

1. 由于试剂和标本的用量很少,手工加样时要特别注意加样的准确性。

2. 如果反复出现非线性数据(大于 10%),应考虑试剂是否变质及所编程序是否合适。

3. 用吸光度下降的速率法检验时,应在计算因子值(F)前面加负号。用酶动力学法检验时,开始的吸光度(Ai)如果特别低,应考虑标本中酶的活力是否很高从而造成在进入线性期前底物已被耗尽或是试剂变质所致。若是前者,应稀释标本后再进行检验,检验结果乘以稀释倍数。若是后者,则应更换试剂。

4. 严禁吸入强酸试剂,否则会对吸管的金属部件造成损坏。每次操作完毕,必须用蒸馏水冲洗比色池和管道。如果在反复多次冲洗后仍不能调零,应用 10% 次氯酸钠清洁液在 37℃浸泡比色池 15min 后,再用蒸馏水冲洗。

5. 仪器长时间不用,每个月内应通电一次,否则仪器储存的程序会消失。

二、全自动生化分析仪

全自动生化分析仪从加样到出结果的全过程完全由仪器自动完成,由于分析中没有手工操作步骤,故主观误差很小,且由于该类仪器一般都具有自动报告异常情况,自动校正自身工作状态的功能,因此系统误差也较小,给使用者带来很大方便。

（一）分立式自动生化分析仪

目前临床实验室所用的大部分分析仪都属于此类型,具有结构简单、检测速度快等优点。分立式自动生化分析仪的特点为模拟手工操作的方式设计仪器并编排程序,以有序的机械操作代替手工操作,按照程序依次进行有序操作,完成项目检测及数据分析。其工作流程大致为:加样探针从待测标本管中吸入样本,加入各自的反应杯,试剂探针按一定的时间要求自动地从试剂盘中吸取试剂,也加入该反应杯中。经搅拌器混匀后,在一定的条件下反应,反应后将反应液吸入流动比色器中进行比色测定,或者直接将特制的反应杯作为比色器进行比色。由微机进行数据处理、结果分析,最后将测试结果显示并打印出来(图 13-1)。

分立式自动生化分析仪的基本结构包括样品盘或样品架、试剂室和试剂瓶、取液装置、反应盘和反应杯、混匀装置、恒温装置、测定系统、清洗系统和计算机控制系统等(图 13-2)。

图 13-1　分立式自动生化分析仪工作流程图

图 13-2　分立式自动生化分析仪的基本结构

1. 样品盘或样品架　仪器放置样本的方式有样品盘和样品架。样品盘为圆盘状,用来放置一定数量的样品(包括常规标本、急诊标本、校准品、质控品等),通过样品盘的转动来控制不同样品的进样。样品盘分单圈或内外多圈,单独安置或与试剂转盘或反应转盘相套合。样品架类似于试管架,每个样品架可放数只样品杯或采血试管(多为 5 只或 10 只),样品架由步进马达(是指一个可以按照固定的步阶一步一步地运转的马达)运送到特定位置进样。一台分析仪配有许多样品架,并可按颜色区分常规样本、急诊样本、校准样本等,方便使用。采血管或样品杯外壁可贴上包含样品信息的条形码,仪器即能读取样品信息如编号、患者资料、样品类型、检测项目等。

2. 试剂仓和试剂瓶　试剂仓用来存储试剂,大型分析仪通常有两个试剂仓,分别放置第一试剂和第二试剂,每个试剂仓分隔成一系列小室,利用支架放置不同规格和容量的试剂瓶。试剂仓都具有冷藏功能,延长了试剂的保存时间。配套试剂常有条形码,仪器设有条形码检查系统,可对试剂的种类、批号、存量、有效期和校准曲线等资料进行核对校验。

3. 取液装置　样品和试剂的吸取由带定量吸液器和样品针或试剂针的机械臂完成,根据计算机指令,机械臂转动到指定样品或试剂处,由吸液器准确吸取,加到反应杯中。

样品针和试剂针具有多种功能：①液面感应功能,自动感应液面水平,调整样品针和试剂针的下降高度,还具有检测试剂瓶中试剂剩余量的作用,样品量不足时有些分析仪会报警,提示哪些项目未能检测。②防撞功能,遇到障碍时自动停止运动并报警,避免损伤操作者和损坏机械臂。③阻塞报警功能,当样品针遇到凝血块等物质阻塞时,仪器会报警、冲洗样品针,并跳过当前样品对下一个样品加样。取液系统采取空气隔绝、清洗剂清洗、化学惰性液和去离子水冲洗等措施防止交叉污染,以去离子水冲洗最多见。

4. 反应盘和反应杯　反应盘装载一系列反应杯,多为圆盘状,检测过程中做恒速圆周运动,转动到特定位置时短暂停止,便于在反应杯中加入样品、试剂或进行搅拌混匀。反应杯多采用透光性好的石英玻璃、硬质玻璃、无紫外吸收的丙烯酸塑料制成,容量为80~500μl 不等,是样品和试剂进行化学反应的场所。反应杯同时兼做比色杯,每完成一次比色分析后仪器自动反复冲洗、吸干、空白检测,空白吸光度合格的比色杯可循环使用,不合格时仪器自动报警,提示更换比色杯。有的生化分析仪比色杯是利用某种特殊的透明膜在机器内临时做成比色杯,用完封闭后即弃。这样既免除了一般比色杯用完后要立即冲洗再用的步骤,又避免比色杯间可能发生的交叉污染,达到安全环保的目的。

5. 混匀装置　像手工操作一样,混匀对于一个化学反应或生化反应是十分必要的。混匀的方式有机械振动、搅拌和超声混匀等。目前多采用搅拌的方式,搅拌棒形状为扁平棒状或扁平螺旋状,表面都涂有特氟龙不粘层,避免液体黏附。超声混匀可杜绝携带污染,极大程度减少泡沫产生。

6. 恒温装置　自动生化分析仪通过温度控制系统使反应杯浸浴在恒温环境中,反应温度一般按照人体温度设置为37℃,温度波动应小于±0.1℃。

保持恒温的方式有三种：①空气浴,即由加热器加热比色杯周围的空气,升温速度快,但温度的稳定性和均匀性不太好,受环境温度影响大；②水浴,即在比色杯周围充盈有水,加热器控制水温,优点是温度均匀稳定,缺点是需加防腐剂来保持水的清洁,且要定期更换循环水；③恒温液循环间接加热法,恒温液采用不易蒸发的惰性液体,比色杯与恒温液之间有极小的空气狭缝,恒温液将缝隙的空气加热,温度稳定、均匀,不需要特殊保养,但恒温液成本较高。

7. 测定系统　包括光路系统和信号检测器。

（1）光路系统：由光源、比色杯和分光元件(滤光片、棱镜或光栅)等组成。理想的光源应在检测波长范围内产生恒定强度的光,噪声低,不需预热,长期稳定。目前多数生化分析仪采用钨灯作为光源,工作波长为325~850nm,在部分紫外区和整个可见光范围内产生较强的连续光谱,噪声低,漂移小,但使用寿命较短,一般只有 1 000~1 500h。部分仪器采用氙灯,工作波长为285~750nm,因其为冷光源,寿命长,24h 开机可工作数年。比色杯(反应杯)光径为 0.5~1cm,光径小的节省试剂、减少样本用量。分光元件(多采用光栅)将复合光分解为单色光,生化分析仪按生化检测项目的光谱分析要求,不同品牌的分析仪在 340~850nm 范围内选择 10~16 种固定的单色光。光栅分光方式有前分光和后分光两种,前分光的光路系统为:光源→分光元件→单色光→反应液→信号检测器。后分光光路系统为:光源→反应液→分光元件→单色光→信号检测器,分光后取该分析仪所有的固定单色光同时通过各自的信号传送通路(如光导纤维)传输到对应的信号检测器。目前仪器多采用后分光,其优点是可同时选用双波长或多波长进行测定,这样可降低杂散光的干扰,提高检测精度,同时,不需移动任何部件,减少故障率。后分光光路示意图见图13-3。

图 13-3　后分光光路示意图

(2) 信号检测器:光路系统产生的光信号由信号检测器接收,转换成电信号并加以放大,再通过数模转换电路将模拟信号转换成数字信号,传送到微处理器,后者按各测定项目的分析参数选择其中一个波长(单波长)或两个波长(双波长)的吸光度值,用于计算样本结果。

8. 清洗系统　在检测过程中,样品针、试剂针和搅拌棒在用于下一个样品、试剂或反应杯前都要进行清洗,多数为去离子水冲洗。在完成一批样品的检测后,则自动使用清洗剂彻底清洗。反应杯在完成一次化学反应和吸光度检测后,也需要进行清洗,具体步骤是:由废液针吸走杯内废液,加入清洗剂洗涤并抽干,再经数次去离子水冲洗、抽干,然后做该空白杯的吸光度检查,若通过检查则此反应杯可继续循环使用,如果没通过,分析仪将提示更换反应杯,并跳过此反应杯使用下一个反应杯。每一步清洗都非常重要,其效果直接影响检测的准确度。

9. 计算机控制系统　计算机是自动生化分析仪的大脑。标本、试剂的注加和条码的识别、恒温控制、冲洗控制、结果打印、质控的监控、仪器各种故障的报警等都是由计算机控制完成。

自动生化分析仪数据处理功能日趋完善,反应进程中吸光度、各种测定方法、各种校准方法、室内质控结果的统计等,生化分析仪都可处理。计算机还可以存储患者的数据、仪器的性能指标、仪器的运行状态等。自动生化分析仪的质控和患者结果,还可通过仪器计算机与实验室信息系统(LIS)对接进行网络管理。

（二）干式生化分析仪

干式生化分析仪与配套的干片试剂组成一个测定系统,运用干化学分析技术进行分析。首先将测定一个项目所需的试剂固定在特定载体上,形成固相试剂即干片试剂,然后将液态样品直接滴加到干片上,以样品中的水作为溶剂,使样品中的待测成分与试剂发生化学反应,从而进行分析测定。"干化学"是相对于经典的"湿化学"而言,实际上,干化学也是在不同潮湿程度状态下的化学反应。

1. 干式生化分析仪的主要结构　包括取样装置、干片试剂、恒温装置、检测系统、计算机控制系统。检测原理多为反射光度法、荧光反射光度法和差示电位法,灵敏度和准确性达到甚至优于分立式自动生化分析仪,使用时无须配制试剂,直接使用厂家已经配备好的干片试剂即可。干式生化分析仪具有体积小、操作简便、标本用量少、检测结果快速、准确等优点,特别适合于急诊检验和床旁检测(POCT)。

2. 干片试剂的基本结构　干片试剂最早只有简单的双层膜,后来改进为三层膜,目前发展至比较完善的多层膜。全自动干式生化分析仪的干片为多层膜,多层膜的基本结构从上到下共有四个功能层,依次为扩散层、试剂层、指示剂层和支持层(图 13-4)。

(1) 扩散层:由高密度多孔聚合物组成,其特点是能够快速吸附液体样品并使之迅速、均匀地渗透。当样品定量加到干片试剂上时,由扩散层把样品均匀展开并快速分布到下层,并且阻挡固体物质如红细胞和大分子物质进入试剂层,同时还为反射光检测提供反射背景。

(2) 试剂层:在试剂层中根据实际测定的需要,可由数个至数十个功能试剂层组成,其功能是实现试剂与待测物质进行化学反应。试剂层中按照反应的顺序涂布了不同的化学试剂,使反应按照预先的设定依次进行。

(3) 指示剂层:反应物进入指示剂层,在这里发生显色反应。此层包含染料或相似的指示剂,使反应产物到达指示剂层后生成有色化合物,其颜色变化与分析物浓度成比例。由反射光度计进行检测分析。光度计的单色光透过支持层、指示剂层和试剂层,从扩散层底部反射到达光检测器(图 13-4)。由于光不必透过已被扩散层阻挡的潜在干扰物,从而根本上避免了透射光的干扰。

(4) 支持层:此层由透明塑料制成,起到支持其他层的作用,且允许光线百分之百透过,以便对有色复合物进行测量。

图 13-4　干片试剂测定示意图

3. 干式生化分析仪的独特性能 干式生化分析仪具有很多独特的性能。首先,一次性吸样头的使用有效避免湿化学中使用同一样品针带来的样本间携带污染,试剂固定在干片上避免因加样带来的试剂间的交叉污染,使检测结果更加准确可靠,并使所需硬件设施变得简单,不需使用去离子水,仪器还省去了装载试剂、比色杯、搅拌器、冲洗等装置,让管路系统变得简单,提高了分析速度。其次,干式生化分析仪由于结构较为简单,其保养维护工作也简单了很多,同时无废液排出,具有高环保节能效果。最重要的特性是能够消除可能干扰目标化学反应的物质,所有干片试剂都有滤出大分子蛋白质和脂质的能力,还有一些干片试剂增加了额外的过滤步骤,能消除维生素 C 等对化学反应的干扰。但是,干片试剂对环境要求比较高,尤其是空气的温度和湿度对检测结果影响很大,而且干片试剂成本相对要高很多,因此,目前多用于大、中型医院的门诊和急诊。

(三) 离心式生化分析仪

离心式生化分析仪是 1969 年以后发展起来的一种分析仪,其特点是将样品和试剂放在特制的圆盘内,圆盘放在离心机上,当离心机开动后,圆盘内的样品和试剂受离心力的作用而相互混合发生反应,最后流入圆盘外圈的比色槽内,通过比色计检测(图 13-5)。在整个分析过程中,各样品与试剂的混合、反应和检测等每一步骤几乎都是同时完成的,故又称"同步分析"。它的缺点是同一个离心盘一般只能同时分析一个项目,分析过程中不能追加其他样品,离实验室的实际需要相距甚远。此外,反应盘无自动清洗功能,分析速度慢。

图 13-5　离心式生化分析仪工作原理示意图

(四) 连续流动式生化分析仪

所谓连续流动式生化分析仪,是指测定项目相同的各待测样品与试剂混合后的化学反应,在同一管道流动的过程中完成,又称为管道式生化分析仪。世界上第一台自动生化分析仪即为连续流动式,是在 1957 年生产的。由于不同的标本在同一管道内进行,前一个标本不可避免会影响后一个标本的结果,存在着较严重的携带污染,这已成为制约此系统应用的一个重要因素,目前在大型仪器上较少使用。

第二节　生化分析仪的参数设置与校准

一、生化分析仪的参数设置

生化分析仪的一些通用操作步骤如取样、冲洗、吸光度检测、数据处理等,其程序均已经固化在存储器里,用户不能修改。有的仪器公司将各种测定项目的分析参数大部分已设计好,存于磁盘中,供用户使用;若仪器公司没有试剂盒的分析参数或者用户选用其他厂商的试剂盒,则须由用户自行设计分析参数,用户必须详细阅读仪器和试剂盒的原文说明书,理解各参数的确切意义,如果理解错误,设置的参数不合理,检测结果将不可靠。

(一) 基本参数设置

1. 试验名称　试验名称是指测定项目的标示符,常以项目的英文缩写来表示。

2. 分析方法　有终点法、固定时间法、连续监测法等,根据被测物质的检测方法原理选择其中一种反应类型。

(1) 终点法:被测物质经过一定反应时间后,当反应达到平衡(终点)时测定吸光度,根据终点吸光度大小求出被测物浓度,称为终点法,包括一点终点法和两点终点法。

1) 一点终点法:在反应到达终点,即在时间吸光度曲线上吸光度不再改变时,选择一个测光点的吸光度计算待测物浓度(图 13-6)。

图 13-6　一点终点法反应曲线
A. 单试剂一点终点法;B. 双试剂一点终点法。

2) 两点终点法:主要用于双试剂分析中,在第二试剂加入以前,选择某一测光点读取吸光度 A_1,它主要由样品本身或第一试剂与样品的非特异反应引起,相当于样品空白。然后追加第二试剂,经过一定时间反应到达终点后选择第二个测光点,读取吸光度 A_2,此两点吸光度之差用于计算结果,称为两点终点法(图 13-7)。该法能有效地消除溶血、黄疸和脂浊等样品本身光吸收造成的干扰。

常用终点法检测的项目有血清总蛋白、清蛋白、葡萄糖、总胆红素、总胆固醇、甘油三酯、高密度脂蛋白胆固醇、低密度脂蛋白胆固醇、钙、磷、镁等。

（2）固定时间法：指在时间-吸光度曲线上选择两个测光点，此两点既非反应初始吸光度亦非终点吸光度，此两点的吸光度差值用于结果计算，称为固定时间法（图 13-8）。

该分析方法有助于解决某些反应的非特异性问题。例如：苦味酸法测定肌酐，反应的最初 30s 内，血清中快反应干扰物（丙酮酸、乙酰乙酸等）能与碱性苦味酸反应；30~80s 内碱性苦味酸主要与肌酐反应，且此段的时间-吸光度曲线

图 13-7　两点终点法反应
曲线

的线性较好（故也可用连续监测法测定肌酐）；在 80~100s 及以后，碱性苦味酸可与蛋白质以及其他慢反应干扰物反应。这样选用反应的 30~80s 为测定时间，既避免了快反应物质的干扰，也避免了慢反应物质的影响，使肌酐浓度与吸光度变化呈良好的线性关系，有利于提高分析的特异性和准确度。

图 13-8　固定时间法反应曲线
A. 单试剂固定时间法；B. 双试剂固定时间法。

（3）连续监测法：又称速率法，是在测定酶活性或用酶法测定代谢产物时，连续选取时间-吸光度曲线的线性期内（图 13-9 中阴影部分）4 个以上测光点测定吸光度，计算单

图 13-9　连续监测法反应曲线
A. 单试剂连续检测法；B. 双试剂连续检测法；C. 酶促反应连续检测法。

位时间吸光度变化值 $\Delta A/\min$，此即为酶促反应的初速度，其大小与被测酶活性成正比。

酶活性测定一般应选用连续监测法，如丙氨酸转氨酶、天冬氨酸转氨酶、碱性磷酸酶、γ-谷氨酰基转移酶、淀粉酶、乳酸脱氢酶和肌酸激酶等。一些代谢物酶法测定的项目如己糖激酶法测定葡萄糖、脲酶偶联法测定尿素等，也可用连续监测法。

3. 反应温度　有 25℃、30℃、37℃ 可供选择，一般温度设定为 37℃。

4. 测定波长　波长的正确选择有利于提高测定的灵敏度和准确度，光度法有单波长和双波长之分，有的仪器还有三波长或多波长。单波长测定易受标本性状如溶血、脂血或黄疸等的影响，双波长可减少或消除这些影响，提高结果的准确性。

双波长法是指在测定时选择主波长和副波长，主波长用于待测物质的测定，副波长用于消除可能产生的干扰。副波长的选择原则为干扰物质在主波长和副波长的光吸收基本接近，而待测物质有最小的吸光度，两波长不能相隔太近，一般副波长大于主波长。一般试剂盒说明书都提供了波长参数，用户直接按说明书的要求设置即可。

5. 反应方向　反应方向有正向反应和负向反应两种，吸光度增加为正向反应，吸光度降低为负向反应。

6. 样品量和试剂量　分析仪设置的样品量、第一试剂量和第二试剂量，需按照各种分析仪的可加样或试剂体积范围、反应液总体积范围以及试剂样本体积比来确定。如果使用配套试剂，可直接按试剂盒说明书要求设置；如果使用非配套试剂，应根据试剂厂家提供的说明书进行设置。由于每一种生化分析仪需要的反应液体积（样品量+试剂量）不同，用户可根据仪器的说明书要求对两者的比例进行同倍增加或缩减。

7. 试剂的选择　反应过程中一般加入一种或两种试剂，分别称为单试剂法和双试剂法。

(1) 单试剂：把某种生化反应所需要的全部试剂科学地混合在一起，组合成一种试剂，检测时只需将样本加入试剂中混合，即可进行相应的生化反应，然后采用适当方法检测结果。

(2) 双试剂：将某些生化检测项目所用到的试剂按照用途科学地分成两类，分别配成两种试剂（R_1、R_2）。通常加入 R_1 后，可起到全部或部分消除某些内源干扰的作用，R_2 为启动样本中待测物质反应的试剂，两种试剂混合后才共同完成被检测项目的生化反应。

样本和 R_1 加入时间通常固定在反应起始点，孵育一定的时间后测定吸光度 A_1（此即样本空白吸光度），然后加入 R_2，混匀，反应时间据分析方法是终点法或速率法进行设置。不同分析仪 R_2 的加入时间有所不同，某些分析仪只有一个固定时间，有些分析仪则有两个时间点可选，可根据待测物的时间-吸光度曲线确定。

在终点法中，单试剂抗干扰能力差，会带来分析误差，而双试剂消除了样本的内源性干扰（脂浊、溶血、黄疸等）和比色杯等光路带来的影响，提高了分析的准确度。同时，R_1、R_2 分开保存，提高了试剂的稳定性。

8. 样品空白　用于终点法，即依据是否需要扣除空白，选择 YES 或 NO。

9. 孵育时间　终点法是从样品与试剂混匀开始至反应终点为止的时间段；固定时间法是从第一吸光度选择点开始至第二吸光度选择点为止的时间段。

10. 延迟时间　在连续监测法中样品与反应试剂(第二试剂)混匀开始至连续监测期第一吸光度选择点之间的时间。

11. 连续监测时间　在延迟时间之后即开始，一般为 60~120s，不少于 4 个吸光度监测点。有的仪器为固定读数点而不能选择。

12. 标准液浓度　已知线性较好者只需一个浓度，非线性方法学(如免疫比浊法)可设 5~6 个浓度。

13. 校准 K 值或理论 K 值　通过校准得到的 K 值为校准 K 值，由计算得到的 K 值为理论 K 值。

14. 计量单位　选 g/dl、g/L、mg/dl、mg/L、mmol/L、μmol/L、U/L 等。

15. 小数点位数　测定结果的小数点位数，按有效数字设定。

16. 线性范围　即方法的线性范围，超过此范围应增加样品量或减少样品量重测。

17. 底物耗尽　在负反应的酶活性测定中可设置此参数，以规定一个吸光度下限。若低于此限时底物已太少，不足以维持零级反应而导致检测结果不准确。

18. 参考值范围　超过此范围的检测结果，仪器会打印出提示。

(二) 特殊分析参数设置

还有一些分析参数，如线性度、前区检查、试剂吸光度上限与下限、试剂空白速率、线性回归方程等，在不同分析仪上差别很大，不再详述。

二、生化分析仪的校准

对生化分析仪校准是保证检测系统所测结果准确、可靠的关键环节，经过校准后的检测系统其检测结果才具有溯源性，才能实现实验室之间检验结果的可比性和一致性。除仪器生产厂商每年对仪器进行一次校准外，仪器在维修以后(特别是加样系统、比色分析系统或关键部位维修)、移动仪器位置、检测条件发生变化、室内质控出现异常等情况时，实验室应及时对仪器进行校准。即使检测系统运行完全正常，实验室至少每 6 个月要对仪器校准一次。

1. 用校准品进行校准　原装配套检测系统用仪器厂商提供的校准品校准。自建的检测系统可选择不同的校准品进行校准，但校准品必须具有溯源性。无论何种检测系统都不能用定值质控血清代替校准品校准。

2. 用实际 K 值进行校准　多用在酶活性测定中，因酶活性尚无公认的校准品可用。如果使用厂家配套的检测系统，厂家提供的 K 值实际上就是其检测系统的实际 K 值，实验室可直接使用。但必须注意，当检测系统发生改变时，如仪器进行了维修、仪器的分析环境发生了改变等，其实际 K 值可能会发生变化，因此应对 K 值进行实际检测。

目前实际 K 值的测定主要是针对 340nm 波长的 NAD(P)H 和 405nm 波长的对硝基酚。以 NAD(P)H 为指示反应的实际 K 值测定多用葡萄糖己糖激酶法(HK 法)进行校正,其原理是 HK 法测定可产生与葡萄糖等摩尔的 NAD(P)H,根据吸光度的变化可计算出实际 K 值。而以对硝基酚为指示反应的实际 K 值可采用可靠的对硝基酚标准物质,将其作为标本,用 ALP 的检测系统进行 ALP 测定,根据标准物质的浓度和吸光度的变化计算出实际 K 值。

第三节　自动生化分析仪的使用规范与性能评价

一、自动生化分析仪的使用规范

(一)自动生化分析仪安装及使用前准备

生化分析仪的安装和使用对工作环境、实验用水和操作人员均有相应的要求,现作简单介绍。

1. 工作环境　生化分析仪的工作环境应能满足仪器的正常运转和安全防护的需要。主要包括照明、能源、水质、消毒、通风、灰尘、网络、电磁干扰、辐射、温度、湿度、声级和震级等,应完全符合实验室的要求,如实验室的温度通常要介于 18~32℃(波动小于±2℃)、湿度必须介于 40%~80%。同时,实验室应有对环境条件监测和控制的手段,并实施记录,一旦环境条件发生改变,应积极采取应对措施,以免影响分析仪的工作质量。

2. 实验用水　现有的全自动生化分析仪都需要配套的纯水设备,供应大量的纯水用于冲洗仪器、稀释样本等,纯水供应量应达到 20~100L/h 或更大。同时,对水质要求较高,超纯水一般要求电阻率>10MΩ/cm,总有机碳(TOC)<50ppb,使用 0.5μm 或更细的滤膜过滤除菌,使细菌水平<5CFU/ml,达到美国临床及实验室标准研究所(SLCI)标准中的Ⅰ级纯水标准。测定化学元素含量时所能测到的干扰元素越少越好,测定无机离子(如 Na^+、K^+、Cl^- 等)时,应该严格控制用水质量。

3. 操作人员培训　国家卫生健康委临床检验中心要求大型生化分析仪器的操作人员应参加其组织的专门培训并取得上岗证。一般要求操作人员应具有检验专业技术职称或在相关专业实验室中工作满 2 年,并经过与所操作仪器相关的专门技术培训,掌握分析仪的常规操作技能且技术考核合格,经实验室负责人授权后才能独立操作仪器,并指定专人负责仪器的日常维护和保养工作。

4. 操作程序文件的要求　实验室应参照国家卫生行业标准 WS/T227.2002《临床检验操作规程编写要求》,建立详细的仪器标准操作程序。操作程序的内容主要包括仪器简介、仪器的工作原理、工作环境要求、授权操作人、开机程序、室内质控程序、常规标本检测程序、样本检验结果的处理程序、工作后保养与关机程序等。并应严格按照生产厂商的要求或实验室建立的方案对仪器进行维护和验证,且做好记录。同时对检测项目也应建立相应的标准操作规程(SOP)。

(二)基本操作步骤

1. 仪器运行前操作程序 生化分析仪检测前需完成如下基本设置。

(1)试验项目设置:对试验组合、试验轮次等的设置。

(2)试验参数设置:除各测定项目外,还有试验项目间比值、结果核对等参数的设置。

(3)试剂设置:根据有关试验参数,设置各试剂的试剂位、试剂瓶规格,必要时设定试剂批号、失效期等。

(4)校准品设置:对校准品的浓度、数量和位置等进行设置。

(5)质控设置:根据质控要求,设置质控物个数、质控规则、质控项目及相应质控参数等。

(6)样品管设置:包括样品管类型、残留液高度(死体积)、识别方式等。

(7)其他设置:如数据传输方式、结果报告格式、复查方式与复查标准等。

2. 常规操作程序 开机(自检、预热)→设置开始条件(日期时间索引、轮次、样品起始号等)→根据需要设定校准、质控和患者测定项目(包括架号、杯号或顺序号)→装载校准品、质控物和患者标本→核对仪器起始状态(未应用条码系统,采用顺序识别样品时,尤其要核对测定起始编号是否与样品架号和申请号相符)→定标和质控测定→检查定标和质控结果→患者标本测定→测定过程监控(试剂检查、结果观察分析)→数据传递(打印报告,向检验管理系统传输,包括工作量统计、财务统计、患者情况追踪、质控分析等)→测定后保养。

3. 测定结果检查分析和报告单审核 仪器操作者要非常熟悉仪器各种警示符号的含义与作用,根据警示符号来发现问题和解决问题;能熟练运用仪器的相关操作界面,如反应过程监测、反应时间进程曲线、校准追踪、统计分析数据编辑等。充分利用仪器的功能设置校准检查,监测校准曲线图形、各校准点吸光度值、计算 K 值等的波动情况,并与以往的结果进行比较。根据反应时间进程曲线及数据、临床资料及疾病诊断等分析患者的检测结果。并按报告单审核要求,对每一张检验报告单进行认真、仔细、严格的审核,确保结果准确无误后才能签发。

(三)主要维护保养

生化分析仪的维护保养对确保检验结果的准确性和日常工作的顺利进行、延长仪器的使用寿命至关重要。在正常使用的情况下,生化分析仪的故障率很低,很多生化分析仪除更换光源灯外,光学系统已实现免维修;集成电路故障率也很低,液路系统是故障的主要来源。为此,对生化分析仪的维护保养作简单说明。

1. 每日维护 ①每天用消毒水擦拭仪器的表面,以防止灰尘对仪器的影响;②检查样品针、试剂针、搅拌棒位置是否正确,有无明显磨损,是否需要特殊清洁;③检查各种清洗液是否摆放到正确位置及容量是否充足;④添加或更换试剂;⑤ISE 单元的清洗;⑥检查样品是否符合要求,有无纤维及血凝块,若有则用竹签将其取出后重新离心后再用,以免堵塞加样针;⑦实验结束后执行自动清洗程序,然后关机,以保持各液路系统管道通畅。

2. 每周维护　①对仪器进行周保养,执行空气的排空、试剂灌注、比色杯的清洗、比色杯空白检查、光度计的校准、孵育池的清洗等;②清洗样品针、试剂针、搅拌棒、电极管道及冲洗站。

3. 每月维护　①对清洗装置本身、纯水桶、供水过滤器、散热器过滤网的清洗;②反应杯的外壁清洁,必要时更换反应杯;③清洗电极模块。

4. 每季维护　更换注射器的垫圈等。

5. 不定期维护　对一些易磨损的部件进行检查与更换:①检查进样注射器是否需要更换、各冲洗管道是否畅通、各机械运转部分工作是否正常;②彻底清洗比色杯和比色杯轮盘,检查比色杯是否需要更换;③更换电源灯;④更换样品针、试剂针与搅拌棒;⑤更换电极、蠕动泵管等。

二、自动生化分析仪的性能评价

(一)自动化程度

1. 自动化　能自动处理标本、自动加样、自动监测、自动处理检测结果、自动清洗、自动开关机等。

2. 智能化　取决于其操作软件的功能。如数据分析和处理能力、对故障的自我诊断能力、急诊优先检测功能等。

对于不同的实验室,应视情况合理选择理想的生化分析仪。大、中型生化分析仪比较适合于标本量大、检验项目多的综合性大医院的临床生化检验室使用;对于标本数量少、检验项目少的小医院或专科医院,使用小型自动生化分析仪或半自动生化分析仪则更为合适。

(二)分析效率

分析效率即分析速度,指单位时间内(h)完成的项目测试数,常用 tests/h 表示。对不同类型的生化分析仪,由于其结构、设计原理与自动化程度的不同,分析效率都不同。分析速度主要与加样周期和测试循环有关。

1. 加样周期　加样周期是指从样品针采集前一个样品开始到采集下一个样品开始所需的时间。采用双针加样、双反应盘的分析仪有两套阵列式光电检测器,能进行内、外圈反应杯同时加样,加样周期越短,分析速度越快。目前单个分析单元的常规项目理论测试速度已达到 2 000tests/h。

2. 测试循环　测试循环是指反应杯从第一次使用开始到下一次使用时所需的时间。这个循环与总反应时间有关,一个项目总反应时间越短,则分析速度越快。

(三)应用范围

自动生化分析仪的应用范围包括可测试的生化项目、反应类型及分析方法种类等。应用范围广的分析仪不仅能测多种临床生化常规检验项目,还可进行药物与毒物检测、特殊蛋白的分析、微量元素测定等。分析方法除了分光光度法外,还有比浊法、离子选择电极法、荧光光度法等。既能用终点法又可用连续监测法测定。有些分析仪采用了双波长光路设计,可消除"背景噪声"、排除样品中溶血、脂血和胆红素等成分的干扰,精确灵敏。

(四)准确度与精密度

准确度是一台分析仪器最重要的性能指标。它取决于自动生化分析仪、试剂、校准品等组成的检测系统,而分析仪的结果重复性(精密度)是准确度的前提。分析仪的结构合理性、加样(液)系统的准确性、温控系统的稳定性、计时的精确性、搅拌棒的交叉污染、光路系统的工作状态等是影响精密度的决定性因素。

自动生化分析仪采用后分光技术并结合双波长测定,可消除标本中溶血、脂血、黄疸及内源性物质等成分的干扰,提高了检测的灵敏度和特异性;自动生化分析仪采用了标本液体感应探针,从而使标本携带率低于 0.5%,保证了准确吸样,使检测结果的精确度提高。

由于科学技术的迅速发展,检验试剂的商品化,自动生化分析仪在临床实验室的广泛应用大大提高了生化检验的工作效率,提高了分析的准确度和灵敏度,拓展了分析范围,减轻了检验工作者的劳动强度,使实现实验室智能化和信息化成为可能。同时我们也应注意到,自动生化分析仪终究是一台仪器,是由人来操控的,因此,正确使用和维护依赖于高素质和高度工作责任感的检验人员,才能最大限度地发挥自动生化分析仪的作用。

章末小结

生化分析仪按自动化程度不同,可分为半自动生化分析仪和全自动生化分析仪。半自动生化分析仪为连续流动式分析,测速较慢,只适用于标本量低、化验项目少的小型医院或外出执行任务时使用。全自动生化分析仪是目前临床生化实验室最常用的自动生化分析技术,经历了连续流动式、离心式、分立式、干片式、自动流水线的发展历程,目前以分立式最为普遍。分立式自动生化分析仪的基本结构包括样品盘或样品架、试剂室和试剂瓶、取液装置、反应盘和反应杯、混匀装置、恒温装置、测定系统、清洗系统和计算机控制系统等。

生化分析仪的基本分析参数设置包括试验名称、分析方法、反应温度、测定波长、反应方向、样品量和试剂量、试剂的选择、样品空白、分析时间、校准 K 值、计量单位、小数点位数、线性范围、底物耗尽、参考范围等。如果参数设置不合理,会导致检测结果不准确。

　　生化分析仪的校准方法主要有用校准品进行校准和用实际K值进行校准两种。目的是保证检测系统所测结果具有溯源性、准确可靠,实现实验室之间检验结果的可比性和一致性。

　　熟悉分析仪的基本操作,了解操作的常规程序是用好一台分析仪的关键。生化分析仪的液路系统最易发生故障,需对仪器进行定期与不定期的维护和保养,以保证其发挥最佳性能。

　　生化分析仪的性能评价指标主要有自动化程度、分析效率、应用范围、准确度和精密度等。

(高晶晶)

❓ 思考题

1. 按结构和原理不同,可将生化分析仪分为哪几类?
2. 简述分立式自动生化分析仪的基本结构。
3. 何谓后分光光路系统? 有何优点?

第十四章 │ 酶学分析技术

学习目标

知识目标：

掌握酶活性、工具酶、同工酶的概念；熟悉酶活性测定的定时法和连续监测法、酶偶联反应和同工酶测定方法；了解酶活性单位的表示法及酶活性测定的影响因素。

能力目标：

能够正确采集处理标本；能够完成测定血清淀粉酶（碘-淀粉比色法）、连续监测法测定血清乳酸脱氢酶（L→P 法）实训操作；学会实验室安全应急处置。

素质目标：

培养认真、严肃的学习态度以及精益求精、技术精湛的工匠精神。

案例导入

患者，男，饮酒饱餐后上腹部剧痛，伴呕吐，左上腹有肌紧张、压痛和反跳痛，血清淀粉酶 850U/L。

请思考：1. 该患者最可能的诊断是什么？

2. 诊断的依据是什么？

酶（enzyme，E）是由活细胞产生的具有特异和高效催化效率的一类蛋白质，属于生物催化剂；核酶和脱氧核酶可催化 RNA 和 DNA，也属于生物催化剂。前者是临床酶学分析技术的主体。酶学分析技术是以酶作为试剂，用于检测其他酶活性或某待测物浓度的分析方法。自 20 世纪 70 年代以来，随着现代免疫学技术的发展和自动生化分析技术的广泛使用，酶学分析在临床医学上的发展进入了一个崭新的时期，目前临床酶学分析占临床生化实验室常规工作量的 25%~55%,是临床生物化学检验的一项重要内容。

人体内绝大多数代谢反应都是在酶的催化下进行的,当酶的编码基因变异或表达异常,可导致酶分子缺陷,引起疾病;组织细胞病变,也可导致酶的质和量以及代谢物浓度改变,因此,酶学分析在临床诊断上具有重要意义。

第一节　酶学分析技术基本知识

酶学分析的重要内容是对酶进行测定,包括酶绝对质量测定和相对质量(酶活性)测定两种方式。酶绝对质量测定是将酶作为一种蛋白质,对其酶蛋白质量进行定量测定的方法;酶相对质量测定是将酶作为一种催化剂,对其催化反应速率进行定量,以间接代表酶质量的测定方法。由于大部分酶在血液中含量极微(在 μg/L 甚至 ng/L 水平),故直接测定酶的绝对质量比较困难,除少数酶如肌酸激酶同工酶(CK-MB)质量、α_1-抗胰蛋白酶等可用免疫方法进行直接测定质量外,绝大多数都是根据酶具有高效催化活性的特点,测定酶活性比较方便,因此临床上广泛采用酶活性测定用于间接表示酶质量。

一、酶的基础知识

(一)酶活性的概念

酶活性(enzyme activity)表示酶催化底物的能力。单位时间内底物消耗量越大或产物的生成越多,就表示此酶的活性越强。一般用酶促反应速度来表示,即在规定条件下单位时间内底物(substrate)的减少量或产物(product)的生成量。

$$\upsilon=\frac{d[P]}{dt} \quad 或 \quad \upsilon=\frac{d[S]}{dt}$$

式中 υ 为反应速度;[P]为产物浓度;[S]为底物浓度;t 为时间。

在实际测定时,由于底物浓度设计往往过量,难以准确测定,而产物是从无到有,容易准确测定,因此酶促反应速度以测定单位时间内产物的生成量为好。

(二)酶活性单位

酶活性的高低用酶活性单位来计量。酶活性单位是指在一定条件下,单位时间内催化生成一定量的产物或消耗一定量的底物所需的酶量。酶活性单位有三种表示方法,即惯用单位、国际单位和 Katal 单位。

1. 惯用单位　20 世纪 50 年代以前的命名方式,由酶活性测定方法的建立者所规定的单位。如碱性磷酸酶(ALP)的金氏单位(King)、氨基转移酶的卡门氏单位(Karmen)等。由于各单位对反应条件及物质量的定义不同,彼此难以比较,给临床诊断带来困难,现在已极少使用。

2. 国际单位(IU)　1963 年国际酶学委员会(International Enzyme Commission,IEC)

推荐采用国际单位（International unit，IU）的统一标准，即在规定条件下（25℃，最适底物浓度，最适 pH），每分钟催化 1μmol 底物转变成产物的酶量。1IU=1μmol/min。后来考虑到不同地区温度的差异，取消了对温度的限制。目前临床酶学测定时，为了与人体实际情况及加快反应速度，温度大都选择 37℃，故省略"国际"，将"IU"简写为"U"。

3. Katal 单位　为了与国际单位制（SI）相接轨，国际生物化学协会于 1979 年提出 Katal 单位（也称催量，可简写为 Kat）。1Katal 指在规定条件下，每秒钟催化 1mol 底物的酶量。1Katal=1mol/s。由于 Katal 单位相对于血清中的酶量而言其单位太大，可用 nKatal 表示。

国际单位和 Katal 之间关系如下：

$$1U=1μmol/min=16.67nKatal$$

酶活性浓度是指单位体积样本中的酶活性单位。近些年来，我国及世界各国的临床实验室常习惯使用 U/L 来表示体液中酶活性浓度，Katal/L 较少用。

（三）正常上限升高倍数

正常上限升高倍数（upper limits of normal，ULN）是指样本酶活性测定结果与其参考范围上限的比值。酶活性浓度是一个相对的概念，与测定方法及测定条件有关，影响因素很多，各实验室之间测定结果难以比较，参考范围也难统一。为了直观地反映酶含量的变化，将测定值转化成 ULN 更容易为临床医生所接受，在相应校准品、测定方法尚未完全统一时，使用 ULN 也有一定好处，但要考虑到性别、年龄的差异。

（四）酶的质量分析

利用酶蛋白分子具有抗原性的特点，可以通过抗原抗体反应的原理直接测定酶的质量，报告方式用质量浓度单位。如用免疫学方法测定肌酸激酶同工酶（CK-MB），其结果用 ng/ml 或 μg/L 表示。

二、酶活性单位的计算与校准

（一）酶活性单位的计算

1. 酶活性单位计算公式　可根据所测定的酶所用方法的不同，利用标准曲线法或吸光系数法求得酶活性浓度。

在计算酶活性浓度之前，首先应明确测定方法的酶单位定义，确定物质量、体积和时间的单位，然后进行计算。

（1）标准曲线法：不同浓度的产物（底物）不加样品时，经与测定酶活性时的条件处理，显色后读取吸光度，绘制标准曲线，即可求出样品反应体系中产物的增加量（或底物的减少量），再按下列公式计算样品的酶活性浓度。

$$酶活性（U/L）=\frac{产物的增加量}{每单位规定的产物增加量}×\frac{每单位规定的保温时间}{实际保温时间}×\frac{1\,000（ml）}{实际样本量（ml）}$$

（2）吸光系数法：在分光光度法测定中，也可利用底物或产物的摩尔吸光系数加以计算，无须作标准管或标准曲线。摩尔吸光系数（ε）是在特定条件下，光径为 1.00cm 时，1.00mol/L 吸光物质对特定波长光的吸光度。根据 Lambert-Beer 定律，有：

$$C=\frac{A}{\varepsilon \times L}$$

根据国际单位的定义，样品中酶活性浓度（U/L）计算公式为：

$$U/L=\frac{\left(\dfrac{A}{\varepsilon L}\right) \times \dfrac{10^6(\mu mol)}{L}}{1\mu mol} \times \frac{酶单位规定的保温时间}{实际保温时间} \times \frac{TV}{SV}$$

式中：A：吸光度；ε：摩尔吸光系数（cm^2/mol 或 $L/mol\cdot cm$）；L：光径（cm）；TV（total volume）：反应体系总体积（ml）；SV（sample volume）：样品体积（ml）；10^6：将 mol 换算为 μmol。

在反应进程的不同反应时间测定方法中，公式换算如下：

1）终点法：上述公式中去除时间项，即：

$$U/L=(A_u-Ac) \times \frac{10^6}{\varepsilon} \times \frac{TV}{L \times SV}$$

式中：A_u：样本管吸光度；Ac：对照管吸光度。

2）定时法

$$U/L=(A_u-Ac) \times \frac{每一酶单位所规定的时间}{实际保温时间} \times \frac{10^6}{\varepsilon} \times \frac{TV}{L \times SV}$$

式中：Au：样本管吸光度；Ac：对照管吸光度。

3）连续监测法

$$U/L=\Delta A/min \times \frac{10^6}{\varepsilon} \times \frac{TV}{L \times SV}$$

式中：$\Delta A/min$ 为反应体系在线性范围内每分钟吸光度的变化。

2. 系数 K 值的计算与应用　在实际工作中，特别是自动化分析测定同一种酶时，条件固定，从理论上来讲，TV、SV 和 L 均为固定值，ε 为常数，上述连续监测法公式可简化为：

$$U/L=\Delta A/min \times k$$

$$K=\frac{10^6}{\varepsilon} \times \frac{TV}{L \times SV}$$

K 称为酶活性浓度系数（又称为常数），亦称计算因数值（F 值），常用于临床酶活性测定的计算与校准。如连续监测法测定血清 LDH 活性浓度，已知 NADH 的 ε 为 $6.22 \times 10^3 cm^2/mol$，血清 50$\mu$l，底物液 1ml，比色杯光径 1cm，则 $K=(10^6 \times 1.05)/(6.22 \times 10^3 \times 1 \times 0.05)=3\,376$。

系数 K 值对酶的测定具有十分重要的意义,K 值过高,虽然测定的线性范围较宽,但重复性差;K 值过低,虽然精密度较好,但检测线性窄。因此应根据实际情况进行合理的设置与应用,同时还应考虑被测酶的参考区间上限及测定时间两个方面,以保证测定结果的可靠。

通常自动分析仪吸光度噪声都需控制在 0.001 水平,即保证对同一溶液反复测定时,吸光度误差控制在 0.001 左右。如 K 值为 8 000,每分钟测定吸光度如有 0.001 的微小变化,根据上式将出现 8U/L 左右的误差,这对参考值较低的酶如转氨酶来说显然太大。如测定时间只有 0.5min 时,K 值一般不超过 4 000。改变 K 值最简单的方法是改变样本的稀释度,稀释倍数越大,K 值越大。

在酶活性测定试剂盒的说明书中,一般都标明了指示物的理论 ε,有些还直接给出了系数 K 值,其系数 K 值是根据测定程序中样品用量和反应体积比例,以理论摩尔吸光系数 ε 计算而来,称之为理论 K 值。各厂家虽然设置是同一测定项目的同一方法,但由于设置的样本与试剂体积比不同,K 值也有较大差别。因此,理论 K 值仅供用户求实测 K 值参考。常用指示物的 ε 与用途见表 14-1。

表 14-1 常用指示物的 ε 与用途

单位:L/(mol·cm)

指示物	主波长	次波长	用途
NADH	ε340nm6.22×10^3	ε380nm1.33×10^3	测 ALT、AST、LDH 等
NADPH	ε340nm6.22×10^3	ε380nm1.33×10^3	测 G-6-PD、CK
对硝基苯酚	ε405nm18.5×10^3	ε476nm0.20×10^3	测 ALP
对硝基苯胺	ε405nm9.9×10^3	ε476nm0×10^3	测 γ-GT
5-硫代-2-硝基苯甲酸	ε405nm13.6×10^3	ε476nm2.80×10^3	测 ChE

(二)酶活性单位的校准

酶活性测定的影响因素很多,以至于同一样本用相同的试剂在不同的仪器上,或同一方法用不同厂家的试剂盒在同一仪器上测定时,结果都会有较大的差异。为使结果有可比性,在试剂制备时从影响因素上进行统一较为困难,而在试剂制备及样本测定后进行校准(校正、定标)则相对简单、实用。

酶活性测定的校准常用两种方式:一是用实际测定的摩尔吸光系数 ε 进行校准,二是用酶校准物进行校准。

1. 用实测 ε 校准 在一个固定的测定系统内,即用同一厂家生产的仪器与配套试剂盒测定时,用速率法测定酶活性的计算公式中因数 K 值是一个常数,此时可采用厂家给定的 K 值(亦即理论摩尔吸光系数 ε 和理论 K 值)。但实际上很难固定一个测定系统,且测定条件如 pH、温控的准确性、仪器波长的准确性、加样系统状况、比色池光径及磨损与清洁度、杂光等变化时,若不符合要求或发生变化都会影响指示物的 ε 值,ε 发生变化,则 K 值就会发生变化。

因此,需要用实际测定的 ε 值来计算真实的 K 值。

实测 ε 校准即是用实际测定的 ε 确定 K 值(实测 K 值)。使用已知浓度的指示物标准品(如 NADH、4-NP、4-NA 等)或底物(如葡萄糖)等作为样本进行酶活性测定,根据测出的吸光度值计算出真实摩尔吸光系数 ε,然后根据实测 ε 得出实测 K 值。该法简单、实用,可消除或减少测量系统的系统误差,提高测定结果的准确性,很多常规实验室采用此法。

例:己糖激酶(HK)法测定葡萄糖 NADPH 的 ε 与 K 值校准。

已知葡萄糖校准液浓度为 5.56×10^{-3} mol/L,校准液体积为 5µl,HK 法试剂量为 450µl,在 340nm 处,光径 1cm,用空白管调零后测得吸光度值为 0.353,求 NADPH 的真实 ε 和 K 值。

解:根据 Beer 定律:

NADPH 的真实摩尔吸光系数 $\varepsilon = (A \times TV)/(C \times L \times SV)$

$$= (0.353 \times 455\mu l)/(5.56 \times 10^{-3} \text{mol/L} \times 1\text{cm} \times 5\mu l)$$

$$\approx 5.778 \times 10^3 \; [\text{L}/(\text{mol} \cdot \text{cm})]$$

NADPH 的真实 $K = (10^6 \times TV)/(\varepsilon \times L \times SV)$

$$= (10^6 \times 455\mu l)/[5.778 \times 10^3 \text{L}/(\text{mol} \cdot \text{cm}) \times 1\text{cm} \times 5\mu l]$$

$$\approx 1.575 \times 10^4 \mu\text{mol/L}$$

用实测的 ε 校准,即为用实测的 K 值校准。

2. 用酶校准物校准　用实测的 ε 校准的测定环境与用样本加至试剂后的真实环境不一样,存在基质效应。因此,IFCC 指出使用公认的酶校准物来校准常规方法,以增加酶活性测定的可靠性。

利用稳定的、定值准确的酶校准物或酶参考物进行校准后得到 K 值,目前国内外推荐有证参考物(certifiedreferencematerial,CRM)、标准参考物(standardreferencematerial,SRM)和酶参考物(ERM)用于酶学测定的校准。这些物质的定值可溯源各自的参考方法或推荐方法,该方法代表了目前国际上临床酶学标准化的一个新途径。

可用作酶活性测定的校准物分两类。一类是产物的基准物质,如对硝基苯酚、对硝基苯胺等,可用于校准仪器的摩尔吸光系数。产物 NAD(P)H 的摩尔吸光系数可以用葡萄糖测定试剂(己糖激酶法)来校正。另一类称酶校准物,多是用人血清或动物血清作介质,目的是与标本基质接近。在实际工作中,使用酶校准物的优点有:①改进方法间的符合程度;②缩小方法内因保护剂、原材料等试剂配方不同等造成的差异;③校正试剂稳定性稍有下降造成的误差;④校正仪器的某些系统误差,如波长、温度、加样误差等。但需注意的是,酶校准物无法补偿分析系统自身的性能缺陷,而且不同的检测系统应使用不同的校准物。

对同一个样本来说,一个有良好精密度的测定系统,速率法测定酶活性国际单位的计算公式中 $\Delta A/\text{min}$ 在校准前后应是相同的,即使出现偏差,也应是在系统本身的不精密度所造成的误差范围内。设酶校准物的活性浓度测定值为 U_L,理论 K 值为 K_L,酶活性浓度校准值为 U_J,校准 K 值为 K_J,根据公式 $U=\Delta A/\text{min}\times K$,可得出校准 K 值。

$$\frac{U_J}{K_J}=\frac{U_L}{K_L}$$

$$则\ K_J=K_L\times\frac{U_J}{U_L}$$

例:生化分析仪 K 值的校准。在 K 值为 $3\ 000\mu\text{mol/L}$ 的某生化分析仪上测定 80U/L 的某酶校准物及一未知酶样本,测定结果分别为 100U/L、200U/L。假定其恒定系统误差可以忽略不计,求校准后 K 值和患者样本校准后的酶活性浓度。

解:将酶校准物当成样本检测,即 $U_L=100\text{U/L}$,已知 $K_L=3\ 000\mu\text{mol/L}$,$U_J=80\text{U/L}$,根据公式,校准 K 值为:

$$K_J=(3\ 000\times80)/100=2\ 400\mu\text{mol/L}$$

已知患者样本测定值为 $U_L=200\text{U/L}$,校准后的酶活性浓度为:

$$U_J=(2\ 400\times200)/3\ 000=160\mu\text{mol/L}$$

此方法是一种理想校准方法,实际操作简便,可对酶测定中仪器、试剂及反应条件等差异造成的偏差进行校准,还可促进方法间的一致性和增加常规酶测定方法的可靠性,可使不同实验室之间的测定结果相对统一。但由于酶制品提纯难、不稳定,且提纯酶与血清酶反应性不一定一致,所以此校准方法长期未解决。近年来各种动物源性、人源性酶制品,特别是源于基因工程的酶制品已相继研制成功,将为该方法学提供巨大的发展空间。

三、酶促反应动力学

酶促反应动力学是研究酶促反应速度规律及其影响因素。这些因素包括底物浓度、酶浓度、温度、pH、激活剂和抑制剂等。通过酶促反应动力学研究,可以掌握酶促反应速度的规律,指导选择酶作用的底物种类、确定底物浓度,确定酶作用的最适温度、pH、激活剂和抑制剂类型和含量等,从而准确测定酶活性或代谢物浓度。

(一)中间复合物(络合物)学说和米-氏方程

1903 年 Henri 通过蔗糖酶水解蔗糖的实验发现,在酶浓度不变的情况下,酶促反应速度与底物浓度之间呈矩形双曲线关系(图 14-1)。即随着底物浓度的增加,酶促反应依次经过一级反应、混合级反应

图 14-1　酶促反应速度与底物浓度的关系

和零级反应三个阶段。

根据实验结果，Henri 和 Wurtz 提出了中间复合物学说。该学说认为，当酶催化某一化学反应时，酶首先与底物结合形成中间复合物（ES），然后生成产物（P），并释放出酶。

$$E+S \rightleftharpoons ES \longrightarrow E+P$$

反应式中 E 代表酶，S 代表底物，ES 代表中间复合物，P 代表产物。

中间复合物学说指出，酶浓度和底物浓度是决定酶促反应速度的两个关键因素。当底物浓度较低时，酶分子未被底物饱和，中间产物随着底物浓度的增加而增加，反应速度与底物浓度成正比，该阶段为一级反应；随着底物浓度的增加，大部分酶分子已被底物饱和，自由酶分子很少，不能使中间产物成正比增加，反应速度与底物浓度不成正比，该阶段为混合级反应；当底物浓度达到一定量时，所有酶分子已被底物充分结合达到饱和状态，再增加底物浓度也不能增加中间产物浓度，反应速度达到最大值，该阶段为零级反应。在零级反应阶段，反应速度不受底物浓度的影响，只与酶活性浓度成正比。

1913 年 Michaelis 和 Menten 根据中间复合物学说进行数学推导，得出了单底物的 v 与［S］关系的公式，即著名的米-曼氏方程式，简称米氏方程：

$$v=\frac{V_{max}\times[S]}{K_m+[S]}$$

方程式中 v 为酶促反应速度，V_{max} 为最大反应速度，［S］为底物浓度，K_m 为米氏常数。

米氏方程可以很好地解释图 14-1，［S］为自变量，v 为因变量，反应条件一定时，方程中 V_{max} 和 K_m 为常数。底物浓度很低时，即［S］<K_m 时，方程中的分母 K_m+［S］≈K_m，方程形式可简化为 $v=V_{max}\times[S]/K_m$，表现为一级反应，这时由于底物浓度低，酶没有全部被底物所饱和，因此在底物浓度低的条件下是不能正确测得酶活性的；随着底物浓度的增加，方程中的分母不能简化，而为双曲线形式，反应速率不再与底物浓度成正比升高，表现为混合级反应；当底物浓度达到相当高时，即［S］>K_m 时，方程中的分母 K_m+［S］≈［S］，方程形式可简化为 $v=V_{max}\times[S]/[S]=V_{max}\times[S]^0$，表现为零级反应，即反应速度与底物浓度［S］的零次方成正比，v 与［S］无关，只有在此条件下才能正确测得酶活力。

（二）K_m 的含义及应用

1. K_m 的含义　当 $v=1/2V_{max}$ 时，K_m=［S］。因此，K_m 值为反应速度达到最大反应速度一半时的底物浓度，单位是 mol/L，与底物浓度的单位一样。

2. K_m 的应用　K_m 是酶的特征性常数之一，只与酶的结构、底物性质以及反应条件（如温度、pH、离子强度等）有关，而与酶浓度无关。

各种酶的 K_m 分布范围很大，一般在 10^{-6}~10^{-1}mol/L（表 14-2）。

（1）鉴别酶的种类：K_m 是酶的特征性常数。同一种酶的 K_m 值相同，不同种类的酶 K_m 不同，同工酶对同一底物的 K_m 值也不相同。对于一种未知的酶，可在规定条件下测定其 K_m 来判断是否为不同的酶，这一点在同工酶测定中有应用价值。

表 14-2 一些酶的 K_m 值

酶	底物	K_m/(mmol·L^{-1})
过氧化氢酶	H_2O_2	25.0
谷氨酸脱氢酶	谷氨酸	0.12
己糖激酶	D-葡萄糖	0.15
	D-果糖	1.5
碳酸酐酶	HCO_3^-	9.0
乳酸脱氢酶	丙酮酸	0.017
蔗糖酶	蔗糖	28.0
	棉子糖	350
肌酸激酶	肌酸	0.6
	磷酸肌酸	5.0
丙酮酸脱氢酶	丙酮酸	1.3
β-半乳糖苷酶	D-乳糖	4.0
葡糖-6-磷酸脱氢酶	葡糖-6-磷酸	0.058

（2）反映酶与底物的亲和力：酶与底物亲和力与 K_m 值成反比。由米氏方程可见，v 与 K_m 成反比例关系，K_m 值越大，酶与底物亲和力越小，K_m 值越小，酶与底物亲和力越大。可直接用 $1/K_m$ 表示酶与底物亲和力的大小。

（3）选择酶的最适底物：当酶有几种不同的底物存在时，K_m 最小的底物为该酶的最适底物或天然底物。酶活力测定时，应优先选择酶的最适底物，使酶促反应容易进行，并节省底物用量。

（4）设计适宜的底物浓度：由米-曼氏方程计算得出：当[S]=1K_m 时，v=0.5V_{max}；当[S]=9K_m 时，v=0.90V_{max}；当[S]=19K_m 时，v=0.95V_{max}；当[S]=99K_m 时，v=0.99V_{max}；由此可以计算出不同底物浓度时酶促反应速度相当于最大反应速度的比率，以推算酶的活性中心被底物饱和的分数。

酶促反应进程曲线表明，只有初速度才能真正代表酶活性。为了使酶反应的初速度接近 V_{max}，一般要求[S]设计在 10~20K_m，此时 v 相当于 V_{max} 的 90.9%~95.2%、底物消耗率为 1%~5%，这样既可近似表示酶活性，又不至于使底物浓度过高而造成浪费。

（5）判断可逆反应的速率：对于可逆反应，如测得该酶催化正逆两个方向底物的 K_m 及底物浓度，基本上可推测其催化反应的方向及催化效率。

（6）判断酶偶联反应的限速反应：在多个工具酶催化的连锁反应体系中，各工具酶的 K_m 是不相同的，一般 K_m 值最大的酶所催化的反应是该酶系反应中的限速反应，该酶则为限速酶。

（7）计算工具酶的用量：在利用工具酶测定代谢物浓度或酶活性时，可根据米氏方程来计算工具酶的用量。

（三）V_{max} 的含义及应用

1. V_{max} 的含义　V_{max} 即酶促反应的最大反应速度，是酶完全被底物饱和时的反应速度，与酶活性浓度成正比。在一定的酶活性浓度和测定条件下，对于特定的底物，V_{max} 也是一个常数。

2. V_{max} 的应用　如果已知酶量，则可用 V_{max} 计算酶的转化率（turnover number，TN），即当酶被底物充分饱和时，单位时间内每分子酶可将底物转变成产物的分子数。计算公式如下，TN 单位是 s^{-1}，底物转化量单位是 $mol/L \cdot s$；酶量单位 mol/L。

$$TN = \frac{V_{max}}{[E]} = \frac{底物转化量}{酶量}$$

例如，$10^{-4} mol/L$ 的碳酸酐酶溶液 2s 催化生成 $0.6 mol/L$ 的碳酸，则 $TN = (0.6/2)/10^{-4} = 3 \times 10^{3}/s$。

TN 代表酶的催化效率，TN 越大，酶的催化效率越高。大多数酶的 TN 在 $1 \sim 10^{4}/s$ 范围内。

（四）K_m 和 V_{max} 的测定

如果用 v 对 [S] 作图所得的双曲线求 K_m 和 V_{max} 不够现实，因为根据米-曼氏方程计算可知，要使 $v = 99\% V_{max}$，则 [S] 要达到 $99 K_m$，如此高浓度的底物已超过底物的溶解度，而且实验成本高，实际上是做不到的，况且 V_{max} 是一个渐近值，不可能从实验中直接得到。如果将双曲线的米-曼氏方程转换成直线方程，然后根据直线的斜率或用外推法处理，则可以方便地求得 K_m 和 V_{max}。最常用的方法为 Lineweaver-Burk 双倒数作图法。

将米-曼氏方程作两侧同时取倒数，

得到：

$$\frac{1}{v} = \frac{K_m + [S]}{V_{max}[S]} = \frac{K_m}{V_{max}} \times \frac{1}{[S]} + \frac{1}{V_{max}}$$

令 $1/v = y$，$K_m/V_{max} = b$，$1/[S] = x$，$1/V_{max} = a$，上式可改写为 $y = bx + a$，即直线方程。以 $1/v$ 为纵坐标，$1/[S]$ 为横坐标作图可得一条直线。纵轴截距为 $1/V_{max}$，斜率为 K_m/V_{max}，横轴截距为 $-1/K_m$（图 14-2）。根据 $1/K_m$ 和 $1/V_{max}$ 的数值即可求得 K_m 和 V_{max}。

该方法简便易行，但也存在明显的局限性。当 $[S] > K_m$ 时，斜率很小，直线近乎水平，与负 X 轴很远相交，虽可测得 V_{max}，但难以测得 K_m；当 $[S] < K_m$ 时，斜率很大，直线近乎陡直，与负 X 轴的交点接近原点，V_{max} 和

图 14-2　双倒数作图法（Lineweaver-Burk 作图法）

K_m 均难测得；只有将底物浓度范围设计在 K_m 附近，并将 $1/[S]$ 设计成等差数列，使工作点在直线上间隔均匀，方可测得较为准确的结果。

四、酶促反应进程

酶促反应不同于一般的化学反应，反应不能瞬间完成。一个典型的酶促反应过程一般包括延滞期、线性期、非线性期三个阶段。如果将酶促反应过程中的产物生成量（或底物消耗量）对反应时间作图，可得到酶促反应时间进程曲线（图 14-3）。

图 14-3　酶促反应进程曲线

从酶促反应时间进程曲线可以看出，酶促反应各期具有以下特点：

1. 延滞期　对单一酶促反应，在过量的底物存在下，底物与酶结合启动酶促反应。由于温度、酶与底物分子以及激活剂等结合（混匀）程度的影响，致使反应速率一开始时较慢，底物或产物的变化量与时间不成正比，称为延滞期。此期时间从数秒到数分钟，通常为 1~3min。

在双试剂法中，将延滞期中最开始的一段称为孵育期（预温期，预孵育期），即第一试剂与样本中的内源性干扰物质反应期，将加入第二试剂后至线性期之前的时间称为延滞期，也有将它们统称为延滞期。

2. 线性期　经过延滞期后，酶与底物分子结合增多，反应速度达到并保持恒定速度的时期，称为线性反应期。此时，反应速度（v）与底物浓度 $[S]$ 的零次方成正比，又称为零级反应期。即反应速度不受底物浓度的影响，而只与酶活性浓度成正比，是酶活性测定的最佳时期，一般为 1~5min。

此期底物虽有部分消耗，但未明显改变酶促反应速率，为反应初速度（初速度是指底物消耗量小于 5% 时的反应速度）。

3. 非线性期　随着反应时间的推移，底物消耗越来越多，酶促反应速度明显下降，偏离线性期，进入非线性期。酶活性浓度越高，线性期就越短。若为单底物反应，此时反应速度（v）与底物浓度 $[S]$ 的一次方成正比，故称为一级反应期，如果反应速度受两种或两种以上底物浓度的影响，则为二级或多级反应。此期的酶促反应速度不再与酶活性成正比。

因此，代表酶活性大小的是线性期的酶促反应速度。要准确测定酶活性，必须找出酶促反应的线性期，即在过量底物存在条件下的零级反应期的速度，而避开延滞期和非线性反应期。传统的手工分析技术无法准确地在线性期内测定酶促反应速度，故结果不够准确。自动生化分析仪能方便准确地找到线性期,结果准确可靠。

第二节　酶活性测定方法

酶活性测定方法至少有三种分类方式。按仪器检测方法分类,可分为分光光度法、浊度法、荧光法、放射性核素法、电极法、量气法等,其中分光光度法最为常用;按反应时间分类,可分为定时法、连续监测法,此种分类方式影响最大、用途最广;按检测对象分类,可分为直接法和间接法。

一、根据反应时间测定酶活性

(一)定时法

定时法即固定时间法,是早期测定酶活性的方法。通过测定酶促反应开始后一段时间内($t_1 \sim t_2$)产物的生成量或底物的消耗量来测定酶活性的方法。该方法一般需要在反应进行到一定时间后用强酸、强碱、蛋白沉淀剂等终止反应。

定时法酶促反应的进程有三种可能情况(图14-4):虽然从 t_1 到 t_2 三种反应所生成的产物量相同,但实际反应有很大区别。曲线1说明酶促反应已接近终点,速度已经减慢;曲线2说明在反应早期存在延滞期;曲线3完全处在线性期,可以用定时法准确测定代表酶活性的反应速度。

定时法的优点是操作简单,因最后测定时酶促反应已被终止,故比色时无须保温设备,显色剂的选择也不用考虑对酶活性的影响。缺点是如果不做预试验则难以确定酶促反应进程($t_1 \sim t_2$)是否处于线性期(零级反应),难以确保测定结果的准确性。

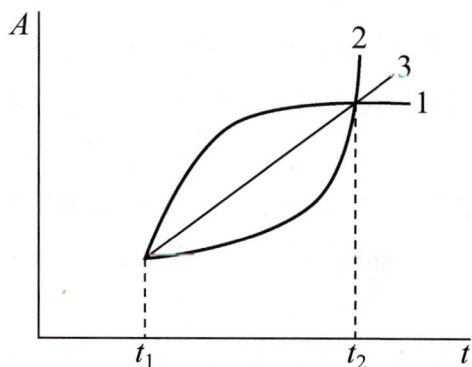

图 14-4　定时法酶促反应进程曲线

因此,要用定时法准确测定酶活性必须了解不同酶促反应速度和时间的关系,先做预试验找出酶促反应速度恒定的时期,确定线性时间,然后在这段时间进行测定,以避开延滞期和非线性期。

实际测定时,延滞期很短并难以确定,对酶活性测定产生的影响可以忽略不计。随着保温时间的延长,酶变性失活加速;随着底物的减少和产物的增多,逆反应也加强。因此,定时法时间段的预定,一般从保温一开始就计时(t_1),至终止时间(t_2)不宜过长,一般以30min左右为宜。

一般情况下,定时法也称为两点法,因为 t_1 和 t_2 是整个反应进程中的两个点。但严格来说,两者是有区别的,定时法需要终止反应,两点法则不需要。

目前,在一些基层单位还经常使用定时法。对于某些酶而言,定时法测定也能得到较准确的结果。如ALP测定,IFCC推荐法以4-硝基磷酸酚钠盐为底物,以2-甲基-2-氨基-1-丙醇(AMP)做缓冲液,使用定时法,延滞期短(小于1min),线性期长(400U的样品,线性期达15min),产物对硝基酚有标准品供应,终止液NaOH不会对产物的摩尔消光系数有影响,因此,在酶促反应条件不变的情况下,可以使用定时法,测定结果与速率法准确性相当。但定时法需做样品空白。

(二)连续监测法

连续监测法又称为速率法、动力学法,是指在酶促反应的线性期(零级反应期)每间隔一定时间测定一次产物或底物的变化量,根据其变化量间接计算酶活性浓度的方法(图14-5)。

图 14-5 连续监测法酶促反应进程曲线

连续监测法的优点是能够即时观测反应进程,可将多点测定结果绘图连线,快速、直观地查看反应进程,很容易找到反应的线性期,结果准确可靠,标本和试剂用量少,可在短时间内完成测定。与固定时间法不同的是无须终止酶促反应进程,不需要添加其他显色试剂。

连续监测法的测定结果常较固定时间法高,这是因为在酶促反应初始阶段底物最充裕,产物的抑制作用、逆向反应和酶变性等均很小,所以反应后期的吸光度等检测信号就比定时法要高且真实,因而测定结果也较定时法准确,在高浓度标本时尤为明显。

该方法是在一定的反应时间区段内(至少9~120s)每隔一定时间(常为2~30s)读取一次吸光度值,连续测定多点(至少4点),然后对吸光度数据作最小二乘法处理,再用线性期内的数据计算单位时间内的反应速率$\Delta A/min$,最后根据公式计算出酶活性。

连续监测法要求准确地控制温度、pH和底物浓度等反应条件,并具有恒温装置及自动监测功能,半自动或全自动生化分析仪都能满足这些要求。

连续监测法要求不显色而直接测定产物或底物的变化量,因此,在方法学设计上,可以选择紫外吸收法或色素原底物显色法等。例如利用NAD(P)H在340nm波长紫外吸收的改变、利用对硝基酚在405nm波长光吸收的变化等。

此外,根据反应时间测定酶活性的方法还有一种方法——终点法。终点法是指通过测定酶促反应开始至反应达到平衡时产物或底物浓度的总变化量来求出酶活性的方法。它是在酶促反应平衡期即非线性期的任何一点进行测定,无须终止反应。由于其测定是在非线性期,不是零级反应,不能代表初速率,测定时间长,有可逆反应影响等,导致测定不准确,现临床很少应用。

二、根据检查对象测定酶活性

（一）直接法

直接法是指使用各种分析手段,如分光光度法、荧光法、pH 计、旋光计、电导仪等,在不停止酶促反应条件下,直接测定反应体系中产物或底物的变化,从而计算出酶活性浓度的方法。该方法的待测酶酶促反应的产物或底物通常有特征性的理化性质,可通过特殊的仪器直接检测。其常用方法种类如下:

1. 测定 NAD(P)H 的方法　利用 NAD(P)H 在 340nm 处有特异紫外吸收峰的特点,监测 340nm 吸光度的变化可反映 NAD(P)H 量的变化,其变化与待测酶活性呈正相关。利用该原理能测定以 NAD(P)$^+$ 或 NAD(P)H 为辅酶的脱氢酶类,如 LDH、葡糖-6-磷酸脱氢酶(G-6-PD)、谷氨酸脱氢酶(GLDH)等。

2. 测定人工合成的色素原底物的方法　人工合成某些底物,其本身为无色或微黄色,通过酶促反应后,其化合物中的某一基团被水解或转移,使无色的底物转变成有色的产物,这类底物称为色素原底物,检测有色产物在 405nm 波长吸光度的变化可测定酶活性,常用于测定一些水解酶和转移酶。

人工合成的色素原底物的要求为:①酶促反应特异性高;②酶促反应效率高;③稳定、自发水解、分解少;④纯度高,接近无色;⑤溶解性好。常见的人工合成的色素原底物见表 14-3。

表 14-3　一些人工合成的色素原底物

人工合成的色素原底物	待测酶	产物的毫摩尔吸光系数
对硝基苯酚磷酸二钠盐	ALP	对硝基苯酚(405nm,pH 10.3)18.5
L-γ-谷氨酰-3-羧基对硝基苯胺	GGT	2-硝基-5-氨基苯甲酸(405nm,pH 8.1)9.49
2-氯-硝基酚-α-半乳糖-麦芽糖苷	AMY	2-氯酚(405nm,pH 6.0)6.1
2-氯-硝基酚-α-岩藻糖苷	α-岩藻糖苷酶	2-氯酚(405nm,pH 6.5)6.2

3. 测定耗氧量的方法　氧化酶在催化反应时不断消耗氧气,可用氧电极连续监测耗氧量以测定酶活性。

4. 其他　胆碱酯酶(ChE)催化乙酰胆碱水解产生乙酸,pH 下降,可监测 pH 以测定 ChE 活性。脱羧酶催化反应时产生 CO_2,可用量积法监测 CO_2 变化以测定酶活性等。

（二）间接法

间接法是指加入相应试剂后间接测定酶促反应的产物转化物或底物转化物的理化指标以测定酶活性的方法。这类方法通常是酶促反应的底物和产物没有特征性的理化性质,需通过另一个或多个化学反应,将底物或产物转化为有明显特征理化性质的另一个化合物。直接法测定的酶类非常有限,很多情况下不得不采用间接法来检测酶活性。其常用方法种类如下:

1. 酶偶联法　在测定待测酶活性时,常采用偶联一个工具酶或几个工具酶,将待测酶的某一产物转化为可以直接测定的产物,从而对待测酶的活性进行测定(详见第三节工具酶)。

2. 化学法　在反应体系中加入一些与酶促反应无关,同时也不影响酶活性的试剂,这些试剂只与酶反应物(一般是产物)迅速作用,产生信号变化。如胆碱酯酶(ChE)的丁酰硫代胆碱测定法,ChE 催化底物丁酰硫代胆碱后,生成的硫代胆碱(SCH)与 5,5′-二硫代-双(2-硝基苯甲酸)(5,5′-DTNB)反应,生成黄色的 5-巯基-2-硝基苯甲酸(5-TNBA);酸性磷酸酶测定,利用 α-萘酚磷酸盐做底物,经酸性磷酸酶水解后释放萘酚,与试剂中的固红 TR 发生偶氮反应,生成黄色化合物等。其中的 DTNB、固红 TR 就是所加的试剂。

三、定时法测定血清淀粉酶(碘-淀粉比色法)

血液中的淀粉酶(α-amylase,AMY 或 AMS)主要来自胰腺和唾液腺,均可随机作用于淀粉分子内的 α-1,4-糖苷键生成葡萄糖、麦芽糖、寡糖及糊精。尿液中的 AMY 则来自血液。血清淀粉酶和尿淀粉酶测定是诊断胰腺疾病最常用的实验室检测指标。当患有胰腺疾病,特别是急性胰腺炎,或胰腺外分泌功能障碍性疾病均可引起淀粉酶活性发生相应的变化,据此有助于胰腺疾病的诊断。

AMY 测定的方法主要有 3 类,第一类是碘量法(通过测定酶作用后剩余的淀粉量推算出酶活性,如碘-淀粉比色法);第二类是糖化法(通过测定淀粉水解生成的小分子糖量进而计算出酶活性);第三类是染料释放法(通过测定染色淀粉水解后释放出的可溶性色素计算酶活性)。下面以碘量法中的碘-淀粉比色法为例测定血清淀粉酶活性。

【实验原理】

血清(或血浆)中 α-淀粉酶催化淀粉分子中 α-1,4-糖苷键水解,产生葡萄糖、麦芽糖及含有 α-1,6-糖苷键支链的糊精。在底物过量(浓度已知)的条件下,反应后加入碘液与未被水解的淀粉结合生成蓝色复合物,淀粉酶活性越高,则蓝色越浅,与未发生酶促反应的空白管比较,从而推算出淀粉酶的活性。

【试剂】

1. 0.4g/L 淀粉缓冲液　取一烧杯,准确称取 NaCl 9g、无水 Na_2HPO_4 22.6g(或 $Na_2HPO_4 \cdot 12H_2O$ 56.94g),无水 KH_2PO_4 12.5g,放入 500ml 蒸馏水中溶解,加热至沸腾。另取一小烧杯,精确称取 0.4g 可溶性淀粉,加入约 10ml 蒸馏水,混匀成糊状后,加入上述沸腾之溶液中,水洗烧杯一并倒入,冷却至室温后,加入 37% 甲醛溶液 5ml,用蒸馏水稀释至 1 000ml。该溶液 pH 为 7.0±0.1,置冰箱保存。

2. **0.1mol/L 碘贮存液** 量取约 400ml 蒸馏水,溶解碘酸钾 KIO_3 1.783 5g 及 KI 22.5g,缓慢加入 4.5ml 浓盐酸,边加边搅拌。用蒸馏水稀释到 500ml,充分混匀,贮存于棕色瓶中,塞紧,置冰箱保存。

3. **0.01mol/L 碘应用液** 取碘贮存液,用蒸馏水稀释 10 倍,贮存于棕色瓶中,置冰箱保存可稳定 1 个月。

【操作步骤】

血清先用生理盐水作 10 倍稀释,按表 14-4 操作。

表 14-4 定时法测定淀粉酶操作步骤

加入物	空白管(B)	测定管(U)
淀粉缓冲液/ml	1.0	1.0
37℃预温 5min		
稀释血清/ml	—	0.2
混匀,置 37℃水浴 7.5min		
碘应用液/ml	1.0	1.0
蒸馏水/ml	6.2	6.0

混匀,波长 660nm,以蒸馏水调零,读取各管吸光度。

【单位定义】

100ml 血清中的淀粉酶,在 37℃、15min 水解 5mg 淀粉为 1 个单位(U/dl)。

【结果与计算】

$$淀粉酶(U/L) = \frac{空白管吸光度 - 测定管吸光度}{空白管吸光度} \times \frac{0.4}{5} \times \frac{15}{7.5} \times \frac{1\,000}{0.02}$$

$$= \frac{空白管吸光度 - 测定管吸光度}{空白管吸光度} \times 8\,000$$

【参考范围】

健康成人:血清淀粉酶活性 80~180U/dl;尿液淀粉酶活性 100~1 200U/dl。

【注意事项】

1. 酶活性在 400U/dl 以下时,与底物的水解量呈线性。如测定管吸光度小于空白管吸光度一半时,应加大血清稀释倍数或减少稀释血清加入量,重新测定,测定结果乘以稀释倍数。

2. 本法亦适用于其他体液 AMY 的测定。尿液先作 20 倍稀释后测定。

3. 唾液含高浓度 AMY,须防止带入。

4. 淀粉产品来源不同,空白管吸光度差异较大,但空白管吸光度均应在 0.40 以上。

5. 淀粉溶液若出现混浊或絮状物,表示淀粉溶液受污染或变质,不能再用。

6. 抗凝剂草酸盐、枸橼酸盐、EDTA-Na$_2$及氟化钠对 AMY 活性有抑制作用,肝素无抑制作用。

【临床意义】

1. 血清 AMY 测定主要用于诊断急性胰腺炎。常在腹痛后 2~3h 开始升高(也有延至 12h 后升高者),多在 12~24h 达峰值,2~5d 恢复正常。峰值一般为 4~6 倍,最高可达 40 倍。此值愈高,急性胰腺炎的可能性愈大,但高低和疾病预后关系不大,但若持续性升高达数周,常提示胰腺炎有反复,或有并发症发生。

2. 急性胰腺炎尿 AMY 也增高,且持续时间更长,约于发病后 12~24h 开始升高,下降比血液 AMY 慢,但由于尿浓度受尿液浓缩稀释影响,很难定出正常与病理界限,还需定时收集尿液测 AMY 排泄总量,结果虽较可靠但收集困难。

3. 唾液腺疾病如腮腺炎患者血 AMY 也可升高,但临床表现迥异,且主要为 S-AMY 升高,有别于胰腺炎以 P-AMY 升高为主。

此外,急性阑尾炎、肠梗阻、胰腺癌、肾衰竭、胆石症、溃疡病、肠穿孔及吗啡注射后等均可见血清 AMY 增高,但常低于 500U/dl。

由于正常人血清中 AMY 主要由肝脏产生,故血清与尿中 AMY 同时减低主要见于肝炎、肝硬化、肝癌及急性和慢性胆囊炎等。肾功能障碍时,血清 AMY 也可降低。

【方法学评价】

本法线性范围较小,酶活性在<400U/dl 时,与底物的水解量线性。批内 CV 3.1%~9.0%,批间 CV 12.4%~15.1%,与以 4-NP-麦芽庚糖(4-NP-G7)为底物的速率法相比较,在酶活性低时相关性良好,但酶活性较高时相关性差。因此,不能认为该法是 AMY 测定的理想方法。但由于该法简单易行,不需要特殊设备、试剂价廉,目前仍为许多医院使用。

四、连续监测法测定血清乳酸脱氢酶(L→P 法)

乳酸脱氢酶(lactate dehydrogenase,LD,LDH)活性的测定方法有两种:①根据乳酸氧化成丙酮酸的正向反应(L→P),以乳酸和 NAD$^+$ 作为酶底物,在 340nm 波长监测吸光度上升速率,称 L→P 法;②根据丙酮酸还原成乳酸的逆向反应(P→L),以丙酮酸和 NADH 作为酶底物,在 340nm 波长监测吸光度下降速率,称 P→L 法。340nm 波长吸光度上升或下降的速率与标本 LDH 活性成正比。

正反两向反应的最适 pH 不同,其中正向反应最适 pH 为 8.8~9.8,偏碱,能使平衡偏向生成丙酮酸的方向。其优点是乳酸和 NAD$^+$ 稳定性好,且 NAD$^+$ 纯品易得、价格较低,过量乳酸对 LDH 活性的抑制较小,反应线性较好。缺点是需要较高的底物浓度,反应速度较慢。

逆向反应的最适 pH 为 7.4~7.8,与生理性 pH 相同。其显著的优点在于 NADH 用量少,仅为正向反应的 3% 左右,而反应速度比前者约快 3 倍,灵敏度高。但丙酮酸与

NADH 的稳定性较差,过量的丙酮酸对 LDH 活性的抑制作用较大。

LDH 活性测定时正向反应和逆向反应都可以运用。IFCC 推荐的 LDH 测定参考方法是基于 L→P 的反应,即 L→P 法。下面以 L→P 法为例,介绍连续监测法测定血清乳酸脱氢酶活性。

【实验原理】

乳酸脱氢酶催化反应如下:

$$L\text{-乳酸} + NAD^+ \xrightarrow{LDH} \text{丙酮酸} + NADH + H^+$$

在反应过程中,乳酸氧化生成丙酮酸,同时 NAD^+ 还原生成 NADH,NADH 在 340nm 处有紫外吸收峰,从而引起 340nm 的吸光度升高。吸光度升高速率与 LDH 活性成正比。

【试剂】

试剂成分和在反应液中的终末浓度如下:

甲基葡糖胺	325mmol/L
L-(+)-乳酸盐	50mmol/L
β-NAD⁺	10mmol/L
样品体积分数	0.043 5(1:23)

1. 底物溶液(373.8mmol/L 甲基葡糖胺,57.5mmol/L 乳酸锂) 甲基葡糖胺 7.30g,乳酸锂 0.552g,溶于 80ml 蒸馏水中,用 2mol/L 的 HCl 溶液调节 pH 至 9.4(37℃),转移入 100ml 容量瓶中,再加水至 100ml,保存在 2~8℃中。

2. 启动试剂(115mmol/L NAD⁺ 溶液) 此溶液由 36.23mmol/L NAD⁺ 游离酸和 78.78mmol/L NAD⁺ 锂盐组成的混合液。

【操作步骤】

1. 主要参数

温度	37℃
波长	340nm
带宽	≤2nm
比色杯光径	1.0cm
孵育时间	180s
延迟时间	90s
监测时间	180s
读数点	≥6
系数	3 697.7

2. 2.0ml 底物溶液,温育至 37℃。

3. 加 0.10ml 血清,混匀,孵育 180s,使反应杯中溶液的温度达到 37℃。

4. 加 0.20ml 启动试剂,混匀,延迟时间 90s,然后监测吸光度(升高速率)。在此期间,吸光度读数点≥6。

【结果计算】

$$LDH(U/L)=\Delta A/min\times\frac{10^6}{6\ 220}\times\frac{2.3}{0.1}=\Delta A/min\times3\ 697.7$$

式中,$\Delta A/min$ 为平均每分钟吸光度增加值;6 220 为 340nm 处 NADH 的摩尔吸光系数;2.3 为比色皿液体总体积,0.1 为血清用量,单位为 ml。

【参考范围】

健康成人:109~245U/L(37℃,L→P 法)。

【注意事项】

1. 由于红细胞、血小板中含有大量的 LDH,故标本应严格避免溶血。使用血浆标本时,必须用 3 000r/min 离心 15min,以去除血小板。

2. 标本采集用血清或肝素抗凝血浆,不能使用对 LDH 有抑制作用的草酸盐、EDTA 等抗凝剂。

3. 不同的 LDH 同工酶对低温的敏感性不同,LDH₄ 和 LDH₅ 对低温很不稳定,组织提取液若放于 −20℃过夜,LDH₄ 和 LDH₅ 会全部丧失活性。血清(或血浆)标本应存放于室温下,一般 2~3d 活性不会出现丢失。如果血清标本需要存放较长时间,应加入 10mg/ml 的 NAD⁺ 或 3.1mg/ml 的谷胱甘肽后于 4℃冰箱保存。

4. LDH 活性能被巯基试剂所抑制,硼酸、丙二酸、草酸以及 EDTA 都是竞争性抑制剂。

【临床意义】

LDH 几乎存在于人体各组织中,以肝、心肌、肾、肌肉、红细胞含量较多。当组织细胞损伤以及恶性肿瘤等疾患均可致此酶增高,故其特异性较差。LDH 活性增高主要见于心肌梗死、肺梗死、病毒性肝炎、肝硬化、肾脏疾病、某些恶性肿瘤、白血病以及非恶性疾病如传染性单核细胞增多症、贫血、肌营养不良、胰腺炎等,一些肿瘤转移所致的胸腔积液、腹腔积液中 LDH 活性往往有升高。在急性心肌梗死(AMI)时升高迟、达峰晚,故对 AMI 的早期诊断价值不大。由于其半衰期长(10~163h),多用于回顾性诊断,如对入院较晚的 AMI 患者,亚急性心肌梗死的诊断和病情监测。

LDH 活性降低目前没有发现重要的临床意义。

【方法学评价】

1. 本实验是根据正向反应(L→P)建立的连续监测法,其优点是乳酸盐和 NAD⁺ 底物溶液稳定性较好,冰冻放置可稳定 6 个月以上,两溶液的浓度对测定方法的影响最小,NAD⁺ 较少被产物抑制。

2. 本法以 LDH 活性为 726U/L 以内时线性良好,超过此值最好将标本用生理盐水稀释后重测,结果乘以稀释倍数。

3. 精密度 LDH 为 65U/L 时,日间 CV 为 5.8%;LDH 为 149U/L 时,日间 CV 为 3.2%。

4. 本法特异性高,血清中非 LDH 的其他 NAD⁺ 类氧化酶的内源性底物很少,加上样本被高度稀释,故这些酶的干扰作用可忽略不计。

第三节　代谢物酶学分析技术

一、工　具　酶

(一)工具酶概念

在酶学分析技术中作为试剂用于测定化合物浓度或酶活性的酶称为工具酶。利用工具酶进行酶学分析常见于两种方式,一是利用工具酶来测定化合物浓度,如利用葡萄糖氧化酶(GOD)和过氧化物酶(POD)来测定血清葡萄糖浓度,以及测定血清胆固醇、尿素、尿酸、肌酐等;二是利用工具酶来测定待测酶的活性,如转氨酶、肌酸激酶、淀粉酶等。例如丙氨酸转氨酶(ALT)活性测定,在 ALT 催化丙氨酸与 α-酮戊二酸反应生成丙酮酸后,再用乳酸脱氢酶(LDH)催化丙酮酸与 NADH 反应生成乳酸和 NAD^+,然后检测 340nm 波长处吸光度的改变,间接测得 ALT 的活性。在这里 ALT 为待测酶,LDH 为工具酶,它的作用相当于试剂。

常用的工具酶多为氧化还原酶类,因其产物容易被直接监测。以 NAD(P)H 为辅酶或辅基的脱氢酶和过氧化物酶(POD)是常用的酶偶联法的工具酶。常用工具酶的名称及缩写符号见表 14-5。

表 14-5　常用工具酶的名称及缩写符号

名称	缩写符号	名称	缩写符号
乳酸脱氢酶	LDH	己糖激酶	HK
苹果酸脱氢酶	MDH	肌酸激酶	CK
葡糖-6-磷酸脱氢酶	G-6-PD	丙酮酸激酶	PK
谷氨酸脱氢酶	GLDH	甘油激酶	GK
葡萄糖氧化酶	GOD	脂蛋白脂肪酶	LPL
胆固醇氧化酶	COD	胆固醇酯酶	CE
磷酸甘油氧化酶	GPD	脲酶	Ure
过氧化物酶	POD	肌酐酶	CAH

在一系列利用工具酶的反应中,要保持酶偶联体系中待测酶所催化的反应为零级反应速率,通常将工具酶及其辅助底物设定为过量,而将待测化合物或待测酶设定成限速因素,故工具酶应便宜易得,来源要广,一般在富含这些工具酶的生物组织中提取。对工具酶试剂中的杂质(杂酶、抑制剂等)的含量要有一定的限制,以保证工具酶一定的比活性

和纯度,减少或避免一些干扰测定的不必要的副反应。

(二) 工具酶的应用

1. 工具酶的来源和理化性质 临床生物化学酶试剂中的工具酶主要来自动植物组织提取及微生物发酵工程。如脲酶来源于豆类种子,POD 来源于辣根,LD 来源于心肌,COD 来源于链霉菌等。但现在的工具酶主要依赖于微生物发酵工程获得。微生物发酵工程包括高产酶菌种的筛选、放大培养和酶提取纯化 3 个部分。

来源不同的同一种工具酶的理化特性有所不同。因此使用时一定要注意工具酶的来源,掌握其对底物的专一性、等电点、K_m、最适 pH、最适温度等理化参数,并熟悉辅因子、激活剂和抑制剂对酶活性的影响。

2. 工具酶的纯度要求 不同的酶试剂系统对工具酶的纯度要求不同。在 NADH 的指示系统中,由于组织匀浆中往往含有 NADH-细胞色素 c 还原酶,会消耗 NADH 而出现干扰反应,因此要求该测定系统的工具酶有较高的纯度。而在 Trinder 反应中,由于人体液中的 POD 等较少,产生副反应的机会较少,因此对该测定系统中工具酶的纯度要求就相对低一些。

工具酶纯度的衡量指标是比活性,且要对其杂酶含量进行限制。

(1) 酶的比活性(specificactivity,比活力):是指每毫克酶蛋白所含的酶活性单位数(U/mg)。酶的比活性代表酶的纯度,其值越高,纯度越高。

(2) 杂酶含量:为兼顾工具酶的较低生产成本和保证酶试剂质量,要对工具酶中容易引起副反应的其他酶即杂酶含量进行限制。杂酶含量要少,以基本不影响测定为标准。

二、代谢物酶学分析技术

代谢物酶学分析技术是指用酶学分析的方法来测定人体内的代谢物或代谢产物浓度的技术。由于酶作用的特异性高,成分复杂的血清等样本往往不需预处理,反应条件温和、安全,实验程序简单,在准确性、精密度、灵敏度和线性范围等方面均优于传统的化学法,因此被广泛应用于临床体液中有机物的测定,如葡萄糖、尿素、肌酐、胆红素、尿酸、胆固醇、甘油三酯、胆汁酸、乳酸、丙酮酸、酮体、乙醇、氨等,也可用于测定无机离子和微量元素,如钾、钠、氯、无机磷、碳酸氢根、铜、锌、镁等。

在代谢物酶学分析技术中,分光光度法是最常用的测定手段。根据测定方法的原理不同,一般将其分为单酶反应和酶偶联反应两种技术。

(一) 单酶反应

单酶反应比较简单,一般将工具酶和待测物一起保温,可按照定时法或连续监测法对待测产物或底物进行测定,在相对应的氧化还原酶作用下产生可以直接检测的信号。如尿酸在尿酸氧化酶作用下生成的尿囊素在 293nm 处有特异吸收峰;胆红素在胆红素氧化酶作用下生成的胆绿素在 450nm 波长处吸光度下降;乳酸、丙酮酸、酮体、乙醇等经氧化还原反应,使 NAD(P)H 在氧化型与还原型之间转换,从而用分光光度法检测。

(二)酶偶联反应

在酶活性测定中,如果底物或产物不能直接测定或难于准确测定,即可采用酶偶联反应测定。酶偶联反应是在反应体系中加入两种或两种以上的数种酶组成一个连续反应体系来测定待测酶活性或代谢物浓度的技术。表 14-6 列举了临床用酶偶联法测定的常用酶与工具酶。

表 14-6 常用酶偶联法测定的酶

待测酶	测定方法	辅助酶	指示酶
丙氨酸转氨酶	IFCC 推荐方法	无	LD
天冬氨酸转氨酶	IFCC 推荐方法	LD	MD
肌酸激酶	IFCC 推荐方法	HK	G-6-PD
5'-核苷酸酶	5'-AMP 作底物 ADA-GLDH 法	腺苷酸脱氨酶	GLD
淀粉酶	EPS 底物法	无	多功能 α-葡糖苷酶
5'-核苷酸酶	5'-IMP 作底物 NP-XOD-POD 法	核苷磷酸化酶 黄嘌呤氧化酶	POD
脂肪酶	GK-GPO-PO 法	GK、GPO、共脂肪酶	POD

单酶反应测定的项目相对有限,而酶偶联法若不限制偶联酶的数量,不考虑酶的来源和价格,从理论上讲几乎可以测定所有代谢物及酶活性。而且,每种代谢物可以使用不同的酶而建立多种检测方法,如甘油三酯、肌酐等都有多种酶试剂法。目前,酶偶联反应技术是应用最广泛的酶学分析技术。

1. 酶偶联反应原理 最简单的酶偶联反应模式为:

$$A \xrightarrow{E_x} B \xrightarrow{E_i} C$$

反应模式中 A 代表底物,B 代表待测酶产物(不能直接测定),C 代表指示酶产物(可以直接测定),E_x 代表待测酶,E_i 代表指示酶。

该反应模式表达的是:待测酶(E_x)催化底物的反应称为始发反应;反应产物(B)被偶联酶 E_i 催化,产生能被检测的产物 C(如 NADH),故称此为指示反应,此偶联酶 E_i 为指示酶。

采用双试剂,用酶偶联法实际测定酶活性浓度时,酶促反应进程存在四个时相:①预孵育期:先将 E_i 加入样本中保温,以使内源性底物 A 和产物 B 耗尽,指示反应不检测;②延滞期:加入底物 A 启动反应,在启动后一段时间内,产物 B 开始出现并逐渐增加,但仍处于较低水平,指示酶反应速度也较慢,不能代表测定酶的反应速度;③线性反应期

(稳态期或恒态期):随着产物 B 的生成速度等于转化为 C 的速度,反应达到动态平衡,线性期的速度代表真实的酶活性;④偏离线性期(非恒态期):反应后期,底物已经大部分消耗,反应速度减慢,进入非恒态期。图 14-6 为酶偶联法双试剂测定 ALT 时吸光度变化曲线。

如果一些酶促反应找不到合适的指示酶与其直接偶联,此时往往可在始发反应和指示反应之间加入一个或多个工具酶,将两者连接起来,此反应称为辅助反应。模式为:

图 14-6　酶偶联法测定 ALT 的吸光度变化曲线

$$A \xrightarrow{E_x} B \xrightarrow{E_a} C \xrightarrow{E_i} P$$

反应模式中 A 为底物,B、C 为中间产物,P 为终产物(必须能直接测定),E_x 为待测酶,E_a、E_i 为工具酶。按工具酶的作用不同,E_a 称为辅助酶,E_i 称为指示酶。此连续反应称为酶偶联体系。

设计或选择酶偶联法时,延滞期越短越好,测定时关键在于确定线性反应期,只有在线性反应期才能代表酶活性,此阶段的吸光度才会变化明显。线性反应期可以通过测定指示酶的 V_{max} 和 K_m 等动力学因数加以计算确定。

2. 常用指示酶及其指示反应　近年来在临床生化检验中,许多项目的测定均有工具酶参与,即所谓共同(或通用)反应途径。

最常用的两类指示酶反应系统,一是利用氧化-还原酶偶联 NAD(P)$^+$ 或 NAD(P)H 的指示系统,直接通过分光光度法或其他方法测定 NAD(P)H 的变化量;二是偶联 H_2O_2 的指示系统,即用较高特异性的过氧化物酶产生过氧化氢(H_2O_2),再加氧化发色剂进行比色的方法。常用的共通型显色反应如表 14-7。

(1) 偶联 NAD(P)$^+$ 或 NAD(P)H 的指示系统:用做工具酶的脱氢酶(DH)都是以 NAD(P)H 为辅酶的脱氢酶。其反应式如下:

$$P+NAD(P)H+H^+ \underset{}{\overset{DH}{\rightleftarrows}} PH_2+NAD(P)^+$$

反应式中,P 代表待测酶产物。还原型的 NAD(P)H 在 260nm 和 340nm 波长处有吸收峰,而氧化型的 NAD(P)$^+$ 只在 260nm 处有吸收峰,这是因为分子中含有腺嘌呤(图 14-7)。因此,测定 340nm 波长处吸光度的变化可以反映反应体系中 NAD(P)H 量的增减量。另外,NAD(P)H 除了可用紫外吸收分光光度法测定以外,还可采用荧光分析法进行测定,即用 365nm 波长的紫外光激发 NAD(P)H,使其在 460nm 波长处发射强烈荧光

表 14-7 临床化学常用的共通型显色反应

呈色反应	酶	底物	显色剂	呈色
氧化酶	过氧化物酶	供氧体	邻联甲苯胺	蓝色
			四甲基联苯胺	蓝色
			四甲基联苯胺加硫酸	黄色
			邻联茴香胺	黄色
			邻联茴香胺加硫酸	红色
			4-氨基安替比林	红色
			3-甲基-2-苯并噻唑酮腙	深红色
脱氢酶	过氧化氢酶	甲醇	变色酸	红紫色
NADH/NADPH			Hantzsch 反应	黄色
	脱氢酶	NAD^+/$NADP^+$	紫外光比色	无色
			吩嗪甲酯硫酸盐	红色
			硝基四氮唑蓝	蓝紫色

加以测定。

目前,运用 NAD(P)H 在 340nm 处的吸光度变化测定方法已经成为应用最为广泛的一类方法。如 LDH、MDH、G6PD、GLDH、葡萄糖、尿素、甘油三酯、血氨、β-羟丁酸、ALT、AST、CK、异柠檬酸脱氢酶(ICD)、醛缩酶(ALD)等。但该方法也有几个不足之处:①仪器要求:须使用具有紫外光区的分光光度仪器,如紫外分光光度计等,限制了其应用;②费用较高:要求使用高纯度的酶和辅酶;③灵敏度低:因为 NAD(P)H 的摩尔吸光系数只有 $6.22 \times 10^3 cm^2/mol$。

(2) 偶联 H_2O_2 的指示系统:在临床化学测

图 14-7 NAD(P)$^+$ 和 NAD(P)H 紫外吸收曲线

定中,可利用葡萄糖氧化酶、尿酸氧化酶、胆固醇氧化酶、甘油氧化酶、丙酮酸氧化酶等工具酶分别氧化葡萄糖、尿酸、胆固醇、甘油、丙酮酸等代谢物产生 H_2O_2,再在过氧化物酶(peroxidase,POD) 催化下,H_2O_2 与 4-氨基安替比林(4-aminoantipyrine,4-AAP)和酚(phenol)反应(POD、4-AAP 和酚统称为 PAP),生成红色醌亚胺,反应如下:

$$2H_2O_2 + 4\text{-氨基安替比林}(4\text{-AAP}) + 酚 \underset{}{\overset{POD}{\longleftrightarrow}} 醌亚胺(红色) + 4H_2O$$

醌亚胺为红色化合物,最大吸收峰在 500nm,在可见光范围内比色,这是它的最大优点。

此反应是 Trinder 在 1969 年提出,故称为 Trinder 反应。后来人们提出了很多酚类或苯胺的衍生物来代替酚,如 2,4-二氯酚、2,6-二氯酚、2-羟基-3,5-二氯苯磺酸、邻联甲苯胺(OT)、四甲基联苯胺(TMB)、邻联茴香胺(ODA)等,极大提高生色基团的稳定性和溶解度以及产物的灵敏度和色泽的稳定性。后来的方法虽然色原成分有所改变,但是仍称为 Trinder 反应。偶联 H_2O_2 的指示系统属于基于"色素原"底物理化特性的测定方法。所谓"色素原"底物,是指其本身为无色或微黄色,在酶作用下可生成有色化合物,常适用于测定水解酶和一些转移酶。Trinder 反应中"4-氨基安替比林""酚"是两个"色素原",产物"醌亚胺(红色)"是色素。

该系统优点在于:①在可见光范围,便于推广应用;②对酶的纯度要求不高,酶制剂生产方便,价格相对低廉;③灵敏度较脱氢酶系统高。该法的主要缺点是容易受维生素 C、尿酸、胆红素、谷胱甘肽等还原性物质的干扰,严重时测定结果可出现假性负值。目前一般多采用双试剂剂型,在试剂 I 中加入维生素 C 氧化酶、亚铁氰化钾等来消除维生素 C、胆红素的干扰。

此外,还有酶循环法(enzymatic cycling methods),采用催化可逆反应的工具酶来催化底物与产物之间的循环反应(底物循环),使被测物放大扩增,从而使检测灵敏度提高。目前,酶循环法测定总胆汁酸已应用于临床常规检测项目。

三、代谢物的酶学分析方法

代谢物的酶学分析方法也可按仪器检测方法、检测对象或反应时间来分类,前两种分类情况与酶活性测定极为相似,而按时间分类法则有所不同。通常也可分为终点法和速率法(动力学法)两大类。

(一)终点法

终点法又称为平衡法,是指样本中代谢物即待测底物与工具酶保温一定时间后,全部转变为可检测的产物,以产物量来计算代谢物浓度的方法。如乙醇脱氢酶(alcoholdehydrogenase,ADH)法测量乙醇:

$$乙醇+NAD^+ \xrightarrow{ADH} 乙醛+NADH+H^+$$

反应达到终点时,产物 NADH 的浓度与乙醇的浓度成正比。

终点法是实验室检测代谢物最常用的方法之一,通常被测底物的量有限,通过反应逐渐转变为产物,当剩余底物的量很小(<1%~5%)时,指示反应信号逐渐达到平衡,即达到反应终点。而实际上被测物并没有完全被转变,只是与产物达到一个动态的化学平衡,如果正向反应的平衡常数很大,底物经过一段时间(一般为几分钟)反应,可认为所有的被测定物已转变为可检测的产物。

终点法要求工具酶的用量要足够大,能使反应在 1~3min 达到平衡,以保证较快完成测定;反应要朝正方向进行,如果反应的平衡常数太低,可用增加底物浓度、偶联反应移去生成物、改变pH等方法加快酶促反应速率、缩短反应时间,并设标准管一起到达平衡以后测定;K_m在保证测定线性的前提下要尽量小。其中,可与酶促反应产物结合,减少逆反应,使正向反应进行得比较完全的试剂称为酰肼试剂(如肼与丙酮酸结合)。

终点法对反应条件(如酶量、pH、温度)的变化不敏感,只要不影响反应达到平衡即可,参数设置简单,反应时间一般较长,精密度较好。

(二)速率法

速率法又称为动力学法、连续监测法,测定的是速率(通常指的初速度),当底物的消耗量较小时(<5%),酶促反应在线性期,此时的反应速度与代谢物的浓度成正比例。在临床操作中,只要测定期间待测物消耗<5%,测定两个固定时间的吸光度值,就可以采用标准浓度对照法计算样本浓度。

速率法受很多因素影响,必须控制反应速度与代谢物浓度成正比。要求所用酶的K_m应足够大,以保证测定线性和较长的反应动态期,K_m太小,可加入竞争性抑制剂加大K_m;酶的用量要合适,太少可能导致线性期缩短,甚至一级反应丧失。一般认为酶用量比平衡法小。终点法与速率法测定比较见表14-8。

表14-8 终点法与速率法测定比较

区别	速率法	终点法
测定时间	较短	较长
检测速度	较快	较慢
检测成本	酶用量小、成本低	酶用量大、成本高
产物堆积	影响较小	影响较大
样品色原	影响较小	影响较大
测定仪器	要求电噪声小,A读准到0.000 1,温差<0.1%	要求不严

另外,终点法的试剂酶活性下降对测定影响远没有速率法明显,仅使达到平衡所需时间延长,检测范围变窄。但速率法可能导致线性期缩短甚至一级反应丧失。因此,代谢物酶法分析大多选择终点法。

第四节 同工酶分析

同工酶(isoenzyme)是指催化同一反应,但其分子结构、理化性质和免疫学性能等方面都不同的一组酶。

同工酶不仅存在于不同组织中,也存在于同一组织、同一细胞的不同亚细胞结构中。同工酶是研究代谢、生长、发育、遗传、进化、分化和癌变的有力工具。由于同工酶在体内呈现组织器官或细胞内区域化分布,具有组织特异性,不同脏器、不同组织等病变时同工酶含量即同工酶酶谱不同,因而同工酶的测定具有很大的临床诊断价值。如测定 LDH 和 CK 的同工酶,其临床疾病诊断意义超过总酶活性测定。体内一些重要同工酶见表 14-9。

表 14-9　体内一些重要的同工酶

名称	同工酶种类	相关疾病
肌酸激酶	CK-MM,CK-MB,CK-BB	心肌梗死,肌病,颅脑损伤,肿瘤
乳酸脱氢酶	LDH_1,LDH_2,LDH_3,LDH_4,LDH_5	心肌梗死,肌病,肺梗死,脑病,肿瘤
碱性磷酸酶	肝型,肠型,骨型,胎盘型,肾型	肝胆疾病,骨病,妊娠,肠炎,肿瘤
γ-谷氨酰转肽酶	$\gamma\text{-}GT_1$,$\gamma\text{-}GT_2$,$\gamma\text{-}GT_3$,$\gamma\text{-}GT_4$	肝病,梗阻性黄疸
淀粉酶	胰型,唾液型	胰腺炎,腮腺炎
丙氨酸转氨酶	ALT_s,ALT_m	心肌梗死,肝病
天冬氨酸转氨酶	AST_s,AST_m	心肌梗死,肝病
酸性磷酸酶	红细胞型,前列腺型,溶酶体型	前列腺癌、血液病、骨肿瘤

一、同工酶产生的机制

由不同基因或等位基因所编码的多肽链所组成的酶蛋白,或由同一基因编码、转录但 mRNA 经不同翻译产生的不同多肽链所组成的酶蛋白,这三种机制产生的同工酶形式称为基因性同工酶或原级同工酶。

不同基因可以是不同染色体或在同一染色体的不同位点上。如 LDH 同工酶是由 H 亚基和 M 亚基组成的四聚体,分别是 H_4(LDH_1)、H_3M_1(LDH_2)、H_2M_2(LDH_3)、H_1M_3(LDH_4)、M_4(LDH_5)。编码 H 亚基的是 a 基因,位于第 12 号染色体,编码 M 亚基的是 b 基因,位于第 11 号染色体。两种亚基分子量相同,均为 35 000,但氨基酸组成不同,其理化性质也不相同。

由同一基因、同一信使 RNA 转录生成原始的酶蛋白,再经过不同的化学修饰,如磷酸化、肽链断裂、糖链上的糖基增减等形成不同结构的酶蛋白,它们的免疫性往往相同。按照同工酶的定义,该类同工酶不是真正意义的同工酶,它们与遗传因素无关,只是在多肽链上进行化学修饰后形成的多分子形式,即所谓同工酶亚型(同工型)。在遗传学领域中,以研究原级同工酶为主。尽管如此,同工型在电泳分离时也会出现不同条带,并且与基因编码的同工酶用一般方法难以区别,在临床诊断上也具有重要的意义。如 CK 同工酶分为两个亚型,即 $CK\text{-}MB_1$ 和 $CK\text{-}MB_2$,正常人含量为 $MB_1 > MB_2$,发生 AMI 时 $MB_2 > MB_1$,并且此变化早于 CK 和 CK-MB 的升高。

二、同工酶的测定方法

由于同工酶的一级结构互不相同,因此其在电荷、溶解度、吸附性、生物学特性、动力学性质、相对分子质量以及分子形状等方面均有差异,这就为同工酶的分离与鉴定提供了理论基础。同工酶的检测按其检测对象分类,可分为直接法和间接法两大类。直接法是利用同工酶催化反应动力学性质或免疫学原性的不同,采用化学抑制、免疫抑制和热变性等原理,直接测定同工酶组分的方法。该方法只能测定同工酶的某一组分,操作方便,适合于自动生化分析仪;间接法则是依据同工酶理化性质(如带电性、分子大小和糖链等)的不同,利用电泳技术、色谱技术等先将同工酶各组分分开,再定量检测酶活性或酶蛋白的方法,该方法操作复杂,需要特殊装置,不适合自动生化分析仪,但能同时分析同工酶的各个组分。

最常见的是按照检测原理及方法特点分类,主要有电泳法、色谱法、免疫法、光谱法四大类。

(一)电泳法

由于各型同工酶氨基酸组成不同,所带电荷不同,在电场中的电泳迁移率也就不同,据此可对同工酶进行电泳分离鉴定。目前的电泳方法可分为显微电泳、区带电泳和自由界面电泳,其中以区带电泳在临床上应用最广。区带电泳分为谱带分离、活性显色、定量检测三个步骤。

谱带分离是利用电泳原理将同工酶各组分分离,方法与其他蛋白电泳相似。

活性显色是选择合适的显色系统使谱带呈色。常用的显色系统有:①偶氮染料:水解酶作用于人工合成的萘酚或萘胺衍生物后产生的萘酚或萘胺,可与偶氮染料如固蓝 B、固蓝 BB 等生成深蓝色、紫色重氮化合物,如 ALP、γ-GT 等同工酶的测定。②电子传递染料:脱氢酶催化底物脱下的氢由 NAD^+ 传递给吩嗪二甲酯硫酸盐(PMS),再由 PMS 传递给硝基四氮唑蓝(NBT),生成不溶性的紫褐色的甲䐶,如 LDH 同工酶测定。③荧光染料:水解酶作用于人工合成的荧光色素底物后产生荧光,如 ALP 同工酶测定;或脱氢酶反应后产生的 NAD(P)H 直接在紫外光 365nm 波长下照射下产生荧光,如 ALT、AST、CK 等同工酶测定。

定量检测是将染色后的谱带经光密度扫描仪、荧光计等直接对谱带扫描进行定量分析,或将谱带切下洗脱比色测定。

电泳法方法简便、快速、分离效果好,并且一般不会破坏酶的天然状态,是临床常规实验室应用最广泛的方法。但用电泳法测定同工酶时,要特别注意酶与免疫球蛋白或其他蛋白质形成的复合物(又称为巨分子酶)的影响,如 CK-BB-IgG、CK-MM-IgA、LD-IgA 等出现的新的谱带。如果患者同工酶图谱显示的区带数与同工酶数不一致时,要特别注意巨分子酶的存在,最好用其他方法再测定同工酶,以免出现误差。

（二）色谱法

色谱法（层析法）是利用同工酶分子电荷量、亲和力及相对分子量的不同，用离子交换色谱、凝胶色谱等加以分离。此法往往用于同工酶的提纯和制备，方法费时繁琐，通常不适用于临床同工酶的常规检测。

（三）免疫法

免疫法是利用同工酶抗原性不同的分析方法。

由于同工酶的一级结构不同，因而免疫学性质也不相同。可将同工酶分离纯化后制备抗血清，此抗体只与该同工酶产生特异性免疫反应。此方法主要用于同工酶的分离鉴定。常用的方法有免疫抑制法、免疫沉淀法和免疫化学法。

免疫抑制法是同工酶一种亚基与相应抗体结合后，酶活性会受到抑制，观察加与不加抗体前后样本中酶活性的变化，可以计算出该型同工酶的活性。该法简单、快速，适用于急诊及批量样本的自动化测定。

免疫沉淀法是含同工酶抗原的样本与相应抗体混合，在一定条件下可形成抗原-抗体复合物沉淀，离心后测定上清液中其他型别的酶活性。将加入抗体前后的酶活性相减，即可求出被沉淀的同工酶活性。如 PACP 和胎盘 ALP 的测定。

免疫化学法不适用于等位基因编码的同工酶，仅适用于不同基因位点编码的同工酶，因其酶蛋白氨基酸组成差异较大，抗原特异性较强。

（四）光谱法

光谱法是控制酶促反应条件，使得待测的某一种或几种同工酶发挥酶活性，最后用光谱法进行酶活性测定的方法。可分为化学抑制法、底物特异性分析法、热失活法、最适 pH 控制法等。

1. 化学抑制法　利用一些化学抑制剂对部分同工酶进行有效的抑制，从而测定出未被抑制的同工酶活性。

血浆中 ACP 来自红细胞及前列腺等。前列腺释放的 ACP 受 L-酒石酸的抑制，而破骨细胞、红细胞等组织来源的 ACP 则不受 L-酒石酸的抑制，称为抗酒石酸 ACP。将待测样本在不含 L-酒石酸的基质中测定，得到的是 ACP 总活性，在含 L-酒石酸的基质中测定，得到的是抗酒石酸 ACP，两者活性之差即为前列腺 ACP 的活性。

LDH_1 测定试剂盒也采用化学抑制法，即 750mmol/L 的 1,6-乙二醇、240mmol/L 的硫氰酸胍能有效抑制 $LDH_2 \sim LDH_5$ 各种同工酶的活性，而 LDH_1 几乎不受抑制。

2. 底物特异性分析法　利用同工酶对底物的 K_m 及亲和力的差别，对同工酶进行鉴定的方法。如 AST 同工酶的鉴定，在用 L-天冬氨酸作底物时，胞质 AST 的 K_m 为 5.07mmol/L，线粒体 AST 的 K_m 为 0.7mmol/L，两者差别很大，据此可通过测定它们的 K_m 值加以鉴定。

3. 热失活法　利用各型同工酶对热的稳定性差异的分析方法。如 ALP 同工酶中，ALP_4 耐热而其他同工酶不耐热，将温度升高 56℃保持 15min，ALP_4 仍有足够的活性，其他同工酶都被灭活,此时测定的就是 ALP_4 的活性。

4. 最适 pH 控制法　利用同工酶的最适 pH 的差异进行分析的方法。如 AST 的最适 pH 为 7.4,将 pH 调至 6.5 时胞质 AST_S 的活性明显降低,而线粒体 AST_m 活性无明显改变。因而测定 AST 总活性后再测定 pH 6.5 时 AST_m 的活性,两者相减即得 AST_S。

三、乳酸脱氢酶同工酶测定

临床上常进行的同工酶测定有 LDH,CK,AST,ALP,GGT,AMS 等。其中 LDH 同工酶主要用于心肌梗死、肝病、恶性肿瘤和贫血的诊断;CK 同工酶主要用于心肌梗死的早期诊断,也可用于诊断神经肌肉系统疾病;AST 同工酶主要用来诊断细胞损伤程度;ALP 同工酶主要用于诊断肝胆系统疾病和恶性肿瘤;GGT 同工酶主要用于诊断原发性及继发性肝癌;AMS 同工酶有助于提高急性胰腺炎诊断的敏感性和特异性。本节主要介绍心肌酶谱中的乳酸脱氢酶同工酶测定。

LDH 是由 H 和 M 两种免疫性质不同的亚基组成的四聚体。现已证实人体组织中的 LDH 用电泳法可分离出 5 种同工酶,其组成及相对含量见表 14-10。

表 14-10　正常人体组织中 LDH 同工酶的组成及相对含量(相对活性 %)

同工酶及其亚基组成	心肌	肝	骨骼肌	红细胞
LDH_1(H_4)	60	2	4	42
LDH_2(H_3M)	33	6	7	44
LDH_3(H_2M_2)	7	15	17	10
LDH_4(HM_3)	<1	13	16	4
LDH_5(M_4)	<1	64	56	<1

从表 14-10 可知不同组织的 LDH 同工酶分布不同,存在明显的组织特异性。因此,LDH 同工酶的检测提高了 LDH 总活性测定的临床诊断价值。

测定 LDH 同工酶的方法主要有 5 类:①电泳法;②离子交换柱层析法;③免疫学法;④抑制剂法;⑤酶水解法等。其中电泳法为应用最早且目前应用最广泛的方法,在电泳法中有琼脂糖电泳法,醋酸纤维素薄膜电泳法,聚丙烯酰胺凝胶电泳和全自动电泳(也是一种琼脂糖电泳)等。以下主要介绍琼脂糖电泳法和醋酸纤维素薄膜电泳法测定 LDH 同工酶。

(一)琼脂糖凝胶电泳法
【实验原理】

根据 LDH 各种同工酶的一级结构和等电点的不同,在一定电泳条件下,使其在支持物上分离。以乳酸锂作底物,NAD^+ 作氢受体,LDH 催化乳酸脱氢生成丙酮酸,同时使

NAD$^+$ 还原为 NADH。酚嗪二甲酯硫酸盐(PMS)将 NADH 的氢传递给氯化硝基四氮唑蓝(NBT),使其还原生成紫蓝色化合物。因此,有 LDH 活性的区带即显紫蓝色,其颜色深浅与酶活性成正比。从阳极至阴极其区带依次为 LDH$_1$,LDH$_2$,LDH$_3$,LDH$_4$ 及 LDH$_5$。因电渗作用,LDH$_5$ 位于加样槽之阴极端。

【试剂与器材】

1. 0.05mol/L 巴比妥钠-巴比妥电泳缓冲液(pH 8.6)　称取巴比妥钠 10.3g,巴比妥 1.84g,溶于蒸馏水中,加热助溶,冷却后稀释至 1L。

2. 1% 琼脂糖胶板　称取琼脂糖 1.0g,加热溶于巴比妥-Tris-甘氨酸缓冲液 100ml 中(pH 8.8),趁热制成 100mm×70mm×1mm 的胶板,下衬一块聚酯膜做支撑,置湿盒保存。

3. 呈色底物试剂　用水配制,内含 211mmol/L 乳酸锂,5.58mmol/L NAD$^+$,0.4mmol/L PMS 和 2.67mmol/L NBT。

4. 5% 醋酸。

5. 巴比妥-Tris-甘氨酸缓冲液

A 液:称取巴比妥钠 6.5g,巴比妥 1.035g,溶于 500ml 蒸馏水中。

B 液:称取甘氨酸 2.81g,Tris22.6g,溶于 500ml 蒸馏水中。

A 液与 B 液等量混合,作 1:4 稀释,加入 0.5%NaN$_3$。

6. 器材　微量进样器,聚酯膜,滤纸,加样孔膜条,电泳槽,纱布,电泳仪,塑料薄膜,恒温水浴箱,光密度计等。

【操作步骤】

1. 取琼脂糖胶板 1 块,在胶板阴极侧 1.5cm 处覆盖一条 2cm 宽的滤纸条。吸去部分水分,然后将加样孔膜条置于其上,轻按膜条加样孔四周,使其紧贴在胶板上,避免气泡,然后将 3~5μl 样品加入孔内。注意必须使样品全部均匀地充满孔内。一块板可同时做 10 份样品。加样后静置 5~10min,待样品扩散进入胶内,用一条滤纸盖于加样膜孔上,轻轻吸去多余样品,然后除去膜条。

2. 将胶板放入电泳槽上(可下垫一块玻璃),两端用 4 层纱布搭桥,上空架一冰袋降温,电泳 10~12min。电泳条件为 1.5~2.0mA/cm,150V。

3. 电泳结束前配制呈色底物试剂 1ml。

4. 电泳完毕,将呈色底物试剂均匀布于胶板上,上面覆盖一张与胶板同样大小的塑料薄膜,注意避免气泡,置 37℃恒温水浴槽内温育 30min 或 45℃恒温水浴槽内温育 15min。

5. 温育完毕即可见紫蓝色酶带,用 5% 醋酸漂洗背景,置光密度计,在 520~570nm 扫描,即可读出每一种同工酶的百分率。

【参考范围】

用琼脂糖电泳法测定献血员 97 名,血清中 LDH 同工酶平均值为:LDH$_1$(28.4±5.3)%;LDH$_2$(41.0±5.0)%;LDH$_3$(19.0±4.0)%;LDH$_4$(6.6±3.5)%;LDH$_5$(4.6±3.0)%。

（二）醋酸纤维素薄膜电泳法

【实验原理】

同琼脂糖电泳法。

【试剂与器材】

1. 所用试剂　同琼脂糖电泳法中的试剂1、3、4。

2. 器材　微量进样器(或点样器)、醋酸纤维素薄膜、滤纸、电泳槽、纱布、电泳仪、恒温水浴箱、大平皿、光密度计、恒温培养箱等。

【操作步骤】

1. 取8cm×2cm醋酸纤维素薄膜一条,在电泳缓冲液浸透,然后夹于清洁滤纸上,吸去多余水分。

2. 距醋酸纤维素薄膜一端约1.5cm(在膜的毛面上)用微量进样器(或点样器)加血清3~5μl(如LDH总活性低,可加血清7~10μl),待样品渗入膜后,将膜架于电泳槽搭有4层纱布的桥上(注意:样品要置于阴极端,膜的毛面要朝下紧贴纱布,待膜充满电泳缓冲液后方可通电)。

3. 电泳45~50min,电泳的条件为0.8mA/cm宽。

4. 电泳结束前配制呈色底物试剂,每条膜约需0.2ml。

5. 另取一条醋酸纤维素薄膜,浸透呈色底物试剂后置于大平皿内,将电泳毕的膜条(注意在取电泳后的膜条时要先断电),最好是毛面对毛面,覆盖在浸有呈色底物试剂的膜条上,注意避免气泡。并将装有膜的大平皿置于37℃恒温水浴箱中避光温育30min或40℃恒温水浴箱中避光温育15min。

6. 温育毕,将两条醋酸纤维素薄膜轻轻揭开,置于5%醋酸中固定漂洗。

7. 干燥后用液体石蜡透明后扫描,亦可直接肉眼观察判断酶带染色深浅和宽窄来确定各酶带的相对高低。

【结果与计算】

1. 目视观察比较并描述　按各区带呈色的深浅,比较LDH各同工酶区带呈色强度之关系并作描述报告。正常成人LDH同工酶电泳图谱呈色深浅之关系为:$LDH_2 > LDH_1 > LDH_3 > LDH_4 > LDH_5$,$LDH_5$显色最浅。

2. 光密度计扫描求百分率　用光密度计在波长520~570nm扫描,求各同工酶区带吸光度所占百分率。

【参考范围】

健康成人血清中LDH同工酶有如下规律:$LDH_2 > LDH_1 > LDH_3 > LDH_4 > LDH_5$。

【注意事项】

1. LDH_4及LDH_5,特别是LDH_5对热敏感,呈色底物试剂如超过50℃,就很容易变性失活,因此要严格控制温度。

2. 呈色底物试剂需避光保存,因PMS对光敏感,否则显色后的凝胶板背景颜色深而影响结果。

3. 其他注意事项见比色法测定 LDH。

【临床意义】

按 LDH 同工酶在组织中的分布可将其分为三类。一类以心肌为代表,主要含 LDH$_1$,活性占该组织的一半以上,肾、胰、膈肌和红细胞次之;另一类以肝为代表,含 LDH$_5$ 为主,其 LDH$_5$ 占该组织总活性的 50% 以上,皮肤、骨髓、关节滑液、白细胞、血小板及胆汁次之;再一类是以肺、脾为代表,含 LDH$_3$ 为主,脑、肠、淋巴结与内分泌腺等次之。

当组织,器官受损或坏死时,其所含的同工酶释放入血,可引起血清中同工酶活性的改变。据此,测定血清中 LDH 同工酶的相对活性有助于相应组织病变的诊断。急性心肌梗死时,血清 LDH$_1$ 和 LDH$_2$ 活性明显升高,尤其以 LDH$_1$ 增高最显著。因此,临床上将 LDH$_1$、LDH$_2$ 的增高,特别是 LDH$_1$>LDH$_2$ 视为诊断心肌梗死的特异指标。此外,风湿性心肌炎、急性病毒性心肌炎及某些溶血性疾病(如镰状细胞贫血、恶性贫血等),肾梗死、假性肥大性肌营养不良等,LDH$_1$、LDH$_2$ 也会升高。LDH$_3$ 升高主要见于肺梗死、肺炎等。LDH$_5$ 升高主要见于肝病及各种恶性疾病。各种癌症患者可见 LDH$_2$、LDH$_3$、LDH$_4$ 部分或全部升高。

LDH 同工酶与 CK-MB、AST 联合测定有助于判定急性心肌梗死的病程。

第五节　酶活性测定的影响因素

测定酶活性浓度方法所选择的测定条件应是酶促反应的"最适条件",即满足酶促反应速率达到最大反应速率所需的条件。主要包括:①合适的底物及底物浓度;②理想的缓冲液及最适离子强度;③最适温度;④最适 pH;⑤合适的辅因子、激活剂浓度;⑥酶偶联反应中合适的指示酶和辅助酶的种类和浓度;⑦合理的测定时间;⑧合适的样本与反应试剂的比例;⑨足够的检测范围;⑩尽量除去各种抑制剂等。在某些情况下,为使最终测定系统达到最大的测定重复性,可考虑对最适条件进行适当修改。下面从样本、试剂、方法学、仪器四个方面进行具体分析。

一、样　本

1. 采集　样本采集前,要考虑到影响血液成分变化的因素,如年龄、性别、运动、饮食、药物和采血时间等。

采集时,一定要防止溶血。大部分的酶在细胞内外浓度差异明显,且其活性远高于血清(或血浆),只要轻微溶血即可引起血清中酶明显升高。如红细胞内的 LDH、AST 和 ALT 活性分别较血清中高 100、15 和 7 倍左右,故测定这些酶时,样本应避免溶血。另外,溶血时红细胞释放的血红蛋白在 300~500nm 可见光波段能使吸光度值明显升高,从而干扰光谱分析。

2. 处理　在静脉采血后的1~2h内应及时离心分离出血清(浆)，并及时测定，避免血细胞因膜能量不足通透性增加导致血细胞内酶释放入血或因其他因素影响造成误差。如ACP因血中CO_2丧失极快，可使pH在15min内由7.4增至8.0，对碱性灵敏的ACP活性因而急剧下降；CK可因吸收蓝光而引起酶发生不可逆地失活，其失活程度与曝光时间的长短成正比。

大多数抗凝剂在一定程度上会影响酶活性，应加以注意。如草酸盐、柠檬酸盐和EDTA等抗凝剂为金属螯合剂，可抑制需Ca^{2+}的AMY，也可抑制需Mg^{2+}的CK和5'-NT；草酸盐既可与丙酮酸或乳酸发生竞争性抑制，又能与LDH及NADH或NAD^+形成复合物，从而抑制催化的还原或氧化反应。柠檬酸盐、草酸盐对CP、ChE均有抑制作用；EDTA还能抑制ALP；氟化物也可抑制ChE。故用上述抗凝剂分离的血浆一般不宜做酶活性测定。肝素是糖胺聚糖，对ALT、AST、CK、LDH和ACP无影响，适用于急诊时迅速分离血浆进行测定，但可使γ-GT升高，AMY下降。

3. 保存　由于血清清蛋白对酶蛋白有稳定作用，如无细菌污染，某些酶如AST、γ-GT、ALP等，可在室温保存1~3d，而活性不受影响。但有些酶极不稳定，如血清前列腺ACP，在37℃放置1h，活性可下降50%。大部分酶在低温中比较稳定，因此当天不能测定时，应在血清分离后置0~4℃冰箱中冷藏。不同温度下酶的稳定性见表14-11。

表14-11　不同贮存温度时体液酶的稳定性(活性变化小于10%)

酶	室温(25℃)	冷藏(0~4℃)	冰冻(-25℃)
LDH	1周	1~3d§	1~3d§
γ-GT	2d	1周	1个月
ALD	2d	2d	不稳定*
ALT	2d	5d	不稳定*
AST	3d	1周	1个月
CK	1周	1周	1个月
ChE	1周	1周	1周
ALP	2~3d	2~3d	1个月
ACP	4h※	3d#	3d#
5'-NT	24h	1周	3月
AMY	1个月	7个月	2个月
LPS	1周	3周	3周
LAP	1周	1周	1周

注：*酶不耐融化；§与同工酶类型有关；※标本未酸化；#标本加柠檬酸或醋酸至pH 5.0。

4. 样本与试剂的体积比　样本与试剂的体积比与方法检测的灵敏度和检测上限有关,与测定的误差也有关。如样本所占比例过小,则使稀释倍数加大,会降低方法的灵敏度,还可使测定误差加大;样本所占比例过大,则会使测定线性下降,样本要稀释后复检的机会增多。同时,体液样本本身就是缓冲液,体积比影响整个反应体系的pH,从而影响酶活性测定结果。因此,应当严格控制样本与试剂的体积比,一旦确定,就不能随意改变。一般推荐样本与试剂的体积比为 1 : 10。

二、试　　剂

1. 底物的种类　有些酶的专一性不强,可作用于多种底物,须根据需要选择合适的底物。选择底物时应注意以下几项原则:①一般选择 K_m 最小的底物;②底物应有足够的溶解度;③酶对底物的特异性高;④底物的稳定性好;⑤有较高的临床诊断价值。

2. 底物的浓度　对于单一底物的酶促反应,根据米氏方程式,一般酶测定时底物浓度最好为 K_m 值的 10~20 倍,此时反应速度可达最大反应速度的 90% 以上。不少酶促反应中有两种或两种以上的底物参加反应,双底物反应的可能机制有乒乓机制(如 ALT、AST)、有序反应(如 LD、GLDH)、随机反应(如 CK)三种。有关双底物酶促反应的米氏方程和底物浓度的选择可参考相关论著。譬如,可先将其中的一种酶的底物浓度选得很高,使酶饱和,然后求出另一底物的表观 K_m,反之亦然,最后按上述规律决定两底物的浓度。

3. 缓冲液的种类、pH 和离子强度　酶与底物结合的能力,酶的催化活性,会受不同pH 的影响,只有在最佳缓冲系统内才能充分表达。

各种酶在一定条件下都有其特定的最适pH,即酶促反应达到最大时的pH。多数酶在最适pH 的一定范围内相对恒定,故测定酶活性时一定要选择在最适pH 处。一般来说,植物和微生物酶的最适pH 多在 4.5~6.5,动物酶多在 6.5~8.0。但 ACP 反应的最适pH 为 4.0~7.0,而 ALP 则为 9.0~10.0。最适pH 并非酶的特征性常数,易受缓冲液的种类、离子强度、底物浓度、反应温度、样本与反应试剂的比例等不同因素的影响。

临床酶学测定时发现,用不同种类缓冲液配制相同 pH 介质中所测的酶活性并不相同,因此,选择合适的缓冲液种类,是酶活性测定的必要保障。理想的缓冲液应具备以下条件:①有足够的缓冲容量;②纯度高,不含有抑制酶活性的杂质;③受温度影响小,即pH 不易受温度的变化而变化;④对酶活性表达有促进作用则更好;⑤对酶有稳定作用。常用缓冲液分为活性缓冲液、惰性缓冲液和抑制性缓冲液三大类。活性缓冲液含有对酶有激活作用的氨基,如 GOOD 缓冲液(或称两性离子缓冲液)、三羟甲基氨基甲烷(Tris)、三乙醇胺(triethanolamine,TRA)、二乙醇胺(diethanolamine,DEA)、2-氨基-2-甲基-1-丙醇

（AMP）；惰性缓冲液对酶的活性既无激活也无抑制作用，如碳酸盐缓冲液、巴比妥缓冲液；抑制性缓冲液对酶具有一定的抑制作用，如甘氨酸缓冲液等。磷酸盐缓冲液（PBS）有时为活性惰性缓冲液，有时为抑制性惰性缓冲液，现已越来越少用。酶活性测定时应尽量选用活性或惰性缓冲液，不宜选用抑制性缓冲液。

缓冲液的离子强度也能影响酶活性。研究表明，离子强度过高的电解质干扰酶与底物的结合，酶活性将逐步下降；离子强度过低也会抑制酶活性。一般选择与生理环境的体液比较接近的离子强度。

4. 辅因子　一些金属离子和维生素类辅酶是结合酶的辅因子，是酶发挥活性所必需的非蛋白质部分，按其与酶蛋白结合的紧密度又分为辅基和辅酶。如 Zn^{2+} 是羧肽酶的辅基，Mo^{6+} 是黄嘌呤氧化酶的辅基，NADH 是不需氧脱氢酶的辅酶等。结合酶离开它们的辅基或辅酶就不能表现活性，因此在酶活性测定时，要保证辅基或辅酶的供给。例如，测定 ALT 时加入磷酸吡哆醛（PLP）为辅酶时，其测定值比不加 PLP 时明显增高。

5. 激活剂　能使酶活性提高的物质都称为酶的激活剂，其中大部分是无机离子或简单的有机化合物。如 Mg^{2+} 是 CK 的激活剂，Cl^- 是 AMY 的激活剂，N-乙酰-L-半胱氨酸（NAC）是 CK 的激活剂等。

6. 抑制剂　凡是能降低酶促反应速度，但不引起酶分子变性失活的物质统称为酶的抑制剂。其抑制作用可分为不可逆的抑制作用和可逆的抑制作用两大类。酶活性测定过程中最常见的抑制剂有产物、底物、分析器材或试剂中的重金属及体液中的药物等，不同的抑制剂，其抑制类型也不相同。在设计和选择酶的测定方法时，应设法避免抑制剂对酶促作用的影响。例如，脲酶测定时，一般可先通过透析、凝胶色谱或超滤等方法将尿中一些小分子抑制剂与酶分开，以使测定结果准确可靠。

三、方　法　学

1. 方法等级的选择　方法等级的选择主要由实验室条件所决定。在条件许可的情况下，尽可能采用速率法，少用或不用定时法。

速率法可选择线性期的反应速度来计算酶活性，测定结果准确可靠，且不需要做样本空白，线性范围广，是首选的方法。但该方法对仪器要求相对较高。

在一些基层单位，由于不具备分析仪，某些酶采用定时法测定也可得到比较准确的结果。如 ALP 酶活性的测定，在酶促反应条件不变的情况下，加入不影响测定准确性的终止液，并加做样品空白，两法的结果准确性相当。

2. 检测底物或产物的选择　在酶活性测定时，为了使酶能全部与底物结合，底物浓度设计往往过量，且测定的是酶促反应的初速度，反应时间短，底物消耗量不明显，如测定底物消耗量则误差较大。而产物是从无到有，反应显色明显，检测灵敏度和准确度较高。

因此,原则上应选择测定产物的生成量而不是底物的消耗量。现除部分测定 NADH 减少可以看成测底物消耗量外,已很少采用测定底物消耗量的项目。

如酶促反应有两个以上的产物,则应从测定的方便性和内源性干扰等方面综合考虑,选择测定合适的产物。如 ALT 测定:

$$L\text{-丙氨酸} + \alpha\text{-酮戊二酸} \xrightarrow{\text{ALT}} L\text{-谷氨酸} + \alpha\text{-丙酮酸}$$

既可测定 L-谷氨酸的生成速率,也可测定 α-丙酮酸的生成速率。IFCC 推荐法是偶联 LDH 测定 α-丙酮酸的生成速率。反应如下:

$$\alpha\text{-丙酮酸} + NADH + H^+ \xrightarrow{\text{LDH}} L\text{-乳酸} + NAD^+$$

如果用偶联 GLDH 法测定 L-谷氨酸,测定 NADH 在 340nm 的吸光度的增加速率,则反应如下:

$$L\text{-谷氨酸} + NAD^+ + H_2O \xrightarrow{\text{GLDH}} NH_4^+ + \alpha\text{-酮戊二酸} + NADH$$

该法因指示酶催化的产物是 α-酮戊二酸,与待测酶 ALT 产生底物与产物的交叉影响,且待测酶 ALT 与指示酶 GLDH 最适 pH 相差较大,要快速达到平衡,则需增加指示酶的用量,同时内源性谷氨酸的干扰较大,因此该法不宜采用。

3. 启动模式的选择　酶促反应的启动模式有底物启动模式与样本启动模式两种。

底物启动模式(IFCC 推荐采用)指样本先与缺乏某种底物的试剂 1 预孵育一定时间后,再加入含这种底物的试剂 2,开始启动样本中的待测酶的酶促反应。这种模式需要双试剂剂型。其优点在于待测酶促反应之前,可以除去某些干扰物,包括内源性干扰物和外源性干扰物。

样本启动模式是指反应所需的试剂先混合在一起,然后加入样本,依靠样本中的待测酶来启动酶促反应。该模式采用单一试剂型,只是在延滞期能消除部分干扰物。需要注意的是某些双试剂剂型是基于试剂稳定性考虑,并没有将底物单独作为第二试剂,也起不到消除干扰的作用。

4. 正向反应与逆向反应的选择　正向反应是测定产物的生成量即测定吸光度的增加值,在生化分析仪上描述为正向/向上/(+),逆向反应是测定底物的消耗量,描述为负向/向下/(-)。一般根据测定底物或产物的难易程度来决定。除原则上选择对底物亲和力大,酶转换率高的方向外,还应考虑内源性干扰、底物价格和稳定性等诸多因素。例如:CK 的测定普遍采用逆向反应,因其逆向反应是正向反应的 6 倍,而且不受 ATP 酶、ALP 和内源性丙酮酸的干扰。

但是,LDH 测定的选择目前尚有争议。国内多采用正向反应(L→P,从乳酸到丙酮酸),与 IFCC 在 2001 年发表的操作手册一致。原因是正向反应有利于 LDH 的活性表达,同时试剂成本低廉,稳定性好。而以前国外常用方法却是逆向反应(P→L,从丙酮酸到乳酸),其理由是逆向反应速率是正向反应的 3 倍。

四、仪 器

1. 反应温度 温度对酶活性影响具有双重性,温度升高,酶促反应速度加快,灵敏度高,延滞时间和测定时间都可能缩短,有利于提高工作效率,但同时酶的变性失活也增加。由于不同的酶其最适温度不同,相同的酶在不同的温度时的活性不同,因此,酶活性测定时要注意测定温度。

早期曾推荐使用25℃为酶的测定温度,其优点为接近室温,反应体系很容易平衡到此温度。但温度过低反应太慢,加之地区差异,当室温超过25℃时,还需使用降温系统很不方便,目前已很少有实验室采用此温度。

1986年,IFCC推荐酶活性测定的温度为30℃,因为纯镓的熔点为29.77℃,镓作为此温度的基准物质,保证了测定仪器在30℃的高准确性。在此温度下既保证了一定的酶促反应速度,又不至于使酶变性失活。

2001年,IFCC正式发表了"37℃下检测酶催化活性浓度的IFCC一级参考方法操作手册和参考制品认可系统",包括CK、LD、ALT、AST、γ-GT 5个酶在内。目前常规实验室越来越多使用37℃。

由于酶反应受温度影响很大,在测定时间内,反应体系的温度变化应控制在37℃±0.1℃内。

2. 反应时间 酶促反应进程曲线包括延滞期、线性期和非线性期。其中与酶活性测定相关的时间是延滞时间和线性期监测时间。

因不同样本的酶活性不同,所存在的介质中内源性干扰物和抑制剂不同,因此不同样品中同一种酶作用的延滞期和线性期不同。延滞期的确定可通过观察浓度不等、病理情况不同的样本,选择延滞期最长者作为确定值,选择线性期最短的为监测时间的确定值。

对线性期时间的确定主要是通过读数次数和读数间隔来决定。在一定的反应时间区段内每隔一定时间读取一次吸光度值,读数不少于四次,读数间隔按一般仪器要求30s就足够,线性期在2min即可。中华医学会检验学会规定酶活性测定要求线性期不短于2.5min,其测得酶活性的最高浓度就是该法的测定上限。

在日常工作中,应熟悉实验室所使用的生化分析仪器的操作、参数设置以及基本维护。如不同的仪器,带宽的设置、分光元件等性能不同,波长的精确性就有所区别,对同一溶液的吸光度测定值也就有所差别;仪器加样系统的准确性、重复性和洁净度;反应系统中反应杯的形状、表面是否有沉淀形成或反应体系中有颗粒下沉;搅拌和清洗机构的效果和洁净度;检测系统光度计的准确性、重复性、线性范围和杂射光等均会造成结果的偏差。因此,应定期检查并校准仪器。

第六节　诊断酶学在临床的应用

酶是由组织细胞合成的,通过细胞的分泌和胞吐作用进入血液、脑脊液、尿液及羊水等体液中,若出现组织器官损伤、组织再生或修复异常、肿瘤、梗阻等情况时,体液中的酶的浓度将发生变化。临床上可根据不同体液中酶浓度的变化来诊断各种疾病,尤其是血清酶或血浆酶的测定。

一、血液酶的来源

根据酶的来源及其在血浆中发挥催化功能的情况,可将血液中的酶分成血浆特异酶和非血浆特异酶两大类。

(一)血浆特异酶

在血浆中发挥特定的催化作用的酶,也称为血浆固有酶。如凝血酶原及一些凝血因子、纤溶酶原、胆碱酯酶(ChE)、卵磷脂-胆固醇酰基转移酶(LCAT)、铜氧化酶(铜蓝蛋白)、脂蛋白脂肪酶等。血浆特异酶大多数在肝脏合成,当肝实质性病变时,该类酶在血中的浓度明显下降,故常作为肝功能检验的重要项目。

(二)非血浆特异酶

在血浆中浓度很低,并且在血浆中很少发挥作用,可分为外分泌酶和细胞内酶。

1. 外分泌酶　来源于消化腺或其他外分泌腺的酶。如胰淀粉酶、胰蛋白酶、胰脂肪酶、胃蛋白酶、前列腺酸性磷酸酶等。它们在血液中的含量与相应的外分泌腺的功能与疾病有关。

2. 细胞内酶　存在于组织细胞中发挥催化作用的酶类,该类酶极少进入血液,细胞内外浓度差异悬殊。当组织细胞病变、细胞膜通透性增加或细胞坏死等病理状态下,细胞内酶可大量进入血液,导致血浆酶活性显著增高。这类酶常用于临床诊断,如转氨酶、LDH、CK等。

二、血液中酶浓度的变化机制

正常情况下,血清酶的胞内合成、胞外释放的速度与酶在血清中失活、降解的速度几乎保持动态平衡,因此血清酶活性水平也相对恒定。但在病理情况下,平衡被打破,血清酶活性可出现病理变化,对疾病的诊断具有重要的意义。

(一)酶合成异常

1. 合成减少　肝损害时酶的合成能力下降,血液中相应的酶减少,慢性肝病(如肝硬化)更为明显。如肝病时因凝血酶原合成不足,导致凝血时间延长或发生出血倾向等。

另外,酶基因变异时也可引起酶合成减少,如肝豆状核变性(Wilson病)患者血中铜氧化酶明显下降。

2. 合成增多　细胞对血清酶的合成增加或酶的诱导作用是血清酶活性升高的重要原因。增生性疾病如成骨性疾病可因成骨细胞增多,ALP合成和分泌增加,引起血清酶浓度升高。一些恶性肿瘤细胞也可因胞内合成酶增加引起血清酶浓度增高,如前列腺癌患者,血ACP明显增高。此外一些药物如巴比妥类、哌替啶类等也可通过诱导酶的合成引起血清酶浓度的升高。

(二) 酶释放增加

当细胞损伤或病变时,大量细胞内酶释放入血是引起血清酶增高的主要机制。研究表明,炎症、缺血、缺氧、能源供应缺乏、坏死和创伤等是细胞释放大分子酶蛋白的重要原因。细胞酶释放速度和数量还受下述一些因素的影响:

1. 细胞内外酶浓度的差异　酶在细胞内外的浓度差异因酶而异,且随组织而不同。这种差异影响血清酶浓度增加速率,特别是非血浆特异酶,只要有少量细胞受损,酶从细胞中释出,就可使血液中酶浓度明显升高。如肝细胞内LDH是细胞外液的3 000倍以上,只要有少量肝细胞坏死或轻度病变,血液中的LDH就明显升高。但对于血浆特异酶而言,细胞内外浓度差异较小,细胞病变时血液中酶浓度变化不明显。

2. 酶的相对分子量　酶的相对分子量大小是影响细胞内酶释出的关键,酶从胞内释出的速度与酶的相对分子量成反比,相对分子量越小的酶从细胞内释出的速度越快。如在AMI时,血液中最先升高的CK其分子量为85 000,而分子量为125 000的LDH升高的时间明显推迟。

3. 酶的组织分布　同一种酶可分布于多种脏器组织。酶的含量高且血流丰富的组织器官,其细胞内酶进入血液的可能性较大,发生病变时可引起该酶在血清中浓度的变化。除了少数组织专一性的酶之外,大多数血液中的酶不能特异性地反映某个特定组织的病变。

4. 酶的细胞定位与存在形式　细胞病变时存在于细胞质中的酶较易逸出,而存在于细胞器中的酶较难逸出,除非细胞病变加重累及细胞器膜。如肝细胞中AST的绝对量超过ALT,AST大部分存在于线粒体,ALT则存在于细胞质,因此,急性肝炎时,由于细胞病变较轻,血液中ALT往往超过AST。而在肝硬化时,由于肝细胞坏死,AST_m大量逸出,血液中的AST大于ALT。

(三) 酶的清除异常

血清中酶的清除方式与其他血浆蛋白质相似,通常以半衰期来表示酶从血液中清除的快慢。血清酶及其同工酶之间半衰期差异较大,半衰期长的酶,在血清中持续时间长,这有助于了解同一疾病不同酶升高持续时间的差异。常用酶的半衰期与分子量见表14-12。另外,酶的排除异常,也可导致血液中浓度的变化。如胆道梗阻时由于梗阻区

表 14-12 常用酶的半衰期与分子量

酶	半衰期	相对分子量
ALT	37~57h	110 000
AST	12~22h	—
ASTS	约 14h	120 000
AST$_m$	约 6h	100 000
CK	约 15h	—
CK$_1$(CK-BB)	约 3h	88 000
CK$_2$(CK-MB)	约 10h	87 000
CK$_3$(CK-MM)	约 20h	85 000
LDH	—	—
LDH$_1$	53~173h	135 000
LDH$_5$	8~12h	135 000
ALP	3~7d	120 000
肠 ALP	<1h	—
骨 ALP	约 40h	—
胎盘 ALP	约 170h	—
GLD	约 16h	350 000
AMY	3~6h	—
LPS	3~6h	48 000
γ-GT	3~4d	—

ALP 的合成加强, ALP 排泄受阻而反流入血。

(四)其他影响

病理情况下, 一些药物或毒物对酶活性的影响, 如有机磷中毒时血清 ChE 下降, 是因为有机磷对 ChE 的不可逆抑制导致酶活性降低, 而并非酶含量下降。

三、酶在临床诊断的应用

人体内已知的酶有 2 000 余种, 大多数酶分布于机体各组织细胞中, 不具备组织器官特异性; 而有些酶呈区域化分布, 具有组织器官特异性, 能反映来源组织器官的病变, 具有临床诊断价值。目前, 血清酶学分析已成为临床诊断和治疗疾病的一个非常重要的手段,占生化检验常规工作量的 25%~55%。常见疾病血清酶的来源见表 14-13。

表 14-13　常见疾病血清酶的来源

血清酶	符号	组织来源	主要疾病
丙氨酸转氨酶	ALT	肝、肾、心	肝炎等
天冬氨酸转氨酶	AST	心、肝、骨骼肌	肝炎等
γ-谷氨酰基转肽酶	γ-GT	肝、胆、肾、小肠	肝胆梗阻性疾病
碱性磷酸酶	ALP	小肠、胎盘、肝、肾	肝胆梗阻性疾病
单胺氧化酶	MAO	肝、肾、脑	肝纤维化疾病
肌酸激酶	CK	骨骼肌、心、脑	心肌梗死、肌肉
乳酸脱氢酶	LDH	心、肾、骨骼肌、肝、肾	病种广泛
淀粉酶	AMY	胰、唾液腺	胰腺炎
脂肪酶	LPS	胰	胰腺炎
酸性磷酸酶	ACP	前列腺、红细胞、血小板	前列腺疾病等

（一）在肝胆疾病诊断中的应用

肝脏内物质代谢旺盛,代谢途径复杂,多酶体系丰富,其中特异性强、活性高的酶具有较大的诊断价值。如 ALT、AST 在肝病诊断中应用最为广泛,其次是 ALP、γ-GT、ChE、MAO 等,这些酶能比较确切地反映肝胆系统的炎症或坏死性病变。

1. 转氨酶及其同工酶　这是一类与细胞完整性有关的酶。ALT 和 AST 是其中最重要的两种,是反映肝功能最常用的酶。ALT 大量存在于肝脏组织中,其次为肾、心、骨骼肌等。血清 ALT 活性升高,通常表示肝损伤,是诊断肝细胞损伤最敏感的指标之一。AST 广泛存在于多种器官中,按含量多少依次为心、肝、骨骼肌和肾,其组织专一性不如 ALT,在血浆中的持续时间也不如 ALT 长。ALT（AST）有 ALT_s（AST_s）和 ALT_m（AST_m）两种不同活性同工酶,分别存在于细胞质及线粒体。在肝细胞坏死性病变时,涉及细胞器的损伤,血清中 ALT_m（AST_m）常明显升高。

2. ALP 和 γ-GT　常用肝胆系统有无梗阻的诊断。血清 ALP 主要来自肝脏和骨骼,血清 γ-GT 则主要来自肝胆。它们由肝和胆管细胞合成后进入胆汁,经胆道进入肠腔排出。当胆道梗阻时,胆汁反流入血,血清酶活性明显增高。肝实质性病变时,ALP 和 γ-GT 一般只是中度升高,这点有利于肝胆疾病的鉴别诊断。如 ALP 升高而 γ-GT 正常,可排除 ALP 的肝来源,若 ALP 和 γ-GT 均升高,则应先排除肝外原因后高度疑为肝病所致。单独 γ-GT 升高可能与酗酒有关。γ-GT 同工酶常用于肝占位性病变的诊断,原发性肝癌时 γ-GT2 显著升高。

3. **ChE**   反映肝细胞合成功能的酶。人体内存在两种胆碱酯酶,一种是乙酰胆碱酯酶(AChE),又称"真性胆碱酯酶"或"特异性胆碱酯酶",主要作用于乙酰胆碱,存在于红细胞及中枢神经系统的灰质中;另一种为血清胆碱酯酶(SChE),除可作用于乙酰胆碱外,还能作用于其他胆碱酯类,故又称"假性胆碱酯酶"或"非特异性胆碱酯酶",此酶主要由肝脏产生。临床测定的通常为SChE,简称ChE。当肝细胞受损时,胆碱酯酶合成减少,肝病越严重,胆碱酯酶下降的幅度越大,胆碱酯酶是肝脏病变后唯一下降的酶。肝硬化患者如果出现胆碱酯酶持续下降,则预后不良,胆碱酯酶在反映肝硬化程度上是一个灵敏、稳定的指标。

4. **MAO**   反映肝脏纤维化的程度,是诊断肝硬化的重要指标,诊断阳性率可达80%以上。MAO催化原胶原聚合为胶原纤维的反应,其活性与肝纤维化程度呈平行关系,但非特异性指标。肝外疾病如甲状旁腺功能亢进症、肢端肥大症等也可见MAO升高。

(二) 在急性心肌梗死(AMI)诊断中的应用

常用于AMI诊断的酶类有CK、LDH和AST,统称为心肌酶。虽然心肌酶不具有心肌绝对特异性,但在心肌中活性很高,心肌细胞坏死时,血清酶活性可显著升高。特别是心肌酶同工酶诊断价值高于总酶活性测定,在临床诊断中发挥重要的作用。

1. **CK**   主要存在于骨骼肌、心肌和脑组织中,相比其他两种心肌酶,CK升高具有较强的组织特异性,是诊断AMI较特异的心肌酶。CK有三种同工酶即CK-MM,CK-MB,CK-BB,同工酶检测常用于心肌梗死、肌肉疾病和神经系统疾病的诊断。其中CK-MB在心肌的活性仅次于骨骼肌,AMI时,CK-MB活性在心肌损伤后3~8h即升高,16~24h达峰值,可比正常时增高10~25倍,阳性率可达100%,是诊断AMI最为敏感特异的血清酶指标。CK-MM的亚型MM_1、MM_2、MM_3,以及CK-MB的亚型MB_1、MB_2的测定在AMI的早期诊断和溶栓疗效判断上更优于总酶和同工酶测定。

2. **LDH**   LDH存在于机体所有组织细胞的胞质内,以肝、心肌、肾、肌肉、红细胞含量较多。临床测定LDH及其同工酶常用于诊断和鉴别诊断心、肝、骨骼肌的疾病。由于LDH分子大,在AMI时升高迟、达峰晚,通常在8~18h升高,48~144h达峰值,增高可持续5~10d,故对AMI早期诊断价值不大,多用于回顾性诊断,如对入院较晚的AMI患者、亚急性心肌梗死的诊断和病情监测。

不同组织的LDH同工酶分布不同,存在明显的组织特异性,如LDH_1主要存在于心肌和红细胞,LDH_5主要存在于肝和骨骼肌中。因此,临床测定LDH同工酶有助于相应组织病变的诊断。正常人体血清中LDH同工酶的分布为LDH_2>LDH_1>LDH_3>LDH_4>LDH_5,大多数AMI患者血液LDH同工酶中LDH_1明显增高以至于LDH_1>LDH_2,即所谓"反转"现象,且持续时间长。

3. **AST**   主要存在于心肌,以往多用于AMI的诊断。但由于AST在AMI时升高迟于CK,恢复早于LDH,故诊断AMI意义不大。但AST_m存在于线粒体,正常时几乎不进入血浆,当心肌细胞严重受损时,则ASTm大量出现于血清中,因此ASTm在预测心肌梗死程度、并发心力衰竭的发生率及预后上具有重要价值。

(三)在急性胰腺炎诊断中的应用

用于诊断急性胰腺炎的酶有AMY和LPS,两者均由胰腺合成并分泌进入血液,属于外分泌酶。AMY和LPS多呈平行性改变,急性胰腺炎时,AMY和LPS从坏死的胰腺细胞进入血浆,导致血浆酶活性升高,因此,急性胰腺炎时应同时测定AMY和LPS。急性胰腺炎发病后2~3h,AMY开始升高(也有延至12h后升高者),12~24h达到高峰,2~5d下降至正常。若持续升高,则提示病变有反复或出现并发症。血清LPS的升高一般早于AMY,于发病后4~8h内,血清LPS活性升高,24h达高峰,一般持续8~14d,升高比AMY早、幅度大、持续时间长,在急性胰腺炎的后期测定LPS更具有临床意义,并且LPS的组织来源比AMY少,在诊断急性胰腺炎时具有更高的特异性。尿液AMY在发病后12~72h开始升高,下降比血清缓慢。因此,急性胰腺炎的后期或恢复期测定尿AMY更有价值。

淀粉酶有胰腺型和唾液腺型两种同工酶,腮腺炎时可有血清AMY的升高。

(四)在骨骼疾病诊断中的应用

常用于诊断骨骼疾病的酶是ALP。ALP主要由成骨细胞合成,由于骨的损伤或疾病使成骨细胞内所含高浓度的碱性磷酸酶释放入血液中,引起血清碱性磷酸酶活力增高。如纤维性骨炎、成骨不全症、佝偻病、骨软化病、骨转移癌和骨折修复愈合期等。

(五)在骨骼肌疾病诊断中的应用

骨骼肌组织含有丰富的AST、CK和LDH,在某些肌肉疾病时可释放入血,致使血清酶升高。原发性肌病如各型进行性肌营养不良症时血清酶明显升高。尤其是CK,在骨骼肌中含量最高,并且主要是CK-MM,对于诊断肌肉疾病具有重要价值。各类继发性于神经障碍的肌肉萎缩,如脊髓灰质炎、重症肌无力和运动神经元疾病等血清酶往往正常。

(六)在前列腺疾病诊断中的应用

酸性磷酸酶(ACP)主要分布于前列腺、肝、脾、乳汁、红细胞、血小板及骨骼等,以前列腺含量最为丰富,是血浆ACP的主要来源,占血浆总ACP活性的1/3~1/2。ACP同工酶大致为两大类,一是前列腺ACP(PAP),是体内活性最高的一种酸性磷酸酶同工酶,另一类为非前列腺ACP。ACP及同工酶的检测主要用于前列腺疾病和前列腺癌的辅助诊断。

(七)在肿瘤诊断中的应用

肿瘤发生时,可以引起某些血清酶活性改变,如ALP、LDH活性升高。血清酶活性测定已经用于肿瘤的辅助诊断,但是特异性不强,迄今尚未有十分特异的酶用于某些恶性肿瘤的诊断。

由于血清同工酶的分布具有器官特异性、组织特异性和细胞特异性,因此,同工酶的测定可以较为准确地反映病变器官、组织和细胞的种类及其功能损伤的程度,与酶的总活性测定相比,同工酶测定具有诊断特异性强、符合率高等优点,对于疾病的诊断、治疗和预后都具有重要的意义,同工酶的检测有望成为某些恶性肿瘤的特异性诊断指标。

酶是催化生物体内化学反应的一类特殊蛋白质。酶活性浓度测定是酶学分析最为常用的方法。一个典型的酶促反应过程一般包括延滞期、线性期、非线性期三个阶段。在线性期,反应速度不受底物浓度的影响,而只与酶活性浓度成正比,是酶活性测定的最佳时期。

根据酶促反应中底物的减少量或产物的生产量,可计算出酶活性的高低。按反应时间分类酶活性测定方法有定时法、连续监测法和终点法。其中连续监测法是目前临床实验室最常用的方法。按检测对象分类酶活性测定方法有直接法和间接法。直接法是在不终止酶促反应条件下,直接测定反应体系中产物或底物的变化,从而计算出酶活性浓度的方法。其中以分光光度法应用最为广泛。间接法以酶偶联法应用最多。

酶活性测定受到样本、试剂、方法学、仪器等因素影响,测定时应该尽量满足酶活性"最适条件"。

在酶学分析技术中作为试剂用于测定化合物浓度或酶活性的酶称为工具酶。最常用的两类指示酶反应系统:一是利用氧化-还原酶偶联 $NAD(P)^+$ 或 $NAD(P)H$ 的指示系统,直接通过分光光度法或其他方法测定 $NAD(P)H$ 的变化量;二是偶联 H_2O_2 的指示系统。

同工酶具有相同的催化功能,但其分子组成、空间构象、理化性质、生物学性质以及器官分布和细胞定位不同的一类酶。按照检测原理及方法特点分类,同工酶的测定主要有电泳法、色谱法、免疫法、光谱法四大类。临床常规中以电泳法最常用。

酶是由组织细胞合成,通过细胞的分泌和胞吐作用进入体液中,若出现组织器官损伤、组织再生或修复异常、肿瘤、梗阻等情况时,体液中的酶的浓度将发生变化。临床上可根据不同体液中酶浓度的变化来诊断各种疾病。

(唐英辉)

? 思考题

1. 简述酶偶联反应法的原理?
2. 什么是零级反应期(线性期)?

3. 简述血清 ALP 测定的临床意义。

4. 温度对酶活性影响有哪些?

5. 连续监测法进行酶学测定中常见的干扰因素有哪些?

第三篇 | 体液常用代谢物检验

第十五章 | 体液蛋白质检验

15章 数字内容

知识目标：

掌握血清中主要蛋白质的基本特征，血浆蛋白质的测定及临床意义；熟悉血浆蛋白质的分类和功能；了解血清蛋白质电泳分析的原理、操作方法及注意事项。

能力目标：

能正确采集处理标本，完成体液蛋白质检测的操作，根据测定结果作出基本判断。

素质目标：

具有良好的职业道德，认真细心，具有高度的责任心和创新精神，培养敏锐的洞察力，准确的判断力，严谨的工作作风。

蛋白质是生物体的主要组成成分，参与细胞生命活动的各个过程，当蛋白质异常时可引发疾病；当组织器官的功能障碍或代谢异常时，体液蛋白质种类和含量也会发生相应变化。因此，体液蛋白质检测在疾病诊断、治疗及病情监测方面有重要意义。

第一节　概　述

 案例导入

患者,女,52岁。常年大量饮酒,近3个月明显消瘦并伴有乏力、食欲减退,腹胀,腹围增大,双下肢水肿。入院后查体:T 36.8℃,P 92次/min,BP 100/70mmHg,R 18次/min,消瘦,慢性肝病面容,巩膜黄染,腹部膨隆,可见腹壁静脉曲张,肝大,肋下5cm,有压痛,移动性浊音,双下肢凹陷性水肿。实验室检查:ALT 478U/L,AST 456U/L,TP 56g/L,Alb 26g/L,Hb 80g/L,乙肝五项查小三阳。B超诊断:肝硬化肝腹腔积液。

请思考:1. 导致患者腹腔积液的主要原因是什么?

　　　　2. 血浆蛋白质的功能及临床意义?

一、血浆蛋白质的功能和分类

血浆蛋白质是血浆中所有蛋白质的通称,是血浆中主要的固体成分。其种类大约1 000种以上,是体内含量最多的一类有机化合物,为65~85g/L。虽然血浆中各种蛋白质的含量、特性、功能差异很大,但在生命活动中的作用都是不可替代的。肝细胞合成了血浆中绝大多数蛋白质,如清蛋白、纤维蛋白原、部分球蛋白等。

(一)血浆蛋白质的功能

1. 维持血浆胶体渗透压　血浆清蛋白(白蛋白)分子量小、含量高,是维持血浆胶体渗透压的主要蛋白质,占血浆胶体总渗透压的75%~80%。血浆胶体渗透压的主要作用是促使组织液回流入血,维持血管内、外水平衡。

2. 维持血液酸碱平衡　血液正常pH为7.35~7.45。血浆蛋白质在血浆中以弱酸形式存在,其中一部分血浆蛋白质与Na^+结合成弱酸盐。弱酸与弱酸盐构成缓冲对,参与血液酸碱平衡的调节。

3. 运输作用　许多血浆蛋白质分子表面具有与脂溶性物质结合的位点,可结合运输脂溶性物质;另外,血浆中还有一些特殊运载蛋白,可与激素、维生素、金属离子、药物等进行特异结合运输。

4. 凝血、抗凝血和纤溶作用　血浆中存在大量凝血因子(除Ⅳ因子外均为蛋白质)及抗凝血因子,它们在凝血、抗凝血和纤溶中发挥了重要作用。

5. 免疫与防御作用　免疫球蛋白能识别特异性抗原并与之结合,形成的抗原-抗体复合物能激活补体系统,产生溶菌、溶细胞的作用,能够抵御感染。

此外,血浆蛋白质还具有营养、催化、调控物质代谢等功能。

(二)血浆蛋白质的分类

由于许多蛋白质的结构和功能还未能完全阐明,所以还不能对血浆蛋白质恰当分类,目前主要的分类方法有以下两种。

1. 按分离方法分类　利用盐析法可将血浆蛋白质分为清蛋白和球蛋白两大类;利用电泳法,可将血浆蛋白质分成数条甚至几十条区带,蛋白质电泳技术种类很多,如醋酸纤维素薄膜(CAM)电泳、琼脂糖凝胶电泳、聚丙烯酰胺凝胶电泳(PAGE)、等电聚焦电泳(IFE)以及双向电泳等,临床实验室常用蛋白质电泳方法比较见表15-1。

表 15-1　常用蛋白质电泳方法比较

	醋酸纤维素薄膜电泳	琼脂糖凝胶电泳	聚丙烯酰胺凝胶电泳
特点	样品用量少、区带清晰、分辨率高、电泳时间短、染料吸附少、无拖尾现象;电泳设备简单、操作方便	有半自动和全自动程序化电泳系统,能自我控制、程序测试、安全报警,分析效率更高;有商品试剂盒供应,更加方便	具有样品浓缩效应以及电荷效应和分子筛效应的综合作用,极大提高了样品的分辨率
结果	将血清蛋白质分为5条主要区带	将血清蛋白质分为13条区带	在适当条件下可以分离出30多条区带

2. 按生理功能分类　根据各种血浆蛋白质生理功能的区别,可以分为不同的类别,详见表15-2。

表 15-2　血浆蛋白质的功能分类

类别	名称	功能特征
运输载体类	脂蛋白	运输胆固醇、甘油三酯、磷脂
	前清蛋白与清蛋白	运输激素、游离脂肪酸、胆红素、药物等
	甲状腺素结合球蛋白	结合甲状腺激素
	皮质醇结合球蛋白	结合皮质醇
	类固醇激素结合球蛋白	结合类固醇激素
	视黄醇结合蛋白	结合视黄醇
	转铁蛋白	运输铁
	铜蓝蛋白(亚铁氧化酶)	结合铜
	结合珠蛋白	结合血红蛋白
	血红素结合蛋白	结合血红素
补体蛋白类	C3、C4、B因子、D因子等	参与机体的防御功能

类别	名称	功能特征
免疫球蛋白类	IgG、IgA、IgM、IgD、IgE	排除外来抗原
凝血和纤溶蛋白类	凝血因子（除Ⅳ因子外）及纤溶酶原等	参与血液凝固与抗凝
蛋白酶抑制物	α_1-抗胰蛋白酶、α_1-抗糜蛋白酶	抑制蛋白酶作用、避免作用过强
血清酶类	脂蛋白脂肪酶（LPL）、卵磷脂-胆固醇酰基转移酶（LCAT）等	水解甘油三酯，将游离胆固醇转化为胆固醇酯等重要的代谢调节作用
蛋白类激素	胰岛素、胰高血糖素、生长激素等	参与机体多种代谢调节

二、血浆中几种主要的蛋白质

（一）前清蛋白

前清蛋白（PA），又称前白蛋白，因电泳时位于清蛋白之前而得名，由肝细胞合成，在血浆中半衰期约为 12h。PA 中必需氨基酸很高，可作为组织的修补材料。PA 还有运载功能，用分辨率高的电泳技术可将 PA 分成 2~3 条区带，其中包括甲状腺素转运蛋白和视黄醇结合蛋白，分别结合并运输三碘甲状腺原氨酸（T_3）、甲状腺素（T_4）以及视黄醇。

【参考区间】

成年男性：200~430mg/L；成年女性：180~350mg/L。

【临床意义】

1. 降低　肝炎发病早期，血清 PA 含量下降往往早于其他血清蛋白成分的改变，具有较高的敏感性；用来评估营养状况，PA 含量 100~150mg/L 为轻度缺乏，50~100mg/L 为中度缺乏，<50mg/L 为严重缺乏；PA 是负性急性时相反应蛋白，在急性炎症、恶性肿瘤、肝硬化及创伤时，血浆中 PA 含量迅速降低。

2. 升高　少见。

（二）清蛋白

清蛋白（Alb）又称白蛋白，由肝细胞合成，半衰期 15~19d，是血浆中含量最多的蛋白质，占总蛋白的 57%~68%。主要功能有：①清蛋白可被组织细胞内吞摄取，其分解产物氨基酸可用于合成组织蛋白质；②血浆清蛋白与其盐组成缓冲对有较强的酸碱缓冲能力；③体内脂溶性物质如胆红素、类固醇激素等、某些金属离子、某些药物等可与清蛋白结合运输，能有效地将这些物质运送到各自的靶细胞代谢；④清蛋白分子量小，数量多，能有效维持血浆胶体渗透压。

【临床意义】

1. 降低　组织损伤、炎症可引起清蛋白分解增加使血液清蛋白降低如大面积组织损伤等；营养或吸收不良，消耗性疾病（恶性肿瘤，严重感染等），肝病，肾病综合征、慢性肾炎等疾病均可致血液清蛋白降低。

2. 升高 少见,在严重失水时,对监测血浓度有诊断意义。

（三）α₁-抗胰蛋白酶

α₁-抗胰蛋白酶（α₁-AT 或 AAT）在醋酸纤维素薄膜或琼脂糖电泳中,AAT 位于 α₁ 区带,是这一区带主要成分,主要由肝细胞合成,是具有蛋白酶抑制作用的一种急性时相反应蛋白,也称丝氨酸蛋白酶抑制物。AAT 不仅作用于胰蛋白酶,同时对糜蛋白酶、弹性蛋白酶、纤溶酶、凝血酶等也有抑制作用；AAT 缺陷,也可引起肝细胞的损害而致肝硬化。测定 AAT 最常用的方法为免疫化学法,还可以采用酸性凝胶电泳（IFE）将 AAT 分为 5~8 条区带,也可以利用 AAT 对蛋白酶的抑制能力进行测定。

【参考区间】

成人 0.83~1.99g/L；新生儿 1.45~2.7g/L。

【临床意义】

1. 升高 AAT 是正性急性时相反应蛋白,在急性炎症、恶性肿瘤、肝硬化及创伤时,含量迅速升高。AAT 升高还可见于患者长期服用可的松、妊娠及服用避孕药时。

2. 降低 AAT 降低见于胎儿呼吸窘迫综合征。

（四）α₁-酸性糖蛋白

α₁-酸性糖蛋白（α₁-AG 或 AAG）由肝脏合成,又称血清类黏蛋白,分子量约为 42kD,含糖约为 45%,其中包括 11%~20% 的唾液酸,是血清中黏蛋白的主要成分,半衰期 1~3d。电泳时,AAG 位于 α₁ 区带,并且含量最高,但由于其含糖量较高,而着色很浅,可通过测定分子中糖含量的方法间接计算 AAG 的含量。也可以通过免疫化学法定量,用酶联免疫吸附试验法（ELISA）、免疫比浊法检测。

【参考区间】

0.25~2.0g/L。

【临床意义】

1. 升高 AAG 是非特异性急性时相反应蛋白,其对炎症、感染反应早于体温及白细胞数的变化,是一种较稳定的早期呈阳性的急性时相反应蛋白,急性炎症、恶性肿瘤及创伤时上升；溃疡性结肠炎时,AAG 血浆含量升高是临床诊断最可靠的指标之一。

2. 降低 在肝实质病变、营养不良时,由于合成功能不足,AAG 降低；肾病综合征,AAG 可通过尿液丢失；消化道疾病时,可通过粪便丢失,从而导致血液中 AAG 含量降低。

知识链接

α₁-酸性糖蛋白常见临床应用

恶性肿瘤细胞会产生 α₁-酸性糖蛋白,在肿瘤转移时升高更明显。临床最常用的肝癌实验室检测指标是甲胎蛋白,但灵敏度只有 60%~70%,如果结合 α₁-酸性糖蛋白,灵敏度可提高到 90% 以上。α_1-酸性糖蛋白在临床上主要的应用如下：

1. 原发性肝癌的早期诊断　α_1-酸性糖蛋白＋甲胎蛋白＋癌胚抗原。
2. 肝功能合成储备功能　α_1-酸性糖蛋白＋总蛋白＋清蛋白＋前清蛋白。
3. 炎症等急性时相反应　CRP＋α_1-酸性糖蛋白＋血清淀粉性蛋白 A。
4. 溶血性贫血的诊断　α_1-酸性糖蛋白＋结合珠蛋白。

（五）结合珠蛋白

结合珠蛋白（Hp）是一种糖蛋白，又称触珠蛋白、血红素结合蛋白，电泳时位于 α_2-球蛋白区带，是一种急性时相反应蛋白，主要在肝合成，含糖量 12%。

Hp 可与红细胞释放的游离血红蛋白不可逆结合，每分子 Hp 可以结合两分子的血红蛋白，形成稳定的 Hp-Hb 复合物，其半衰期 90min，肝细胞能迅速将复合物从血浆中清除，几分钟之内即可分解，其中氨基酸和铁可以被机体再利用，Hp 可以防止 Hb 从肾丢失而为机体有效地保留铁。肝清除 Hp-Hb 复合物的速度比肝生成 Hp 快得多，因此，溶血疾病发生时，Hp 含量急剧下降，一般在一周内恢复正常。

Hp-Hb 复合物是一种高效的过氧化物酶，能将多型核白细胞吞噬过程中生成的过氧化物水解而防止脂质的超氧化作用。

测定血清 Hp 的方法包括 Hp-Hb 复合物过氧化物酶的活性测定、免疫化学法及电泳法等。

【参考区间】

成人：0.5~2.2g/L；新生儿为成人的 10%~20%。

【临床意义】

1. 升高　Hp 为正性急性时相反应蛋白，在急性炎症、恶性肿瘤、肝硬化及创伤等情况下，Hp 迅速升高；肾病综合征及某些肠道疾病时，引起大量清蛋白丢失，也可促使 Hp 合成增加。

2. 降低　主要见于血管内溶血性疾病，如溶血性贫血、输血反应、疟疾等，此外，严重肝病患者，蛋白质合成能力下降，血浆 Hp 含量亦降低。

（六）α_2-巨球蛋白

α_2-巨球蛋白（α_2-MG 或 AMG）是血浆中分子量最大的蛋白质，含糖量约 8%，半衰期约 5d，由肝细胞与单核-吞噬细胞系统合成。

AMG 最突出的特性是能与多种分子和离子结合，能结合并抑制各种类型的蛋白水解酶，如纤溶酶、胃蛋白酶、糜蛋白酶及胰蛋白酶等，是主要的蛋白酶抑制剂，从而影响这些酶的活性，这在免疫反应中可能具有重要意义。AMG 测定多采用免疫化学法。

【参考区间】

成人：1.31~2.93g/L。

1. 升高　见于自身免疫性疾病、肝硬化、糖尿病、慢性肾炎等疾病。在低清蛋白血症时,为了维持血浆胶体渗透压,AMG 会代偿性地升高。婴幼儿及儿童 AMG 含量为成人的 2~3 倍,可能是一种保护机制。妊娠、口服避孕药会引起 AMG 升高。

2. 降低　见于肺气肿、弥散性血管内凝血、甲状腺功能亢进症、急性胰腺炎及前列腺癌等疾病。

(七)铜蓝蛋白

铜蓝蛋白(CER 或 Cp)又称铜氧化酶,电泳时位于 α_2-球蛋白区带,主要由肝脏合成,含糖量 8%~9.5%,因含铜而呈蓝色,故名铜蓝蛋白,血浆中铜蓝蛋白携带 90% 的铜离子。

其主要功能:①铜蓝蛋白既是铜的运输形式,也是铜的无毒性的代谢库,组织细胞可利用 CER 分子中的铜来合成含铜的酶蛋白,例如维生素 C 氧化酶、单胺氧化酶等;②具有铁氧化酶活性,可使血液中的 Fe^{2+} 氧化为 Fe^{3+},只有 Fe^{3+} 才能结合到转铁蛋白上使铁不具有毒性且利于运输,故又称亚铁氧化酶;③CER 还具有抗氧化作用,能催化多酚和多胺类底物氧化。

CER 稳定性较差,血液离体后,CER 可丢失其分子中的铜而发生自行氧化,蛋白质肽链容易被酶水解。因此,采集血液标本后应尽快测定,如果不能立即测定,需置 3~4℃条件下储存,长期储存应置于 −70℃条件。

【参考区间】

新生儿:10~300mg/L;6 个月~1 岁:150~500mg/L;1~12 岁:300~650mg/L;>12 岁:150~600mg/L。

【临床意义】

1. 升高　CER 属于急性时相反应蛋白,在急性炎症、恶性肿瘤、肝硬化和创伤时血浆 CER 含量上升,在急性损伤 4~20d 达到高峰。在妊娠、口服雌激素类药物时其含量亦有明显增加。

2. 降低　多见于肝豆状核变性(Wilson 病),Wilson 病为常染色体隐性遗传病,主要由于体内铜代谢障碍所致。患者血清铜蓝蛋白含量降低,但游离铜含量增加,过多的铜沉积在肝脏引起肝硬化,沉积在脑基底节的豆状核导致豆状核变性,因此该病又称为肝豆状核变性。此外,CER 含量减低亦见于肾病综合征、重度营养不良等。

(八)转铁蛋白

转铁蛋白(TRF 或 Tf),又称运铁蛋白,是血浆中的主要含铁蛋白质,由肝及单核-吞噬细胞合成,半衰期为 7 d,主要运载由消化道吸收的铁和由红细胞降解释放的铁,并将其运输至骨髓重新合成血红蛋白。血浆中转铁蛋白的浓度受铁水平的调节,机体缺铁时,血浆 TRF 浓度上升,经铁有效治疗后 TRF 恢复到正常水平。转铁蛋白能可逆地结合多价阳离子,包括铁、铜、锌、钴等。

TRF 常用测定方法有放射免疫法和免疫散射比浊法。

成人：2.0~3.6g/L。

【临床意义】

1. TRF 可用于贫血类型的诊断和对治疗的监测。缺铁性贫血时 TRF 升高,铁利用障碍引起的贫血时,TRF 正常或降低。

2. TRF 是负性急性时相反应蛋白,在急性炎症、恶性肿瘤、肝硬化和创伤时 TRF 含量下降,在肾病综合征、慢性肝疾病及营养不良时亦下降。

3. TRF 升高见于妊娠、口服避孕药或注射雌激素药物时。

(九) C-反应蛋白

C 反应蛋白(CRP)是第一个被认定的急性时相反应蛋白,电泳在 γ 带,有时可延伸到 β 区带,是机体在应激状态下由肝细胞合成的一种保护性反应蛋白,它可以激活补体,促进粒细胞、吞噬细胞的作用,从而清除入侵机体的病原微生物和损伤坏死的组织细胞;CRP 在发挥免疫调理作用同时引发机体产生炎症反应,如感染、类风湿、血管炎、恶性肿瘤等患者体内,CRP 水平会非特异性升高,且升高水平与发展程度呈正相关,是灵敏的炎症指标;CRP 广泛分布于各种体液中,如血液、胸腔积液、腹腔积液、心包液、关节液等处,不受红细胞、血红蛋白和年龄等因素影响,是反映炎症、感染及疗效的良好指标。

CRP 主要测定方法包括酶联免疫吸附试验法(ELISA)、放射免疫法(RIA)及免疫浊度法。

【参考区间】

成人：≤6.0mg/L。

【临床意义】

1. 在急性炎症、恶性肿瘤、肝硬化及创伤时,血浆 CRP 浓度迅速地显著升高,可达正常水平的数千倍,是急性时相反应的一个极灵敏的指标。但 CRP 特异性差,在很多疾病情况下均会升高,因此,不适用于单一疾病的诊断。主要用于组织损伤的筛查和监测,以及判断患者是否感染、评估消炎药物的疗效、诊断疾病复发的可能性。

2. 测定 CRP 结合病史有助于某些疾病的随访。在反映病情变化时,CRP 明显升高提示病情处于活动期,临床上常将 CRP 维持在 10mg/L 以下作为治疗目标。

3. CRP 还可用来鉴别细菌性感染和病毒性感染,前者 CRP 升高,后者往往正常。

(十) 甲胎蛋白

甲胎蛋白(AFP),主要来自胚胎的肝细胞和卵黄囊,电泳时 AFP 位于清蛋白和 α_1-球蛋白之间。AFP 是胎儿血液中的主要蛋白质,妊娠 16 周时达到高峰,以后逐渐降低,出生时血液中 AFP 的浓度仅为高峰期的 1% 左右,出生后 6 个月至 1 年,AFP 逐渐降至健康成人水平,血液中较难检出。

【参考区间】

成人：≤7μg/L。

【临床意义】

1. 诊断肝癌　正常成人肝细胞极少合成 AFP，但分化不成熟的细胞如肝癌细胞可合成较多的 AFP，被认为是原发性肝癌特异性的肿瘤标志物。80% 以上原发性肝癌患者血清中 AFP 含量明显增高，如果 AFP 超过 500μg/L，ALT 基本正常，则肝癌可能性较大。目前在中国、非洲等许多国家都将 AFP 作为肝癌的筛查指标。

2. 肝癌预后判断　AFP>500μg/L，胆红素>34μmol/L 的患者预后差，存活期短；术后 AFP>200μg/L 提示有残存癌组织或有转移；血清 AFP 急剧升高提示肝癌转移。

3. 产前诊断　孕妇血清和羊水中 AFP 浓度监测与临床病史信息相结合，可用于胎儿产前监测，当羊水 AFP 高于正常时，提示胎儿畸形或死胎。

4. 其他疾病　AFP 升高也见于病毒性肝炎、肝硬化等，其升高与肝细胞坏死和再生程度有关；睾丸非精原细胞瘤、卵黄囊瘤、恶性畸胎瘤及胃癌等肿瘤 AFP 含量也升高。

（十一）癌胚抗原

癌胚抗原（CEA）是一种具有人类胚胎抗原特性的酸性糖蛋白，一般情况下由胚胎胃肠道上皮组织、胰腺和肝合成，可从血清、脑脊液、乳汁、胃液、胸腔积液、腹腔积液及尿液、粪便等多种体液和排泄物中检出。通常在妊娠 6 个月内 CEA 含量增高。出生后血清 CEA 含量极微。成人 CEA 主要是由结肠黏膜细胞分泌到粪便中，每天大约 70mg，少量吸收入血。癌胚抗原是广谱肿瘤标志物，但在恶性肿瘤鉴别诊断、病情监测、疗效评价等有重要临床价值。

【参考区间】

成人：≤5μg/L。

【临床意义】

1. CEA 属于非器官特异性肿瘤相关抗原，分泌 CEA 的肿瘤大多存在于空腔脏器，如胃肠道、呼吸道、泌尿道等。当 CEA>60μg/L 时，可见于结肠癌、直肠癌、胃癌和肺癌。某些良性疾病（肺气肿、直肠息肉、良性乳腺疾病、溃疡性结肠炎等）CEA 也会升高，需要相互鉴别。

2. CEA 持续升高，表明有肿瘤残存或疾病有进展；肿瘤治疗有效时，CEA 会逐渐降低；CEA 水平再次升高往往意味着肿瘤的复发，敏感性高于 X 射线和直肠镜。

3. 除血液外，检测其他体液中的 CEA 对肿瘤也有一定的诊断、疗效观察及预后判断等作用。如尿液 CEA 含量测定可用于诊断膀胱癌，胆汁和胰液内 CEA 含量可用于诊断胆道癌和胰腺癌等。

知识链接

急性时相反应蛋白

急性炎症、组织损伤、烧伤等急性疾病时，血浆中许多蛋白质浓度会发生明显变化，随着病情的好转,这些蛋白质又恢复正常,这种现象称为急性时相反应,这些浓度发生变化的蛋白质称为急性时相反应蛋白。当有炎症反应时,α_1-酸性糖蛋白、α_1-抗胰蛋白酶、结合组蛋白、铜蓝蛋白、C反应蛋白的值会升高,称为正性急性时相反应蛋白;而前清蛋白、清蛋白、转铁蛋白会降低,称为负性急性时相反应蛋白。

三、血浆蛋白质的测定方法及评价

蛋白质测定的原理是利用其特有的结构或性质:①重复的肽链结构;②分子中的酪氨酸和色氨酸残基对酚试剂反应或紫外光吸收;③能特异性结合某些染料;④采用沉淀反应借助光折射原理或浊度测定。

血浆蛋白质的测定方法很多,归纳为化学法、物理法、染料结合法和免疫化学法。

(一)化学法

1. 凯氏定氮法　根据蛋白质平均含氮量为16%,由此测定氮量可推算蛋白质的量,即1g氮相当于6.25g蛋白质,是蛋白质定量测定的经典方法,至今仍被认为是测定生物样品中蛋白质含量的参考方法,目前多用于标准蛋白质的定值和校正其他蛋白质测定方法。

2. 双缩脲法　双缩脲测定血清总蛋白含量是目前首选的最方便、最适用的常规方法。该法对清蛋白、球蛋白的呈色反应基本相同,显色稳定,缺点是灵敏度低。

3. 酚试剂法(Lowry法)　1921年由Folin首创,该法运用了蛋白质分子中酪氨酸和色氨酸残基能使酚试剂中的磷钨酸-磷钼酸还原生成蓝色化合物的反应原理。Lowry将此法改良,先用碱性铜溶液与蛋白质反应,再加入酚试剂,铜-肽键络合物中的酪氨酸和色氨酸能使磷钨酸还原为钨蓝和钼蓝,使呈色灵敏度得到大幅度提高,达到双缩脲法的100倍左右,有利于检出较微量的蛋白质。由于不同种类的蛋白质酪氨酸和色氨酸含量不同,且该法易受还原性化合物的干扰,因此准确性、特异性较差,适用于测定单一蛋白质。目前,临床生物化学检验常用此法测定血清黏蛋白。

4. 比浊法　用某些有机酸(如三氯醋酸、磺基水杨酸等)与血清蛋白质结合产生沉淀,然后测定其浊度,与同样处理的蛋白标准液比较,即可求得蛋白质的含量。优点是操作简便、灵敏度高、不需特殊仪器。缺点是浊度形成的强弱受多种因素影响,如加试剂的手法、混匀技术、反应温度等。另外,各种蛋白质形成的浊度亦有较大差别,一般用于测定尿液、脑脊液等蛋白质浓度较低的样品。

(二)物理法

1. 电泳法　血清蛋白质电泳(如醋酸纤维素薄膜电泳或琼脂糖凝胶电泳)可将血清清蛋白及其他几种主要的血清蛋白质分离。用醋酸纤维素薄膜作支持物可将血清蛋白质分为清蛋白和α_1、α_2、β、γ-球蛋白五部分。通过测定计算出其占总蛋白的百分含量,是了解血清(浆)蛋白质全貌的有价值的方法。电泳法特异性较好,但操作繁琐、费时,不易自动化。

2. 紫外分光光度法　蛋白质溶液在 280nm 处有吸收峰,是由于蛋白质分子中有酪氨酸、色氨酸等芳香族氨基酸,由于各种蛋白质中芳香族氨基酸的含量和比例不同,且尿酸和胆红素在 280nm 附近有干扰,因此,本法的准确性和特异性都受到很大影响。不适宜血清等组成复杂的蛋白质溶液测定,常用于较纯的酶和免疫球蛋白溶液测定。本法测定时未加任何试剂和处理,保留了制剂的生物活性,可回收全部蛋白质。但此法需要紫外分光光度计和石英比色杯。

(三)染料结合法

在酸性环境中,蛋白质分子可解离出带正电荷的 NH_4^+,它可与染料中的阴离子产生颜色反应。常用的染料有氨基黑、丽春红、考马斯亮蓝和邻苯三酚红钼等。氨基黑和丽春红常作为血清蛋白质电泳的染料。考马斯亮蓝和邻苯三酚红钼主要用于测定尿液及脑脊液中的蛋白质。本法的优点是操作简便、重复性好、灵敏度高,且干扰因素少。缺点是特异性不高,线性范围狭窄。

(四)免疫化学法

血浆蛋白质具有抗原性,注射入异种动物后可产生抗体。各种蛋白质的抗原结构不同,因而可在动物体内产生不同的抗体。利用抗原和抗体的高度特异性反应,可分析混合物中各种抗原成分。采用免疫化学技术,通过制备特异的抗血清(或抗体)测定抗原-抗体复合物。免疫化学法有免疫比浊法、免疫扩散法、免疫沉淀法、免疫电泳法等。此法可特异的定量测定个别蛋白质,若蛋白质含量极微,可采用放射免疫法(RIA)或酶免疫测定法(EIA)。这类方法的优点是特异性好、灵敏度高,缺点是成本较高,操作费时。

第二节　体液蛋白质的检验

案例导入

患者,男,45 岁。近日出现腹腔积液、消瘦。颈部可见蜘蛛痣,肝在肋下未触及。实验室检查:HBsAg 阳性,A/G 为 1∶1,AFP 为 18μg/L,TP 52g/L。

请思考:初步诊断该患者可能是什么病?

一、血清总蛋白测定

血清总蛋白(TP)是血清中各蛋白质的总称,包括清蛋白和球蛋白两大类。

（一）检验方法

测定方法很多,目前临床常规应用方法是双缩脲法。凯氏定氮法结果准确,精密度高是参考方法,本节主要介绍双缩脲法。

【实验原理】

蛋白质分子中的肽键(—CO—NH—)在碱性条件下,与Cu^{2+}产生稳定的紫红色络合物;在碱性溶液中,双缩脲(H_2N—CO—NH—CO—NH_2)也能与Cu^{2+}形成紫红色络合物。蛋白质此反应与双缩脲相似,故称为双缩脲反应。紫红色络合物在540nm波长处有明显吸收峰,颜色强度在一定范围内与蛋白质的含量成正比,与同样处理的蛋白质标准溶液比较,经计算或查标准曲线即可求出血清总蛋白质含量。

$$蛋白质 + Cu^{2+} \xrightarrow{OH^-} 紫红色络合物$$

【试剂与器材】

1. 试剂 6mol/L氢氧化钠溶液、双缩脲试剂、蛋白标准液(70.0g/L)。
2. 器材 试管、试管架、刻度吸管、微量加样器、恒温水浴箱、分光光度计等。

【操作步骤】

1. 血清总蛋白测定按表15-3操作。

表 15-3 血清总蛋白实验步骤

单位:ml

加入物	测定管	标准管	空白管
待测血清	0.1	—	—
蛋白标准液	—	0.1	—
蒸馏水	0.4	0.4	0.5
双缩脲试剂	3.0	3.0	3.0

2. 混匀,置37℃水浴10min,用540nm波长比色,以空白管调零,测定各管吸光度。

【结果计算】

$$血清总蛋白(g/L) = \frac{测定管吸光度}{标准管吸光度} \times 蛋白标准液浓度(g/L)$$

【参考区间】

成人:65~85g/L;儿童28d~18岁:49~88g/L。

【临床意义】

1. 血清TP增高

(1)合成增加:多见于球蛋白合成增加,如多发性骨髓瘤、巨球蛋白血症等单克隆、多克隆性免疫球蛋白病,多发性骨髓瘤患者血清球蛋白可超过50g/L,总蛋白则可超过100g/L。

(2)血液浓缩:见于严重呕吐、腹泻、高热、休克及慢性肾上腺皮质功能减退(艾迪生病)时,由于水分丢失,而使血液浓缩,TP 浓度明显增高。A/G 比值变化不大,临床上称为假性蛋白增多症。

2. 血清 TP 降低

(1) 合成障碍:见于肝功能受损时,如肝炎、肝硬化等。

(2) 营养不良:见于长期食物中蛋白质含量不足、慢性肠道疾病引起的吸收不良,或长期消耗性疾病引起的营养不良,均可造成血清 TP 浓度降低。

(3) 血浆被稀释:见于各种原因引起的水钠潴留,或者静脉注射过多低渗溶液。

(4) 丢失过多:见于严重烧伤、大出血、肾病综合征及溃疡性结肠炎等。

(二) 质量控制

1. 标本　明显溶血的标本会干扰双缩脲反应,故不宜使用。黄疸血清可使结果偏高。血清标本以新鲜为宜,含脂量较高的血清加入试剂后仍浑浊不清,可用乙醚 3ml 抽提后再比色。

2. 试剂　蛋白标准液要澄清,如浑浊应更换。双缩脲试剂要密封保存,以防止吸收空气中的 CO_2。双缩脲试剂中含有 Cu^{2+},容易还原成 Cu^{+},故不宜长期保存。

3. 器材　试管、刻度吸管应清洁。铵离子能与氢氧化铜反应,实验器材不可含铵盐。

(三) 方法学评价

方法学评价见表 15-4。

表 15-4　方法学评价

	优点	缺点
凯氏定氮法	参考方法,准确度好、精密度高、灵敏度高,多用于蛋白质标准物的定值和常规方法的校准	操作复杂、费时,影响因素较多
双缩脲法	常规方法,操作简便、试剂单一、准确度好、精密度好、显色稳定	灵敏度不高

二、血清清蛋白测定

血清清蛋白(Alb)是血浆中含量最多的蛋白质,Alb 测定方法有很多,包括染料结合法、盐析法、电泳法和免疫化学法。目前实验室应用最广的是染料结合法。

(一) 检验方法

实验室常用染料结合法,在酸性环境下,清蛋白解离带有正电荷,能与带负电荷的染料结合产生颜色反应,而球蛋白结合染料很少,故可直接测定血清 Alb。与 Alb 结合的染料有很多,其中溴甲酚绿(BCG)和溴甲酚紫(BCP)最常用,两者的优缺点见表 15-5。

本节主要介绍溴甲酚绿(BCG)法。

表 15-5　溴甲酚绿和溴甲酚紫优缺点比较

	优点	缺点
BCG	推荐使用,灵敏度高,与人及动物血清中 Alb 均可结合	还可与其他蛋白质(α、β 球蛋白等)结合,干扰 Alb 检测
BCP	球蛋白的干扰小	灵敏度较低,与动物血清中 Alb 结合力弱,质控血清多采用动物血清制备,应用受限

【实验原理】

血清 Alb 在 pH 4.2 的缓冲溶液中带正电荷,可与带负电荷的染料溴甲酚绿(BCG)结合形成蓝绿色复合物,在波长 630nm 处有明显吸收峰,吸光度与 Alb 含量成正比,与同样处理的 Alb 标准液作比较,可求得血清中 Alb 含量。

$$清蛋白+溴甲酚绿 \xrightarrow{pH=4.2} 蓝绿色复合物$$

【试剂与器材】

1. 试剂　BCG 试剂、清蛋白标准液(40g/L)。
2. 器材　试管、试管架、刻度吸管、微量加样器、分光光度计等。

【操作步骤】

1. 血清清蛋白测定按表 15-6 操作。

表 15-6　血清清蛋白实验步骤

单位:ml

加入物	测定管	标准管	空白管
待测血清	0.02	—	—
清蛋白标准液	—	0.02	—
蒸馏水	—	—	0.02
BCG 试剂	4.0	4.0	4.0

2. 充分混匀,置室温 10min,用分光光度计比色,波长 630nm,以空白管调零,读取各管吸光度。

【结果计算】

$$血清清蛋白(g/L)=\frac{测定管吸光度}{标准管吸光度}\times 清蛋白标准液浓度(g/L)$$

【参考区间】

成人:40~55g/L;儿童 28d 至 18 岁:35~56g/L。

【临床意义】

1. 血清 Alb 增高　见于严重腹泻、呕吐造成的脱水及休克等原因引起的血浆浓缩。

2. 血清 Alb 降低 同 TP 降低的原因大致相同。急性降低主要见于严重烧伤或大出血时血浆 Alb 大量丢失;慢性降低见于营养不良、肝功能受损及肾病综合征等。血清清蛋白低于 20g/L 时,患者可出现水肿。

(二)质量控制

1. 试剂 所用器材必须清洁,无酸、碱污染。BCG 试剂的 pH 必须严格控制在 pH 4.2。BCG 不仅与清蛋白呈色,与多种其他蛋白成分(如 α_1-球蛋白、转铁蛋白等)都结合呈色,但其反应速度稍慢。30s 内呈色反应对 Alb 特异,故应在 30s 内读取吸光度,可明显减少非特异性呈色反应。

2. 标本 严重高脂血症可使结果偏高,应采取用标本空白的方法校正。若样品中清蛋白含量超过 60g/L,则用蒸馏水稀释样品,重新测定。

(三)方法学评价

血清清蛋白测定方法学评价见表 15-7。

表 15-7 清蛋白测定方法学评价

	优点	缺点
免疫化学法	灵敏度高、特异性好,适合于尿液和脑脊液等低浓度 Alb 测定	成本较高、操作费时
染料结合法	最常用,操作简便、灵敏度高、重复性好、能自动化	受酸、碱影响较大

(四)血清球蛋白的测定

血清球蛋白(G)的含量测定多采用计算法,即血清总蛋白与清蛋白的差值即为血清球蛋白的含量,并可计算出血清清蛋白与球蛋白的比值,即 A/G 值。

血清球蛋白(g/L)=血清总蛋白(g/L)−血清清蛋白(g/L)

A/G=血清清蛋白(g/L)/血清球蛋白(g/L)

【参考区间】

成人:20~40g/L;儿童 28d~18 岁:9~40g/L。A/G:(1.2~2.4)/1。

【临床意义】

1. 升高 常见于:①病毒性肝炎、结核病、麻风病等感染性疾病;②系统性红斑狼疮、风湿热及类风湿关节炎等自身免疫性疾病;③多发性骨髓瘤、巨球蛋白血症及淋巴瘤等恶性 M 蛋白血症。

2. 降低 常见于血液稀释、胃肠道疾病及严重营养不良等。肾上腺皮质激素和其他免疫抑制剂有抑制免疫功能的作用,会导致球蛋白的合成减少。

3. A/G 比值 临床常用 A/G 比值来衡量肝疾病的严重程度,当 A/G 比值<1.0 时,称比值倒置,为慢性肝炎或肝硬化的特征之一。

三、脑脊液总蛋白测定

脑脊液（CSF）蛋白质主要是经脉络膜上的毛细血管壁超滤作用生成的，还有一些是中枢神经系统合成的脑脊液特有蛋白质。由于血-脑屏障的存在，脑脊液中总蛋白含量明显低于血液。脑脊液总蛋白常用的测定方法有磺基水杨酸-硫酸钠比浊法、邻苯三酚红钼络合显色法等。

（一）检验方法
主要介绍磺基水杨酸-硫酸钠比浊法。

【实验原理】
脑脊液中的蛋白质可在磺基水杨酸-硫酸钠试剂的作用下，形成不溶性的蛋白盐沉淀，所产生的浊度在一定范围内与蛋白质的含量成正比，与同样处理的标准液比较，可求得其蛋白质含量。

【试剂与器材】
1. 试剂　磺基水杨酸-硫酸钠溶液、叠氮钠生理盐水、蛋白标准液。
2. 器材　试管、试管架、刻度吸管、微量加样器、分光光度计等。

【操作步骤】
1. 取 3 支试管，按表 15-8 操作。

表 15-8　脑脊液总蛋白测定实验步骤

单位：ml

加入物	测定管	标准管	空白管
脑脊液	0.5	—	—
蛋白标准液	—	0.5	—
生理盐水	—	—	0.5
磺基水杨酸-硫酸钠溶液	4.0	4.0	4.0

2. 混匀，室温放置 10min，用分光光度计比色，波长 530nm，以空白管调零，读取各管吸光度。

【结果计算】

$$脑脊液总蛋白(mg/L) = \frac{测定管吸光度}{标准管吸光度} \times 蛋白标准液浓度(mg/L)$$

【参考区间】
成人：腰池 200~400mg/L；小脑延髓池 100~250mg/L；脑室 50~150mg/L。

【临床意义】
正常脑脊液蛋白质含量极微，中枢神经系统病变时，脑脊液中总蛋白含量增加。CSF

蛋白质含量升高是血脑屏障功能障碍的标志,其临床意义见表 15-9。

表 15-9　脑脊液总蛋白测定的临床意义

临床情况	脑脊液外观	总蛋白/(mg·L^{-1})
正常	无色、透明、澄清	150~450
细菌性脑膜炎	脓性、混浊	1 000~30 000
结核性脑膜炎	无色、纤维薄膜	500~3 000,偶可达 10 000
病毒性脑膜炎	无色、清	500~3 000
癫痫	无色、清	500~3 000
脊髓肿瘤	无色、清、黄变	1 000~20 000
脑肿瘤	无色、清	150~2 000
脑脓肿	清或微混	300~3 000
脑出血	无色、黄变或血性	300~1 500
多发性硬化症	无色、清	250~800

(二)质量控制

1. 标本　测定前将脑脊液标本离心,以排除细胞蛋白的影响。腰穿时不要混入血液。脑脊液蛋白质浓度过高,要稀释重新测定。

2. 试剂　磺基水杨酸-硫酸钠试剂不要久置,蛋白质标准液若混浊,应弃去重新配制。

(三)方法学评价

CSF 蛋白质定量测定的方法学评价见表 15-10。

表 15-10　方法学评价

测定方法	优点	缺点
邻苯三酚红钼络合显色法	灵敏度高、线性范围宽、结果准确、显色稳定、重复性好,对比色杯污染小,成本低,自动化	表面活性剂对该法有干扰,试验条件要求高
磺基水杨酸-硫酸钠比浊法	线性范围宽、灵敏度高、操作简单、不需要特殊仪器	标本用量大、影响浊度因素较多,如温度、操作手法等
考马斯亮蓝 G-250 比色法	灵敏度更高、显色稳定、操作简便、干扰因素少	容易污染比色杯,对球蛋白显色较浅、特异性差、线性范围窄

四、尿液总蛋白测定

正常情况下,少量小分子量蛋白质经肾小球滤过后,绝大多数被近端小管重吸收,中、大分子量的蛋白质不能滤出。因此,正常人尿液中含有极少量的蛋白质(30~130mg/24h尿),常规化学定性阴性;当尿蛋白浓度超过150mg/24h,常规化学定性为阳性,称为蛋白尿。

肾脏疾病时,肾小球滤过的蛋白质量增加或肾小管重吸收能力降低,均可出现蛋白尿。尿蛋白阳性时,需进行尿液总蛋白定量检测,对于肾脏疾病的诊断、治疗监测和预后诊断有重要意义。尿液总蛋白测定方法在临床上可分为定性检查和定量测定。

尿蛋白定性试验可根据阳性程度的不同粗略估算蛋白质含量,仅能满足临床诊断的一般要求,24h尿蛋白定量能准确反映每天排泄的尿蛋白量,能更好地观察病情变化和治疗效果。

(一)检验方法

尿液中蛋白质浓度很低,因此采用的检测方法应非常灵敏,目前常用的尿蛋白定量测定方法有双缩脲比色法、邻苯三酚红钼络合显色法、磺基水杨酸-硫酸钠比浊法等。本节主要介绍邻苯三酚红钼络合显色法。

【实验原理】

邻苯三酚红与钼酸结合,形成红色络合物,这种络合物在酸性条件下与蛋白质相结合时,生成蓝紫色络合物,在600nm处有最大吸收峰。吸光度与蛋白质含量成正比,与同样处理的标准液比较,可求得其蛋白质含量。

【试剂与器材】

1. 试剂 显色试剂、蛋白标准液(500mg/L)。
2. 器材 试管、试管架、刻度吸管、微量加样器、分光光度计等。

【操作步骤】

1. 收集随时尿或收集24h尿液 建议使用清洁、有盖的一次性容器,加入5ml甲苯作防腐剂,收集标本,及时送检。
2. 取3支试管,按表15-11操作。

表15-11 尿液总蛋白测定操作步骤

单位:ml

加入物	测定管	标准管	空白管
生理盐水	—	—	0.1
蛋白标准液	—	0.1	—
标本	0.1	—	—
显色试剂	5.0	5.0	5.0

3. 混匀,置37℃水浴10min,用分光光度计比色,波长600nm,以空白管调零,读取各管吸光度。

【结果计算】

$$尿蛋白(mg/L) = \frac{测定管吸光度}{标准管吸光度} \times 蛋白标准液浓度(mg/L)$$

$$尿蛋白(mg/24h) = 尿蛋白浓度(mg/L) \times 尿量(L/24h)$$

【参考区间】

24h 尿蛋白定量小于 0.15g。

【临床意义】

生理性蛋白尿见于高蛋白饮食、剧烈运动、发热、寒冷、精神过度紧张等所导致的一过性蛋白尿。

病理性蛋白尿发生的原因,主要分为肾前性、肾性、肾后性三方面。肾前性蛋白尿主要见于溶血(Hb 浓度升高),骨骼肌损伤、心肌梗死(肌红蛋白浓度升高)及多发性骨髓瘤等;肾性蛋白尿主要见于肾小球性蛋白尿、肾小管性蛋白尿等;肾后性蛋白尿主要见于输尿管炎症、结核、肿瘤等。

(二)质量控制

1. 要避免表面活性剂的污染。

2. 显色后需在 1h 内比色测定。

(三)方法学评价

尿液总蛋白测定方法学评价见表 15-12。

表 15-12　尿液总蛋白测定方法学评价

测定方法	优点	缺点
比浊法	苄乙氯铵比浊法灵敏度、准确性高、线性范围广、重复性好、回收率高、可自动化	有时结果不稳定,认为易受尿黑酸的干扰
比色法	双缩脲比色法是国内推荐的参考方法。对清蛋白、球蛋白反应性一致,显色稳定,重复性好	灵敏度低,标本量大,测定前要对蛋白进行沉淀浓缩,不能自动化
染料结合法	考马斯亮蓝 G-250 法及邻苯三酚红钼法。灵敏度高,操作简单,快速,重复性好,能自动化	对不同的蛋白质显色反应不一,前者还容易污染比色杯,不易清洗
电阻法	优点是快速、不需试剂、能实现自动化	精确度还需验证
高效液相层析法	准确度高、回收率高、对不同性质的蛋白质反应一致	—

五、其他体液蛋白质测定

（一）血清黏蛋白测定

黏蛋白是一类辅基为混合多糖（糖胺聚糖）的结合蛋白质,糖胺聚糖由己糖、氨基己糖、甲基戊糖和唾液酸组成。血清黏蛋白的主要成分是 α_1-酸性糖蛋白(又称血清类黏蛋白)。

黏蛋白占血清总蛋白量的 1%~2%,作为主要的急性时相反应蛋白,与抗体的免疫防御功能有关,它与其他血浆蛋白质的区别之一是黏蛋白不被过氯酸、磺基水杨酸等蛋白沉淀剂所沉淀,而能被磷钨酸沉淀。临床生物化学检验中利用此特性将它与其他血浆蛋白质分离后,再进行测定。本节主要介绍血清黏蛋白测定的酚试剂法。

【实验原理】

以 0.6mol/L 过氯酸溶液沉淀并除去血清中其他蛋白质,滤液中的黏蛋白用磷钨酸沉淀后,加酚试剂,与黏蛋白分子中的酪氨酸残基作用,生成蓝色化合物,根据颜色的强度,与同样处理的酪氨酸标准液比较,求得其含量。

【试剂与器材】

1. 试剂　酚试剂、1.88mol/L 碳酸钠溶液、酪氨酸标准溶液(50mg/L)。
2. 器材　试管、试管架、刻度吸管、微量加样器、离心机、恒温水浴箱、分光光度计等。

【操作步骤】

1. 取 3 支试管,按表 15-13 操作。

表 15-13　血清黏蛋白测定操作步骤

单位:ml

加入物	测定管	标准管	空白管
蒸馏水	1.75	1.50	1.75
酪氨酸标准液	—	0.25	—
碳酸钠溶液	0.50	0.50	0.50
酚试剂	0.25	0.25	0.25

2. 混匀,置 37℃水浴 15min,取出后,用分光光度计比色,波长 650nm,以空白管调零,分别读取各管吸光度。

【结果计算】

$$血清黏蛋白(mg/L)(以酪氨酸计)=\frac{测定管吸光度}{标准管吸光度}\times 50\times\frac{0.25}{\frac{2.5}{7.5}\times 0.5}mg/L$$

$$即:血清黏蛋白(mg/L)(以酪氨酸计)=\frac{测定管吸光度}{标准管吸光度}\times 75mg/L$$

黏蛋白中酪氨酸的含量为 4.2%，因此，如以黏蛋白报告时，只需将上述以酪氨酸计算的结果乘 100/4.2（23.8）即可。

【参考范围】

以酪氨酸计：33.8mg/L±2.7mg/L

以黏蛋白计：0.71g/L~0.87g/L

【临床意义】

1. 血清黏蛋白增高　常见于各种急性或慢性炎症，病理性增生，组织破坏分解所造成的机体反应性增强等情况，如结核病、肺炎、风湿热、风湿性关节炎、系统性红斑狼疮、肿瘤（尤其是女性生殖器肿瘤）等。

2. 血清黏蛋白降低　见于实质性肝病（如病毒性肝炎、中毒性肝炎、门静脉肝硬化）时，合成黏蛋白减少。肾病综合征时，黏蛋白由尿中丢失增多而血中含量减少。此外，甲状腺功能减退症者亦可降低。

总之，血清黏蛋白测定是一种非特异性的辅助诊断指标，对于同一病例病程的转归（病变的扩大或缩小，肿瘤有无转移，肿瘤手术切除或其他治疗效果）的判断、连续测定有一定的参考价值。

（二）尿液微量清蛋白测定

详见第二十一章肾功能试验。

六、血清蛋白质电泳分析

蛋白质电泳是临床实验室的一种常用分析技术，不同来源标本（如血清、尿液、脑脊液等）的蛋白质均可通过电泳进行分离，进而分析各组分的质和量，对临床疾病的诊断及辅助诊断起着非常重要的作用。

（一）血清蛋白质电泳分析

醋酸纤维素是纤维素的醋酸酯，由纤维素的羟基进行乙酰化而获得。将其溶于有机溶剂（如丙酮、氯仿、乙酸乙酯等），涂抹成均匀薄膜，则称为醋酸纤维素薄膜。

【实验原理】

血清中各种蛋白质的等电点（pI）大都低于 7.0，将蛋白质置于 pH 8.6 的缓冲溶液中，它们都电离成负离子，在电场中均向正极泳动。由于血清中各种蛋白质的等电点不同，它们在同一 pH 溶液中所带电荷量多少不同；另外，各种蛋白质的分子量大小、分子形状也有差异，因此，在同一电场中泳动的速度不同。蛋白质分子小带电荷多者，泳动速度较快；分子大而带电荷少者，则泳动速度较慢。

醋酸纤维素薄膜电泳可将血清蛋白质分离为 5 条区带；从正极端起依次为清蛋白、α_1-球蛋白、α_2-球蛋白、β-球蛋白及 γ-球蛋白，如果薄膜分辨率比较高，β-球蛋白还可分为 β_1、β_2-球蛋白两部分。由于染色时染料和蛋白质的结合与蛋白质的量成正比，因此将各蛋白区带剪下,经脱色、比色或经透明处理后直接用光密度计扫描,即可计算出血清各蛋白组分的相对百分含量,也可将各区带百分比与血清总蛋白浓度相乘,得到绝对浓度后再进行分析。

【参考区间】

清蛋白:57%~68%;α_1-球蛋白:1.0%~5.7%;α_2-球蛋白:4.9%~11.2%;β-球蛋白:7.0%~13.0%;γ-球蛋白:9.8%~18.2%。

【临床意义】

当疾病发生时,血清蛋白质电泳后的区带数目以及百分比会发生变化。

1. 肝硬化　β 和 γ-球蛋白增高,出现典型的相连而难以分开的"β-γ 桥",这是肝硬化所特有的,主要是由于 IgA、IgM、IgG 同时升高。

2. 肾病综合征　α_2-球蛋白、β-球蛋白明显升高。

3. 多发性骨髓瘤　出现典型的 M 蛋白峰,M 蛋白出现在 γ 区,称为"γ 型",出现在 β 区,称为"β 型",浆细胞浸润引起,为多发性骨髓瘤的一项重要诊断指标(图 15-1)。

4. 免疫功能低下　γ-球蛋白明显降低。

5. 溶血标本　溶血导致结合珠蛋白(Hp)释放增加,由于 Hp 位于 α_2-球蛋白区带,血清蛋白质电泳可见 α_2-球蛋白明显升高,为假性升高,会影响分析结果,因此不宜使用溶血标本。

(二) 尿液蛋白质电泳分析

蛋白尿是肾脏疾病最常见的表现之一,鉴别尿液中蛋白质的来源、性质是诊断及治疗各种肾脏疾病的关键。尿液蛋白质电泳将尿液蛋白质按分子大小进行分离,根据各组分的出现与否判断肾脏损伤的部位和程度,可较为全面地反映肾脏的整体情况。

目前尿蛋白电泳常用十二烷基硫酸钠-聚丙烯酰胺凝胶电泳(SDS-PAGE)。基本原理是在 SDS 的作用下,消除蛋白质之间的电荷、结构差异,使各种蛋白质在电场中仅凭分子量大小进行分离。分子量越小,泳动越快,反之则越慢。若同时与标准蛋白质一起电泳,可以判断尿蛋白的性质与分子量的范围。

【参考区间】

尿蛋白电泳图区带根据分子量大小由小到大排序:如前清蛋白的分子量为 54kD,清蛋白的分子量为 66.5kD,巨球蛋白的分子量为 625~800kD,因此,尿蛋白前后顺序为前清蛋白、清蛋白和巨球蛋白,其他蛋白根据分子量的大小排列其中。

【临床意义】

尿液蛋白质电泳主要用于蛋白尿的分型。

1. 小分子型蛋白尿　分子量 10~70kD,尿蛋白电泳图中位于清蛋白以前的小分子蛋白区带为阳性,也称为肾小管性蛋白尿,见于以肾小管损伤为主的疾病,如肾小管性酸中毒、急性肾盂肾炎、慢性间质性肾炎早期等。

2. 中、大分子型蛋白尿　分子量 50~100kD,尿蛋白电泳图中位于清蛋白及清蛋白以

图 15-1　几种典型电泳图谱及扫描图

A. 正常成人;B. 肾病综合征;C. 肝硬化(典型 β~γ 桥);D. 肝硬化(不典型 β~γ 桥);E. 多发性骨髓瘤(IgA 型);F. 多发性骨髓瘤(IgG 型)。

后的蛋白区带为阳性,也称为肾小球性蛋白尿,一般见于肾小球损伤为主的疾病,如各类原发性、继发性肾小球肾炎及肾病综合征等。

3. 混合性蛋白尿　分子量 10~1 000kD,电泳图中出现大、中、小蛋白区带,则提示肾小球和肾小管均有损伤,如严重间质性肾炎累及肾小球、慢性肾炎晚期及各种病因引起的慢性肾衰竭等。

体液蛋白质检验是临床生物化学检验的主要内容之一。

本章学习重点是血浆中主要蛋白质的基本特征和功能,血清总蛋白、血清清蛋白与球蛋白测定的方法及临床意义。血浆蛋白质主要依据分离方法、生理功能来分类。利用盐析法可将血浆蛋白质分为清蛋白和球蛋白两类。按其电泳速度可将血清蛋白质分为清蛋白和 α_1、α_2、β、γ-球蛋白 5 条主要区带。

学习难点是体液各蛋白质的测定方法原理。血清总蛋白测定的参考方法为凯氏定氮法,常规方法为双缩脲法;血清清蛋白常规方法为溴甲酚绿法。尿液总蛋白定量检测对于肾脏疾病的诊断、分期、治疗监测和预后判断有非常重要的意义,可采用双缩脲比色法、邻苯三酚红钼络合显色法、磺基水杨酸-硫酸钠比浊法等方法,其中双缩脲比色法是国内推荐的测定尿液总蛋白的参考方法。

学习过程中要理解各项检测的临床意义。脑脊液总蛋白测定主要用于观察血脑屏障对血浆蛋白质的通透性或鞘内分泌的免疫球蛋白是否增加,因此,CSF 蛋白质含量升高是血脑屏障功能障碍的标志。血清蛋白质电泳对临床疾病的诊断及辅助诊断起着非常重要的作用。尿液蛋白质电泳可以根据各组分的出现与否判断肾脏损伤的部位和程度,较为全面地反映肾脏的整体情况。

(孙红梅)

❓ 思考题

一、简答题

1. 简述血浆蛋白质的生理功能。

2. 简述血清总蛋白常规检测方法及原理。

3. 简述临床血清蛋白电泳图谱的临床意义。

4. CRP 测定临床意义。

5. 尿液蛋白质电泳的临床意义。

二、病例分析

患者,女,60 岁。既往体健。因"乏力 3 个月,双侧胁肋部疼痛半个月"入院。

查体:血压 140/85mmHg,BMI 21.94kg/m²。贫血貌,全身皮肤散在瘀点瘀斑,胸骨无压痛,双侧下颌下各可及一大小约 0.5cm×0.5cm 肿大淋巴结,活动度佳,质中,无压痛。左侧第六肋距前正中线约 6cm 处轻压痛,右侧第四后肋距后正中线约 5cm 处轻压痛。心肺听诊无特殊,腹平软,肝、脾肋下未触及,双下肢无水肿。

实验室检查:TP 98g/L,球蛋白升高,清球比 0.24。

试分析 TP 值,可初步诊断该患者患何种疾病的可能性大?

第十六章 | 体液葡萄糖检验

16章

16章 数字内容

知识目标：

掌握血糖及口服葡萄糖耐量试验的概念、实验原理、操作方法和临床应用；熟悉血糖的来源、去路及调节机制；了解糖化血红蛋白和糖化血清蛋白测定方法学特点、测定原理和临床应用。

能力目标：

能够正确采集处理标本，能够完成体液葡萄糖相关项目检测的操作。

素质目标：

热爱检验事业，有高度的责任心。

案例导入

患者，男，65岁。因烦渴、多食、多饮、多尿2个月余，近10d来病情加重入院。患者近几天来饮水明显增加，有时超过3 000ml，并伴有明显乏力。查体：患者意识清晰，精神尚佳，呼吸尚平稳，T 36.5℃，血压130/84mmHg，双下肢无水肿，无高血压、心脏病史，无肝炎、结核病史。患者姐姐患糖尿病10余年。

请思考：患者患了何种疾病？

人体内的糖主要是糖原和葡萄糖，糖原主要存在于肝脏和肌肉组织中，是糖的贮存形式。葡萄糖则广泛存在于各组织细胞和体液中，是糖的运输和利用形式。糖的主要生理功能：①为机体提供能量；②作为组织细胞的结构材料；③转变为其他物质。

第一节 概 述

血液中的葡萄糖称为血糖,其含量高低是反映体内糖代谢状况的重要指标。目前糖代谢的生物化学检验项目主要包括血浆(清)葡萄糖、果糖、乳糖、丙酮酸、糖化血红蛋白、糖化清蛋白的定量测定、葡萄糖耐量试验、尿液葡萄糖和脑脊液葡萄糖的定量测定等。这些实验检测的目的在于了解糖在体内的代谢情况,了解体内糖代谢在哪个代谢环节出现了障碍,为临床疾病的病因分类、临床诊断、病情观察、并发症的鉴别诊断、治疗效果及预后评判提供有用信息。其中,血浆(清)葡萄糖测定、口服葡萄糖耐量试验、糖化血红蛋白测定、糖化血清蛋白测定是临床生化检验实验室的常规检测项目。

一、血 糖

血糖(blood glucose,BG)是指血液中的葡萄糖。其含量会随着进食、运动等方面变化而有所波动,但正常人空腹血糖浓度相对恒定,维持在 3.9~6.1mmol/L。血糖浓度的相对恒定对保证人体各组织特别是脑组织正常的功能活动有着极其重要的作用。

(一)血糖的来源和去路

血糖浓度的相对恒定,取决于其来源与去路之间的动态平衡。血糖的来源主要有食物消化吸收、肝糖原分解及糖异生作用。去路有氧化分解供能、合成糖原及转变成其他物质。当血糖浓度超过肾糖阈(>8.9mmol/L)时,即由尿排出,出现糖尿。

(二)血糖浓度的调节

正常情况下,血糖的来源与去路之间维持动态平衡,这种平衡依赖于组织器官、神经系统和内分泌激素的共同调节。

1. 器官调节 肝脏是调节血糖浓度最主要的器官。肝脏对糖代谢具有双向调控功能,可经肝糖原合成、肝糖原分解及糖异生等途径相互协调,来维持血糖浓度的相对恒定。

2. 神经系统的调节 神经系统的调节主要依靠下丘脑和神经系统,控制胰岛素、胰高血糖素、肾上腺皮质激素、肾上腺素等的分泌,达到调控血糖浓度的相对恒定。该调节方式属一种高级调节作用,需通过激素实现。

3. 激素调节 调节血糖的激素主要有胰岛素、胰高血糖素、肾上腺素、肾上腺皮质激素、生长素和甲状腺素等。其中胰岛素是唯一降血糖的激素,其余均为升高血糖的激素。两类激素主要是通过激活、诱导或抑制糖代谢途径中的关键酶活性,从而调控血糖来源与去路间的动态平衡,达到维持血糖浓度的相对恒定。

二、糖代谢紊乱

神经系统功能紊乱、内分泌失调、肝肾功能障碍以及先天性某些酶的缺陷等，均可引起糖代谢紊乱，出现低血糖、高血糖、糖尿等病理现象。

（一）高血糖症与糖尿病

空腹血糖浓度超过 7.0mmol/L 称高血糖。若血糖浓度超过肾糖阈（>8.9mmol/L），则尿中可出现糖，临床上称糖尿。能引高血糖的原因很多，既有生理性的，也有病理性的。生理性的高血糖均为一过性的，多见于饮食性或情感性的高血糖，没有临床意义。病理性高血糖主要是糖尿病及其他原因引起的血糖升高。

1. 糖尿病及其分型　糖尿病（diabetes mellitus，DM）是一组由遗传和环境因素引起的胰岛素分泌不足或/和胰岛素作用低下而导致的以慢性血糖增高为特征的代谢性疾病。典型的临床表现是"三多一少"，即多饮、多食、多尿及体重减轻，以高血糖为其主要特征，伴有蛋白质、脂肪、水和电解质等一系列代谢紊乱，长期高血糖可引起功能紊乱、多器官损害甚至衰竭。病情严重时可发生多种急性代谢性紊乱，如酮症酸中毒等而危及生命。

WHO 推荐根据病因将糖尿病分为 4 种类型：

（1）1 型糖尿病（type 1 diabetes）：各年龄段均可发病，但常见于儿童和年轻人，占糖尿病患者的 5%~10%，主要病变在于胰岛 β 细胞破坏导致胰岛素绝对缺乏，对胰岛素治疗敏感。

（2）2 型糖尿病（type 2 diabetes）：包括胰岛素抵抗伴胰岛素相对不足。该型占糖尿病患者的 90% 以上，常见于 40 岁以上的中老年肥胖者，起病缓慢，早期常无明显症状，常以并发症出现为首诊。

（3）特殊类型糖尿病（other specific types of diabetes）：包括一系列病因比较明确或继发性的糖尿病，主要有以下几类：①胰岛 β 细胞基因缺陷；②胰岛素受体基因异常导致胰岛素受体缺失或突变；③内分泌疾病（拮抗胰岛素的激素过度分泌），如肢端肥大症、甲状腺功能亢进症等；④胰腺疾病；⑤药物或化学制剂所致的胰岛损伤；⑥感染，如先天性风疹及巨细胞病毒感染等。

（4）妊娠糖尿病（gestational diabetes mellitus，GDM）：指在妊娠期首次发生或发现的糖尿病，包含部分妊娠前已有糖尿病但在孕期首次被确诊的患者。妊娠前已确诊为糖尿病的不属于该型，后者被称为"糖尿病合并妊娠"。多数该型妇女在分娩后血糖将恢复正常水平，但也有 30% 的患者在 5~10 年后转变成 2 型糖尿病。

2. 糖尿病的诊断标准

（1）糖尿病诊断标准：目前主要采用《国家基层糖尿病防治管理指南（2022）》。①糖尿病症状+随机血糖浓度≥11.1mmol/L。典型糖尿病症状包括多食、多饮、多尿和不明原因的体重下降。随机血糖是指末次进食后任意时间点测得的血糖浓度。②空腹血糖浓度≥7.0mmol/L。空腹指持续 8h 以上无任何热量摄入。③口服葡萄糖耐量试验中 2h 血糖≥11.1mmol/L。口服葡萄糖耐量试验采用 75g 无水葡萄糖负荷。

以上三种方法都可以单独用来诊断糖尿病,但需要重复试验,两次的试验结果有相关性才能确诊。

(2) 妊娠糖尿病的诊断标准:对妊娠 24~28 周有糖尿病倾向(肥胖、有妊娠糖尿病史、尿糖阳性、有糖尿病家族史等)的孕妇,可在空腹条件下口服 50g 葡萄糖,然后测定 1h 血糖浓度进行妊娠糖尿病筛查,若血糖≥7.8mmol/L,则为筛查异常,须进一步做葡萄糖耐量试验。妊娠糖尿病的诊断标准见表 16-1。

表 16-1　妊娠糖尿病的诊断标准

方法	时间	血浆葡萄糖浓度
100g 葡萄糖耐量试验	空腹	≤5.3mmol/L
	1h	≤10.0mmol/L
	2h	≤8.6mmol/L
	3h	≤7.8mmol/L
75g 葡萄糖耐量试验	空腹	≤5.3mmol/L
	1h	≤10.0mmol/L
	2h	≤8.6mmol/L

注:①妊娠糖尿病诊断标准长期未统一,表 16-1 为美国糖尿病学会所推荐;②临床采用 100g 和 75g 葡萄糖耐量试验均可,后者较为常用;③以上检测结果每一个试验中如果有 2 项以上阳性,即可诊断,1 项阳性为妊娠糖耐量减退,各项均阴性为正常。

3. 糖尿病的代谢变化　糖尿病会导致葡萄糖、脂肪和蛋白质代谢的改变,表现为高血糖症、糖尿、高脂血症、酮血症及高乳酸血症等。

(1) 高血糖症:其原因为一方面组织细胞对葡萄糖的摄取利用障碍,葡萄糖消耗减少;另一方面肝糖原分解增多,糖异生作用加强,导致血糖升高。

(2) 糖尿:血糖过高超过肾糖阈时可出现糖尿,严重者尿中会出现酮体。由于尿中葡萄糖和酮体增多可产生渗透性利尿,故会引起多尿和水盐丢失。

(3) 高脂血症:糖尿病时由于脂肪组织动员加强,脂肪酸转化成乙酰 CoA,生成酮体和胆固醇进入血液,引起高脂血症和高胆固醇血症。

(4) 酮血症:当酮体产生过多,超过肝外组织的氧化能力时,会形成酮血症和酮尿症。酮体产生过多时,可引起酮症酸中毒。

(二)低血糖症

低血糖症(hypoglycemia)是指由于某些病理和生理原因使血糖浓度低于参考值下限而出现交感神经兴奋性增高和脑功能障碍,从而引起饥饿感、心悸、肢冷出汗等症状,严重时可出现意识丧失、昏迷甚至死亡。

对低血糖症的诊断目前尚无统一的界定标准,多数学者建议空腹血糖参考下限<2.78mmol/L。

临床上一般将低血糖症分为空腹性低血糖症和餐后(反应性)低血糖症两类。

1. 空腹性低血糖症　为临床常见的低血糖症。往往是由于葡萄糖利用过多、糖摄入不足、降血糖药物使用过量及胰岛素分泌过多所导致。临床上反复发生空腹性低血糖症,则提示有器质性疾病,胰岛素瘤是器质性低血糖症中最常见的病因。

2. 餐后(反应性)低血糖症　主要是胰岛素反应性释放过多,多见于功能性疾病,在临床中往往容易被忽略,常见的类型有:①功能性低血糖症(反应性低血糖症):发生于餐后或口服葡萄糖耐量 2~5h 的暂时性低血糖。多见于心理动力学异常的年轻妇女。②2型糖尿病或糖耐量受损伴有的低血糖症:患者空腹血糖正常,在口服葡萄糖耐量试验后,前 2h 似糖耐量受损或 2 型糖尿病,但食入葡萄糖后 3~5h,血糖浓度迅速降低到最低点。其原因可能是持续高血糖引起的胰岛素延迟分泌,出现的高胰岛素血症所致。③营养性低血糖:发生于餐后 1~3h。患者多有上消化道手术或迷走神经切除史。由于胃迅速排空,使葡萄糖吸收增快,血糖浓度明显增高并刺激胰岛素一过性分泌过多,导致低血糖。

3. 低血糖的诊断标准　可根据 Whipple 三联症确诊:①低血糖症状;②发作时空腹血糖浓度<2.78mmol/L;③补糖后低血糖症状迅速缓解。

第二节　葡萄糖代谢相关检验

血糖测定方法按反应原理分为三类:氧化还原法(无机化学法)、缩合法(有机化学法)和酶法。氧化还原法特异性差,现已被淘汰;缩合法干扰因素多,试剂有腐蚀性和致癌性,现已很少使用。目前均采用酶法测定血浆(清)葡萄糖。

血糖的酶法测定主要有葡萄糖氧化酶法、己糖激酶法和葡萄糖脱氢酶法。其特点是灵敏度高、准确度和精密度好、反应条件温和、操作简单且适用于自动化分析仪。本节主要介绍葡萄糖氧化酶法、己糖激酶法。

一、血浆(清)葡萄糖测定

(一)葡萄糖氧化酶法
葡萄糖氧化酶法包括速率法和比色法,这里介绍的是比色法。
【实验原理】
葡萄糖氧化酶(GOD)将葡萄糖氧化为葡糖酸和 H_2O_2,后者在过氧化物酶(POD)和色素原性氧受体存在下,将过氧化氢分解为水和氧,同时使色素原性氧受体 4-氨基安替比林和酚去氢缩合为红色醌类化合物,即 Trinder 反应。其颜色深浅在一定范围内与

葡萄糖的含量成正比,与同样处理的标准管比较,即可求得标本中葡萄糖浓度。反应式如下:

$$葡萄糖+2H_2O+O_2 \xrightarrow{GOD} 葡糖酸+2H_2O_2$$

$$2H_2O_2+4-氨基安替比林+酚 \xrightarrow{POD} 红色醌类化合物$$

【试剂与器材】

1. 0.1mol/L 磷酸盐缓冲液(pH 7.0)　称取无水磷酸氢二钠 8.67g 及无水磷酸二氢钾 5.3g 溶于 800ml 蒸馏水中,用 1mol/L 氢氧化钠(或 1mol/L 盐酸)调 pH 至 7.0,用蒸馏水定容至 1 000ml。

2. 酶试剂　称取过氧化物酶 1 200U,葡萄糖氧化酶 1 200U,4-氨基安替比林 10mg,叠氮钠 100mg,溶于磷酸盐缓冲液 80ml 中,用 1mol/L NaOH 调 pH 至 7.0,用磷酸盐缓冲液定容至 100ml,置 4℃保存,可稳定 3 个月。

3. 酚溶液　称取重蒸馏酚 100mg 溶于蒸馏水 100ml 中,用棕色瓶贮存。

4. 酶酚混合试剂　酶试剂及酚溶液等量混合,贮存于棕色瓶中,冰箱 4℃可以存放一个月。

5. 12mmol/L 苯甲酸溶液　于 900ml 蒸馏水中加入苯甲酸[分子量(MW)122.12]1.46g,加热助溶,冷却后置于 1 000ml 容量瓶中,加蒸馏水至刻度。

6. 100mmol/L 葡萄糖标准贮存液　称取标准纯度的无水葡萄糖(MW 180.16,预先置于 80℃烤箱内干燥恒重后,移置于干燥器内保存)1.802g,以 12mmol/L 苯甲酸溶液溶解并转移到 100ml 容量瓶内,再以 12mmol/L 苯甲酸溶液稀释至 100ml 刻度处,至少放置 2h 后方可使用。

7. 5mmol/L 葡萄糖标准应用液　吸取葡萄糖标准贮存液 5ml,置于 100ml 容量瓶中,用 12mmol/L 苯甲酸溶液稀释至刻度,混匀。

8. 器材　刻度吸管、微量移液器、恒温水浴箱、生化分析仪或分光光度计。

【操作步骤】

1. 自动分析法　按仪器说明书要求进行测定。

2. 手工操作法　按表 16-2 进行操作。

表 16-2　葡萄糖氧化酶法测定血糖操作步骤

加入物	空白管	标准管	质控管	测定管
蒸馏水/μl	20	—	—	—
葡萄糖标准应用液/μl	—	20	—	—
质控血清/μl	—	—	20	—
血清/μl	—	—	—	20
酶酚混合试剂/ml	3.0	3.0	3.0	3.0

混匀,置 37℃ 水浴中保温 15min,选择波长 505nm,用空白管调零,分别读取各管吸光度。

【结果计算】

$$测定管浓度(mmol/L) = \frac{测定管吸光度}{标准管吸光度} \times 标准管浓度(mmol/L)$$

【参考区间】

空腹血清葡萄糖:3.9~6.1mmol/L。

【质量控制】

1. 标本置于室温大约每小时葡萄糖会降低 5%,因此采血后应立即测定。

2. 葡萄糖氧化酶仅对 β-D-葡萄糖高度特异,溶液中的葡萄糖约 36% 为 α 型,64% 为 β 型。葡萄糖的完全氧化需要 α 型到 β 型的变旋过程。国外有些商品葡萄糖氧化酶试剂盒中含有葡萄糖变旋酶,则可加速这一过程,这对极谱法测定葡萄糖(速率法)时尤为重要。但在终点法中,延长孵育时间可达到完成自发变旋过程。新配制的葡萄糖标准液主要是 α 型,因此必须放置 2h 以上(最好过夜),待变旋平衡后方可应用。

3. 葡萄糖氧化酶法可直接测定脑脊液葡萄糖含量,但不能直接测定尿液葡萄糖含量。因为尿液中尿酸等干扰物质浓度过高,如尿酸、维生素 C、胆红素和谷胱甘肽等,可与色原性物质竞争过氧化氢,从而消耗反应过程中所产生的过氧化氢,产生竞争性抑制,使测定结果偏低。尿酸可干扰过氧化物酶反应,造成结果假性偏低。

4. 方法学评价 GOD 线性范围至少可达 19mmol/L,回收率 94%~105%,批内精密度 CV 为 0.7%~2.0%。批间精密度 CV 为 2% 左右,日间精密度 CV 为 2%~3%。其准确度和精密度都能达到临床要求,且操作简便,适用于常规检验,为国家卫生健康委临床检验中心推荐方法,也是目前各级医院应用最广泛的方法。

(二)己糖激酶法

【实验原理】

在己糖激酶(HK)催化下,葡萄糖和 ATP 发生磷酸化反应,生成葡糖-6-磷酸(G-6-P)与 ADP。前者在葡糖-6-磷酸脱氢酶(G-6-PD)催化下脱氢,生成 6-磷酸葡糖酸(6-PG),同时使 $NADP^+$ 还原成 NADPH。反应式如下:

$$葡萄糖 + ATP \xrightarrow{HK} 葡糖\text{-}6\text{-}磷酸 + ADP$$

$$葡糖\text{-}6\text{-}磷酸 + NADP^+ \xrightarrow{G\text{-}6\text{-}PD} 6\text{-}磷酸葡糖酸 + NADPH + H^+$$

根据反应方程式,NADPH 的生成速率与葡萄糖浓度成正比。NADPH 在波长 340nm 处有吸收峰,连续监测 340nm 吸光度升高速率,可计算血清中葡萄糖浓度。

【试剂与器材】

1. 酶酚混合试剂 酶酚混合试剂的成分和在反应液中的参考浓度如下:

三乙醇胺盐酸缓冲液(pH 7.5)   50mmol/L

MgSO$_4$	2mmol/L
NADP$^+$	2mmol/L
ATP	2mmol/L
HK	≥1 500U/L
G-6-PD	2 500U/L

根据试剂盒说明书复溶后,混合配制成酶试剂,置棕色瓶中,放冰箱保存,约可稳定 7d。

2. 5mmol/L 葡萄糖标准液　见 GOD 法。

【操作步骤】

1. 速率法测定(以半自动分析仪为例)

(1) 主要参数

系数	8.2
孵育时间	30s
监测时间	60s
波长	340nm
比色杯光径	1.0cm
温度	37℃
吸样量	0.5ml

(2) 加样:37℃预温酶酚混合试剂 1 000μl,加血清 20μl,立即吸入自动分析仪,监测吸光度升高速率(ΔA/min)。

(3) 计算:

$$血葡萄糖(mmol/L)=\Delta A/min \times \frac{1}{6.22} \times \frac{1.02}{0.02}=\Delta A/min \times 8.2$$

2. 终点法测定　按表 16-3 进行操作。

表 16-3　己糖激酶法测定血糖操作步骤

单位:μl

加入物	空白管(B)	标准管(S)	对照管(C)	质控管	测定管(U)
生理盐水	20	—	2 000	—	—
葡萄糖标准液	—	20	—	—	—
质控血清	—	—	—	20	—
血清	—	—	20	—	20
酶混合试剂	2 000	2 000	—	2 000	2 000

混匀,置 37℃水浴中保温 10min,分光光度计波长 340nm,比色杯光径 1.0cm,用蒸馏水调零,分别读取各管的吸光度。

$$血葡萄糖（mmol/L）=\frac{A_{\mathrm{U}}-A_{\mathrm{C}}-A_{\mathrm{B}}}{A_{\mathrm{S}}-A_{\mathrm{B}}}\times 葡萄糖标准液浓度$$

【参考区间】

空腹血清葡萄糖：3.9~6.1mmol/L。

【质量控制】

轻度溶血、脂血、黄疸、维生素 C、氟化钠、肝素、EDTA 和草酸盐等不干扰本法测定。溶血标本，若血红蛋白超过 5g/L 时，因从红细胞释放出较多的有机磷酸酯和一些酶可干扰本法测定。

【方法学评价】

己糖激酶法的特异性比葡萄糖氧化酶法高，是血清葡萄糖测定的参考方法，适用于自动分析仪。

【临床意义】

血糖浓度受神经系统和激素的调节而保持相对稳定，当这些调节失去原有的相对平衡时，则出现高血糖或低血糖。

1. 生理性血糖升高　主要见于餐后 1~2h、摄入高糖食物、剧烈运动或情绪紧张、肾上腺分泌增加时。

2. 病理性血糖升高

（1）糖尿病：血糖测定主要用于糖尿病的诊断与监测。

（2）内分泌疾病以及肾上腺皮质功能亢进症。

（3）胰腺疾病：如急性或慢性胰腺炎、胰腺肿瘤等。

（4）其他如颅内压增高、脱水等原因引起的血糖升高。

3. 生理性低血糖　见于饥饿和剧烈运动后。

4. 病理性低血糖

（1）胰岛 β 细胞增生或胰岛 β 细胞瘤等，使胰岛素分泌过多。

（2）对抗胰岛素的激素分泌不足，如腺垂体功能减退、肾上腺皮质功能减退、甲状腺功能减退而使生长素、肾上腺皮质激素分泌减少。

（3）严重肝病患者，由于肝脏储存糖原及糖异生等功能低下，肝脏不能有效调节血糖。

二、口服葡萄糖耐量试验

口服葡萄糖耐量试验（OGTT）是一种葡萄糖负荷试验，用以了解胰岛 β 细胞功能和机体对血糖的调节能力。主要用于诊断症状不明显或血糖升高不明显的可疑糖尿病。通过 OGTT 试验，可以早期发现糖代谢异常，早期诊断糖尿病。

【实验原理】

口服葡萄糖糖耐量试验（OGTT）是检查人体血糖调节功能的一种方法。正常人在进食一定量的葡萄糖后，血液葡萄糖浓度仅暂时升高（一般不超过 9.0mmol/L），在 2h 内葡萄糖浓度又恢复到空腹水平，称为耐糖现象。人在进食一定量的葡萄糖后，间隔一定时间测定血糖和尿糖，观察血液葡萄糖水平及有无尿糖出现，称为耐糖试验。

【操作步骤】

1. 受试者实验前 3d 停用胰岛素治疗及影响实验的药物。维持正常饮食及活动（每天食物糖含量不低于 150g）。试验前应空腹 10~16h。

2. 坐位采集空腹静脉取血 2ml，抗凝，测定血浆葡萄糖（称空腹血浆血糖，FPG）。并在相同时间收集尿液标本测定尿糖。

3. 将 75g 无水葡萄糖溶于 250ml 温开水中，5min 内饮完。对于儿童葡萄糖用量可按 1.75g/kg 体重计算，总量不超过 75g。

4. 从服第一口糖水开始计时，每隔 30min 取血 1 次，共 4 次，历时 2h（必要时可延长至 6h）。采血同时每隔 1h 留取尿液做尿糖测定。整个试验过程中不可吸烟、喝咖啡、喝茶或进食。

5. 一般根据 5 次葡萄糖测定结果，以测定血糖的时间为横坐标（空腹时为 0 时），血糖浓度为纵坐标，绘制糖耐量曲线。

【结果计算】

1. FPG ≤ 6.1mmol/L，并且 2hPG < 7.8mmol/L，为糖耐量正常（NGT）。

2. 当 6.1mmol/L ≤ FPG < 7.0mmol/L，且 2hPG < 7.8mmol/L，说明人体对进食葡萄糖后的血糖调节能力尚好，但对空腹血糖调节能力轻度减退，为空腹血糖受损（IFG）。

3. 当 FPG < 7.0mmol/L，7.8mmol/L ≤ 2hPG < 11.1mmol/L，说明人体对葡萄糖的调节能力轻度下降，为糖耐量受损（IGT）。

4. 当 FPG ≥ 7.0mmol/L，2hPG ≥ 11.1mmol/L，说明人体处理进食后葡萄糖的能力明显降低，为糖尿病性糖耐量（DM）。

不同人群 OGTT 葡萄糖耐量曲线见图 16-1。

【参考区间】

健康成人：FPG ≤ 6.1mmol/L，服糖后 30~60min 血糖升高达高峰，一般 < 10mmol/L，2hPG ≤ 7.8mmol/L；同时测定上述各时段的尿糖均应为阴性。

【质量控制】

1. 整个试验中不可吸烟、喝咖啡、喝茶或进食，应安静地坐在椅子上。

2. 2hPG 是从进食第一口糖水开始计算

3. 临床上首先推荐 FPG 测定，因为大多数糖尿病患者会出现 FPG 增加。若 FPG < 5.6mmol/L 或随机血糖 < 7.8mmol/L，即可排除糖尿病的诊断。

4. 某些因素会影响 OGTT 检测结果，如年龄、饮食、健康状况、胃肠道功能、某些药物

图 16-1　葡萄糖耐量曲线图

和精神因素等。

5. 胃肠道疾病患者可采用静脉葡萄糖耐量试验（IGTT）。

【临床意义】

1. 糖尿病患者葡萄糖耐量降低　其特征为：FPG往往超过正常，服糖后血糖更高，且维持时间长，2h后不能恢复至正常空腹水平，同时尿糖阳性。糖耐量降低还见于甲状腺功能亢进症、严重肝脏疾病等。

2. 肾性糖尿　由于肾小球重吸收功能降低，肾糖阈下降，以致肾小球滤液中正常浓度的葡萄糖不能完全重吸收，此时出现的糖尿，称为肾性糖尿。

3. 其他内分泌疾病　如肾上腺皮质激素或肾上腺髓质激素分泌过多等都会导致糖耐量异常。

三、糖化血红蛋白测定

正常成人血红蛋白（Hb）是由 HbA_1、HbA_2 和 HbF 组成。层析分析显示 HbA_1 中含有数种微量 Hb 成分，即 HbA_{1a}（又可细分为 HbA_{1a1} 和 HbA_{1a2}）、HbA_{1b} 和 HbA_{1c}，总称为 HbA_1。HbA_{1c} 是 HbA_1 的主要成分。

红细胞内的血红蛋白（Hb）与糖类（主要是葡萄糖）以共价键形式结合而形成糖化血红蛋白（GHb）。这一过程称糖基化作用，该过程为非酶促反应，过程缓慢且不可逆，GHb一旦形成不再解离。GHb的生成速率取决于一段时间内血糖的平均含量和红细胞的寿命，血糖浓度越高，糖与红细胞接触时间越长，GHb的生成量也就越多。GHb主要存在于糖尿病或其他高血糖患者的血中。因红细胞的平均寿命为120d，因此GHb的浓度可反映受试者检测前2~3个月内血糖的平均浓度，而与血糖的短期波动无关，是评价糖尿病患者血糖控制效果的良好指标，对血糖或尿糖浓度波动较大的患者，GHb浓度测定对其诊断或追踪病情发展有其独特的临床价值。

GHb 测定方法有电泳法、比色法、离子交换微柱法、亲和层析微注法、免疫学法及高效液相色谱法等。离子交换微柱法具有操作简便、快速等优点,结果可满足临床对糖尿病监控的要求,是目前推荐的常规方法。高效液相色谱法被作为参考方法。

本节介绍离子交换层析微注法。

【实验原理】

用偏酸缓冲液处理 Bio-Rex70 阳离子交换树脂,使之带负电荷。它与带正电荷的 Hb 有亲和力。HbA 及 HbA$_1$ 均带正电荷,由于 HbA$_1$ 的两条 β-链 N-端正电荷被糖基清除,正电荷较 HbA 少,两者对树脂的附着力不同。用 pH 6.7 磷酸盐缓冲液可首先将带正电荷较少、吸附力较弱的 HbA$_1$ 洗脱下来,用分光光度计测定洗脱液中的 HbA$_1$ 占总 Hb 的百分数。

【试剂与器材】

1. 0.2mol/L 磷酸氢二钠溶液　称取无水 Na$_2$HPO$_4$ 28.396g 溶于蒸馏水中,并加蒸馏水定容至 1 000ml(即试剂Ⅰ)。

2. 0.2mol/L 磷酸二氢钠溶液　称取 NaH$_2$PO$_4$·2H$_2$O 31.206g 溶于蒸馏水中,并加蒸馏水定容至 1 000ml(即试剂Ⅱ)。

3. 溶血剂　pH 4.62,取 25ml 试剂 2,加 0.2ml Triton X-100,加蒸馏水定容至 100ml。

4. 洗脱剂Ⅰ(磷酸盐缓冲液,pH 6.7)　取 100ml 试剂 1、150ml 试剂 2 于 1 000ml 容量瓶内,加蒸馏水定容至刻度。

5. 洗脱剂Ⅱ(磷酸盐缓冲液,pH 6.4)　取 300ml 试剂Ⅰ、700ml 试剂Ⅱ于 1 000ml 容量瓶内,加蒸馏水定容至刻度。

6. Bio-Rex70 阳离子交换树脂　200~400 目,钠型,分析纯级。

7. 器材　分光光度计、毛细滴管、塑材微柱、微量加样器。

【操作步骤】

1. 树脂处理　称取 Bio-Rex70 阳离子交换树脂 10g,加 0.1mol/L NaOH 溶液 30ml,搅匀,置室温 30min,期间搅拌 2~3 次。然后,加浓盐酸数滴,调至 pH 为 6.7,弃去上清液,用约 50ml 蒸馏水洗 1 次,用洗脱剂Ⅱ洗 2 次,再用洗脱剂Ⅱ洗 4 次即可。

2. 装柱　将上述处理过的树脂加洗脱剂Ⅰ,搅匀,用毛细滴管吸取树脂,加入塑料微柱内,使树脂床高度达 30~40mm,树脂床填充应均匀,无气泡、无断层即可。

3. 溶血液的制备　将 EDTA 抗凝血或毛细管血 20μl,加入 2.0ml 生理盐水中,摇匀,离心,吸弃上清液,仅留下红细胞,加溶血剂 0.3ml,摇匀,置 37℃水浴中 15min,以除去不稳定的 HbA$_1$。

4. 微柱的准备　将微柱颠倒摇动,使树脂混悬,然后去掉上下盖,将柱插入 15mm× 150mm 的大试管中,让柱内缓冲液完全流出。

5. 上样　用微量加样器取 100μl 溶血液,加入微柱内树脂床上,待溶血液完全进入树脂床后,将柱移入另一支 15mm×150mm 的空试管中。

6. 层析洗脱　取 3.0ml 洗脱剂Ⅰ,缓缓加入树脂床上,注意勿冲动树脂,收集流出物,此即为 HbA₁(测定管)。

7. 对照管　取上述溶血液 50μl,加蒸馏水 7.5ml,摇匀,此即为总 Hb 管。

8. 比色　用分光光度计,波长 415nm,比色杯光径 10mm,以蒸馏水作空白,测定各管吸光度。

9. 微柱的清洗和保存　用过的柱先加洗脱剂Ⅱ 3.0ml,使 Hb 全部洗下,再用洗脱剂Ⅰ洗 3 次,每次 3.0ml,最后加洗脱剂Ⅰ 3.0ml,加上下盖,保存备用。

【结果计算】

$$HbA_1(\%)=\frac{测定管 A}{对照管 A×5}×100\%$$

【参考区间】

健康成人 $HbA_1(\%)$:均值 6.5%;范围 5.0%~8.0%。

【质量控制】

1. 层析时环境温度对结果有较大的影响,需要严格控制温度,温度波动比较大时,应置于 22℃ 温箱内操作,器材和试剂也要预温。糖化血红蛋白仪有配套试剂盒,恒温控制,分析结果快速、准确,是一种理想的测定方法。

2. 微柱的清洗,应在 20℃ 以上进行,此层析柱一般可重复使用 20 次。

3. 抗凝剂 EDTA 和氟化物不影响测定结果,肝素能使结果增高。

4. HbF、HbH 及 Hb Bart's 可与 HbA₁ 一起洗脱下来,使结果假性升高;有 HbC 和 HbS 的患者,HbA₁ 可偏低。故有前述异常血红蛋白病者不宜用此方法。

5. 标本置室温超过 24h,可使结果增高,置 4℃ 冰箱可稳定 5d。

【方法学评价】

1. 该法批内变异系数 $CV<1.5\%$,批间 $CV<5\%$,与参考方法 HPLC 比较,其相关系数 $γ=0.945$,两法具有高度的相关性($P<0.001$)。

2. 手工微柱操作受到人工因素和环境因素影响较大。

【临床意义】

1. HbA 作为糖尿病患者长期控制血糖的评价指标。其结果评价如下:

4%~6%:血糖控制正常。

6%~7%:血糖控制比较理想。

7%~8%:血糖控制一般。

8%~9%:血糖控制不理想。

>9%:血糖控制很差。

糖尿病患者血糖控制未达到目标或治疗方案调整时,应每 3 个月检查一次糖化血红蛋白;血糖控制达到目标后也应每年至少检查 2 次糖化血红蛋白。

2. 此实验不能用于诊断糖尿病或判断短时间内的葡萄糖控制水平,亦不能用于取代血液葡萄糖测定。

四、糖化血清蛋白测定

血液中的葡萄糖与清蛋白和其他蛋白质分子 N-端发生非酶促糖基化反应,形成高分子酮胺类化合物,这些糖化的血清蛋白称为果糖胺,即糖化血清蛋白(GSP)。清蛋白是血清蛋白中最多的成分,半衰期为 17~19d,故可通过测定糖化血清蛋白来反映 2~3 周前患者的血糖控制情况。

目前对糖化血清蛋白的测定主要是亲和层析法、化学比色法和果糖胺法,后者操作简单快速、可用于自动化分析,是目前临床常用的方法。

本节介绍果糖胺法。

【实验原理】

血清中的果糖胺在碱性环境下能还原硝基四氮唑蓝(NBT)为紫红色甲䐶,在 530nm波长处有最大吸收峰,与同样处理的果糖胺标准液进行比较,即可计算出样本中糖化血清蛋白的含量。

【试剂与器材】

1. 0.1mol/L 碳酸氢盐缓冲液(pH 10.8) 称取无水碳酸钠 9.54g,碳酸氢钠 0.84g,用蒸馏水溶解并定容至 1 000ml。

2. 0.11mol/LNBT 试剂 称取氯化硝基四氮唑蓝(NBT)10mg。用上述 0.1mol/L 碳酸氢盐缓冲液溶解并定容至 100ml。置冰箱保存可稳定 3 个月。

3. 4mmol/L DMF(1-脱氧-1-吗啉果糖)标准液 称取 99.6mg 的 DMF 溶于 40g/L 牛血清白蛋白溶液 100ml 中。

【操作步骤】

1. 取试管 3 支,按表 16-4 操作。

表 16-4 果糖胺法测定

单位:ml

加入物	空白管	标准管	测定管
血清(血浆)	—	—	0.1
蒸馏水	0.1	—	—
DMF 标准液	—	0.1	—
NBT 试剂(预温至 37℃)	4.0	4.0	4.0

2. 将各管混匀,于 37℃水浴中准确放置 15min 后立即取出,流水冷却至 25℃以下,

空白管调零。在 550nm 波长处,15min 内测定各管吸光度。

【结果计算】

取 4mmol/L DMF 标准液,用牛血清白蛋白溶液(40g/L)稀释成 1mmol/L、2mmol/L、3mmol/L、4mmol/L,并以牛血清白蛋白溶液(40g/L)为空白,与测定管同样操作,读取各浓度 DMF 相应的吸光度。以 DMF 浓度为横坐标,吸光度为纵坐标,制成标准曲线。浓度在 4mmol/L 以内与吸光度呈线性关系,从标准曲线查得测定结果。

【参考区间】

1.65~2.15mmol/L。

【质量控制】

1. 必须严格控制实验条件,如反应温度、pH 等。

2. 标本中果糖胺含量超过 4.0mmol/L 时,应用生理盐水稀释后再测定。

3. 必须注意测定的标准化,因为用不同标准物时所得结果不完全一致,最好各实验室建立自己的参考区间。

【方法学评价】

该方法操作简便,结果也比较准确,易于推广。

【临床意义】

1. 由于血清蛋白半衰期较短,本试验可有效反映患者过去 2~3 周血糖的水平。

2. 本试验不受临时血糖浓度波动影响,故为临床糖尿病患者的诊断和较长时间血糖控制水平的研究,提供了一个很好的目标。同一患者前后连续检测结果的比较更有价值。

五、脑脊液葡萄糖测定

用于血液葡萄糖测定的葡萄糖氧化酶法或己糖激酶法均适用于脑脊液葡萄糖测定。但脑脊液中的葡萄糖含量仅为血液葡萄糖含量的 50%~80%。为了提高测定的灵敏度,可将标本用量加倍,再将结果除以 2。

脑脊液标本留取后应迅速送检,若想保存较长时间,可以选择草酸钾/氟化钠作为抗凝剂的采血管留取标本。

【参考区间】

成人脑脊液葡萄糖:2.5~4.5mmol/L(45~80mg/dl);儿童脑脊液葡萄糖:2.8~4.5mmol/L(50~80mg/dl)。

【临床意义】

脑脊液中葡萄糖的测定常用于细菌性脑膜炎与病毒性脑膜炎的鉴别诊断。化脓性或结核性脑膜炎时,葡萄糖被感染的细菌所分解而浓度降低。病毒性脑膜炎时,脑脊液葡萄糖含量正常。中枢神经系统真菌感染或脑膜癌时也可出现脑脊液葡萄糖降低。糖尿病及某些脑炎患者脑脊液葡萄糖可见增高。

六、尿液葡萄糖测定

己糖激酶法和葡萄糖脱氢酶法是测定尿液中葡萄糖含量较特异和准确的方法。根据测定氧消耗量（如氧电极法）的葡萄糖氧化酶法，对尿液葡萄糖测定也是可靠的。但葡萄糖氧化酶和过氧化物酶偶联法（即 GOD-POD 法）不适合用于尿液葡萄糖测定，因为尿液中各种还原性物质（如尿酸、维生素 C 等）含量较高，会消耗葡萄糖氧化酶反应中所产生的过氧化氢，降低呈色反应，引起假阴性。

【参考区间】

成人尿糖定性试验：阴性。

【临床意义】

尿液葡萄糖检测目前已作为尿液常规检查的一项指标。尿糖阳性主要见于糖尿病患者，某些肾脏疾病、老年人或妊娠等肾糖阈降低时也可出现尿糖阳性。

章末小结

葡萄糖是人体内糖的主要存在和利用形式。血液中的葡萄糖称为血糖，通过体内神经系统、激素及组织器官的共同调节，使血糖浓度保持相对恒定状态。糖尿病是一组由于胰岛素分泌不足或/和胰岛素作用低下引起的代谢性疾病，高血糖是其主要特征，血糖控制不良会出现脂质、蛋白质代谢异常，最终导致多器官功能损害。

根据病因，糖尿病可分为四大类，即 1 型糖尿病、2 型糖尿病、特殊类型糖尿病、妊娠糖尿病。实验室诊断方法主要有空腹或随机血糖浓度测定、口服葡萄糖耐量试验（OGTT）或餐后 2h 血糖测定。除了注意标本采集等影响因素外，在临床应用上，不能仅凭一次检验结果异常就作出糖尿病的诊断。

低血糖是指低于参考范围下限的空腹血糖，可由多种原因引起，其诊断依据主要依靠临床表现和血糖测定。

血糖测定方法，按反应原理分为三类，目前均采用酶法测定血浆（清）葡萄糖。葡萄糖氧化酶法为国家卫生健康委临床检验中心推荐的常规方法，己糖激酶法为参考方法。

口服葡萄糖耐量试验（OGTT）是一种葡萄糖负荷试验，用以了解胰岛 β 细胞功能和机体对血糖的调节能力。主要用于诊断症状不明显或血糖升高不明显的可疑糖尿病。

糖化血红蛋白、糖化血清蛋白利于既往血糖情况的监控，对于判断临床疗效有重要的指导意义。

（张　聪）

思考题

一、简答题

1. 简述血糖的来源和去路。

2. 简述糖尿病的分型及基本特征。

3. 简述 OGTT 实验方法及临床意义。

二、病例分析题

患者,女,45 岁。因常感口渴 2 个月余就医,患者主诉小便次数增多,饭量增大且体重减轻,平常喜欢吃甜食。查体:精神尚佳,T 36.2℃,血压 125/80mmHg,无肝炎病史。

请思考:该患者可能患了何种疾病?需要做哪项实验室检查?

第十七章 血脂及血浆脂蛋白检验

17章 数字内容

案例导入

患者，女，43岁。入院前3个月无明显诱因出现头闷不适，门诊检查发现甘油三酯升高，血糖偏高，院外饮食控制、口服"甘糖酯"治疗，无明显效果。患者自述以往身体健康一般，无既往病史。实验室检查：胆固醇 5.64mmol/L，甘油三酯 26.12mmol/L。

请思考：根据临床及实验室检查结果，该患者初步诊断是什么？

脂质是机体能量的来源和组织结构的重要成分，体内脂代谢状况可通过血脂变化反映出来，血脂代谢异常不仅与动脉粥样硬化(AS)的发生、发展有密切关系，对冠心病急性事件(不稳定型心绞痛、急性心肌梗死和冠状动脉猝死)的发生也起着重要作用。早在20

世纪初就已经开始关于血脂与 AS 发生机制异常之间关系的研究,大量研究证实,富含甘油三酯(TG)的脂蛋白是冠心病(CHD)的独立危险因子,TG 增加表明患者存在代谢异常综合征。血脂、血浆脂蛋白及载脂蛋白检验已成为 AS 和心、脑血管疾病诊断、治疗和预防的重要实验室指标,且应用于糖尿病、肾脏疾病及绝经后妇女内分泌改变等临床相关疾病的研究中。

第一节　血脂与血浆脂蛋白

一、血浆脂蛋白的分类

血脂是指血浆中脂质的总称。包括甘油三酯(TG)、游离胆固醇(FC)、胆固醇酯(CE)、磷脂(PL)和游离脂肪酸(FFA)等。血浆中的胆固醇包括 FC 和 CE,两者合称总胆固醇(TC)。血脂的主要成分是 TG、TC 和 PL,其中 TG 参与体内能量代谢,而 TC 则主要参与细胞膜的组成,或转变为胆汁酸和类固醇激素。甘油三酯和胆固醇难溶于水,不能直接溶解在血液里被转运,因此在血浆中它们通常与载脂蛋白结合以脂蛋白(LP)的形式运输。

根据血浆脂蛋白中所含的脂质和蛋白质比例的不同,可用密度分离法和电泳分离法将其分为四大类。

1. 密度分离法(超速离心法)　可将血浆脂蛋白分为乳糜微粒(chylomicron,CM)、极低密度脂蛋白(very low density lipoprotein,VLDL)、低密度脂蛋白(low density lipoprotein,LDL)和高密度脂蛋白(high density lipoprotein,HDL),四类脂蛋白密度依次增大,颗粒则依次变小。此外,病理情况下,VLDL 与 LDL 之间还会出现中间密度脂蛋白(IDL)。

2. 电泳分离法　由于不同密度脂蛋白表面电荷量、分子构象及分子量不同,因此在同一电场中具有不同的迁移率,根据迁移率不同可将其分为乳糜微粒(CM)、β-脂蛋白(β-LP)、前 β-脂蛋白(preβ-LP)和 α-脂蛋白(α-LP)四条区带。

二、血浆脂蛋白的组成、结构与载脂蛋白功能

(一)血浆脂蛋白的组成

血浆脂蛋白主要由蛋白质、甘油三酯、磷脂、胆固醇及其酯等成分组成。其中蛋白质部分称为载脂蛋白(apolipoprotein,Apo),至今已发现的载脂蛋白有 20 多种,主要有 Apo A、Apo B、Apo C、Apo D、Apo E 等,由于氨基酸组成的差异,每一型又分为若干亚型(表 17-1)。

不同种类的血浆脂蛋白所含载脂蛋白的种类和含量均不相同,在 HDL 中主要是 Apo A,LDL 中主要是 Apo B,VLDL 中主要是 Apo B 和 Apo C,CM 中 Apo A、B、C 三种都有。

各种血浆脂蛋白的特征与功能见表 17-1。

表 17-1　血浆脂蛋白的特征与主要功能

脂蛋白	密度/(g·ml⁻¹)	电泳位置	颗粒直径/nm	主要脂质	主要载脂蛋白	来源	主要功能
CM	<0.950	原位	80~500	TG	Apo B48 Apo A I Apo A II	小肠合成	将小肠中来自食物的甘油三酯和胆固醇转运至其他组织
VLDL	0.950~1.006	前β	30~80	TG	Apo B100 Apo E Apo Cs	肝脏合成	将肝内合成的甘油三酯转运至外周组织，经脂酶水解后释放 FFA
IDL	1.006~1.019	β	27~30	TG TC	Apo B100 Apo E	VLDL中TG经脂肪酶水解后形成	属于LDL前体，部分经肝摄取
LDL	1.019~1.063	β	20~27	TC	Apo B100	VLDL和IDL中 TG 经脂肪酶水解后形成	胆固醇的主要载体，经 LDL 受体介导被外周组织摄取利用，与冠心病直接相关
HDL	1.063~1.210	α	8~10	PL TC	Apo A I Apo A II Apo Cs	肝和小肠合成，CM 和 VLDL 脂解后表面衍生	促进胆固醇从外周组织转运至肝或其他组织再分布，HDL-C 与冠心病呈负相关
Lp(a)	1.050~1.120	前β	25~35	TC	Apo B100 Apo(a)	肝合成后与 LDL 形成复合物	可能与冠心病相关

（二）血浆脂蛋白的结构

各种脂蛋白在形态特征上有许多共同之处,成熟的血浆脂蛋白大致为球形颗粒,由两部分组成,即疏水的核心和亲水的外壳。核心由不溶于水的 CE 与 TG 组成,表层则覆盖有载脂蛋白和具有极性的 PL、FC,它们的极性基团突出于脂蛋白颗粒的表面,向外露于血浆中,而疏水部分掩蔽在脂蛋白内部(图 17-1)。

图 17-1　脂蛋白结构示意图

（三）载脂蛋白的功能

一般认为，载脂蛋白至少有以下五种功能：①与脂质的亲和作用而使脂质溶于水性介质中；②运转甘油三酯和胆固醇；③作为脂蛋白外壳的结构成分，与脂蛋白外生物信息相联系；④以配体的形式连接脂蛋白与特异受体；⑤激活某些与血浆脂蛋白代谢有关的酶类，例如 Apo A I 和 C I 能激活 LCAT（卵磷脂-胆固醇脂酰基转移酶）。

三、脂蛋白代谢紊乱

人体血浆脂蛋白代谢分为外源性代谢途径和内源性代谢途径。外源性代谢途径是指食物中摄取的胆固醇和甘油三酯在小肠中合成 CM 及 CM 代谢的过程，而内源性代谢途径则是指肝脏内合成甘油三酯、胆固醇和磷脂后进一步合成 VLDL，释放至血液中转变为 IDL 和 LDL，并被肝脏或其他器官代谢的过程。HDL 参与将胆固醇从外周组织转运至肝脏的过程，称为胆固醇的逆向转运。

（一）外源性代谢途径

CM 是运输外源性 TG 的主要形式。食物中的 TG 在肠道中经胰脂肪酶水解成甘油一酯和脂肪酸，被小肠黏膜上皮细胞吸收后重新合成 TG，连同合成及吸收的胆固醇、磷脂与 Apo B48、Apo A I、Apo A II 和 Apo AIV 等共同形成 CM。CM 经小肠淋巴管及胸导管进入血液循环，经过肌肉、心脏及脂肪组织时，CM 在毛细血管内皮细胞表面的脂蛋白脂肪酶（LPL）的作用下，其内核 TG 逐步被分解，释放出游离脂肪酸。游离脂肪酸可作能量物质，但大部分是被组织细胞摄取并重新酯化合成 TG 储存起来。在代谢过程中，CM 颗粒逐渐变小，其表面的 Apo A I、Apo A II 和 Apo AIV、磷脂及胆固醇不断转移给 HDL。同时，CM 接受来自 HDL 和 VLDL 的 Apo C 和 Apo E，形成富含胆固醇的 CM 残粒，CM 残粒利用其表面的 Apo E 与肝细胞表面的 Apo E 受体（残粒受体）结合，被肝细胞迅速摄取后进行代谢转变（图 17-2、图 17-3）。

图 17-2　甘油三酯代谢途径

●LDL 受体;〰残粒受体;HL:肝脂肪酶;LPL:脂蛋白脂肪酶。

图 17-3　胆固醇代谢途径

●LDL 受体;〰残粒受体;○清道夫受体;HL:肝脂肪酶;LPL:脂蛋白脂肪酶。

（二）内源性代谢途径

肝脏可利用葡萄糖、氨基酸和脂肪酸等原料合成甘油三酯、胆固醇和磷脂,然后与Apo B100、C、E 等共同组成 VLDL 释放入血,故 VLDL 是运输内源性 TG 的主要形式。小肠黏膜细胞也可合成少量的 VLDL。在血液中,VLDL 经历了与 CM 类似的分解代谢过程,即在 LPL 及 Apo C II 的作用下,VLDL 内核的 TG 被水解,释放出游离脂肪酸,其表面 Apo C 和 Apo E 残粒转移到 HDL,Apo B100 则保留在 VLDL 残粒中。有研究结果表明,只有一半的 VLDL 残粒逐步转变成 IDL,并进一步转变为 LDL 进行代谢,另一半的VLDL 被肝细胞摄取并代谢(图 17-2、图 17-3)。

LDL 是运输胆固醇的主要脂蛋白,其主要功能是将胆固醇转运至外周组织。LDL 与细胞膜上的 LDL 受体结合后,被细胞内吞,进入溶酶体并被水解释放出 FC,FC 除可被细胞利用合成激素或重新酯化储存外,还可负反馈地抑制细胞胆固醇的合成。若 LDL 受体缺陷,导致血浆 LDL 升高,患者将出现高胆固醇血症及动脉粥样硬化。

（三）胆固醇的逆向转运途径

HDL 可将胆固醇从外周组织(包括动脉粥样斑块)运回肝脏进行再循环或以胆酸的形式排泄,这一过程称为胆固醇的逆向转运。HDL 是含有胆固醇、磷脂、Apo A I 和 A II 的小分子脂蛋白,肝脏(主要)和小肠(较少)合成的 HDL 为新生脂蛋白,圆盘状颗粒。当外周组织中胆固醇供大于求时,胆固醇会在此堆积。胆固醇在逆向转运过程中,在血浆LCAT 的作用下,胆固醇酯化成胆固醇酯并贮存于 HDL 内核。HDL 运输胆固醇酯进入肝脏的途径有 3 条:①通过结合 Apo A 的特殊受体,肝脏直接摄取 HDL;②含 Apo E 的HDL 通过 Apo E 与肝细胞表面的 Apo E 受体或残粒结合进入肝脏;③在 CETP(胆固醇酯转运蛋白)的作用下,HDL 中的胆固醇酯转移到富含 TG 的脂蛋白(如 CM 和 VLDL)中,通过肝脏上的受体介导将胆固醇间接转运至肝脏内(图 17-4)。

图 17-4　胆固醇的逆向转运途径

⦿残粒受体;⊗HDL 受体;●LDL 受体;LCAT:卵磷脂-胆固醇酰基转移酶。

(四)高脂蛋白血症

脂蛋白代谢紊乱主要表现为高脂血症或高脂蛋白血症,目前已经认识到血浆 HDL 降低也是一种脂代谢紊乱。高脂血症是指血浆中 TC 和/或 TG 水平升高。高脂蛋白血症是指血浆中的 CM、VLDL、LDL、HDL 等脂蛋白出现一种或几种浓度过高的现象。血浆脂质以脂蛋白形式存在,因此,高脂血症一定也是高脂蛋白血症。采用脂蛋白异常血症能更准确、更全面地反映血脂代谢紊乱状态。

1. 分型　高脂蛋白血症可分为原发性和继发性两大类。原发性是遗传缺陷所致,如家族性高胆固醇血症。继发性是继发于某种疾病,如糖尿病、肾病、甲状腺功能减退症等均可继发引起高脂血症。

血清(浆)静置试验是一种粗略判断血中脂蛋白是否异常增加的简易方法,可作为高脂血症的初筛实验。具体操作是将患者空腹 12h 后采集的静脉血分离出血清(浆),置 4℃冰箱过夜,观察其分层情况和清晰度。正常空腹血清应清澈透明。根据血清(浆)外观、TC、TG 的含量及脂蛋白电泳图谱,1970 年世界卫生组织(WHO)建议将高脂蛋白血症分为 5 型或包括亚型在内的 6 型(表 17-2)。

表 17-2　高脂蛋白血症分型及特点

类型	血清外观	胆固醇	甘油三酯	脂蛋白醋酸纤维素薄膜电泳图谱	特点
正常	清澈	3.10~5.70 mmol/L	0.56~1.70 mmol/L		无乳糜微粒
Ⅰ型(极罕见)	奶油样层清澈的血浆	正常或稍高	显著增高 ↑↑↑		乳糜微粒明显,其他正常
Ⅱa型(常见)	清澈	显著增高 ↑↑↑	正常 ↔		β脂蛋白明显增高
Ⅱb型(常见)	清澈或微混	显著增高 ↑↑↑	稍增高 ↑		β脂蛋白增高,前β脂蛋白增高
Ⅲ型(极罕见)	混浊	增高 ↑↑	增高 ↑↑		出现宽β脂蛋白带,乳糜微粒模糊
Ⅳ型(极常见)	清澈或微混	正常或稍高 ↔	显著增高 ↑↑↑		前β脂蛋白显著增高
Ⅴ型(罕见)	奶油样层混浊层	稍增高 ↑	增高 ↑↑	CMβ 前 βα	乳糜微粒明显,前β脂蛋白增高

2. 各型高脂蛋白血症的特点

（1）Ⅰ型：高乳糜微粒血症，又称为自发性高脂血症，是一种罕见的遗传性疾病。因为缺乏脂蛋白脂肪酶，CM 不能被水解，故导致高 CM 血症。血浆外观呈乳白色混浊，4℃冰箱过夜，出现"奶油样"上层，下层澄清。

（2）Ⅱ型：最常见的高脂血症，多系遗传性缺陷。常因食入过多胆固醇和饱和性脂肪酸而诱发，又分为：①Ⅱa 型：高胆固醇血症，受膳食影响较轻。血浆外观澄清，TC 显著增加，β 脂蛋白明显升高，电泳图谱上 LDL 带明显增宽；TG 正常，前 β 脂蛋白正常。患者临床特点是易发生动脉粥样硬化。②Ⅱb 型：继发性高胆固醇血症，受膳食影响较大。血浆外观澄清或轻度混浊。TC 增加，伴有 TG 升高，血中除 β-脂蛋白升高，前 β-脂蛋白也升高。此型也是一种常见的脂蛋白异常，患者临床特征为甲状腺功能减退症，也常见于肾病综合征。

（3）Ⅲ型：伴有高甘油三酯血症的高胆固醇血症。血浆外观混浊，4℃冰箱过夜，常可见一模糊"奶油样"表层，电泳图谱上 β-脂蛋白和前 β-脂蛋白区带混为一体，即所谓宽 β 区带。此型属罕见的遗传性疾病，患者早年即可发生冠心病。

（4）Ⅳ型：高甘油三酯血症。其特点是 TG 显著升高，前 β-脂蛋白升高，而 TC 含量正常，通常 α-脂蛋白降低，血浆外观可以澄清也可呈混浊状，4℃冰箱过夜，表面无"奶油状"。此型在临床上较常见，约占高脂蛋白血症的一半以上，与过胖和低糖耐量有关。

（5）Ⅴ型：高脂血症伴有乳糜微粒血症，实际上是 Ⅰ 型和Ⅳ型的混合症。血浆 TG 和 TC 水平均升高，以 TG 升高为主。乳糜微粒和前 β-脂蛋白都升高。将该型血浆 4℃过夜，可见上层为"奶油样"，下层为混浊状。此型高脂蛋白血症易于发生危及生命的胰腺炎，在临床上较少见。

第二节　血脂、脂蛋白及载脂蛋白测定

案例导入

男，36 岁。因发现有高胆固醇血症入院。自幼发现身体有多种瘤状结节，无高血压及糖尿病病史。其父亲和哥哥都有高胆固醇血症病史。查体：其右肘关节伸侧、右手掌和双侧跟腱处有黄色瘤。实验室检查：患者血浆外观澄清，TC 11.5mmol/L，TG 2.1mmol/L，HDL-C 1.20mmol/L，LDL-C 12.8mmol/L；肝、肾功能正常；血糖正常。

请思考：结合临床分析血脂检查结果，该患者属于哪种血脂异常？

目前临床上开展的血脂测定项目包括 TC、TG、HDL 及其亚类胆固醇、LDL-C、Lp（a）

以及部分载脂蛋白如 ApoA I、Apo B 等,其中 TC、TG、HDL-C、LDL-C 测定是血脂测定的基本四项,绝大多数实验室都作为常规项目进行测定。血浆(清)于 4℃冰箱中过夜观察分层现象及清澈度,可初步估计各种脂蛋白的变化状况。血浆脂蛋白电泳结合 TC、TG 水平有助于高脂血症的分型。

《中国成人血脂异常防治指南》(2016 年修订版)中建议采取以下措施减少可控分析前因素对血脂检测结果的影响:①采集标本前受试者处于稳定代谢状态,至少 2 周内保持一般饮食习惯和稳定体重;②采集标本前受试者 24h 内不进行剧烈身体活动;③采集标本前受试者禁食约 12h;④用静脉血作血脂测定标本,抽血前受试者坐位休息至少 5min,除特殊情况外,受试者取坐位接受抽血;⑤静脉穿刺时止血带使用不超过 1min;⑥血液标本保持密封,避免震荡;⑦用血清作血脂分析样品,血液标本在 1~2h 内离心,分离血清(含促凝剂采血管可在更短时间内离心);⑧及时分析血清样品,尽量避免样品存放,若必须储存,需保持样品密封,短期(3d 内)可存于 4℃,长期需存于-70℃以下。

一、血清(浆)总胆固醇测定

总胆固醇(TC)是指血液中各脂蛋白所含胆固醇之总和,血清中 TC 约 1/3 为游离胆固醇,2/3 为胆固醇酯。两种类型的比例在个体内或个体间是基本恒定的。游离胆固醇在 LCAT 作用下,与脂肪酸结合成胆固醇酯。人体胆固醇除来自食物以外,还可在体内由乙酰辅酶 A 在肝内合成,提供内源性胆固醇的 90%。血浆胆固醇主要存在 LDL 中,其次为 HDL 和 VLDL,CM 中含量最少。其主要功能:①是所有细胞膜和亚细胞器膜上的重要组成成分;②是胆汁酸的唯一前体;③是所有类固醇激素,包括性腺和肾上腺激素的前体等。血清胆固醇含量升高可引发动脉粥样硬化,形成堵塞性心脑血管疾病。血清 TC 测定的决定性方法为核素稀释-质谱法,参考方法为化学法中的 ALBK 法,常规方法为酶法。在我国,高效液相色谱(HPLC)法被推荐作为 TC 测定的参考方法。

(一)化学法

化学法是将胆固醇及其酯在酸性条件下与显色剂作用呈色的一种测定方法,标本中胆固醇通常需抽提纯化。显色剂主要有两类:①醋酸-醋酸酐-硫酸;②高铁硫酸。这些显色反应须用强酸试剂,干扰因素多,准确测定有赖于从标本中抽提、皂化、纯化过程,因而操作较为繁琐,不适于分析大批量标本,且不适于自动分析。

(二)酶法

胆固醇氧化酶法(COD-PAP 法)测定始于 20 世纪 70 年代,其特异性高,精密度和灵敏度都能很好地满足临床实验室的要求。由于操作简便,试剂无腐蚀性,既可以手工分析,又特别适用于自动生化分析,国内外均推荐 COD-PAP 法作为测定胆固醇的主要方法,是胆固醇测定的常规方法。

本节主要介绍酶法测定总胆固醇(COD-PAP法)。

【实验原理】

血清中胆固醇酯酶(CEH)将胆固醇酯(CE)水解成脂肪酸和游离胆固醇,后者在胆固醇氧化酶(COD)的作用下,氧化生成胆烷-4-烯-3-酮和过氧化氢(H_2O_2),H_2O_2在4-氨基安替比林(4-AAP)与酚存在下,经过氧化物酶(POD)催化,生成红色醌亚胺(Trinder反应)。颜色的深浅与标本中 TC 含量成正比。反应式如下。

$$胆固醇酯+H_2O \xrightarrow{CEH} 胆固醇+游离脂肪酸$$

$$胆固醇+O_2 \xrightarrow{COD} 胆烷-4-烯-3-酮+H_2O_2$$

$$H_2O_2+4\text{-}AAP+酚 \xrightarrow{POD} 红色醌亚胺+4H_2O$$

【试剂与器材】

酶法测定胆固醇通常采用市售试剂盒操作。"三酶合一"试剂盒包括 CEH、COD 和 POD。

1. 酶应用液 0.1mol/L 磷酸盐缓冲液(pH 7.76),含 Triton X-100 5ml、胆酸钠 3mmol、4-AAP 0.5mmol、2,4-二氯酚 1.25mmol。根据当日需要,按说明在上述 100ml 缓冲液中加入"三酶合一"酶试剂。

2. 参考血清(胆固醇次级标准液) 混合人血清 100ml,加叠氮钠 100mg,用 Abell 法重复测定 10 次,定值。并与国际上认可的定值血清核对,分装成小瓶,冰箱保存,可用一年。

3. 器材 试管、刻度吸管、微量加样器、分光光度计、恒温水浴箱。

【操作步骤】

1. 血清总胆固醇测定按表 17-3 操作。

表 17-3　血清总胆固醇酶法测定实验步骤

单位:ml

加入物	测定管	标准管	空白管
待测血清	0.02	—	—
参考血清	—	0.02	—
蒸馏水	—	—	0.02
酶应用液	2.00	2.00	2.00

2. 混匀,置37℃水浴保温 15min,用分光光度计比色,波长 510nm,以空白管调零,测定各管吸光度,按参考血清为标准计算结果。

【结果计算】

$$血清总胆固醇(mmol/L)=\frac{测定管吸光度}{标准管吸光度}\times参考血清胆固醇浓度(mmol/L)$$

【参考区间】

《中国成人血脂异常防治指南》(2016年修订版)提出的标准：合适范围<5.2mmol/L；边缘升高≥5.2mmol/L 且<6.2mmol/L；升高：≥6.2mmol/L。

【临床意义】

TC除了作为高胆固醇血症的诊断指标之外，不能作为其他任何疾病的诊断指标，对于动脉粥样硬化和冠心病而言，TC水平是一个明确的独立危险因子，与冠心病发病率呈正相关。影响胆固醇水平的因素有年龄、性别及饮食习惯等。血浆TC水平往往随年龄增长而上升，但到70岁或80岁以后会有所下降，中青年女性低于男性，女性绝经后超过同龄男性。长期高胆固醇、高脂肪、高热量饮食可使TC增高。

1. 病理性血清TC增高　见于动脉粥样硬化、脂肪肝、肝脏肿瘤、甲状腺功能减退症、严重糖尿病、肾病综合征、胆总管阻塞等，家族性高胆固醇血症时TC显著增高。

2. 病理性血清TC降低　见于肝脏疾病如肝硬化、暴发性肝衰竭、甲状腺功能亢进症、恶性贫血、溶血性贫血、营养不良，慢性消耗性疾病如癌症晚期等。

【质量控制】

1. 标本　胆红素、谷胱甘肽、尿酸和维生素C等一些还原性物质可使结果偏低。轻度溶血对测定结果无影响，但明显溶血可使结果增高，此时可用一个不加COD的空白管从结果中减去来纠正。

2. 试剂　试剂中酶的质量影响测定结果。CEH必须能有效水解各种脂肪酸的胆固醇酯(有些微生物来源的CEH不易水解花生四烯酸酯)；COD对胆固醇氧化必须完全。

3. 器材　比色后应尽快清洗试管和比色杯，防止染料沉积污染，影响以后的测定。

【方法学评价】

胆固醇氧化酶法灵敏度高、准确度高、精密度好、线性范围宽，但某些胆固醇酯酶对胆固醇水解不完全，反应易受一些还原性物质如尿酸、胆红素、维生素C等的干扰。

二、血清（浆）甘油三酯测定

甘油三酯由1分子甘油和3分子脂肪酸组成。每分子甘油三酯可以含有2~3种不同的脂肪酸，分子量为800~900。属中性脂肪，在体内大量储存，其首要功能是为细胞代谢提供能量。饮食中的脂肪被消化吸收以甘油三酯形式形成乳糜微粒循环于血液中，血中乳糜微粒的半衰期仅为10~15min，进食后12h，正常人血中甘油三酯恢复至原有水平。血清TG测定的决定性方法为核素稀释-质谱法；目前尚无公认的TG测定参考方法，常规方法为酶法（GPO-PAP法）。

（一）化学法

化学法主要有三种：①Van Handel 法：用氯仿抽提样品中的甘油三酯，用沸石吸附磷脂，变色酸显色；②正庚烷-异丙醇抽提法：沸石合剂或氧化铝吸附干扰物，乙酰丙酮显色或测荧光；③分溶抽提-乙酰丙酮显色法。上述测定方法中以正庚烷-异丙醇抽提乙酰丙酮显色法应用较普遍。

化学法测定的基本原理可分为以下四步：

1. 甘油三酯的抽提　用甲醇、乙醇、正庚烷或氯仿等溶剂提取甘油三酯，同时，又要消除葡萄糖、磷脂、游离甘油等干扰物的影响。可用吸附剂（如硅酸、沸石等）或有机溶剂（如异丙醇、己烷等）去除干扰物质。

2. 甘油三酯水解生成甘油　通常采用氢氧化钾作皂化剂，温度一般控制在 50~60℃，时间 10~15min。

3. 甘油氧化成甲醛　用过碘酸作氧化剂，过碘酸在酸性溶液中将甘油氧化为甲醛和甲酸。这一反应并非甘油所特有，但凡含有相邻羟基或有相邻羟基或氨基的化合物，如葡萄糖、α-磷酸甘油和丝氨酸等都会引起干扰，因此，在第一步提取时应尽量除去这类物质。

4. 甲醛的定量　主要有两种：①甲醛与变色酸（4,5-二羟-2,7-萘二磺酸）在硫酸溶液中生成紫红色化合物，570nm 测吸光度。反应前要用还原剂去除剩余的过碘酸。该法稳定、灵敏度高，线性范围可达 10mmol/L。②乙酰丙酮法：甲醛与乙酰丙酮在 NH_4^+ 存在下生成黄色的二乙酰二氢二甲基吡啶，420nm 测吸光度，也可测荧光。

（二）酶法

测定甘油三酯基于以下反应：

1. 甘油三酯经脂肪酶水解生成甘油和脂肪酸。

2. 甘油的测定，方法有：①甘油激酶（GK）-丙酮酸激酶（PK）-乳酸脱氢酶（LDH）法，当 NADH 氧化成 NAD^+ 时，于 340nm 波长测得吸光度下降值的变化；②甘油激酶-甘油磷酸脱氢酶（GPDH）法，生成的 NADH 还原硝基四氮唑蓝（NBT）为甲䐶，于波长 340nm 处测定吸光度下降值；③甘油脱氢酶（GDH）-甲䐶法，用碘化四氮唑蓝（INT）代替 NBT；④甘油激酶（GK）-甘油磷酸氧化酶（GPO）-过氧化物酶（POD）法等。

在酶法测定甘油三酯的众多反应中，监测 NADH 变化的方法特异性好、灵敏度高，但工作液稳定性欠佳。目前多采取 GPO-PAP 法。

本节介绍酶法（GPO-PAP 法）。

【实验原理】

用脂肪酶或脂蛋白脂肪酶（LPL）使血清中的甘油三酯水解，生成甘油和脂肪酸。甘油在甘油激酶（GK）催化下，生成 α-磷酸甘油（α-PG），后者再经磷酸甘油氧化酶（GPO）作用，氧化成磷酸二羟丙酮和 H_2O_2，最后以 Trinder 反应测定 H_2O_2，计算血清 TG 含量。反应式如下：

$$\text{甘油三酯} + 3H_2O \xrightarrow{\text{LPL}} \text{甘油} + 3\text{-脂肪酸}$$

$$\text{甘油} + ATP \xrightarrow{\text{GK}} \alpha\text{-磷酸甘油} + ADP$$

$$\alpha\text{-磷酸甘油} + O_2 \xrightarrow{\text{GPO}} \text{磷酸二羟丙酮} + H_2O_2$$

$$H_2O_2 + 4\text{-}AAP + 4\text{-氯酚} \xrightarrow{\text{POD}} \text{红色醌亚胺} + 4H_2O$$

GPO、4-AAP、4-氯酚三者合成 PAP,故本法称为 GPO-PAP 法。

【试剂与器材】

1. 甘油三酯测定酶试剂组成如下：

pH 7.6 Tris-HCl 缓冲液	150mmol/L
脂肪酶或脂蛋白脂肪酶	3 000U/L
ATP	0.5mmol/L
甘油激酶	250U/L
磷酸甘油氧化酶	3 000U/L
过氧化物酶	1 000U/L
胆酸钠	3.5mmol/L
$MgSO_4$	17.5mmol/L
4-AAP	1mmol/L
4-氯酚	3.5mmol/L
Triton X-100	0.1g/L

2. 1.13mmol/L 甘油三酯水溶性标准液。

3. 器材　试管、刻度吸管、微量加样器、分光光度计、恒温水浴箱。

【操作步骤】

1. 取 3 支试管,分别标记后按表 17-4 操作。

表 17-4　血清甘油三酯酶法测定操作步骤

单位:ml

加入物	测定管	标准管	空白管
待测血清	0.01	—	—
甘油三酯水溶性标准液	—	0.01	—
蒸馏水	—	—	0.01
酶试剂	1.00	1.00	1.00

2. 充分混匀,置室温 15min,用分光光度计比色,波长 500nm,以空白管调零,读取各管吸光度。

【结果计算】

$$血清甘油三酯(mmol/L)=\frac{测定管吸光度}{标准管吸光度}\times甘油三酯标准液浓度(mmol/L)$$

【参考区间】

《中国成人血脂异常防治指南》(2016年修订版)提出的标准:合适范围<1.7mmol/L,边缘升高≥1.7mmol/L且<2.3mmol/L,升高:≥2.3mmol/L。

【临床意义】

血清甘油三酯有随年龄增长而呈上升的趋势,体重超标者往往偏高。正常成人空腹给脂肪餐(脂肪1g/kg体重)后,一般2~4h内血清混浊程度及甘油三酯含量达高峰,8h后恢复正常。脂肪清除作用较差者,清除试剂延长。

1. 病理性增高　见于动脉粥样硬化、原发性高脂血症、糖尿病、脂肪肝、其他肝病、肾病综合征、胰腺炎、糖原贮积症、甲状腺功能减退症、妊娠、先天性脂蛋白脂肪酶缺陷等。

2. 病理性降低　见于原发性β脂蛋白缺乏症、甲状腺功能亢进症、肝功能严重低下、肾上腺皮质功能减退症等。

【质量控制】

1. 试剂　配制后的酶试剂在4℃避光保存,至少可稳定3d至1周,出现红色时不可再用,试剂空白的吸光度应≤0.05。

2. 标本　采集空腹血清,标本应新鲜,4℃放置不宜超过3d,放置时间过长可使游离甘油升高。正常人血清中游离甘油浓度平均约为0.11mmol/L,对于变动幅度较大的TG,由此引起的误差可以忽略,但有些标本中游离甘油明显增多,以致影响对TG水平的判断。临床实验室应备有可以去除游离甘油的空白试剂,供必要时使用;体检及门诊患者可以不做游离甘油空白,但糖尿病及其他特殊门诊例外;TG>2.3mmol/L者最好做游离甘油空白校正;对有些可疑情况,如高TG而血清不混浊者应排除高游离甘油的可能。

【方法学评价】

磷酸甘油氧化酶法试剂比较稳定,方法灵敏度高,线性范围也比较宽,需要注意游离甘油对结果的影响。

三、血清(浆)脂蛋白测定

目前用于测定血浆脂蛋白的方法有超速离心分离纯化法、电泳分离法、血浆脂蛋白胆固醇测定法,以后者最为常用。血浆脂蛋白中胆固醇含量较为稳定,目前常以测定脂蛋白中胆固醇总量代表脂蛋白水平,即测定HDL、LDL和VLDL中的胆固醇,并分别称为高密度脂蛋白胆固醇(HDL-C)、低密度脂蛋白胆固醇(LDL-C)或极低密度脂蛋白-胆固醇(VLDL-C)。关于Lp(a)除免疫学方法外,也可用电泳法测定血浆Lp(a)中的胆固醇[Lp(a)-C]。

（一）高密度脂蛋白胆固醇

高密度脂蛋白胆固醇（HDL-C）是血清中颗粒最小、密度最大的一组 LP，主要由蛋白质、甘油三酯、磷脂、胆固醇及其酯组成。HDL-C 被视为是人体内具有抗动脉粥样硬化的 LP，同时大量流行病资料表明，血清 HDL-C 水平与冠心病发病呈负相关，因而将 HDL-C 称为"好的胆固醇"。

HDL-C 的测定技术较多，但主要依据两步：①HDL 分离；②分离后 HDL-C 的测定。不同测定方法的差异主要是 HDL 的分离，胆固醇测定通常采用酶法。将 HDL 从样品中与其他脂蛋白分离的方法有沉淀法、超速离心法、凝胶过滤层析法、免疫化学法、电泳法等。临床实验室常用沉淀法，如磷钨酸-镁法。

HDL-C 测定目前没有决定性方法。HDL-C 测定的参考方法是超速离心法分离 HDL，然后用化学法（ALBK 法）或酶法测定其胆固醇含量。1995 年，中华医学会检验学会曾推荐磷钨酸-镁法（PTA-Mg^{2+} 法）作为常规方法，目前基层单位还在应用，虽不能完全自动化，但测定结果尚能满足临床要求。

最近中华医学会检验学会血脂专题委员会推荐匀相法作为临床实验室测定 HDL-C 的常规方法。HDL 匀相测定法大致分三类，分别是聚乙二醇/抗体包裹法、酶修饰法和选择性抑制法（又称掩蔽法）。其原理分两步反应：第一试剂用聚阴离子及分散型表面活性剂（即反应抑制剂），后者与 LDL、VLDL 和 CM 表面的疏水基团有高度亲和力，吸附在这些脂蛋白表面形成掩蔽层，但不发生沉淀，能抑制这类脂蛋白中的胆固醇与酶试剂起反应。第二试剂含胆固醇测定酶及具有对 HDL 表面的亲水基团有亲和力的表面活性剂（即反应促进剂），使酶与 HDL 中的胆固醇起反应。匀相法测定结果精密度较好，标本稳定，整体操作简便。此法免去了标本预处理步骤，可直接上机测定，适用于大批量标本自动化。

本节主要介绍磷钨酸-镁法。

【实验原理】

用磷钨酸与镁离子作沉淀剂，选择性地沉淀 LDL 和 VLDL（主要含 Apo B），上清液中只含 HDL，用酶法测定上清液中胆固醇含量（同酶法测定），即可代表 HDL-C 含量，以此来间接反映 HDL 含量。

【试剂与器材】

1. 沉淀剂　内含磷钨酸和氯化镁，以 1mmol/L NaOH 校正 pH 至 6.15。此试剂至少可稳定一年。

2. 酶试剂　同 TC 测定。

3. 参考血清　低 TC 的定值血清或将 TC 测定用定值血清适当稀释（1∶2 或 1∶3）后使用。

4. 器材　试管、刻度吸管、微量加样器、分光光度计、恒温水浴箱、离心机。

【操作步骤】

1. HDL 的提取　于小离心管中加血清 200μl 和沉淀剂 200μl，混匀，室温（20℃，不得高于30℃）放置15min,然后3 000r/min,离心15min。

2. HDL-C 测定　取3支试管,分别标记后按表17-5操作。

表17-5　磷钨酸-镁法测定 HDL-C 实验步骤

单位:ml

加入物	测定管	标准管	空白管
上清液	0.050	—	—
定值血清	—	0.025	—
蒸馏水	—	0.025	0.050
酶试剂	2.00	2.00	2.00

混匀,置37℃水浴15min,用分光光度计比色,波长500nm,以空白管调零,读取各管吸光度。

【结果计算】

$$HDL\text{-}C(mmol/L)=\frac{测定管吸光度}{标准管吸光度}\times定值血清胆固醇浓度(mmol/L)$$

【参考区间】

《中国成人血脂异常防治指南》(2007年修订版)提出的标准:合适范围>1.04mmol/L;升高≥1.55mmol/L;降低<0.91mmol/L。

《中国成人血脂异常防治指南》(2016年修订版)提出的标准:<1.0mmol/L 为降低。

【临床意义】

HDL-C 的含量与冠心病发生呈负相关,目前已被临床医学用作估计冠心病危险度。HDL-C 低于1.0mmol/L 是冠心病危险因素,HDL-C 大于1.55mmol/L 被认为是冠心病“负”危险因素。HDL-C 下降多见于肝炎、肝硬化、脑血管病、糖尿病等患者。高 TG 血症常伴有低 HDL-C,肥胖、吸烟者的 HDL-C 也常偏低,适量饮酒、长期体力活动和运动会使之升高。

【质量控制】

1. 血清在室温下放置时,各类脂蛋白之间会进行脂质交换,游离胆固醇也会不断酯化,故需及时测定,否则,应冰冻保存,但只能冻一次,冻融后立即测定。

2. 离心过程中应防止温度升高使沉淀不完全,室温最好在15~25℃,离心后应立即吸取上清液进行测定(4h内完成),否则,结果偏高。

3. 血清中高胆红素、溶血、维生素 C 等的影响同酶法测定总胆固醇。

【方法学评价】

磷钨酸-镁法的试剂廉价易得,使用方便,测定结果能满足临床需求,但标本需离心沉淀,不适合自动分析。

(二) 低密度脂蛋白胆固醇

低密度脂蛋白(LDL)由极低密度脂蛋白(VLDL)在血浆中转变而来,是空腹血浆中含量最多的脂蛋白,约占脂蛋白总量的一半以上。LDL 中的胆固醇占血浆胆固醇总量的 60%~70%,其中胆固醇酯占 4/5,故有血浆低密度脂蛋白胆固醇(LDL-C)之称。临床观察发现,动脉粥样硬化患者血浆 LDL-C 升高,且与冠心病发生呈正相关。目前常用 LDL-C 代替总胆固醇(TC)作为冠心病危险因素指标。

LDL-C 测定没有决定性方法。目前多采用聚乙烯硫酸(PVS)沉淀法,该法不需要特殊仪器、操作简便、试剂低廉,是一般实验室的首选方法。由于自动分析仪的普及,中华医学会检验学会已推荐匀相法作为临床实验室测定 LDL-C 的常规方法。LDL-C 匀相测定法有二类:一类是以 α-环糊精、硫酸葡聚糖和聚氧乙烯-聚氧丙烯封闭共聚多醚(POE-POP),抑制非 LDL 脂蛋白与胆固醇酯酶和胆固醇氧化酶的反应(也可称选择性抑制),从而仅使 LDL-C 被酶水解并测定;另一类是以不同的表面活性剂的双试剂使非 LDL-C 与 LDL-C 分两步水解,因先消除非 LDL-C 而被称为消除法,是目前应用较广的直接匀相测定法。

本节介绍聚乙烯硫酸(PVS)沉淀法。

【实验原理】

空腹血清中主要含有 HDL、LDL、VLDL,用聚乙烯硫酸盐-聚乙二醇甲醚选择性地沉淀 LDL,离心后上清液中含 HDL、VLDL。测出上清液中胆固醇含量即代表 HDL-C 与 VLDL-C 之和,同时测定血清总胆固醇,以总胆固醇减去上清液胆固醇含量即为 LDL-C。胆固醇测定同前述酶法测定 TC 含量。

【试剂与器材】

1. 沉淀剂　内含聚乙烯硫酸、聚乙二醇甲醚和 EDTA-Na$_2$。
2. 酶试剂　与 TC 测定相同。
3. 参考标准　同 TC 测定用定值血清。
4. 器材　试管、刻度吸管、微量加样器、分光光度计、恒温水浴箱、离心机。

【操作步骤】

1. LDL 分离　于小离心管中加入血清 200μl 和沉淀剂 100μl,混匀,置室温 15min,然后 3 000r/min 离心 15min,取上清液与血清同时测定胆固醇。
2. LDL-C 测定　取 4 支试管,分别标记后按表 17-6 操作。

表 17-6　PVS 法测定 LDL-C 实验步骤

单位:ml

加入物	标准管	测定管 1	测定管 2	空白管
标准液	0.03	—	—	—
上清液	—	0.03	—	—
血清	—	—	0.03	—
蒸馏水	—	—	—	0.03
酶试剂	2.00	2.00	2.00	2.00

混匀,置 37℃水浴 5min,用分光光度计比色,波长 500nm,以空白管调零,读取各管吸光度。

【结果计算】

$$上清液胆固醇浓度(mmol/L)=\frac{测定管 1 吸光度}{标准管吸光度}×胆固醇标准液浓度(mmol/L)$$

$$总胆固醇浓度(mmol/L)=\frac{测定管 2 吸光度}{标准管吸光度}×胆固醇标准液浓度(mmol/L)$$

$$血清 LDL\text{-}C 浓度(mmol/L)=TC-上清液胆固醇浓度(mmol/L)×1.5$$

【参考区间】

《中国成人血脂异常防治指南》(2016 年修订版)提出的标准:理想水平<2.6mmol/L;合适范围为<3.4mmol/L;边缘升高≥3.4 且<4.1mmol/L;升高≥4.1mmol/L。LDL-C 水平随年龄上升,中、老年人平均 2.7~3.1mmol/L。

【临床意义】

LDL-C 增高是动脉粥样硬化(AS)发生发展的主要脂质危险因素。由于 TC 水平同时也受 HDL-C 水平的影响,所以最好以 LDL-C 代替 TC 作为冠心病危险因素指标。

【质量控制】

1. 标本沉淀过程要求严格,吸取上清液时,注意不能搅动沉淀。

2. 血清与沉淀剂混合,放置时间不得超过 1h。

【方法学评价】

PVS 沉淀法是一般实验室测定低密度脂蛋白胆固醇的首选方法,方法操作简便、试剂低廉,不需要特殊仪器,但沉淀过程要求严格,不易自动化。

四、血清(浆)载脂蛋白测定

血浆载脂蛋白(Apo)包括 Apo AI、AII、AIV、B100、B48、CII、CIII、E 和 Apo(a),血清中 Apo 均结合于脂蛋白中,测定时要加解链剂,使脂蛋白中 Apo 暴露后再进行测定。目前最常测的载脂蛋白为 Apo AI 和 Apo B100,Apo AI 是 HDL 的主要结构蛋白,约占 HDL 蛋白总量的 64%;Apo B100 是 LDL 的主要结构蛋白,占 LDL 蛋白总量的 95%。因此,Apo AI 和 Apo B100 可以直接反映 HDL 和 LDL 的含量。

目前 Apo AI 和 Apo B 主要采用免疫化学法测定。该法特异性好、灵敏度高,且不需要预先分离脂蛋白,较适合临床实验室应用,其中免疫比浊法简单快速,可自动化批量分析,是目前最常用的方法。在免疫定量测定载脂蛋白时,必须考虑:①样品适当处理,使样品中载脂蛋白抗原点充分暴露;②需要较满意的参考标准;③均一的抗血清。

【实验原理】

光线通过特异性抗原抗体复合物溶液时被吸收及散射,使透射光减弱,其减弱程度与免疫复合物含量成正比,即与抗原含量成正比。

血清 Apo A I 和 Apo B 分别与试剂中的特异性抗人 Apo A I 和 Apo B 抗体结合,形成不溶性免疫复合物,使反应液产生浊度,用分光光度计在波长 340nm 测出吸光度。浊度高低反映血清标本中 Apo A I 和 Apo B 的含量。

【试剂与器材】

1. 磷酸盐氯化钠缓冲液(PBS) 含 KH_2PO_4 和 NaCl,以 10% NaOH 调至 pH 7.4。

2. 200g/L 聚乙二醇磷酸盐缓冲液(200g/L PEG-PBS)。

3. 40g/L PEG-PBS 用 200g/L PEG-PBS 稀释而成,此液最好是随用随配,因为放置数天后会逐渐变浊。

4. 8mol/L 尿素溶液。

5. 抗血清用纯化的人血清 Apo A I 和 Apo B 抗原制备绵羊抗人血清 Apo A I 和 Apo B 血清。经免疫电泳、免疫扩散检定为特异性抗血清后,制成冻干抗血清。

6. 器材 试管、刻度吸管、微量加样器、分光光度计、离心机。

【操作步骤】

1. Apo A I 测定

(1) 稀释抗血清:复溶冻干抗血清至原体积(效价 1∶32),按 1∶40 用 40g/L PEG-PBS 稀释,10min 后,因抗血清中部分球蛋白被 PEG 沉淀而产生混浊,可用下列两种方法澄清:①用 0.45 微孔膜抽滤;②稀释抗血清配制后须放置 12h 以上,测定当日用 3 000r/min 离心 20min,除去沉淀。

(2) 稀释血清样本:用 8mol/L 尿素 1∶40 稀释。

(3) 取 3 支试管,分别标记后按表 17-7 操作。

表 17-7 Apo A I 免疫透射比浊法操作步骤

单位:ml

加入物	测定管	空白管	抗体空白管
1∶40 稀释血清	0.04	0.04	—
PBS 溶液	—	—	0.04
1∶40 稀释抗血清	1.00	—	1.00
40g/L PEG-PBS	—	1.00	—

将各管混匀,置室温 1h,用分光光度计,波长 340nm,以 40g/L PEG-PBS 调零,读取各管吸光度。

(4) 标准曲线制作:参考血清用 8mol/L 尿素作 1∶120、1∶60、1∶40、1∶30、1∶20 稀释,按上述操作测得各管吸光度,以 Apo A I 浓度为横坐标,以吸光度差值为纵坐标制作标准曲线。

2. Apo B 测定

(1) 稀释抗血清：用 40g/L PEG-PBS 1∶80 稀释。

(2) 稀释血清样本：用 PBS 1∶10 稀释。

(3) 取 3 支试管，分别标记后按表 17-8 操作。

表 17-8　Apo B 免疫透射比浊法操作步骤

单位:ml

加入物	测定管	空白管	抗体空白管
1∶10 稀释血清	0.04	0.04	—
PBS 溶液	—	—	0.04
1∶80 稀释抗血清	1.00	—	1.00
40g/L PEG-PBS	—	1.00	—

将各管混匀,置室温 30min,用分光光度计,波长 340nm,以 40g/L PEG-PBS 调零,读取各管吸光度。

(4) 标准曲线制作：如参考血清 Apo B 为 0.70g/L,各标准管稀释度 1∶30、1∶20、1∶10、1∶5、1∶4,分别相当于 Apo B 0.233g/L、0.35g/L、0.70g/L、1.40g/L 和 1.75g/L。

【结果计算】

吸光值差值＝$A_{测定}-A_{空白}-A_{抗体空白}$,用吸光度差值在标准曲线上查得结果。

【参考区间】

成人血清 Apo A I 1.40~1.45g/L;女性略高于男性,年龄变化不明显;血脂正常者多在 1.20~1.60g/L。

成人血清 Apo B 中青年人 0.80~0.90g/L,老年人 0.95~1.05g/L;无论性别,含量随年龄上升,70 岁以后不再上升或开始下降。

【临床意义】

Apo A I 是 HDL 的主要结构蛋白,其含量可代表 HDL 水平。HDL 主要参与胆固醇从外周组织转运至肝脏,故 HDL 是动脉粥样硬化的保护因素。Apo A I 水平与高脂血症、冠心病危险性呈负相关。

Apo B 是 LDL 的主要结构蛋白,其含量可代表 LDL 水平。LDL 的主要功能是将胆固醇由肝脏运送至外周组织,故血清 LDL 浓度过高引起动脉粥样硬化。Apo B 水平与高脂血症及动脉粥样硬化呈正相关。冠心病、肾病综合征和糖尿病等都有 Apo A I 下降和 Apo B 升高。临床上将 Apo A I 和 Apo B 比值作为冠心病的危险指标。

【质量控制】

1. 为了准确测定 Apo A I、Apo B,必须作标准曲线计算结果。

2. 样品最好不超过 3d(4℃保存)。

五、脂蛋白(a)

脂蛋白(a)[Lp(a)]是脂蛋白中特殊的一种,其结构在蛋白质方面与 LDL 很相似,但带有一个富含碳水化合物和高度亲水性的叫做 Apo(a)的蛋白。绝大多数 Lp(a)是在 1.050~1.100kg/L 密度范围内。Lp(a)有增加动脉粥样硬化和动脉血栓形成的危险性。Lp(a)成分和 LDL 及纤溶酶原都有相似性。最近的研究表明 Lp(a)可以对纤溶酶原和纤维蛋白及细胞表面的结合进行竞争,而抑制纤维蛋白水解作用。Lp(a)浓度的增加是动脉粥样硬化心血管疾病的一个独立的危险因素。

Lp(a)测定有两类方法,一是以免疫化学原理测定其所含的 Apo(a),结果以 Lp(a)质量表示,也有以 Lp(a)颗粒数 mmol/L 表示的。另一类方法测定其所含的胆固醇,结果以 Lp(a)-C 表示。目前主要用免疫学方法测定。

本节介绍免疫透射比浊法,此法为临床检验的首选方法。

【实验原理】

血清 Lp(a)与特异性抗人 Lp(a)抗体结合,形成不溶性免疫复合物,使反应液产生浊度,浊度高低反映血清标本中 Lp(a)的含量。

【试剂与器材】

1. Lp(a)试剂

试剂 I:PBS 缓冲液(60mmol/L,pH 8.0)、聚乙烯、EDTA(1.0mmol/L)、NaCl(100mmol/L)、表面活性剂和防腐剂。

试剂 II:PBS 缓冲液(100mmol/L,pH 8.0)、兔抗人 Lp(a)抗体(按滴度)、表面活性剂和防腐剂。

2. 校准物   Lp(a)浓度在 1 600mg/L 左右的定值血清,校准物用手工操作按表 17-9 稀释成 5 个浓度。

表 17-9   校准物稀释成 5 个浓度

校准物浓度	校准物/μl	水/μl	转换因子
S1	50	200	0.2
S2	100	150	0.4
S3	150	100	0.6
S4	200	50	0.8
S5	不稀释	—	1.0

*S1~S5 的浓度分别为校准物的 Lp(a)值乘以各自的转换因子即得。

3. 器材   试管、微量加样器、生化自动分析仪。

【操作步骤】

自动生化分析仪参数：　反应类型：终点法。

温度：37℃。

波长：340nm；5点定标。

单位：mg/L。

校准类型：非线性。

【技术指标】

1. 测定范围　60~1 600mg/L。
2. 灵敏度　检测限位60mg/L。
3. 精密度　批内 $CV \leqslant 4.0\%$，批间 $CV \leqslant 8.0\%$。
4. 准确度偏差 $\leqslant \pm 10\%$。

【参考区间】

正常人群的Lp(a)水平呈明显的正偏态分布，个体差异极大。虽然个别人可高达1 000mg/L以上，但80%正常人在200mg/L以下。一般以300mg/L以上作为病理性增高。

【临床意义】

肝脏是Lp(a)合成的主要场所。Lp(a)不是由极低密度脂蛋白(VLDL)转化而来，也不能转化为其他脂蛋白，是一类独立的脂蛋白。血清Lp(a)水平主要决定于遗传，个体间Lp(a)水平可相差100倍，但同一个体的血浆Lp(a)水平变化则相对较小。

环境、饮食、药物对它的影响并不明显。体内LDL受体缺陷可影响Lp(a)浓度，可能与体内Lp(a)合成增加有关。血清Lp(a)水平是动脉粥样硬化性疾病的独立危险因素，与动脉粥样硬化呈正相关。此外，Lp(a)水平增高还可见于终末期肾病、肾病综合征、1型糖尿病、糖尿病肾病、妊娠和服用生长激素等，接受血透析、腹腔透析、肾移植等也有可能使Lp(a)升高。

【质量控制】

1. 要避免表面活性剂的污染。如十六烷基三甲基溴化铵、吐温-80等。
2. 显色后需在1h内比色测定。
3. 血清VLDL很高时，部分标本会因沉淀不完全而使结果偏低，故血清严重混浊时，应用生理盐水将血清稀释一倍后测定。

六、血清脂蛋白电泳分析

血清脂蛋白电泳分析是利用电泳原理直接测定血浆脂蛋白的组成和相对含量，对高脂蛋白血症的分型具有十分重要的意义。电泳支持物可选择用醋酸纤维素薄膜、琼脂糖凝胶和聚丙烯酰胺凝胶等，其中以琼脂糖凝胶电泳最为常见。

血清脂蛋白电泳与血清蛋白质电泳最大的区别在于使用的染色剂不同。脂蛋白电泳分析常用苏丹黑、油红O等脂质染料。根据染色方式的不同，脂蛋白电泳分析可分为预染法和电泳后染色法两大类。预染法操作简便、分离效果直观,是目前临床上常用的方法。

本节介绍血清脂蛋白预染琼脂糖凝胶电泳分析法。

【实验原理】

血清脂蛋白是含有脂质的结合蛋白。由于各类脂蛋白中分子组成上的差异,在 pH 8.6 缓冲液中,各脂蛋白分子表面所带的电荷多少不同,在电场中迁移率不同而彼此分离。本实验在电泳前将血清脂蛋白用脂质染料(苏丹黑 B)进行预染,使脂蛋白着色,再用琼脂糖凝胶作载体进行电泳。电泳完毕后,切下各脂蛋白区带,分别加热溶解,冷却后测定其吸光度,最后分别计算各脂蛋白的相对百分数。

【试剂与器材】

1. 饱和苏丹黑 B 染液。

2. 电泳缓冲液(pH 8.6,离子强度 0.075)由巴比妥钠、巴比妥配制而成。

3. 巴比妥盐酸缓冲液(pH 8.2,离子强度 0.082)。

4. 10mmol/L 乙二胺四乙酸二钠(EDTA-Na$_2$)。

5. 250g/L 蔗糖溶液。

6. 5g/L 琼脂糖凝胶。

7. 器材 电泳仪与电泳槽、微量加样器(也可用血红蛋白吸管)、分光光度计、滤纸、剪刀、玻片、离心机、可调温箱(37~200℃)、光密度计。

【操作步骤】

1. 血清预染 取空腹血清 0.18ml 于小试管中,加饱和苏丹黑 B 染液 0.02ml,混匀,置于室温 1h 后,加 250g/L 蔗糖 0.2ml。

2. 制备琼脂糖凝胶板 取普通载玻片(2.5cm×7.5cm)擦净,将已溶化的 5g/L 琼脂糖溶液均匀涂抹载玻片上,厚度 1.5~2.0mm,室温下静置待凝固。然后距玻片一端 1.5cm 处打一小槽(1cm×0.1cm),注意勿将小槽挑破。

3. 加样 吸净槽内水分,将预染血清 2 000r/min 离心 5min,除去多余染料颗粒。用微量加样器吸取预染血清 20μl,加入样品槽中。

4. 电泳 将已加样的琼脂糖玻片放入电泳槽中,加样品端接负极。用四层滤纸或纱布搭桥,敷于胶板两端各 1cm 左右,"引桥"另一端浸入电极缓冲液中,接通电源,电压控制在 100~120V,电泳 40~60min,待最前端区带电泳至玻片 2/3 处时即可终止电泳。

【实验结果】

自负极起,原点为乳糜微粒(CM),依次为 β-脂蛋白、前 β-脂蛋白、α-脂蛋白。正常人血清脂蛋白电泳可出现三条区带,顺次为 β-脂蛋白(着色最深)、前 β-脂蛋白(着色最浅)、α-脂蛋白(着色居中)。正常人空腹时在原点处一般无 CM 区带。见图 17-5 和图 17-6。

图 17-5 血清脂蛋白电泳示意图

判断结果的方法有以下三种：

1. 直观法　可用肉眼直接观察各区带颜色深浅、宽窄加以描述。

2. 分光光度法　将凝板上的各脂蛋白区带用刀片切下来，分别置于盛有 3ml 蒸馏水的小试管中，另在空白区切下一块与脂蛋白区带大小相当的凝胶作为空白管。各管置于沸水浴中 3min，使凝胶溶解。冷却后，以空白管调零，波长 660nm 比色，读取各管吸光度值。

3. 光密度计扫描法　以光度计波长 570nm 处扫描得各部分脂蛋白相对百分比。

图 17-6　正常血清脂蛋白电泳光密度计扫描图谱

【结果计算】

$$吸光度总和(A_T)=A_{\alpha\text{-Lp}}+A_{前\beta\text{-Lp}}+A_{\beta\text{-Lp}}+A_{CM}$$
$$脂蛋白各组分相对百分比=A_{\chi}/A_T\times100\%$$

A_{χ}：各部分脂蛋白（CM，β-脂蛋白、前 β-脂蛋白、α-脂蛋白）的吸光度。

【参考区间】

α-脂蛋白：26.8%~37.1%；β-脂蛋白：48.0%~58.2%；前 β-脂蛋白：11.0%~19.2%；乳糜微粒：阴性。

【临床意义】

血清脂蛋白电泳分析是高脂蛋白血症诊断分型的主要依据。血清脂蛋白电泳分析的临床意义见表 17-10。

表 17-10　血清脂蛋白分析的临床意义

高脂蛋白血症名称	分型	CM	β-脂蛋白	前 β-脂蛋白	α-脂蛋白
高乳糜微粒血症	Ⅰ 型	↑↑	正常或↓	正常或↓	正常或↓
高 β-脂蛋白血症	Ⅱa 型	无	↑↑	正常或↓	正常
高 β-脂蛋白血症	Ⅱb 型	无	↑↑	↑	正常
宽 β-脂蛋白血症	Ⅲ 型	无	宽 β 带（由 β 至前 β）		正常
高前 β-脂蛋白血症	Ⅳ 型	无	正常或稍↓	↑↑	正常或↓
高前 β-脂蛋白血症伴高乳糜微粒血症	Ⅴ 型	↑↑	正常或稍↓	↑↑	正常

【质量控制】

1. 标本应为新鲜的空腹血清。

2. 用滤纸搭桥时，要使滤纸与凝胶紧贴，同时又要动作轻柔以免凝胶撕裂。

3. 血清样品和染液的比例以 9：1 为好，染液过多不仅会稀释标本，而且染液中的乙醇会使蛋白质变性，影响分离效果。

4. 琼脂糖凝胶的浓度以 0.5% 为宜，若>1%，β 脂蛋白和前 β 脂蛋白不易分开；浓度过低，凝胶的机械强度则过低，不易操作。

章末小结

　　血脂即血浆中的脂质，血浆脂蛋白是血脂的存在和运输形式。用密度分离法和电泳分离法均可将其分为四大类。载脂蛋白是脂蛋白中的蛋白质部分，主要有 Apo A、Apo B、Apo C、Apo D、Apo E 等，共同参与脂蛋白代谢。

　　体内脂质运输和代谢障碍，均可引起脂蛋白代谢紊乱，主要表现为高脂蛋白血症，高脂蛋白血症分为 Ⅰ、Ⅱa、Ⅱb、Ⅲ、Ⅳ、Ⅴ六型。反映脂蛋白代谢的检验项目有多种，主要学习酶法测定血清 TC、TG，磷钨酸-镁法测定 HDL-C，预染琼脂糖凝胶电泳法分析血清脂蛋白等。此外还要了解 LDL-C、Apo A I、Apo B 及 Lp(a) 的测定。通过这些项目的检测，对脂质代谢障碍性疾病、动脉粥样硬化和心、脑血管疾病的诊断、治疗观察和预防具有重要意义。

（周　思）

? 思考题

一、简答题

1. 试述血脂的定义和血浆脂蛋白的分类。
2. 简述高脂蛋白血症的分型及各型的主要特点。
3. 试述血液 LDL 与动脉粥样硬化的关系。

二、病例分析

　　患者，女，50 岁。10 年前无明显诱因发现多饮多尿，易疲惫，体重减轻。体检血糖 13.8mmol/L，服用降血糖药物控制，症状有所好转。近三周发觉视物模糊。实验室检查：血浆标本外观浑浊，TC 16.8mmol/L，TG 7.8mmol/L，HDL-C 0.73mmol/L，LDL-C 2.54mmol/L；血糖 11.7mmol/L；肝、肾功能正常。眼科检查提示：白内障，视网膜有新生血管。

　　请思考：分析临床及实验室检查结果，该患者初步诊断是什么？

第十八章 | 体液电解质与微量元素检验

18章 数字内容

案例导入

患者，男，38岁。已胃肠减压10d，体重减轻2kg。实验室检查：血清钠146mmol/L、氯100mmol/L，钾2.8mmol/L，血浆渗透压300mOsm/(kg·H₂O)，动脉血pH 7.40，PCO₂ 45mmHg。

请思考：1. 该患者最可能的诊断是什么？

2. 写出诊断依据。

体液是指体内的液体，包括水、溶解于水中的无机盐和一些有机物。体液中的各种无机盐、某些低分子有机化合物和蛋白质等都是以离子状态存在的，称为电解质。人体的新陈代谢是在体液中进行的，体液的含量、分布、渗透压、pH及电解质含量必须保持相对恒定，才能保证生命活动的正常进行。正常情况下，机体具有一套完善的调节系统，以维持水、电解质和酸碱的平衡状态；但在某些病理情况下，如胃肠道疾病、营养不良和外界环境的剧烈变化等,常可引起电解质代谢的异常和酸碱平衡失调,严重时甚至可危及生命。因此,电解质的常规检测是许多疾病临床诊断和治疗的重要依据。

微量元素与疾病的关系早在18世纪已经开始研究,在人类历史的进程中,微量元素的缺乏和过量都可引起疾病,甚至死亡。特别是近30多年来,微量元素的检测已经成为生物化学检验的重要内容之一,备受临床重视。因此,探索微量元素平衡的规律性、相互作用以及与疾病的关系等,对于指导临床诊断和治疗均具有十分重要的意义。

第一节　钾、钠、氯代谢与检验

体液中的 Na^+、K^+ 和 Cl^- 等离子,对维持体液的渗透平衡及酸碱平衡起着重要作用。机体通过各种途径调节细胞内外液的 Na^+、K^+ 和 Cl^- 等离子的分布,使机体各部分体液的渗透压和容量维持在正常范围内。同时体液酸碱度的改变也与电解质平衡的改变有关。在临床上,电解质平衡紊乱与酸碱平衡失调是相互影响、相互联系的。

一、体液电解质的分布及其生理作用

(一)体液电解质的分布
体液分为细胞内液与细胞外液。细胞外液包括血浆(占体重的5%)和组织液(占体重的15%)。组织液包括细胞间液、脑脊液、淋巴液和腔膜内液等。正常人体细胞内液与细胞外液电解质的分布及含量不尽相同,血浆与细胞间液中的电解质种类和浓度比较接近,但细胞间液的蛋白质含量明显地低于血浆(表18-1)。因此,血浆胶体渗透压高于细胞

表18-1　体液中各种电解质的含量

单位:mmol/L

电解质		血浆	细胞间液	细胞内液
阳离子	Na^+	142	147	15
	K^+	5	4	150
	Ca^{2+}	5	2.5	2
	Mg^{2+}	2	2.0	27
	总阳离子	154	155.5	194
阴离子	HCO_3^-	27	30	10
	Cl^-	103	114	1
	HPO_4^{2-}	2	2	100
	SO_4^{2-}	1	1	20
	蛋白质	16	1	63
	有机酸	5	7.5	—
	总阴离子	154	155.5	194

间液的胶体渗透压,这一点对于维持血容量、血浆与细胞间液之间水的交换有重要作用。

(二)体液电解质的分布特点

1. 无论是细胞内液还是血浆,阴、阳离子总数相等,因而呈电中性。

2. 电解质在细胞内外分布和含量有明显差别。血浆中阳离子以 Na^+ 为主,阴离子以 Cl^- 最多,HCO_3^- 次之;细胞内液阳离子主要是 K^+,阴离子主要是 HPO_4^{2-} 和蛋白质负离子。

3. 细胞内外液渗透压基本相等。细胞内液离子总量高于细胞外液,但因细胞内液蛋白质含量高,二价离子较多,这些离子产生的渗透压较小,因此细胞内液和细胞外液的渗透压基本相等。

4. 血浆和细胞间液的电解质组成与含量比较接近,但血浆中蛋白质的含量远远大于组织间液。这对维持血容量和血浆与细胞间液之间水的交换有重要意义。

(三)体液电解质的生理作用

1. 维持体内的水及渗透压的平衡　体内的水平衡与体液的渗透压密切相关,当细胞内外液中的无机离子发生改变时,体液的渗透压也随之发生改变,从而影响体液在细胞内外的分布。Na^+、Cl^- 是维持细胞外液渗透压的主要离子,而 K^+、HPO_4^{2-} 则是维持细胞内液渗透压的主要离子。

2. 调节体液的酸碱平衡　体液中的电解质可组成各种缓冲体系,如 HCO_3^-,与 H_2CO_3、Na_2HPO_4 与 NaH_2PO_4 以及蛋白质钠盐与蛋白质等,它们对体液中的酸、碱起缓冲作用,对于维持体液的酸碱平衡起着重要的作用。此外,K^+、Cl^- 在细胞内外液的分布及含量对体液的 pH 也产生一定的影响。

3. 影响神经、肌肉的兴奋性　Na^+、K^+ 浓度升高,可增高神经肌组织的兴奋性;Ca^{2+}、Mg^{2+} 浓度升高则降低神经肌组织的兴奋性。例如缺钙的小儿常出现手足搐搦症,就是因为缺钙导致神经肌组织的兴奋性升高所致。

$$神经肌肉应激性 \propto \frac{[Na^+]+[K^+]}{[Ca^{2+}]+[Mg^{2+}]+[H^+]}$$

心肌的兴奋性也与上述离子有关。由于 K^+ 有抑制心肌的作用,高钾血症时,心脏舒张期延长,心率减慢,严重时甚至可使心脏停搏于舒张期,血钾过低时常出现心律失常,可使心脏停搏于收缩期;而 Na^+ 和 Ca^{2+} 有拮抗 K^+ 的作用,可以防止 K^+ 对心肌的不利作用,临床可用钠盐和钙盐治疗高血钾对心肌的毒性作用。

$$心肌细胞的应激性 \propto \frac{[Na^+]+[Ca^{2+}]}{[K^+]+[Mg^{2+}]+[H^+]}$$

二、钾、钠、氯代谢及其平衡紊乱

(一)钾代谢及其平衡紊乱

正常成人每日需钾 2~3g。所需的钾主要来自蔬菜、水果、谷类、肉类、豆类及薯类等食物。钾主要由肾脏排泄。每天由尿排出的钾占总排出量的80%,其余由粪便及汗液排出。但肾保留钾的能力小于对钠的保留能力,即"多吃多排、少吃少排、不吃也排",即使禁食时,仍然有一定数量的钾随尿排出(排出 5~10mmol/d)。

细胞外液特别是血 K^+ 浓度直接影响组织的功能活动。任何一种导致细胞内外 K^+ 含量和分布异常的因素,都会造成血钾浓度的变化,甚至出现严重的后果。

1. 物质代谢对 K^+ 分布的影响　当糖原合成、蛋白质合成时钾进入细胞内;反之,糖原分解、蛋白质分解时钾释放到细胞外。因此当组织生长或创伤修复时,或静脉输注胰岛素和葡萄糖液时,由于糖原或蛋白质合成增加,K^+ 进入细胞内,可造成低血钾。当肌组织创伤、感染、缺氧及溶血时,由于蛋白质分解代谢加强,细胞内的钾释放至细胞外可引起高血钾。

2. 体液 pH 对 K^+ 分布的影响　酸中毒时细胞外液 H^+ 浓度增高,H^+ 通过细胞膜进入细胞内,而 K^+ 从细胞内移出,引起细胞外液 K^+ 浓度增高;与此同时,肾小管上皮细胞泌 H^+ 作用加强,泌 K^+ 作用减弱,尿排 K^+ 减少,所以酸中毒可引起高血钾。反之,碱中毒可引起低血钾。

3. 胰岛素对 K^+ 分布的影响　对 K^+ 含量及分布有明显的调节作用,它可以通过"钠泵"将 K^+ 转入细胞内,这种作用可有效防止餐后因大量 K^+ 的摄入所致的高血钾状态。对高血钾患者,临床上常静脉补充胰岛素和葡萄糖,以促进血 K^+ 进入细胞内,达到纠正高血钾的目的。而胰岛素分泌不足的患者,由于 K^+ 较难进入细胞,致使患者对于钾负荷的耐受性降低,容易出现高血钾。

(二)钠、氯代谢与体液平衡紊乱

正常成人体内的钠含量约为 1.0g/kg 体重。其中约 50% 分布于细胞外液,40%~45% 分布于骨,其余分布于细胞内液。血清钠浓度为 135~145mmol/L。氯也主要分布于细胞外液,血清中氯浓度为 98~106mmol/L。

人体每日摄入的钠和氯主要来自食盐即 NaCl。Na^+、Cl^- 主要由肾脏随尿排出,少量由汗液及粪便排出。肾脏对钠排出的调节能力很强,即"多吃多排、少吃少排、不吃不排"。

体液平衡主要由体液中水和电解质的含量及比例决定。Na^+ 是细胞外液中的主要阳离子,对维持细胞外液容量、渗透压、酸碱平衡及细胞功能方面起着至关重要的作用。当机体摄入水过多或排出减少,使体液中水增多及组织器官水肿,称为水肿或水中毒。引起水肿的原因有抗利尿激素(ADH)分泌过多、肾功能障碍水排出减少、血浆蛋白质浓度降低或医源性补入过多非电解质液等。

人体体液丢失造成细胞外液减少,则称脱水。根据失水和失 Na^+ 的比例不同,可将脱水分为高渗性脱水、等渗性脱水和低渗性脱水三种类型(表 18-2)。高渗性脱水指水的丢失比例大于 Na^+ 的丢失,造成细胞外液中 Na^+ 浓度升高,这种情况常发生在大量出汗失水过多之后;等渗性脱水指水与 Na^+ 等比例丢失,需及时补充等渗性盐水加以缓解;低渗性

表 18-2　三种脱水类型

项目	高渗性脱水	等渗性脱水	低渗性脱水
特点	水丢失多于 Na^+ 丢失,血浆渗透压升高	丢失的水和电解质基本平衡,血浆渗透压变化不大	电解质丢失多于水的丢失,血浆渗透压降低
原因	水摄入不足或丢失过多	为消化液丢失;大面积烧伤;反复放出胸腔积液、腹腔积液等	丢失体液时,只补充水而不补充电解质
临床表现	口渴、尿少、体温上升及出现各种神经精神症状	血容量不足,血压下降、外周血液循环障碍等	无口渴感,患者易恶心、呕吐、四肢麻木、无力以及神经精神症状
实验室检查/ $(mmol \cdot L^{-1})$	血浆 $Na^+ > 150$ 或 $Cl^- + HCO_3^- > 140$	血浆 Na^+ 为 $130 \sim 150$ 或 $Cl^- + HCO_3^-$ 为 $120 \sim 140$	血浆 $Na^+ < 130$ 或 $Cl^- + HCO_3^- < 120$

脱水指 Na^+ 的丢失比例大于水的丢失,造成细胞外液中 Na^+ 浓度降低,这种情况常由剧烈呕吐、腹泻造成大量消化液丢失所致,大量使用某些排 Na^+ 利尿剂时亦可发生,此时需要补充适当的 NaCl 溶液。

三、血清钠、钾、氯的测定

(一)标本的采集和处理

血清或血浆、肝素化的抗凝全血、尿液和其他体液均可作为钠、钾测定的标本。血液凝固时血小板破裂会释放出一部分 K^+,因此血浆或全血钾要比血清钾低 $0.2 \sim 0.5 mmol/L$,报告时必须注明是血清还是血浆。测定血钠时应避免使用肝素钠作为抗凝剂,而使用离子选择电极或比色测定时不可使用肝素钠,以免造成假性升高。

由于细胞内、外液中 K^+ 浓度的差异明显,因红细胞内钾浓度远远高于血清(浆)钾浓度,轻微的溶血也会造成血钾含量增高,所以测定血清钾时一定要防止溶血,轻微溶血(细胞外血红蛋白浓度为 $500mg/L$)就可引起血钾升高 3%。但红细胞中含钠很少,一般轻度溶血不影响血钠测定的结果,若溶血严重时,可使血钠测定值轻度下降。若用血清、血浆和其他体液作测定标本时,应在标本采集后的 3h 内将细胞分离。血清和血浆中的钠和钾比较稳定,在室温或冰箱中至少可存放 1 周,而冷冻后至少可稳定 1 年。

尿液采集时,应收集 24h 尿进行测定,并加防腐剂,以防尿液腐败或变性。

冷藏后的全血样本,因糖酵解被抑制,Na^+,K^+-ATP 酶不能维持内外平衡,而造成细胞内钾外移,使测定结果增高。在 25℃存放 1.5h,血清钾会增高 $0.2mmol/L$;4℃存放 5h 会增高 $2mmol/L$。

相反,如果样本分离前被贮存于 37℃,则糖酵解增强,使血钾进入细胞内而血钾降低。如果白细胞数量增加,即便在室温放置也会引起血钾降低。

血钠测定样本可以在 $2\sim4℃$ 或冰冻存放,红细胞中仅含血浆中的 1/10,即便是溶血也不会造成多大影响。

测定血清氯化物时,采血后应迅速分离血清,以免因血清 CO_2 逸散至红细胞内使 Cl^- 外移。实验证明室温下放置 4h,分离的血清氯化物可增高 1.5%~2%。肉眼可见的溶血不会造成有意义的干扰,因为红细胞中 Cl^- 的浓度远低于血清或血浆。脂血样本可高速离心分离后用 ISE 方法检测。

(二)血清钠、钾测定

1. 概述　多数情况下,血清钠、钾浓度的测定是同时进行的。血清钠、钾测定的主要方法有火焰光度法、离子选择电极法、分光光度法及原子吸收分光光度法。

火焰光度法:又称火焰发射光谱法,是一种发射光谱分析方法,它是利用火焰的热能使原子被激发而发射出特异的光谱来进行测定的方法。

火焰光度法测血钠和钾具有快速、准确、精密度高、特异性好以及成本低廉等特点,被推荐为血清(浆)钠、钾测定的参考方法,曾长期、广泛地被临床所采用。其最大不足就在于所使用的是丙烷等燃气,给实验室带来了安全隐患。

分光光度法:一类是酶法;另一类是 Na^+、K^+ 被结合到一类大环发色团时发生光谱的改变。

(1) 酶法:其测定 Na^+ 的原理是在 Na^+ 存在下,β-半乳糖苷酶水解邻-硝基酚-β-D-半乳吡喃糖苷(ONPG),在 420nm 波长可测定产物邻-硝基酚(发色团)颜色产生的速率。

酶法测定 K^+ 是采用掩蔽剂掩蔽 Na^+,可使血清中 Na^+ 浓度降低至 55mmol/L,使 K^+:Na^+ 选择性提高至 600∶1。用谷氨酸脱氢酶消除内源性 NH_4^+ 的正干扰,利用 K^+ 对丙酮酸激酶的激活作用来测定 K^+ 的浓度。

另有利用一定量的 K^+ 会增强色氨酸酶的活性,而测定该反应酶活性的改变来判断 K^+ 浓度。酶法的精密度和准确度与火焰光度法有可比性,但胆红素及溶血对该法有一些影响。

(2) 大环发色团法:大环离子载体分子由各原子按规律排列形成空腔,空腔中可高亲和力地固定或结合金属离子。不同的大环空腔大小不一样,可固定或吸附不同的元素。当阳离子被固定时,发色团发生颜色改变,颜色深浅与固定的离子多少有关。如缬氨霉素与一种 pH 指示剂结合测定血清钾,指示剂颜色的改变与钾相关。该方法结果与火焰光度法及直接、间接 ISE 法结果有可比性。

离子选择电极(ISE)法:是以测定电池的电位为基础的定量分析方法。其检测原理是检测电极表面电位的改变,比较测定电极与参比电极表面电位变化的差值大小来估计样本中钠、钾离子浓度。ISE 法是当今测定钠、钾离子浓度最常用的方法,通常仪器上装有含玻璃膜的钠电极和含液态离子交换膜的钾电极。钠电极由对 Na^+ 具有选择性响应的特殊玻璃毛细管组成,钠电极与参比电极之间的电位差随样本溶液中 Na^+ 活度的变化而改变;钾电极是对 K^+ 具有选择性响应的缬氨霉素液膜电极,此敏感膜的一侧与电极电解液接触,另一面与样本液接触,膜电位的变化与样本中 K^+ 活度的对数成正比。

ISE 法分为直接法和间接法两类。直接电位法是指样本(血清、血浆、全血)或校准液不经稀释直接进入 ISE 管道接触电极作电位分析,测量的是血清水相中离子的活度,与样本中脂质、蛋白质所占据的体积无关,即不受高蛋白血症和脂血症等情况的影响。间接电位法是指样本(血清、血浆)和校准液要用指定离子强度与 pH 的稀释液稀释后,再送入电极管道测量其电位。该方法会受到样本中脂质和蛋白质所占据体积的影响。由于 Na^+、K^+ 只溶解在水溶液中,而不溶解在脂质、蛋白质中,因此一些没有电解质失调而有严重的高血脂和高蛋白血症的血清样本,由于每单位体积血清中水量明显减少,定量吸取样本作稀释后,间接电位法测定会得到假性低钠、低钾血症。文献报告,健康人间接电位法比直接电位法低 2%~4%。大多数临床化学家和临床医生推荐使用直接 ISE 法,因为在血脂和蛋白质变化时该方法能真实反映患者的情况。直接法钠、钾电极常与血气分析仪器配套组成测定电解质和血气的大、中型分析仪器。

由于 ISE 法不需要燃料,安全系数较高,还可以与自动生化分析仪组合,故有取代火焰光度法的趋势。

2. 离子选择电极(ISE)法测定血清 Na^+、K^+(Cl^-、Ca^{2+} 等) 虽然原子吸收分光光度法(AAS)、火焰光度法(FES)和分光光度法都可以用于钾钠分析,但由于离子选择电极(ISE)方法简便、灵敏,适合装备于大型自动生化分析仪,所以目前大多数实验室已普遍使用 ISE 方法。

【实验原理】

电位测量电路的一侧为测量电极(即离子选择电极),另一侧为参比电极,当被选择离子与 ISE 电极膜接触反应时,电位计电路中的电动势立即发生变化,产生电位差。电位差的大小,与溶液中钠钾离子活度成正比,亦与离子浓度成正比。

ISE 方法可分为 2 个类型:①间接 ISE 方法,样品先吸引到测量室中和高离子强度的稀释液进行高比例稀释(这时溶液中的离子活度等于离子浓度),然后送达电极测量部位;②直接 ISE 方法,血液样品不需要稀释而直接送达电极测量部位。大多数电解质分析仪以及附有一次性 ISE 电极的自动分析仪都是用直接 ISE 方法,全自动生化分析仪的 ISE 部分以间接 ISE 法为主。

直接方法和间接方法之间的重要差别是两者的测定结果有显著性差异。间接法所测得的结果与火焰光度法相同,以"mmol/L"浓度报告;直接法结果高于间接法和火焰光度法,以血清水中的钠钾离子活度报告。离子活度是指生物体液中未结合的游离的离子浓度,因为化学平衡和生命活动现象与离子活度的关系比离子总浓度的关系更加密切。

【试剂与器材】

各厂家仪器都有配套试剂供应,但配方未完全公开。间接 ISE 分析仪,附有低、高浓度斜率液及血清稀释液(血清用指定 pH、离子强度的稀释液作高比例稀释,此时离子活度即为离子浓度)。直接 ISE 是测定离子活度的,离子活度与溶液的 pH 及离子强度有关。自配斜率液比较困难,应使用原厂家提供的配套试剂。

【操作步骤】

必须严格按照自动分析仪的说明书操作。仪器型号很多,所用电极基本相同。钠电极大多采用硅酸锂铝玻璃电极膜制成,寿命较长。钾电极大多采用缬氨霉素膜制成。

各种型号 ISE 分析仪的试剂配方、试剂用量、操作方法有所不同,一般要进行下列步骤:

(1) 开启仪器,清洗管道。

(2) 用适合本仪器的低值、高值斜率液进行两点定标。

(3) 间接法的样品由仪器自动稀释后再行测定。直接法的样品可直接吸入电极管道进行测定。

(4) 测定结果由仪器内微处理器计算后打印数值。

(5) 每天用完后,清洗电极和管道后再关机。若用于急诊检验室,可不关机,自动定时清洗和单点校准,随时使用。

【参考范围】

健康成人:血清钠:$136\sim145mmol/L$;尿钠排泄量:一般为 $130\sim260mmol/24h$;血清钾:$3.5\sim5.2mmol/L$;尿钾排泄量:一般为 $25\sim100mmol/24h$。

【注意事项】

(1) 电解质的排除效应是指电解质从总血浆体积的固体所占部分中排除出来。就是说,主要电解质(Na^+、K^+、Cl^-、HCO_3^-)基本上被禁闭在水相中。血浆中总固体(主要是蛋白质和脂质)的体积大约占 7%,而大约 93% 的血浆体积是水。在做火焰光度法或间接 ISE 测定之前,要将一定量体积(例如 $10\mu l$)的总血浆进行稀释,而实际只有 $9.3\mu l$ 血浆水(含有电解质)加到稀释液中。因此,一份血浆若用火焰光度法或间接 ISE 法测得 Na^+ 浓度是 $145mmol/L$,这属于总血浆体积中的钠离子浓度,而不是血浆水体积中的钠离子浓度。如果该份血浆含 93% 的水,那么血浆水中钠离子的浓度应是 $145×(100/93)$,即 $156mol/L$。

在血浆电解质分析中出现这种负“误差”,科学家许多年前已认识到。当血浆水电解质的浓度属于生理时,只要默认正常个体的血浆水体积非常稳定,这些误差可以忽视。实际上,所有电解质参考区间都是基于这种假设,反映的是总血浆体积中的浓度。确实,在临床化学实验室中所测定的各种电解质浓度都是指总血浆体积浓度,而不是指血浆水体积浓度。当存在病理情况时,血浆水体积改变了,例如高脂血症和高蛋白血症,此时的电解质排除作用的影响明显了。在这些病理情况下,样品在分析前进行稀释,用火焰光度计或间接 ISE 法测定时,电解质测定值出现假性偏低。

直接 ISE 方法测定的浓度是相对离子活度,不需要稀释样品。正因为样品不需要稀释,离子活度与水相中离子浓度成正比,不是与总血清体积中离子浓度成正比。为了使直接 ISE 法的测定结果与火焰光度计法和间接 ISE 法的结果相当,将直接 ISE 方法的测定结果,乘以 0.93(总血浆中血浆水的容积分数)。直接电位法比间接电位法和火焰发射光谱法高 2%~3%,能更真实地反映符合生理意义的血清中的离子浓度。

(2) ISE 分析仪的钠电极多采用硅酸铝玻璃电极膜制成,使用寿命较长;钾电极多采用缬氨霉素膜制成,寿命相对较短,需定期更换。

(3) 样本测定时,绝不能有气泡进入电极,否则结果不准确。

(4) 测定过程中不可有铵污染,高浓度的 NH_4^+ 会错误地提高钾的测定值。

(5) 为了防止蛋白质沉积,必须在每个工作日后清洗电极和管道,定期用含有蛋白水解酶的去蛋白液浸泡管道。

(6) 在 ISE 分析中所观察到的误差,可分为 3 类:①由于 ISE 电极缺乏特异选择性造成的误差,例如,Cl^- 电极对其他卤素离子缺乏特异选择性;②由于多次反复使用,离子电极膜上覆盖上一层蛋白膜,造成测定误差;③电极膜或盐桥被竞争性离子或能够与选择性离子起反应的离子所污染。

(7) ISE 法优点

1) 选择性高,钠电极选择比,$Na^+:K^+=300:1$。缬氨霉素钾电极选择比,$K^+:Na^+=5\ 000:1$。

2) 标本用量少,直接电位法可以用全血标本。

3) 不需要燃料,安全。

4) 自动化程度高。

5) 可与自动生化分析仪组合。

【临床意义】

(1) 血清钠降低:血清钠浓度低于 135mmol/L 为低钠血症。

1) 胃肠道失钠:可见于幽门梗阻,呕吐、腹泻,胃肠道、胆道、胰腺手术后造瘘,引流等都可丢失大量消化液而发生缺钠。

2) 尿钠排出增多:见于严重肾盂肾炎、肾小管严重损害、肾上腺皮质功能不全、糖尿病、应用利尿剂治疗等。

3) 皮肤失钠:大量出汗时,如只补充水分而不补充食盐。大面积烧伤和创伤时,体液和钠从创口大量丢失,亦可引起低血钠。

4) 抗利尿激素(ADH)过多:肾病综合征的低蛋白血症、肝硬化腹腔积液、右心衰竭时有效血容量减低等都引起抗利尿激素增多,血钠被稀释。

(2) 血清钠增高:血清钠超过 145mmol/L 为高血钠症。

1) 肾上腺皮质功能亢进:库欣综合征、原发性醛固酮增多症,由于皮质激素的排钾保钠作用,使肾小管对钠的重吸收增加,出现高血钠。

2) 严重脱水:体内水分丢失比钠丢失多时发生高张性脱水。

中枢性尿崩症时 ADH 分泌量减少,尿量大增,如供水不足,则血钠增高。

（3）血清钾增高：可见于肾上腺皮质功能减退症、急性或慢性肾衰竭、休克、组织挤压伤、重度溶血、口服或注射含钾溶液过多等。

（4）血清钾降低：常见于严重腹泻、呕吐、肾上腺皮质功能亢进、服用利尿剂、胰岛素的应用、钡盐与棉子油中毒。家族性周期性瘫痪在发作时血清钾下降，可低至2.5mmol/L左右，但在发作间歇期血清钾正常。大剂量注射青霉素钠盐时，肾小管会大量失钾。

【方法评价】

（1）ISE法测定钠、钾选择性高：钠电极Na∶K=300∶1；缬氨霉素钾电极K∶Na=5 000∶1。

（2）线性范围：直接法血清钠100~180mmol/L，血清钾1~9mmol/L；间接法血清钠100~180mmol/L，血清钾2~10mmol/L。

（3）变异系数：直接法血钠批内CV为0.4%~1%，批间CV为1.4%~2.1%；钾批内CV为0.5%~2%，批间CV为2.3%~2.4%。间接法血钠批内CV为0.7%~1.4%，批间CV为1.2%~1.3%；钾批内CV为1.5%~2.0%，批间CV为2.0%~3.2%。

（4）回收率：直接法K^+回收率为96.3%~100.8%，Na^+为97.5%~102.5%；间接法K^+回收率为97.1%~105%，Na^+为95.0%~96.5%。

（5）干扰因素：Na^+ 119~171mmol/L，肌酐450.84~6 335.9μmol/L，尿酸559.3~1 576.75μmol/L，尿素5.83~30.14mmol/L，钙2.77~6.10mmol/L，镁0.54~1.73mmol/L及生理浓度的磷、铵和pH均不影响K^+的测定。但抗凝剂枸橼酸盐、草酸盐、EDTA和氟化钠有一定的干扰作用。

（三）血清氯化物的测定

1. 概述　氯的代谢与钠密切联系，血钠的升高或降低常伴随着氯化物的升高或降低。血中氯化物浓度也和酸碱平衡有关，HCO_3^-升高时，氯化物常降低；HCO_3^-降低时，氯化物常升高，即酸中毒伴高血氯，碱中毒伴低血氯。

临床检测氯的常用方法有汞滴定法、分光光度法、库仑电量分析法及最常用的ISE法。

汞滴定法：是最早测定Cl^-的方法之一。样本被钨酸去掉蛋白质后，用$Hg(NO_3)_2$溶液在指示剂——二苯卡巴腙存在下滴定，游离的Hg^{2+}与Cl^-结合形成可溶性的但不解离的$HgCl_2$，当全部Cl^-和Hg^{2+}结合后，过量的Hg^{2+}与二苯卡巴腙指示剂反应生成蓝紫色的络合物，表示滴定到达终点。根据消耗的$Hg(NO_3)_2$的用量可计算出氯化物的含量。

分光光度法：Cl^-与硫氰酸汞反应形成不易解离的氯化汞和游离的硫氰酸根离子（SCN^-），硫氰酸根离子（SCN^-）与铁离子（Fe^{3+}）反应生成红色的硫氰酸铁复合物，在460nm处有吸收峰，可比色测定。血清中球蛋白增高会干扰血清与试剂的结合，出现混浊现象。反应对温度也非常敏感。该方法既可手工操作，又可作自动化分析，特异性高，准确度和精密度良好，是临床常用的方法。

库仑电量分析法：该反应是在库仑电量分析仪上测定从银电极上游离出来的Ag^+与

血清中的 Cl^- 反应形成不溶解的 $AgCl$。

$$Ag^+ + Cl^- \longrightarrow AgCl$$

当化学计量终点到达后,在混合液中过量的 Ag^+ 会使仪器传感器和计时器立即切断电流,计时器记录下反应所需的时间,该时间与血清中的 Cl^- 含量有关。

样本中 Br^- 和 I^- 有一定干扰,因量少可忽略不计。

离子选择电极(ISE)法:是目前测定 Cl^- 最好的方法。氯电极是由 $AgCl$、$FeCl_3$-HgS 为膜性材料制成的固体膜电极,对样本中的 Cl^- 有特殊响应。氯电极总是与钠、钾电极配套使用,氯测定所需的试剂和定标液也是与钠、钾电极应用的缓冲液和校准液组合在一起。ISE 法简便、快速、准确、精密,已成为临床使用最广泛的氯测定方法。

2. 硫氰酸汞比色法测定血清氯化物

【实验原理】

血清中的 Cl^- 与硫氰酸汞溶液混合时,Cl^- 首先与汞结合生成不易解离的氯化汞,并释放出相应量的 SCN^-,后者与试剂中的 Fe^{3+} 反应,生成红色的硫氰酸铁,其色泽与血清氯的含量成正比,在 460nm 波长处比色可测出血清中 Cl^- 的量。其反应式如下:

$$2Cl^- + Hg(SCN)_2 \longrightarrow HgCl_2 + 2SCN^-$$
$$3SCN^- + 3Fe^{3+} \longrightarrow Fe(SCN)_3(红色)$$

【试剂与器材】

(1)饱和硫氰酸汞溶液:称取硫氰酸汞 2.0g,溶于去离子水 1 000ml 中,室温放置 48h,并经常摇动,应用时取上清液。

(2)硝酸汞溶液:称取 $Hg(NO_3)_2$ 6.0g,溶于去离子水 50ml 中,加入浓硝酸 1ml,并用去离子水定容至 100ml。

(3)显色应用液:称取硝酸铁[$Fe(NO_3)_3 \cdot 9H_2O$]13g,加去离子水约 400ml 溶解,再加入浓硝酸 1.5ml、饱和硫氰酸汞溶液 500ml 和硝酸汞溶液 5ml,最后用去离子水定容至 1 000ml,用塑料瓶存放,置室温保存。

(4)1mol/L NaCl 校准贮存液:准确称取经干燥、恒重的 NaCl 29.225g,加去离子水溶解后定容至 500ml,4℃保存,若未长真菌,可长期使用。

(5)100mmol/L NaCl 校准应用液:取 NaCl 校准贮存液 10ml,放入 100ml 容量瓶中,加去离子水稀释至刻度,摇匀备用。

(6)空白试剂:称取硝酸铁 13g,溶于去离子水 400ml 中,加浓硝酸 1.5ml,再用去离子水定容至 1 000ml。

(7)器材:刻度吸管、微量移液器、恒温水浴箱、分光光度计或生化分析仪。

【操作步骤】

(1)取试管 4 支标明试剂空白管、校准管、测定空白管和测定管,按表 18-3 操作。

(2)混匀,室温放置 10min,用分光光度计比色,波长 460nm,以试剂空白管调零,分别读取各管吸光度。

表 18-3　硫氰酸汞比色法测定氯化物操作步骤

单位:ml

加入物	试剂空白管	校准管	测定空白管	质控管	测定管
血清	—	—	0.05	—	0.05
质控物	—	—	—	0.05	—
氯标准液	—	0.05	—	—	—
蒸馏水	—	—	—	—	—
空白试剂	0.05	—	3.0	—	—
显色应用液	3.0	3.0	—	3.0	3.0

【结果与计算】

$$血清氯化物(mmol/L)=\frac{测定管吸光度-测定空白管吸光度}{标准管吸光度}×100$$

【参考范围】

血清(血浆)氯化物:96~108mmol/L;脑脊液氯化物:120~132mmol/L;尿液氯化物:170~250mmol/L。

【注意事项】

(1) 此试剂有毒性和腐蚀性,不能用口吸,避免接触皮肤和衣服,如有沾染,则用大量清水冲洗。

(2) 本法对 Cl^- 并非特异,其他一些卤族元素如 F^-、Br^-、I^- 与之起同样呈色反应。但在正常人血液中,上述元素含量较低,故可忽略不计。若接受大量含上述离子药物治疗时,可使血清中氯测定结果偏高。

(3) 显色液的呈色强度与硫氰酸汞和 $Hg(NO_3)_2$ 的含量有关。如呈色过强,线性范围在 125mmol/L 以下,要增加 $Hg(NO_3)_2$ 的用量;呈色太弱,要增加硫氰酸汞的用量。使用前两者要进行调整,使其色泽在 460nm 波长、10mm 光径比色杯测定,吸光度值在 0.4 左右为宜。

(4) 本法校正曲线不通过零点,但 Hg^{2+} 调控适当,则 Cl^- 在 70~140mmol/L 范围线性良好(此范围可满足临床需要)。

(5) 硫氰酸铁反应对温度非常敏感,其呈色温度应不低于 20℃,室温过低易产生混浊,影响比色。吸光度则会随温度升高而增高,故本法测定时必须同时做校准管,而不宜使用剂量反应曲线。

(6) 每批样本测定,应同时测定正常和异常值的质控血清,所得值应该在允许误差范围内,否则应寻找原因。

(7) 本法适用于自动生化分析仪,其重要参数如下:

样本用量:0.01ml

试剂用量:1.00ml

反应时间:5min

波长:460nm

反应温度:37℃

【临床意义】

(1) 血清(浆)氯化物减低:临床上低氯血症较为多见。常见原因有 NaCl 的异常丢失或摄入减少。

1) 胃肠道丢失,如严重呕吐、腹泻、肠瘘等使消化液大量丢失。

2) 长期限制 NaCl 的摄入。

3) 代谢性碱中毒时,HCO_3^- 过多,在钠含量正常情况下必须排出氯以维持电解质平衡。

4) 艾迪生病,抗利尿激素分泌增多的稀释性低钠、低氯血症。

(2) 血清(浆)氯化物增高:临床上高氯血症较少。

1) 高氯血症性代谢性酸中毒,细胞外的 $NaHCO_3$ 减少,为了维持电解质平衡,含氯量必须增加,其所增加的氯是由于肾小管重吸收氯增大所致(相对于钠而言)。

2) 氯化物摄入过多。

3) 临床上高氯血症还常见于高钠血症,失水大于失盐,使氯化物相对浓度增高。

【方法评价】

(1) 线性范围 75~125mmol/L:若高于此线性,应将血清用蒸馏水进行 1:1 稀释后重测,其结果乘以 2。

(2) 显色稳定性:用高、低氯含量样本及校准品呈色后观察吸光度变化,结果显示 2h 内呈色稳定。

(3) 精密度:批内 CV 平均为 0.777%,批间 CV 平均为 1.34%。

(4) 回收率:低、中、高校准回收率分别为 101%、97%、102.5%,平均回收率为 100.1%。

(5) 干扰试验:胆红素达到 225.7μmol/L 时,结果增加 2.9%;加入 Hb 达到 5g/L 时,结果增加 3.3%;脂蛋白达到 15.94g/L 和 17.0g/L 时,结果分别增加 4.3% 和 7.8%。

第二节　钙、磷、镁的代谢与检验

一、钙、磷、镁的代谢及调节

(一) 钙、磷、镁代谢

1. 钙代谢　正常人体内平均含钙量为 1~1.25kg,其中 99.3% 的钙分布在骨骼和牙齿内,其余钙分布于体液和其他组织中(表 18-4)。正常人血钙为 2.1~2.7mmol/L,离子钙为

1.15~1.42mmol/L。

血浆中的钙称为血钙,分为可扩散钙和非扩散钙两部分。血钙中约60%是可扩散钙,它能透过毛细血管壁,其中大部分是直接发挥生理作用的游离钙,约占血浆总钙的45%,其浓度的变化会影响机体组织细胞的代谢和生理功能;还有少部分与柠檬酸等小分子结合形成不解离的钙盐。非扩散钙是指与血浆蛋白结合的钙,约占总钙的40%,它不易透过毛细血管壁,不具有直接的生理功能,是钙在血液中的储存形式。

血浆蛋白与钙的结合受血浆pH的影响。当pH下降时,血浆蛋白带负电荷减少,与之结合的钙游离出来,使Ca^{2+}浓度升高;当pH升高时,血浆Ca^{2+}与血浆蛋白结合增多,使Ca^{2+}浓度降低。因此,临床上碱中毒时,尽管测定的血浆总钙量不低,但患者出现低钙抽搐,这可能是由于离子钙浓度降低引起。

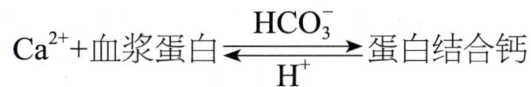

$$Ca^{2+}+血浆蛋白 \underset{H^+}{\overset{HCO_3^-}{\rightleftharpoons}} 蛋白结合钙$$

正常成人每日需钙量2~3g,主要由食物供给。钙的吸收是在pH较低的小肠上段进行的,以十二指肠上段吸收能力最强。食物中钙的吸收与许多因素有关:①活性维生素D_3是促进钙吸收的最重要因素;②食物中钙的吸收随年龄的增长而下降;③钙盐在肠道的溶解状态对钙的吸收有一定影响,乳糖、乳酸和一些氨基酸可使肠道pH下降,从而促进钙盐的溶解,提高钙的吸收率;④食物中的植酸、草酸等能与钙结合成为不溶性盐,影响钙的吸收;⑤食物中钙与磷的比例为2:1时钙的吸收最佳。

钙的排泄主要通过肠道和肾脏两条途径。从肠道排出的钙包括食物中未吸收的钙、肠道分泌的钙(每天可达600mg),占人体每日排钙总量的80%。钙的分泌量可因高钙膳食而增加,严重腹泻时因排钙增多可引起缺钙。经肾排泄的钙占体内排钙总量的20%,但尿中钙的排泄量受血液中钙浓度的直接影响,这在调节体内钙平衡方面发挥了主要作用。当血液中钙浓度降低时,尿中钙浓度几乎接近于零;而当血液中钙浓度升高时,尿中钙的排出量明显增多。

2. 磷代谢 正常人体内含磷600g左右。每千克无脂肪的组织约含磷12g,体内约85.7%的磷分布于骨,其余分布在全身其他组织及体液中(表18-4)。正常成人血磷浓度为0.6~1.6mmol/L。

表18-4 人体内钙磷分布情况

部位	钙		磷	
	含量/g	占总钙/%	含量/g	占总磷/%
骨及牙	1 200	99.3	600	85.7
细胞内液	6	0.6	100	14.0
细胞外液	1	0.1	6.2	0.3

血磷通常是指血浆中无机磷酸盐所含的磷。血磷浓度不如血钙稳定,儿童时期因骨骼生长旺盛,血磷与碱性磷酸酶(ALP)都会增高,随着年龄的增长,逐渐降至成人水平。成人在进食、摄糖、注射胰岛素和肾上腺素等情况下,因细胞内利用增加,可引起血磷降低。

正常成人每日进食磷量 1.0~1.5g,以有机磷酸酯和磷酸为主,磷的吸收部位主要在小肠上段,在肠管内磷酸酶的作用下分解为无机磷酸盐。磷的吸收较钙容易,因此由于磷的吸收不良而引起缺磷现象较少见。但长期口服氢氧化铝凝胶以及食物中有过多的钙、镁离子时,容易与磷酸结合,生成不溶性磷酸盐而影响磷的吸收。

磷主要经肾脏和肠道排泄,经肾脏排出的磷约占总排出量的 70%,另 30% 由肠道排出。磷的排出量与血液中磷酸盐浓度成正比,当血液中磷酸盐浓度升高时,肾小管对磷的重吸收减少;若血液中磷酸盐浓度降低,则肾小管对磷的重吸收增加。肾小管的这种调节作用受甲状旁腺激素的控制,从而维持血磷浓度的相对恒定。

3. 镁代谢　镁在人体内的含量约占体重的 0.03%,正常成人体内含镁 20~28g,其中约 60% 以磷酸镁及碳酸镁的形式存在于骨组织中,体内镁缺乏时由骨释放予以补充,骨骼肌中含镁量占体内镁总量的 20%~30%,其余约 10% 分布在其他组织中。从体液中镁的分布看,细胞内镁的含量约占总量的 39%,是细胞内仅次于钾的主要阳离子,仅有约 1% 的镁存在于细胞外液中。正常成人血浆镁浓度为 0.6~1.1mmol/L。

血浆中镁的存在形式:①约 55% 以镁离子的形式存在;②约 30% 与血浆蛋白结合;③约 15% 与重碳酸、柠檬酸和磷酸等结合。其中与蛋白质结合的镁不能自由扩散或渗透到其他体液中,也不能通过肾小球滤出。骨骼中的 Mg^{2+} 有小部分经常与血浆中的 Mg^{2+} 进行交换,维持缓慢的动态平衡。细胞内 Mg^{2+} 具有重要的生理功能,始终处于严密的生理调控之下,故不易受细胞外 Mg^{2+} 水平变化的影响。

人体每天摄入镁的量约 300g。镁广泛存在于除脂肪以外的所有动物组织与植物性食品中,因此在一般的饮食条件下,很少会发生镁的缺乏。镁主要在小肠上段吸收,消化液中含有一定量的镁。因此,在某些疾病如长期腹泻、消化道手术或造瘘术后,如果未及时补充镁,则会引起镁缺乏。

肾是体内镁的主要排泄器官,也是血浆镁水平调节的主要器官。每日经肾小球滤过的镁总量为 2~2.4g,绝大多数由肾小管重吸收入血,仅有 5%~10% 随尿排出。高镁膳食或高血浆镁时,肾对镁的重吸收减少,尿中排出增多;当镁摄入不足时,肾对镁的重吸收加强以保留更多的镁,维持血浆镁的正常水平。

(二) 钙、磷、镁代谢的调节

1. 甲状旁腺素(PTH)　是由甲状旁腺主细胞合成并分泌的一种蛋白质激素,其合成与分泌受细胞外液 Ca^{2+} 浓度的负反馈调节,血钙浓度降低可促进 PTH 合成与分泌;相反则抑制 PTH 合成与分泌。PTH 是维持血钙正常水平最重要的调节激素。

PTH 的靶器官是肾、骨和小肠。PTH 对肾的作用最快,主要促进肾小管对钙的重吸收,抑制磷的重吸收,使尿钙减少,尿磷增加。PTH 的调节作用主要是:①PTH 可促进骨组织未分化的间叶细胞和骨组织转化成为破骨细胞,促进骨盐溶解;②PTH 对破骨细胞的作用是通过升高细胞内 Ca^{2+} 浓度,从而促使溶酶体释放各种水解酶,抑制异柠檬酸脱氢酶等酶的活性,使细胞内异柠檬酸、柠檬酸、乳酸、碳酸及透明质酸等酸性物质浓度增高,促进溶骨;③PTH 作用于肾远曲小管的髓袢上升段以促进钙的重吸收,抑制近曲小管及远曲小管对磷的重吸收,从而降低血磷,升高血钙;④PTH 能促进高活性的 $1,25-(OH)_2-D_3$ 的合成,从而促进小肠对钙、磷的吸收。总之,PTH 对钙、磷代谢调节总的结果是增加细胞外液钙的含量,以维持细胞外液钙的浓度,同时对细胞外液磷含量也有一定调节作用。

2. 降钙素(CT)　CT 是甲状腺滤泡旁细胞合成、分泌的一种单链多肽激素。CT 的作用与 PTH 刚好相反,CT 主要是抑制破骨细胞的生成、减少骨盐溶解以及促进破骨细胞转化为成骨细胞,增强成骨作用,从而降低血钙和血磷的浓度。CT 还可直接抑制肾近曲小管对钙、磷的重吸收,使尿钙及尿磷排出量增加;同时还可抑制 $1,25-(OH)_2-D_3$ 的生成,降低肠道钙的吸收和骨钙的释放,从而使血钙和血磷降低。

3. $1,25-(OH)_2-D_3$　是维生素 D 在体内的活性形式,是维生素 D_3 在肝、肾经羟化作用转变而成的;它的靶细胞是小肠、骨和肾。

$1,25-(OH)_2-D_3$ 的主要作用:

(1) 促进肠黏膜对钙、磷的吸收。$1,25-(OH)_2-D_3$ 进入肠黏膜上皮细胞后,可与细胞中的特异性受体结合,并直接作用于肠黏膜刷状缘,改变膜磷脂的结构与组成,以增加钙的通透性。另外,与受体结合的 $1,25-(OH)_2-D_3$ 进入细胞核,可上调与钙转运有关的钙结合蛋白和 $Ca^{2+}-ATP$ 酶的表达,并可提高基膜腺苷酸环化酶的活性。细胞内增加的钙和 cAMP 都作为第二信使,发挥其调节作用。

(2) 对骨的直接作用是促进溶骨,与 PTH 协同作用,加速破骨细胞的形成,促进溶骨。$1,25-(OH)_2-D_3$ 亦可通过促进小肠对钙、磷的吸收,使血钙、血磷浓度升高并利于骨的钙化。

(3) 可直接促进肾近曲小管细胞对钙、磷的重吸收,使血钙、血磷浓度升高。

(三)钙、磷、镁代谢紊乱

1. 钙代谢紊乱　钙代谢异常包括高钙血症、低钙血症与高钙尿症。

(1) 高钙血症:是由于过多的钙进入细胞外液,超过了细胞外液钙浓度调控系统的调节能力或钙浓度调控系统异常所致。按病因学分类,引起高钙血症的原因主要包括溶骨作用增强、小肠钙吸收增加及肾对钙的重吸收增加等,其中最多见的是溶骨作用。PTH、前列腺素、破骨细胞激活因子(OAF)、甲状腺素、$1,25-(OH)_2-D_3$ 等都可促进溶骨作用。

临床上,高钙血症较多见的疾病如恶性肿瘤、原发性甲状旁腺功能亢进症等。

(2) 低钾血钙:是由于 PTH 的分泌减少、溶骨作用减弱、成骨作用增强及肠管钙吸收的抑制等因素造成的。食物中维生素 D 缺乏、紫外线照射不足、消化系统疾病等导致维生素 D 吸收障碍,均可引起维生素 D 缺乏性佝偻病。此病血液循环中的活性维生素 D 减少,导致肠钙吸收减少、血钙降低。血钙降低又刺激 PTH 分泌,促进骨钙动员、增加肾小管对钙的重吸收,来维持血钙正常水平。

肾功能不全患者由于肾功能低下,活性维生素 D 产生不足,导致 PTH 对溶骨的促进作用降低,引起低钙血症。

急性胰腺炎时机体对 PTH 的反应性降低,CT 和胰高血糖素分泌亢进,引起低血钙。这可能与溶骨作用的抑制有关。

(3)高钙尿症:尿钙的增高与含钙尿结石的形成关系密切,但高钙尿症并非形成尿结石的唯一决定性因素。尿结石的形成问题颇为复杂,许多尿结石患者尿钙含量正常,高钙尿症也不一定都合并尿石症。但在原发性甲状旁腺功能亢进症、肾小管性酸中毒、特发性高钙尿症等情况下,较多见尿结石的发生。

2. 磷代谢紊乱　磷代谢异常包括高磷血症与低磷血症。

(1)高磷血症:主要是由于肾排磷减少、磷摄入过多、溶骨作用亢进、磷向细胞外移出以及组织细胞破坏等因素引起。临床上常伴有血钙降低的各种症状和软组织的钙化现象。

临床上可见高磷血症的疾病有急性和慢性肾功能不全、甲状腺功能亢进症、甲状旁腺功能减退症、肢端肥大症、维生素 D 中毒等。

(2)低磷血症:是由于小肠磷吸收减低、尿磷排泄增加以及磷向细胞内转移等原因引起。在甲状腺功能亢进症、维生素 D 缺乏、肾小管性酸中毒与范可尼综合征等疾病时,都可见低磷血症。

3. 镁代谢紊乱　镁代谢异常包括高镁血症和低镁血症(含镁缺乏)。

(1)高镁血症:可能是由于外因或内因性镁负荷的增加或肾对镁排泄的障碍所引起。如肾功能不全(尿毒症)、急性肾功能不全少尿期,由于肾清除作用降低,血浆及红细胞内镁含量均增高,即出现高镁血症。临床资料证实,当肌酐清除率在 30ml/min 以下时,血镁含量显著增高。

(2)低镁血症:可能是由于镁摄入不足、吸收不良、肾与消化系统丢失过多、镁向细胞内转移等因素引起。低镁血症的发病原因较多,如肾疾病、内分泌紊乱、恶性肿瘤、消化系统疾病、神经系统疾病、循环系统疾病、药物等,都可引起低镁血症。同时常伴有其他电解质的紊乱。

二、钙、磷、镁的测定

(一)血清钙和尿钙的测定

1. 血清钙的测定　血清钙检测包括离子钙(游离钙)与总钙的测定,离子钙比总钙更有临床价值,但在反映机体内钙总体代谢状况上,还是不能完全代替总钙的检测。

【检测方法】

(1) 血清离子钙（ICa^{2+}）的测定：血清 ICa^{2+} 是总钙中具有生理活性的部分。ISE 法是测定 ICa^{2+} 最常用的方法，也是 ICa^{2+} 测定的参考方法。

离子钙分析仪通常采用比较法来测定样品溶液中离子钙和 pH，即先测量两个已知标准液中的离子钙和 pH 的电极电位，在仪器程序内建立一条斜率曲线，然后测量样品溶液中离子钙和 pH 的电极电位，从已建立的斜率曲线上求出样品溶液中离子钙浓度和 pH，并计算出标准化离子钙（nCa^{2+}）浓度，直接在仪器上显示出结果或者打印出分析报告。

血液中离子钙受多种因素的影响，特别是标本 pH 的改变对 Ca^{2+} 影响较大，pH 降低能使 Ca^{2+} 增加，反之减少。因而采血后最好在密闭试管中离心后立即测定，避免因 CO_2 丢失造成 pH 升高。如离心后不能立即测定，可在测定前使用含 PCO_2 为 40mmHg 的混合气体平衡后测定，特别是酸碱平衡紊乱后患者的血样需引起注意。有的离子钙分析仪在测定血清离子钙浓度的同时，可测量血清 pH，再计算出 pH 7.4 时的标准化离子钙浓度。

ISE 法测定 ICa^{2+} 迅速、简便、敏感性高、重复性好，临床普遍应用的 ISE 分析仪，能够直接测定全血中 ICa^{2+} 以及其他电解质。

Ca^{2+} 测定最好用血清，在急需检测结果时，可使用 10~20U 肝素抗凝，以减少血液凝固和离心分离血清的时间。

(2) 血清总钙测定：血清总钙的测定方法主要有原子吸收分光光度法、分光光度法、核素稀释-质谱法、酶法等。IFCC 推荐的钙测定的决定性方法为 ID-MS 法，参考方法为原子吸收分光光度法，分光光度法是目前实验室测定总钙的常规方法。分光光度法中应用较广泛的是邻甲酚酞络合酮法、甲基麝香草酚蓝法以及偶氮砷Ⅲ法。

1）邻甲酚酞络合酮（OCPC）法：OCPC 是一种金属络合指示剂和酸碱指示剂，在碱性溶液中可与 Ca^{2+} 螯合生成紫红色螯合物，与同样处理的钙标准液比较，即可求出血清 Ca^{2+} 的含量。

本法测定血清 Ca^{2+} 时，其他金属离子的干扰和缓冲液 pH 是影响准确性的重要因素。OCPC 与 Ca^{2+} 螯合的同时亦可与 Mg^{2+} 螯合，为了消除标本中 Mg^{2+} 的干扰，需在试剂中加入 8-羟基喹啉。8-羟基喹啉与 Mg^{2+} 的络合作用比钙离子强，但受缓冲液 pH 的影响。pH 在 10.5 以下时，Ca^{2+} 与 8-羟基喹啉的络合增强，而 pH 在 11 左右时，仅有 8% 的 Ca^{2+} 与其络合，Mg^{2+} 则完全被遮蔽。Ca^{2+} 与 OCPC 的络合也仅在碱性环境中才能显色，且 pH 10.5~12 时，反应敏感性最好，故一般选用 pH=11 为测定环境。

2）甲基麝香草酚蓝（MTB）法：MTB 是一种酸碱指示剂和金属络合剂，在碱性溶液中与 Ca^{2+} 螯合后，反应从淡绿色变成蓝色，在 612nm 处与同样处理的钙标准液比色，即可求得血清 Ca^{2+} 含量。

甲基麝香草酚蓝法也需要用 8-羟基喹啉以消除镁、镉、铜离子的干扰。同样显色反应液必须控制在 pH 10~13 的强碱环境中进行。为防止微量钙和其他金属离子的污染，最好使用一次性试管，或对所用的玻璃器皿严格清洗。本法的优点是反应条件容易控制，显色稳定且线性范围大(0.25~4.0mmol/L)。由于本法不受标本空白本底的影响，溶血和黄疸标本均对检测结果不产生干扰。

【参考范围】

(1) 血清离子钙(ICa^{2+})的测定：健康成人血清离子钙浓度：1.10~1.34mmol/L。

(2) 血清总钙测定：健康成人：邻甲酚酞络合酮法：成人 2.03~2.54mmol/L，儿童 2.25~2.67mmol/L；甲基麝香草酚蓝法：成人 2.08~2.60mmol/L，儿童 2.23~2.80mmol/L。

【临床意义】

血清 Ca^{2+} 增高常见于甲状旁腺功能亢进症、维生素 D 过多症、多发性骨髓瘤、结节病引起肠道过量吸收而使血 Ca^{2+} 增高。

血清 Ca^{2+} 降低可引起神经肌肉应激性增强而使手足抽搐，主要见于：①甲状腺功能减退症，如甲状腺手术全切时伤及甲状旁腺，引起其功能减退，血 Ca^{2+} 可下降至 1.25~1.50mmol/L；②慢性肾炎尿毒症时，肾小管中维生素 D_3-1-羟化酶不足，活性维生素 D_3 生成减少，使血清 Ca^{2+} 下降，但此类患者多伴有代谢性酸中毒而使 ICa^{2+} 增高，因此，尽管总钙减少，但 ICa^{2+} 不低，所以不易发生手足搐搦；③佝偻病与软骨病，体内缺乏维生素 D，Ca^{2+} 吸收障碍，血清钙、磷均偏低；④吸收不良性低血钙，在严重乳糜泻时，饮食中的 Ca^{2+} 与不吸收的脂肪酸生成钙皂而排出；⑤大量输入柠檬酸盐抗凝后，可引起低血钙。

2. 尿钙的检测　尿钙的测定方法、原理及试剂与血钙测定相同。

【检测方法】

一般采用 OCPC 法或 MTB 法。在收集尿标本时，每 100ml 尿液应加入 10ml 浓 HCl，或调节尿样的 pH<2.0，以溶解尿液中的钙盐，否则测定结果可能偏低。

【参考范围】

尿钙的排泄量随饮食不同有较大幅度的变化。低钙饮食时尿钙<3.75mmol/24h，一般钙饮食时尿钙<6.75mmol/24h，高钙饮食时尿钙可达 10mmol/24h。

【临床意义】

尿钙增高主要见于甲状旁腺功能亢进症、维生素 D 中毒、维生素 A 中毒、肾上腺皮质功能亢进症、肢端肥大症、肝豆状核变性、特发性高钙尿症等。尿钙降低主要见于甲状旁腺功能减退症、维生素 D 缺乏、乳糜泻、尿毒症晚期、阻塞性黄疸等。

（二）血清无机磷和尿磷的检测

1. 血清磷的检测　人体内的磷元素尚不能直接测定。通常测定的磷是指血浆中无机磷酸盐（$H_2PO_4^-$、HPO_4^{2-}）所含的磷。

【检测方法】

目前，测定血清磷的决定性方法是 ID-MS 法，WHO 推荐的常规方法是比色法，我国原卫生部临床检验中心(1997 年)推荐的常规方法是以硫酸亚铁或米吐尔做还原剂的还原钼蓝法,实验室现多采用紫外分光光度法。

(1) 紫外分光光度法:血清中无机磷在酸性溶液中与钼酸铵反应生成的磷钼酸铵复合物,在340nm或325nm处的吸光度值与无机磷含量成正比,与同样处理的标准品比较,即可计算出标本中无机磷的含量。本法反应快速,操作简便,可用于自动化生化分析测定。但黄疸、溶血、高脂血清在340nm波长处有吸收,必须做标本空白对照。

(2) 硫酸亚铁磷钼蓝比色法:用三氯醋酸沉淀蛋白,在无蛋白血滤液中加入钼酸铵试剂,与无机磷结合生成磷钼酸铵,再以硫酸亚铁为还原剂,还原成蓝色化合物(钼蓝),再行比色测定。本法采用去蛋白滤液进行测定,显色稳定,特异性高,线性范围宽,可用于自动化分析。

(3) 米吐尔直接显色法:无机磷在酸性溶液中与钼酸铵反应生成磷钼酸铵复合物,用还原剂米吐尔还原生成钼蓝。在试剂中加入吐温-80以抑制蛋白质的干扰。

(4) 酶法:血清磷测定的酶学方法有两种:一种是利用糖原的磷酸化反应,在糖原磷酸化酶、磷酸葡糖变位酶和葡糖-6-磷酸脱氢酶的偶联反应体系中,监测反应过程中NADH的生成速率,计算体液中磷酸盐的含量;另一种是在嘌呤核苷磷酸化酶催化下,无机磷酸盐和肌苷反应生成次黄嘌呤,次黄嘌呤在黄嘌呤氧化酶催化下,生成尿酸和 H_2O_2,再在过氧化物酶(POD)催化下,H_2O_2 与色原底物反应,生成红色化合物(醌亚胺),再用比色法测定。酶法的优点是不受胆红素干扰,在中性 pH 环境中反应,可减少有机磷酸盐的水解;缺点是酶法试剂较贵,临床实验室应用不多。

【参考范围】

紫外分光光度法:健康成人 0.9~1.34mmol/L;硫酸亚铁磷钼蓝比色法:健康成人 0.96~1.62mmol/L,儿童 1.45~2.10mmol/L。

【临床意义】

(1) 血磷增高:①甲状旁腺功能减退症,由于激素分泌减少,肾小管对磷的重吸收增强使血磷增高;②慢性肾炎晚期磷酸盐排泄障碍而使血磷滞留;③维生素 D 过多,促进肠道的钙、磷吸收,使血清钙、磷含量增高;④多发性骨髓瘤及骨折愈合期。

(2) 血磷降低:①甲状旁腺功能亢进时,肾小管重吸收磷受抑制,尿磷排泄过多,血磷降低;②佝偻病或软骨病伴有继发性甲状旁腺增生,使尿磷排泄增多而血磷减低;③连续静脉注入葡萄糖并同时注入胰岛素或胰腺瘤伴有胰岛素过多症,糖的利用均增加,这两种情况需要大量无机磷酸盐参加磷酸化作用,而使血磷下降;④肾小管重吸收磷功能发生障碍,血磷降低,如范科尼综合征。

2. 尿磷的测定

【检测方法】

尿磷的检测方法与血磷相同,取 24h 尿,并在尿样收集容器中预先加入浓度为 6mmol/L 的 HCl 120ml,以防碱性尿磷酸盐沉淀析出,分析之前应对尿液进行稀释、过滤。

硫酸亚铁磷钼蓝比色法：16.14~41.98mmol/24h。

【临床意义】

从尿中排出的磷主要为无机磷酸盐，尿磷排泄增多见于甲状旁腺功能减退症、甲状旁腺切除、肾衰竭、伴有酸中毒的肾炎等患者。

（三）血清镁和尿镁的检测

1. 血清镁的检测

【检测方法】

目前检测镁的参考方法是原子吸收光光度法，分光光度法（如 MTB 法、钙镁试剂染料比色法等）是临床实验室的常用方法，准确度和精密度较好，且适宜自动化分析，在临床实验室广泛使用。最近又发展了酶学方法用于血清镁的测定。

（1）原子吸收分光光度法：镁的空心阴极灯（镁灯）发射特征性的 285.2nm 光谱，在通过火焰时被待测标本中处于基态的镁原子蒸汽所吸收，其光吸收的量与火焰中镁离子的浓度成正比。在相同条件下，本法可对同一份标本同时进行钙、镁的测定。因其特异性强，灵敏度和准确性高，已成为镁测定的参考方法。

（2）甲基麝香草酚蓝法（MTB）法：在碱性条件下，MTB 可与镁络合成蓝紫色复合物，由于 MTB 还可以与钙结合，故需加入特殊的钙螯合剂乙二醇双（β-氨基乙醚）N，N，N′，N′-四乙酸（EGTA）以掩蔽钙的干扰。本法与原子吸收分光光度法相关性好，已被国家卫生健康委临床检验中心推荐为测定镁的常规方法。

（3）钙镁试剂染料比色法：钙镁试剂的化学名是 1-(1-羟基-4-甲基-2-苯偶氮)-2-萘酚-4-硫酸。在碱性条件下，血清中的镁与钙镁试剂染料生成紫红色复合物，吸收峰在 520nm 波长处。应用 EGTA 去除 Ca^{2+} 干扰，使用表面活性剂可使蛋白质胶体稳定，不必去除血清蛋白质即可直接测定。本法反应迅速，显色性好，适合于手工操作及大多数自动分析仪。

（4）酶法：根据 Mg^{2+} 是多种酶的辅因子，现已建立了多种根据这些酶的活性测定离子镁的方法，其原理是基于下列反应：

$$葡萄糖+Mg+ATP \xrightarrow{\text{己糖激酶}} 葡糖-6-磷酸+Mg \cdot ADP$$

$$葡糖-6-磷酸+NADP^+ \xrightarrow{\text{G6PDH}} 6-磷酸葡糖酸内酯+NADPH+H^+$$

在 340nm 处，监测 NADPH 的生成速率，即可求出血清镁的浓度。该法有可能成为新的自动化方法，但由于试剂较贵，目前尚未广泛使用。

【参考范围】

MTB：健康成人 0.67~1.04mmol/L；钙镁试剂染料比色法：健康成人 0.7~1.10mmol/L；原子吸收分光光度法：健康成人 0.6~1.10mmol/L，儿童 0.5~0.9mmol/L。

【临床意义】

血清镁增高：①肾脏疾病，如急性或慢性肾衰竭；②内分泌疾病，如甲状腺功能减退症，艾迪生病和糖尿病昏迷；③多发性骨髓瘤、严重脱水症等血清镁也增高。血清镁降低：①镁由消化道丢失，如长期禁食、吸收不良或长期丢失胃肠液者，慢性腹泻、吸收不良综合征、长期吸引胃液者等；②镁由尿路丢失，如慢性肾炎多尿期，或长期用利尿药治疗者；③内分泌疾病，如甲状腺功能亢进症、甲状旁腺功能亢进症、糖尿病酸中毒、醛固酮增多症等，以及长期使用皮质醇激素治疗者。

2. 尿镁的检测

【检测方法】

用于检测血镁的方法均可检测尿镁。测定的尿液标本应当用 HCl 酸化至 pH=1，如果有沉淀形成，可摇动、混合、酸化或加温至 60℃，以重新溶解。

【参考范围】

3.00~5.0mmol/24h。

【临床意义】

尿镁排泄增多见于各种原因的多尿，包括长期服用利尿药、原发性醛固酮增多症、皮质醇增多症、肾小管性酸中毒、糖尿病治疗后期、甲状旁腺功能亢进症、皮质激素治疗以及肿瘤骨转移等。尿镁排泄减少见于长期禁食、厌食及吸收不良者。甲状旁腺功能减退症、肾上腺皮质功能减退症时也可减少。

第三节　微量元素代谢与检验

微量元素是指含量占体重 0.01% 以下，每日需要量在 100mg 以下的元素。根据微量元素的生物学作用不同，可分为必需微量元素、无害的及有害的微量元素 3 类。人体内必需微量元素有：铁（Fe）、铜（Cu）、锌（Zn）、铬（Cr）、钴（Co）、钼（Mo）、镍（Ni）、钒（V）、硅（Si）、锡（Sn）、硒（Se）、碘（I）、氟（F）等；无害的微量元素有：钛（Ti）、钡（Ba）、铌（Nb）、锆（Zr）等；有害的微量元素有：镉（Cd）、汞（Hg）、铅（Pb）、铝（Al）等。随着研究的不断深入，将会发现更多的微量元素。

一、微量元素对人体生命活动的影响

1. 对胚胎及胎儿发育的影响　缺乏必需微量元素如锌、铜、碘等均可影响胚胎及胎儿的正常分化和发育，导致先天畸形。而有害的微量元素则对胚胎的正常分化、发育产生有害影响，导致畸形的产生。

2. 促进机体的生长发育　已发现铁、铜、锌、锰、钴及碘等均能促进机体的生长发育。这些元素主要是机体内一些重要酶和激素的组成成分，缺乏任何一种都能导致生长停滞。

对缺乏的元素给予适当补充,则能促进机体恢复正常状态。

3. 对神经系统结构和功能的影响 铁、碘、锌、铜、锂、钴及锰等元素与中枢神经系统的正常结构和功能关系密切,缺乏时可导致神经系统的结构和功能异常,表现为智力低下。但这些元素的过量摄入则又可引起毒性反应或病变。如铜、锰过多时可引起脑底和神经节的广泛病变,过量的铜、铁和铅则与精神病发病有关。

4. 对内分泌系统的影响 微量元素与内分泌系统的功能关系密切而复杂,铜、铁、镍、锌、锰及铬等多种微量元素过多或缺乏均能引起某些内分泌功能失常。如铜的缺乏可影响垂体、肾上腺皮质和性腺的内分泌功能,而铜过量则可引起排卵异常,导致不孕。

5. 对免疫系统的影响 某些微量元素如铁、铜、锌等直接参与人体的免疫功能,缺乏时可导致机体免疫力降低。当机体感染后,通过激素等调节途径可改变微量元素的含量与分布状态,以增强机体防御功能。

6. 对心血管疾病和创伤的影响 研究表明,适量的铬、锌、锰、硒等元素有利于心血管的结构和功能。食物中锌/镉比值的大小则与高血压的发生和预后有密切关系。多种微量元素参与机体核酸及蛋白质生物合成,从而影响到细胞的分裂和增殖,故这些微量元素与机体的创伤愈合及疾病恢复关系密切。

7. 对肿瘤发生、发展的影响 大量的流行病学资料证实,过量的镍、铁、铜、锌、铬、砷、镉等微量元素具有致癌作用。

二、微量元素代谢与疾病

不论是必需微量元素缺乏或过多,还是有害微量元素接触、吸收、贮积过多或干扰了必需微量元素的生理功能,都会引起机体一系列的生理及生物化学过程的紊乱,从而导致疾病的发生。下面重点介绍几种常见微量元素的代谢。

(一)必需微量元素

1. 铁(Fe) 在体内分布很广,几乎所有的组织都含有铁。铁在体内分两类,即功能铁和储存铁。功能铁是指在体内具有重要生理功能的铁,包括血红蛋白、肌红蛋白、少量含铁酶及运铁蛋白中所含的铁;储存铁又分为铁蛋白及含铁血黄素,铁蛋白的铁是可以被立即动用的储存铁。

正常成人体内含铁总量为3~5g。食物中的铁主要在十二指肠及空肠上段吸收,吸收率常低于10%。影响铁吸收的因素很多,主要有:①与铁在胃肠道存在的状态有关,只有溶解状态的铁才能被吸收;②酸性环境有利于铁盐的溶解,故胃酸可促进铁的吸收,而柠檬酸、氨基酸、胆汁酸等能与铁形成不溶性盐,使铁的吸收受到影响;③食物的铁多为Fe^{3+},而Fe^{3+}不如Fe^{2+}易吸收,食物中的还原性物质如维生素C、谷胱甘肽、半胱氨酸等,能使Fe^{3+}还原成Fe^{2+},增加铁的吸收。

Fe^{2+}从小肠进入血液后,首先在铜蓝蛋白(CER)的催化下氧化成Fe^{3+},然后与血浆中运铁蛋白结合而运输。铁主要用于合成血红素,进而合成各种含铁蛋白质,如血红蛋白、肌红蛋白、细胞色素、过氧化氢酶等,只有少量用于合成非血红素化合物如铁硫蛋白等。铁广泛参与机体的物质代谢,并对机体发育及免疫功能产生影响。

2. 锌(Zn) 锌是体内含量仅次于铁的微量元素,正常成人体内含锌 2~2.5g,每日需锌量 10~15mg。体内锌以视网膜、前列腺及胰腺中浓度最高。贮存量最大的是肌肉和骨骼组织,其中肌肉中的锌占体内锌总量的 62.2%,骨骼中的锌占体内锌总量的 28.5%。锌主要在十二指肠和空肠中吸收,主要经粪便、尿液排泄,汗液、乳汁和毛发可排出微量锌。

锌在体内可通过多种途径发挥作用:①与多种酶的合成和活性有关,如 DNA 聚合酶、RNA 聚合酶、胸腺核苷酸酶、谷氨酸脱氢酶、乳酸脱氢酶等,它们在蛋白质、脂肪、糖和核酸代谢以及组织呼吸中都起着重要作用。②可促进机体生长发育。锌是调节基因表达即调节 DNA 复制、转录的 DNA 聚合酶和 RNA 聚合酶的必需组成部分,因此,锌缺乏会导致创伤组织的愈合困难、性器官发育不全或减退、生长发育不良,儿童出现缺锌性侏儒症。③可促进维生素 A 的正常代谢和生理功能。锌参与维生素 A 还原酶和视黄醇结合蛋白的合成,促进视黄醛的合成和变构,以维持血浆维生素 A 的正常水平。④与巨噬细胞的释放、白细胞的吞噬、趋化和杀菌等作用有关,故锌缺乏可引起免疫功能障碍。

3. 铜(Cu) 正常成人体内含铜 100~200mg,每日需铜量为 1.5~2mg。通常从食物中摄入铜可超过 5mg,故机体很少发生缺铜。铜主要在十二指肠和小肠上段被吸收。铜被吸收进入血液,与血浆中的清蛋白疏松结合,形成铜-氨基酸-清蛋白络合物进入肝,该络合物中的部分铜离子与肝生成的 α_2-球蛋白结合,形成铜蓝蛋白(CER),CER 再从肝进入血液和各组织。CER 是运输铜的基本载体,也可视为铜的无毒性代谢库。铜主要经过胆汁、肠壁、尿液和皮肤排泄。

铜在体内的主要生理功能:①参与许多酶的组成,如赖氨酸氧化酶、细胞色素氧化酶、超氧化物歧化酶、多巴胺-β-羟化酶等,对细胞内代谢、神经传导和内分泌功能均有重要作用;②影响铁的吸收,CER 促进 Fe^{3+} 还原 Fe^{2+},增强小肠对铁的吸收,加速血红蛋白及铁卟啉的合成,从而促进幼稚红细胞的成熟,维持正常的造血功能。

目前,已知两种遗传病与铜代谢紊乱有关。一种是与男性有关的 Menkes 综合征,患儿血清、肝、脑中铜含量较低,临床表现为毛发卷曲、生长迟缓、脑退行性变及早亡;另一种是 Wilson 病,该病患者血清中铜含量较低,而肝、脑、肾和角膜中铜过量蓄积达中毒水平,患者表现为神经系统症状、肝硬化和角膜退行性变等。

4. 硒(Se) 人体内硒含量仅为 14~21mg。硒的日需要量为 30~50μg。硒分布在全身所有的软组织中,以肝、胰腺、肾和脾含量较多。硒主要通过肠道吸收,吸收入血后的硒大部分与 α-球蛋白或 β-球蛋白结合,少部分与极低密度脂蛋白(VLDL)结合而运输。体内硒的主要排泄途径是通过尿液和汗液,亦有部分未吸收的硒从肠道排出,毛发也能排出微量的硒。

硒的主要生理功能：①硒是体内多种酶的组成成分，它主要以硒代半胱氨酸的形式存在于酶分子的活性中心。其中谷胱甘肽过氧化物酶（GSH-Px）是体内重要的含硒酶，它能以还原型谷胱甘肽为供氢体而消除体内的过氧化氢和过氧化物等。这些氧化剂对细胞成分如膜脂质、核酸和蛋白质造成损伤，可能会导致细胞凋亡、老化甚至癌变。硒的抗氧化功能与人类衰老、癌变、心血管疾病、中枢系统疾病的关系日益受到重视。②硒参与辅酶 A 和辅酶 Q 的合成，并可增强丙酮酸、α-酮戊二酸氧化系统的酶活性，在三羧酸循环及呼吸链电子传递中发挥重要作用。③硒具有保护视器官健全的功能，虹膜及晶状体含硒丰富，含有硒的 GSH-Px 和维生素 E 可使视网膜上的氧化损伤降低。④硒具有拮抗和降低机体内许多重金属的毒性作用，它与银、镉、汞、铅等形成不溶性盐，减低重金属对机体的毒害作用。⑤硒能促进淋巴细胞产生抗体，增强机体对疾病的抵抗力。⑥硒参与保护细胞膜的稳定性及正常通透性，消除自由基的毒害作用，抑制脂质的过氧化反应，从而保护心肌的正常结构和功能。⑦硒能调节维生素 A、维生素 C、维生素 E、维生素 K 的吸收与消耗，并能与维生素 E 起协同作用，加强维生素的抗氧化作用。

5. 铬（Cr）　人体内含铬量约 60mg，铬的日需要量为 50~110μg。铬经口、呼吸道、皮肤及肠道吸收，入血后与运铁蛋白结合运至肝及全身。铬主要经尿液排泄，少量经过胆汁、粪便及皮肤排出。

铬的主要生理功能：①增强胰岛素的作用及调节血糖。其作用主要通过形成葡萄糖耐量因子（glucose tolerance factor，GTF）使胰岛素与膜受体上的巯基（—SH）形成—S—S—键，在体内糖代谢等过程中协助胰岛素发挥作用；②铬可增加胆固醇的分解和排泄，因此缺铬可造成胰岛素生物学效应降低，糖代谢及脂代谢紊乱，出现高胆固醇血症，从而易诱发动脉粥样硬化和冠心病；③铬可与机体中核蛋白、甲硫氨酸、丝氨酸等结合，故缺铬可影响蛋白质代谢及生长发育。

6. 钴（Co）　正常人体内含钴量约为 1.5mg，几乎全部存在于维生素 B$_{12}$ 中。钴主要由消化道和呼吸道吸收，通过尿液排泄。某些重金属离子能影响钴的吸收，如铁在十二指肠的转运过程与钴相似，所以这两种金属存在着吸收竞争。人类不能利用无机钴合成维生素 B$_{12}$，主要从能合成维生素 B$_{12}$ 的动物与细菌中摄取。体内钴主要以维生素 B$_{12}$ 的形式发挥作用，维生素 B$_{12}$ 参与机体一碳单位代谢，影响细胞增殖和分化。因此，钴的缺乏可导致叶酸利用率下降，骨髓造血功能降低，造成巨幼细胞贫血。维生素 B$_{12}$ 能促进铁的吸收及储存铁的动员，也能促进锌的吸收和利用。

7. 锰（Mn）　正常人体内含锰量为 12~20mg，日摄入量为 0.7~22mg，吸收度为 3%~4%。锰主要在小肠吸收，通过尿液排泄。吸收入血的锰与血浆 β-球蛋白结合为转锰素分布到全身。锰是体内多种酶如精氨酸酶、丙酮酸羟化酶和超氧化物歧化酶等多种酶的组成成分，锰与多糖聚合酶和糖基转移酶的活性有关。锰缺乏时糖胺聚糖合成受到干扰，影响软骨和骨骼生长，导致骨骼畸形。此外，锰也与造血、生殖和中枢神经系统功能有关。

8. 氟（F）　正常人体内含氟量约为 2.6g，日摄入量约 2mg。主要存在于骨、牙齿及指甲中。氟主要从食物中摄入，通过消化道吸收，由尿液排泄。氟对骨、牙齿的形成有重要作用，可增加骨硬度和牙齿的耐酸蚀能力。氟缺乏时易发生龋齿，过量常引起氟中毒而使牙齿呈斑釉状。

9. 碘（I）　正常人体内含碘为 20~50mg，日摄入量为 50~100μg。碘主要从食物中摄入，以消化道吸收为主。吸收后的碘有 70%~80% 被摄入甲状腺细胞储存、利用，其余分布在血浆、肾上腺、皮肤、肌肉、卵巢和胸腺等处。碘主要通过肾排泄，其余可由汗腺、乳腺、唾液腺和胃腺分泌排出。

碘主要用于甲状腺激素 T_3、T_4 的合成。甲状腺激素在调节机体能量的转换和利用，维持正常生长发育和智力发育方面发挥着重要作用。甲状腺能主动聚集碘，某些地方性甲状腺与当地土壤及水中缺碘有关。

（二）有害微量元素

1. 铅（Pb）　铅是对人体有毒性作用的重金属，广泛存在于人的生活环境和食物链中，铅可以铅烟、铅尘及各种氧化物等多种形式被人体经呼吸道和消化道摄入体内，引起以神经、消化、造血系统障碍为主的全身性疾病。铅中毒机制中最主要的是引起卟啉代谢紊乱，使血红蛋白合成障碍，铅可致血管痉挛、直接作用于成熟红细胞而引起溶血，可使大脑皮质兴奋和抑制的正常功能产生紊乱，从而引起一系列的神经系统症状等。

2. 汞（Hg）　俗称水银，是银白色液态金属，广泛存在于自然界。金属汞及其化合物主要以蒸汽和粉尘形成经呼吸道侵入机体，还可直接经消化道、皮肤侵入。汞主要经肾、肠道排出，还可由肺呼出，汗液、乳汁、唾液也可排出少量。汞对机体的毒性作用，主要是因为汞与酶的巯基（—SH）结合后，使酶的活性丧失，影响细胞的正常代谢而出现中毒症状。

3. 镉（Cd）　主要来自被污染的环境，其污染主要是植物和土壤，另外还有食品污染及吸烟。镉主要通过呼吸道、皮肤吸收，分布到全身各个器官。镉的排泄主要通过粪便排出，其次是经肾由尿排出，少量可随胆汁排出，镉化合物可抑制肝细胞线粒体氧化磷酸化过程，对各种氨基酸脱羧酶、过氧化物酶、脱氢酶等均有抑制作用，从而使组织代谢发生障碍。镉还可直接损伤组织细胞和血管，引起水肿、炎症和组织损伤。

4. 砷（As）　广泛分布于环境中，其本身的毒性并不大，但其化合物如三氧化二砷（As_2O_3，俗称砒霜）毒性很大。砷及其化合物主要经呼吸道、消化道和皮肤吸收，吸收入血后主要与血红蛋白结合，随血液分布到全身组织和器官。砷的毒性作用主要表现在：砷对细胞中的巯基（—SH）有很强的亲和力，进入机体的砷可与许多含巯基的酶结合，特别是宜与丙酮酸氧化酶的巯基结合，使酶丧失活性，丙酮酸不能进一步氧化，从而影响细胞的正常代谢。

三、血清铁、铜、锌和全血铅的检测

微量元素检测的样本主要有血液、尿液、毛发、胃液、脑脊液、唾液、精液、汗液、胆汁及肝、肾、肺、肠、脑、心、肌肉等脏器组织,样本的采集应遵循三大原则:针对性、适时性和代表性。在收集样本及整个过程中,均需严格防止离子的污染。

(一)血清铁和总铁结合力的测定

血清中铁的含量很低,均以 Fe^{3+} 形式与运铁蛋白结合,故血清铁测定的同时要进行总铁结合力(TIBC)测定。正常情况下,仅有 20%~55% 的运铁蛋白与血清铁结合,其余的运铁蛋白处于不饱和状态。当血清运铁蛋白全部被饱和后,其结合铁的含量就是TIBC。

【检测方法】

1. 比色法 是临床实验室测定血清铁使用最广的一种方法。与运铁蛋白结合的铁在酸性介质中从运铁蛋白中解离出来,高铁离子(Fe^{3+})在还原剂的作用下被还原成亚铁离子(Fe^{2+}),Fe^{2+} 与发色试剂发生络合反应,再进行比色测定。直接测定法应纠正血清本身的色度,故应设血清空白。

总铁结合力(TIBC)是指血清中转铁蛋白能与铁结合的总量。将过量铁标准液加到血清中,使之与未带铁的转铁蛋白结合,多余的铁被轻质碳酸镁粉末吸附除去,然后测定血清中总铁含量,即为总铁结合力。

常用的还原剂有肼、维生素C、巯基乙酸或羟基胺等。常用的络合剂有3-(2-吡啶基)-5,6-双(4-苯磺酸)-1,2,4-三嗪(亚铁嗪)、红菲绕啉和三吡啶基三㗏(TPZ)。

2. 电化学法 是基于库仑测定的原理,首先加入乙醇盐酸溶液将铁离子从铁蛋白上解离下来,游离的铁离子暴露在一个多电极传感器的不同的特定电位中,这样在 Fe^{2+} 与 Fe^{3+} 之间的电子转移就产生了一个电流,它与铁的浓度相关。该法样品用量少,分析时间短,但需专门仪器,故临床上应用较少。

【参考范围】

健康成人:血清铁:男性 11~30μmol/L,女性 9~27μmol/L;血清总铁结合力:男性 50~77μmol/L,女性 54~77μmol/L。

【临床意义】

血清铁增高见于:①红细胞破坏增多时,如溶血性贫血;②红细胞的再生或成熟障碍,如再生障碍性贫血、巨幼细胞贫血;③铁的利用率低,如铅中毒或维生素 B_6 缺乏引起的造血功能减退;④铁贮存释放增加,如血红蛋白沉着症、含铁血黄素沉着症、反复输血治疗或肌内注射铁剂引起急性中毒症等。血清铁降低见于:①机体摄取不足,如营养不良、胃肠道病变、消化道溃疡等;②机体失铁增加,如肾炎、肾结核、胃肠道出血;③体内铁的需要量增加又未及时补充,如妊娠、婴儿生长期等;④体内储存铁释放减少,如急性和慢性感染、尿毒症等。血清总铁结合力增高见于缺铁性贫血、急性肝炎等。血清总铁结合力降低见于肝硬化、肾病、尿毒症和血红蛋白沉着症。

（二）血清铜的检测

【检测方法】

血清铜的检测方法包括原子吸收分光光度法、分光光度法、中子活化分析法和阳极溶出伏安法等。目前，尚无血清铜测定的参考方法，首选方法为原子吸收分光光度法，当不能采用原子吸收分光光度法时，可采用双环己酮草酰二腙比色法。

1. 原子吸收分光光度法　用等量去离子水稀释血清，吸入原子化器（火焰），标本中的铜在高温下离解成铜原子蒸气。铜的空心阴极灯发射的 324.5nm 谱线中，部分发射光被蒸气中的基态铜原子吸收，光吸收的量与火焰中铜离子的浓度成正比。用 10% 甘油水溶液做标准液的稀释剂，使标准液的黏度与血清相近，在同样的试验条件下制成标准曲线，可得出标本中铜的含量。

2. 双环己酮草酰二腙比色法　血清经稀盐酸处理后，与清蛋白结合的铜释放，用三氯醋酸沉淀蛋白，滤液中的铜离子与双环己酮草酰二腙反应，生成稳定的蓝色化合物。本法十分灵敏，所有试剂要求高纯度，试验中所用器材都要避免铜的污染。

测定铜可用血清、尿、头发、软组织等标本。收集标本时均应注意避免铜的污染，如采集血样标本时最好使用一次性塑料注射器、尿样标本必须在避免污染条件下收集在非金属容器内。头发标本在枕后部距头发 2~3mm 处剪取 1cm 长的一缕头发，并需专门预处理以消除环境污染。

【参考范围】

健康成人血清铜浓度：原子吸收分光光度法：男性 11.0~22.0μmol/L，女性 12.6~24.4μmol/L，儿童 2.6~29.9μmol/L；比色法：男性 10.99~21.98μmol/L，女性 12.56~23.55μmol/L。

【临床意义】

铜是人体必需元素，是铜蓝蛋白（亚铁氧化酶）、超氧化物歧化酶、细胞色素氧化酶、赖氨酸氧化酶等重要酶的组成部分。

血浆铜增高见于：霍奇金病、白血病及其他许多恶性病变、巨幼细胞贫血、再生障碍性贫血、色素沉着病、风湿热、雌激素治疗及口服避孕药等。

血清铜降低见于：肝豆状核变性（Wilson disease）、Menkes 或丝卷综合征、烧伤患者、某些缺铁性贫血、营养不良以及慢性局部缺血性心脏病等。

（三）血清锌的检测

【检测方法】

血清锌的测定方法包括原子吸收分光光度法、比色法、络合滴定法、荧光光度法、极谱法、阳极溶出伏安法和中子活化法等。目前临床实验室常用的测定方法是原子吸收分光光度法和吡啶偶氮萘酚比色法。

1. 原子吸收分光光度法　标本在高温下反应，离子锌被还原并转化为锌原子蒸发。

锌的空心阴极灯发射的 213.8nm 谱线中,部分发射光被蒸气中基态锌原子吸收,光吸收的量与火焰中锌离子的浓度呈正比。用 50ml/L 甘油溶液稀释锌标准液,使标准液的黏度与血清相近,在同样的试验条件下制成标准曲线,可得出标本中锌的含量。

该法特异性高,检出限低,精密度好。发锌测定时可取 10~20mg 头发在硝酸中溶解成终容积为 10ml 的标本进行测定。尿锌测定应收集 24h 尿液并酸化溶解锌,以测定含量。

2. 吡啶偶氮萘酚比色法　用三氯醋酸等沉淀去除血浆或血清中的蛋白质,高价铁、铜被维生素 C 还原成低价,和其他金属离子一起被氰化物络合而掩蔽。二价锌离子可以与氰化物络合,但水合氯醛能选择地释放锌,使锌暴露并与吡啶偶氮萘酚反应生成亮红色的复合物,在 555nm 波长处比色,即可测定锌的浓度。该反应在碱性条件(pH 8~9)时显色最佳。

测定锌可采用血清、尿液、唾液和头发等标本。锌在各种标本中含量极微,整个测定过程均应严格防止锌污染。橡胶制品含锌较高,要注意避免试剂或去离子水与橡胶制品的接触,并要严格控制实验用水的质量。长期用玻璃容器存放的液体内会含微量锌,因此应避免采用玻璃容器存放标本、去离子水或试剂,一般采用聚乙烯制品。

【参考范围】

健康成人:原子吸收分光光度法:11.6~23.0μmol/L;吡啶偶氮萘酚比色法:9.0~20.7μmol/L。

【临床意义】

血清锌增高:工业污染引起的急性锌中毒。血清锌降低:酒精中毒性肝硬化、肺癌、心肌梗死、慢性感染、营养不良、恶性贫血、胃肠吸收障碍、妊娠、肾病综合征及部分慢性肾衰竭患者。儿童缺锌可出现嗜睡、生长迟缓、食欲低下、男性性腺发育不全和皮肤改变。

(四)全血铅的检测

【检测方法】

全血铅的检测方法主要有原子吸收光谱法、溶出伏安法和二硫腙络合法 3 类。在各种原子吸收光谱法中,石墨炉原子吸收光谱应用最广,目前已被推荐为参考方法。溶出伏安法中的微分电位溶出法具有灵敏度高、精密度好的优点,且价格适中,易于推广使用。二硫腙络合法是早期广泛使用的一种测定全血铅的方法,但该法繁琐、费时,需要大量的洁净玻璃器皿,且易受锡、铋和铊等的干扰,目前临床实验室较少采用。

1. 石墨炉原子吸收光谱法　血样用 TritonX-100 做基体改进剂,溶血后用硝酸处理,在 283.3nm 波长处用石墨炉原子吸收光谱法测定铅的含量。

本法的最低检出浓度为 3μg/L,精密度 CV 3.7%~5.0%,回收率为 95.1%~103.2%,血铅标准品符合率达 99.1%。

2. 微分电位溶出法　在酸性介质中,在选定的电位上,将 Hg^{2+} 和 Pb^{2+} 电沉积在预镀汞膜玻碳工作电极上,断开恒电位电路,利用溶液中溶解氧使沉积在汞齐中的铅氧化溶出,并记录溶出的(dt/dE)-E 曲线(以峰高为纵坐标,加入铅量为横坐标),以溶出峰高进行定量测定。

【参考范围】

成人:<0.97μmmol/L(<200μg/L);儿童:<0.48μmmol/L(<100μg/L)。

【临床意义】

铅进入人体后,以各种络合物形式经血液输送至各组织器官,主要储存于软组织和骨髓中。血液中 95% 的铅在红细胞中,其浓度与机体铅吸收、排出、分布处于平衡状态。当生活环境不变,铅暴露基本稳定的情况下,血铅不仅反映了近期的铅接触水平,也一定程度上反映体内的铅负荷和铅对机体健康危害的程度。在同一环境中,婴幼儿受危害的程度相对大于成人。研究表明,血铅是当前最可行、最能灵敏地反映铅对人体健康危害的指标。

章末小结

水和溶解其中的电解质是人体赖以生存的内环境。体液电解质在维持体液渗透压、神经肌肉及心肌兴奋性、体液酸碱平衡、骨代谢等方面具有重要生理作用。

微量元素种类众多,在体内含量甚微,但作用广泛。微量元素在体内可独立或相互作用,发挥各自特有的生物学功能,任何一种微量元素的缺乏或增高都会引起相应的功能异常而发生疾病。

体液电解质与微量元素代谢紊乱,严重时可危及患者的生命。因此,体液电解质和微量元素的检测是生物化学检验的重要内容,是许多疾病临床诊断、治疗和预防的重要依据。

实验室检测血清 K^+、Na^+、Cl^-、Ca^{2+} 最常用的方法是 ISE 法,FES 是测定 K^+、Na^+ 的参考方法;ID-MS 法是测定钙、磷、镁的决定性方法,AAS 为参考方法,分光光度法是目前实验室的常规方法;微量元素铁、铜、锌等的测定,实验室多用原子吸收分光光度法和比色法。

(孙江山)

? 思考题

一、简答题

1. 简述体液电解质的分布及生理作用。
2. 标本溶血对血清钾、钠、氯测定有何影响?
3. 微量元素对人体生命活动的影响有哪些?

二、病例分析

患儿,男,3岁。出现肌无力,肌张力下降,时有手足抽搐。方颅,按压有乒乓球样感,肋骨串珠状。

请思考:1. 该患儿最可能患什么疾病?

　　　　2. 欲确定诊断,还需做哪些检查?

第四篇 | 器官功能的检验

第十九章 | 血气分析

19章

19章 数字内容

学习目标

知识目标：

掌握血气分析的测定方法；熟悉血气分析常用参数及临床意义、酸碱平衡紊乱的类型及判断；了解气体在血液中的运输形式。

能力目标：

能够正确处理血气分析的标本；学会使用血气分析仪。

素质目标：

培养规范严谨、科学求真的工作态度；培养分析问题的能力。

案例导入

某尿闭患者，入院后放置了导尿管，2d后发现患者有低血压、高热，尿中有大量白细胞和细菌，pH 7.30，[HCO_3^-] 10mmol/L，PO_2 80mmHg，PCO_2 20mmHg。

请思考：1. 血浆 pH 的正常范围是多少？

2. 该患者可能是哪种类型的酸碱平衡紊乱？

3. 引起该患者酸碱平衡紊乱的原因是什么？

第一节 气体在血液中的运输

血液中的气体即血气。血气严格地说应包括 O_2、N_2、CO_2 及稀有气体,然而就生理学意义而论,主要是指与物质代谢和气体交换密切相关的 O_2 和 CO_2 两种气体。机体与外界环境进行气体交换的过程称为呼吸,在呼吸过程中,机体从外界环境摄取 O_2,并将代谢过程中产生的 CO_2 排出体外。血液的功能是将肺吸入的 O_2 运至组织,同时将代谢过程中产生的 CO_2 运至肺部而排出体外(图19-1)。

O_2 和 CO_2 在血液中的运输形式有物理溶解和化学结合两种。物理溶解的量比较少,但很重要,气体必须先溶解才能发生化学结合;气体释放时也必须从化学结合状态解离成物理溶解状态,然后才能离开血液。

图 19-1 肺换气和组织换气示意图

一、氧气的运输

1. 物理溶解 O_2 在血液中的溶解量很少,每 100ml 血液中仅溶解 0.3ml,占血液运输 O_2 总量的 1.5%。虽然物理溶解的 O_2 量很少,但它是 O_2 进出红细胞的必经方式。物理溶解在血浆中的 O_2 所产生的张力,即氧分压(PO_2),是最有意义的血气分析指标之一。

2. 化学结合 O_2 与血红蛋白(Hb)结合,生成氧合血红蛋白(HbO_2),是 O_2 在血液运输中的主要形式,占血液运输 O_2 总量的 98.5%。O_2 与 Hb 的结合是一种无须酶催化的快速可逆反应,结合和解离主要取决于 PO_2。PO_2 高时(在肺中)形成 HbO_2,PO_2 低时(在组织中)便迅速解离释放 O_2,以供组织细胞利用。

二、二氧化碳的运输

1. 物理溶解 CO_2 在血液中的溶解量比 O_2 大,约占血液运输 CO_2 总量的 8.8%。物

理溶解在血浆中的 CO_2 所产生的张力,即二氧化碳分压(PCO_2)。

2. 化学结合　CO_2 的化学结合形式有两种。

(1) HCO_3^- 形式:从组织扩散入血的 CO_2 大部分进入红细胞,在碳酸酐酶(CA)作用下与 H_2O 反应生成碳酸(H_2CO_3),H_2CO_3 再迅速解离成 H^+ 和 HCO_3^-。HCO_3^- 通过红细胞膜进入血浆,这是血液运输 CO_2 的主要形式,约占血液运输 CO_2 总量的 77.8%。

(2) 与 Hb 结合形成氨基甲酸血红蛋白:进入红细胞的小部分 CO_2 直接与 Hb 的自由氨基结合,形成氨基甲酸血红蛋白,这一反应是可逆的。以这种形式运输的 CO_2 约占血液运输 CO_2 总量的 13.4%。O_2 和 CO_2 的运输过程见图 19-2。

图 19-2　O_2 和 CO_2 的运输过程

酸碱平衡即机体通过各种调节使血浆 pH 维持在一个相对恒定范围内的过程,主要依赖血液的缓冲作用、肺的呼吸功能、肾的排泄与重吸收功能三个方面协同作用而完成。正常情况下,进入人体的酸碱物质首先是由血液中的缓冲体系起调节作用,而调节的结果必然导致 $[HCO_3^-]$ 与 $[H_2CO_3]$ 比值不能维持 20:1;肺通过 CO_2 的排出量来调节血中 H_2CO_3 浓度,肾则通过排泄和重吸收功能来调节血中 HCO_3^- 浓度,从而使 $[HCO_3^-]$/$[H_2CO_3]$ 恢复 20:1,保持血液 pH 的稳定。

亨德森-哈塞巴方程式(Henderson-Hasselbalch 方程式):

$$pH = pK_a + \lg \frac{[HCO_3^-]}{[H_2CO_3]}$$

$[H_2CO_3]$ 为 PCO_2 与其溶解系数的乘积,可知气体在血液中的运输与 pH 的恒定有着密切的关系。因此,通过血气分析实验,检测血液中 HCO_3^-、PO_2、PCO_2 及 H^+ 浓度,即可协助临床医生判断机体酸碱平衡状态,以便及时发现和正确处理酸碱平衡紊乱。

第二节　血气分析的测定方法

血气分析主要是利用血气分析仪测量动脉血液 pH、PO_2 和 PCO_2 三项基本数据,再参考血液 Hb 及体温等数据计算出其他诊断指标。血气分析可用来评价心肺功能、酸碱平衡状态及各种病理原因导致的酸碱平衡紊乱,并且在体外循环、心肺复苏、慢性呼吸衰竭以及各种危重患者抢救时,均可作为了解病情、合理治疗与预后评估的重要依据。

一、血气分析标本采集和保存

(一)标本的采集

血气分析的血液标本为全血,一般采集动脉血或动脉化毛细血管血。静脉血一般在动脉血采集困难时才使用,因不同部位的静脉血 PO_2 及氧饱和度会有明显差别,不能反映血气状况。重症患者,在特殊情况下,可从心导管或中心静脉导管取血检查。

1. 患者取血前的准备 穿刺时患者处于安静舒适状态,以减轻患者的疼痛感和紧张感。尽量使患者的呼吸稳定,因为短暂的屏气或呼吸急促都会造成血气含量波动,影响测定结果的准确性。对于正在治疗过程中的患者,采血时要特别注意,如正在吸氧的患者,需注明氧气流量,以备计算出患者每分钟吸入的氧量,若是体外循环患者,需在血液得到混匀后再进行采血。

2. 动脉血的采集 动脉血的理想采血部位是桡动脉,它非常表浅易于触及,若在穿刺过程中不触及骨膜,一般痛觉不敏感。肱动脉为次选穿刺部位。如果上述部位均不能取血,可用股动脉或足背动脉,股动脉较粗,容易穿刺采血,但易误伤股静脉,需加以注意。小儿也可以穿刺头皮小动脉取血。

用密封性好的 2ml 注射器抽取足量的液体肝素(500U/ml),将注射器内表面全部湿润,然后排出多余的肝素。皮肤消毒后,对已经选择好的动脉进行穿刺,针头进入动脉血管后让血液自动流入注射器,不要用力抽吸,避免产生气泡。拔针后,注射器不能回吸,稍外推使血液充满针尖,并排出第一滴血弃之,以排尽空气。离体的针头立即用橡皮塞密封,或取下针头,用小橡皮帽套住针管,隔绝空气。然后将注射器在双手间来回搓动使血液与肝素混匀而抗凝,立即送检。

3. 动脉化毛细血管血的采集 采血部位常选择耳垂或手指,婴儿则选择足跟、大趾或头皮。采血前应局部先用 45℃水热敷或轻轻按摩 5~10min,使局部血管扩张充血,毛细血管血充分动脉化,否则可使 PO_2 测定值偏低。如果收缩压<90mmHg、心排出量减少及血管收缩的患者,或刚出生几天的新生儿,则不能用毛细血管采血法。

在干净的毛细玻管(长约 120mm,容量 100~140μl)中注入肝素溶液(50U/ml),经 60~70℃干燥后备用。采血时,针刺深度以血液自然流出为宜,收集时切忌气泡进入毛细玻管。待血液充满毛细玻管后,立即从毛细玻管的一端放入小铁针,并尽快用塑料塞或橡皮泥封住玻管两端,用磁铁沿玻管纵轴来回滑动,以带动管内小铁针滑动而使血液与肝素充分混匀。若此操作不当,可使玻管内出现小凝块,以致测定时堵塞仪器管道而影响检测。如能正确而熟练掌握本采血法,所得数据与动脉血相近。但如遇局部循环不好、水肿及休克等情况时,所得结果不能代表动脉血。

4. 静脉血的采集　一般不用静脉血做血气分析,如需抽取静脉血,则须先将手及前臂浸入 45℃水中 20min,使该部位静脉血动脉化,然后从手臂(或手背)静脉采血,采血时一般不得使用压脉带,只能缓缓吸取,以免产生气泡。静脉血只适合于代谢性酸碱平衡紊乱的判断,不适于 PO_2 测定,故与 PO_2 有关的推算数据仅供参考。

(二)标本的保存

采出的全血中的活细胞,尤其是白细胞及网织红细胞,其代谢仍在进行,O_2 不断消耗,CO_2 不断产生,故采血后尽可能在短时间内测定,一般不宜存放。如果采集的血液标本不能在 30min 内完成检测,应放入冰水中保存,但最多也不能超过 2h。在 30min 到 2h 内测定的 PO_2 仅供参考。

(三)注意事项

1. 采血前及采血时,必须让患者保持平静呼吸状态。因通气过度是血气误差的一个主要原因,可使肺泡通气量增加,导致 PCO_2 降低、pH 增加、PO_2 增加等结果。

2. 穿刺部位皮肤应是完全健康的,不能从表皮有任何病变的部位进针。

3. 血液标本应隔绝空气,空气中的 PO_2 高于动脉血,PCO_2 低于动脉血,当血液暴露在空气中时,会使 PO_2 升高、PCO_2 降低,影响测定结果。

4. 采集的血液标本应尽快测定,不宜存放。

5. 测定前必须充分混匀血液标本,排除前端第 1~2 滴血液,再注入仪器进行测定。

6. 填写申请单,标明病史、诊断和用药情况,抽血时的体温、Hb 含量、是否用氧及氧流量都应该填写清楚,以便诊断分析。

二、标本的测定

目前,血气分析多采用全自动血气分析仪,可直接测出 pH、PO_2 及 PCO_2 三项指标,再由此计算出其他酸碱平衡诊断指标。

(一)血气分析仪的原理

血气分析仪是应用电化学分析技术的原理,采用电极(pH 电极、PCO_2 电极、PO_2 电极)对血液中的 pH、PCO_2、PO_2 进行测定,利用这些参数和输入的患者体温、Hb 等数值,自动计算出缓冲碱(HCO_3^-)、碱剩余(BE)、标准碳酸氢根(SB)、二氧化碳总量(TCO_2)、氧饱和度(SaO_2)等参数,为疾病诊断提供充分依据。

1. pH 电极　由玻璃电极(指示电极)、饱和甘汞电极或 Ag/AgCl 电极(参比电极)和电极间的液体组成,pH 测量电极和参比电极紧邻着安放在测量室内,通过一种在参比电极头部的独特微孔薄膜组成一个盐桥,使之与血样接触,同时防止电极受到污染。利用电位法测定样本的 pH,实际上是测定样本的氢离子浓度,电位的高低与氢离子浓度的负对数成正比,结果以 pH 的形式输出。

(1) pH 电极:在 pH 电极头部对 pH 反应灵敏的玻璃层里,包裹着 Ag-AgCl 电极,缓冲液用于缓冲在移动过程中急速的温度变化所引起的体积变化。整个电极除头部以外，都被装入一个金属套中，外部再封闭一层灰色塑料壳，以防止电子干扰，且易于辨认。

（2）pH 参比电极：在细玻璃管内注入 $Hg-Hg_2Cl_2$，并在中心装入一根铂金丝，前部用棉花堵住而制成。屏蔽同轴电缆在电极后部的塑料块内与电极连接，电极的编号刻在白色的塑料块上，透明的电极套头部用多微孔膜封闭。其电极后部有补充孔，KCl 溶液被电极上的 O 型密封圈封在套内，即使不使用电极也必须始终充满 KCl 液体，以防止 Hg_2Cl_2 变干燥。测量前有少量的 KCl 溶液通过电极后部的孔注入电极，通过头部的多微孔膜，渗透在参比电极与 pH 电极间形成了一个盐桥。每一次测量后，KCl 溶液又注入电极清洁多微孔膜。参比电极头部的 O 型圈使电极与测量室密封在一起防止空气或血样进入电极。

2. PCO_2 电极　PCO_2 电极是一种气敏电极，是经过改进的 pH 电极，由 pH 玻璃电极、饱和甘汞电极和装有电极液（外缓冲液）的电极套组成的复合电极。Ag-AgCl 电极浸入在装有缓冲胶的玻璃管内被封闭起来，镀有 Ag-AgCl 的电极环即半封闭的参比电极环绕在玻璃电极头部的稍上方；而电极通过其间的电解液形成盐桥，赛璐玢隔膜直接贴在了电极头部可保证电极接触到足够的电解液；赛璐玢的外层是隔离样品的。

当 CO_2 气体通过渗透膜扩散进入电解液中时，CO_2 与 H_2O 结合生成 HCO_3^- 并释放出 H^+，此离子被与 pH 电极相似的 CO_2 电极测量，放大并显示为 PCO_2 值；电解液中的 H^+ 浓度与通过渗透膜的 CO_2 量成正比；有屏蔽作用的同轴电缆与电极相连，电极编号刻在电极后部，外部套一个绿色塑料环易于辨认。电极套头部有一个 15μm 聚四氟乙烯和 12μm 的防止塑料导电的赛璐玢，其上有用于润滑的硅油，保证可以方便地更换电极套。电极体上的 O 型圈使电极膜紧紧套住，防止测量室的血样混入气泡；电极套后部有一个泄漏孔，此孔为电极液的补充孔，使用时要用胶带密封防止电极液泄漏，另一小孔用来调节电极套内温度变化时的压力变化。PCO_2 电极的测量原理见图 19-3。

图 19-3　PCO_2 电极的测量原理

3. PO_2 电极　PO_2 电极由铂阴极、Ag-AgCl 阳极和一个盛有 PO_2 电极缓冲液（含 KCl 的磷酸盐缓冲液）的有机玻璃套组成。PO_2 电极由四个极细的铂金丝互相连接起来，在电极头部形成一个 1mm 的圆形作为阴极，这一设计的优点在于它可测量出少量的氧，不必采用大面积阴极，因此这种设计提高了测量的速度和能力。铂金丝镶嵌在玻璃内部，外部用同轴电缆在电极后部连接，电极的编号在电极后部，外部套一个蓝色塑料壳易于辨认，一次性的电极套内，在白色导向环和 O 型环间有一薄膜，保证电极渐渐插入时有合适的强度。电极体上的 O 型环使电极紧紧地套在电极上；电极头部的 O 型环紧贴在测量室上,防止血样中混进气泡,当电极套内注入电解液并插入电极后,其壁上的小孔要用胶带密封防止泄漏。另一小孔用来调节电极套内温度变化时的压力变化。

玻璃套顶端覆盖一层能选择性透过 O_2 的聚丙烯膜,在铂丝阴极外加 0.65V 极化的直流电压,当样本中的 O_2 透膜扩散到铂阴极表面时被还原,所产生的电解电流与 PO_2 成正比。PO_2 电极的测量原理见图 19-4。

图 19-4　PO_2 电极的测量原理

(二)血气分析仪的使用

目前使用的血气分析仪都是全自动仪器,尽管厂家、型号不同,但性能和操作系统相似,一般按照说明书根据仪器的指令操作即可。

1. 开机　打开电源开关,使仪器进入初始状态。初始化结束后,显示屏将提示您如何操作仪器,当仪器处于准备状态时,显示屏显示可进入操作程序。

2. 样本测量　测量前必须按要求准备样本,样本测量方式较多,主要有注射器测量方式、毛细玻管或微量采血器测量方式、微量样本测量方式三种。

(1)注射器测量方式。操作程序有：①仪器必须处于"READY"状态才可以开始测量；②打开进样盖板,将注射器插入进样口并缓慢注入样本；③当注入了足够样本后,仪器立即发出声响提示,并显示相应测量内容,移走注射器并关上进样口盖板,仪器实现全自动测量(在测量期间可输入有关参数)；④当测量完成后,测量参数和计算参数值将显示并打印出来,同时仪器自动进行气体调整,当气体调整倒计时到 20s 时,将在屏幕上闪动,提示可以进行下一次测量。

(2)毛细玻管或微量采血器测量方式：其操作程序与注射器测量方式相同。

(3)微量样本测量方式：只有在毛细玻管测量方式下,要求样本量在 25~55μl,仪器在吸样时自动识别微量测量方式。其操作过程为：①打开进样口盖板,屏幕出现"ASPIRATION？"时,按"YES"键,样本将被吸入,若样本量<55μl 时,微量测量方式将被自动选择提示,但样本量必须>25μl；②关闭进样盖板,仪器显示"Microsample？"时,若按"YES"键确认,仪器则开始依次测量PO_2、PCO_2、pH,如果按"NO"键或超时,仪器将提示无样本,自动冲洗,并回到"READY"状态;③测量结果在屏幕上显示的同时,将在热敏打印机上出来。

3. 密码的操作 有些自动化血气分析仪设有密码功能程序。如果密码测量是被打开的,那么不需要输入密码即可执行测量;如果想启动程序功能,则必须用扫描仪输入密码1或密码2。

4. 参数和数据输入 有些自动化血气分析仪,操作者可在测量过程中或测量完成后进行参数输入,只对当前测量的结果有效。有关测量数的默认值,如患者体温等可按照临床的要求作适当的修改。修改的患者数据和参数将替代默认值,可在测量期间输入,也可在测量刚刚完成测量结果仍显示在屏幕上时输入。

有关参数的输入:

(1) 输入大气压、患者吸入氧浓度和患者年龄。

(2) 输入校正值。

(3) 输入时间。

(4) 输入患者体温、血红蛋白(Hb)含量。

(5) 输入PO_2、样品类型等。

5. 打印 患者测定报告测量后,打印机立刻开始打印测定报告,屏幕上也同时显示打印内容。在打印时,主机可同时进行其他工作,或继续测量下一个样品。打印的报告有测量报告、定标报告、系统报警报告等。

6. 定标 目的在于保证测定结果的准确性。定标有两点定标(pH、PCO_2)和一点定标(PO_2)两种方式。两点定标是让仪器建立合适的工作曲线,一点定标是对PO_2电极在极化电压作用下过原点的电流-PO_2曲线进行校准。现代自动化血气分析仪的定标一般由仪器自动完成。

三、血气分析的质量控制

血气分析结果是许多临床危重患者抢救时的判断依据,如果出现偏差或错误,可能给临床治疗带来不可估量的损失。因此,开展血气分析的质量控制,保证测定结果的可靠性越来越受重视。

1. 质控物 目前使用的血气分析质控物主要有人造血氟碳化合物乳剂、水溶性缓冲液、经张力平衡的全血等。

人造血氟碳化合物乳剂的性质与人血相似,较稳定又便于储存,其氧容量、有机物的pK_a值(7.30)、黏度、pH温度系数(-0.009pH/℃)均与人的血液十分相似。振摇后开启时,表面会形成一层泡沫与空气隔绝,至少3min内不致造成质控液内气体的改变,且其气体含量受室温影响较小,为使用带来了很大的方便。依其浓度的不同分为3种:①酸中毒+高PCO_2+低PO_2；②酸中毒+低PCO_2+高PO_2；③全部正常，并标有允许误差范围。

水溶性缓冲液质控物是用Na_2HPO_4、KH_2PO_4及$NaHCO_3$配成的不同pH的缓冲液，再与不同浓度的CO_2和O_2平衡，加入防腐剂储存。此质控物也有高、中、低3种水平规格，分别用3种颜色表示：酸中毒、低氧血症为红色标记；碱血症、高氧血症为蓝色标记；正常酸碱水平为黄色标记。此缓冲液与血液有较大的差异，且受温度影响较大，其水相中的PCO_2随温度上升而下降，pH则增加。故在使用前应置于室温30min以上，并充分振摇，使液相与气相平衡后方可使用。

2. 采集合格的血液标本　采集标本一定要按要求严格操作，采血量不低于1ml，要特别注意避免标本与空气接触，及时排除采集时混入血样中的小气泡，密封好标本容器。另外在检测时要注意将标本充分混匀。

3. 控制好测定时的温度　准确恒定的温度（37℃±0.1℃）是准确测定血气及pH的基本条件，温度的变化可造成测定结果读数的漂移，影响测定结果。因此，如果测量时温度偏离37℃，则要在温度校正后才能发出报告。

4. 严格执行统一的操作规程　仪器操作人员要熟悉仪器的测定原理，对整个测定过程的各个环节都要严格把关，以保证测定结果准确可靠。

5. 对精密度和准确度的要求　①pH：测定误差不应超过0.01单位，实际数据计算不应超过±0.005单位；②PO_2：测定误差不应超过5mmHg，精密度不应超过1mmHg；③PCO_2：测定误差不应超过3mmHg，精密度不应超过0.8mmHg。

第三节　血气分析常用参数

血气分析和酸碱平衡指标已成为一组重要的生化指标，在指导各种酸碱平衡紊乱的判断、呼吸衰竭的诊疗以及各种危重患者的监护和抢救中都起着关键的作用。这些指标主要包括：①气体交换指标：PO_2、PCO_2、SaO_2等；②酸碱平衡指标：pH、HCO_3^-、碱剩余（BE）等。

一、血液酸碱度

血液酸碱度一般是指动脉血浆的pH，其参考范围为7.35~7.45（平均7.40）。正常情况下，血液pH相对稳定，波动范围在0.1。血液pH的恒定主要由血液的缓冲作用、肺的调节及肾脏的调节来维持，根据亨德森-哈塞巴方程式可知，pH主要取决于血液[HCO_3^-]/[H_2CO_3]比值，正常时为20∶1。当[HCO_3^-]/[H_2CO_3]两者中一方增高或下降，机体通过代偿作用，使另一方也按比例增高或下降，则比值仍可保持在20∶1，从而使血液的pH保持在7.40不变。

血液pH<7.35为酸中毒，pH>7.45为碱中毒。只凭借血液pH高低，不能判断酸碱平衡紊乱的发生原因是呼吸因素还是代谢因素,而且机体具有完善的酸碱平衡调节机制,在代偿期内,即使血液 pH 正常也不能排除没有酸碱平衡紊乱发生。因此,需同时测定其他血气指标,并结合患者临床情况进行综合分析。一般来说,代偿性酸中毒时,血液 pH 接近于 7.35;代偿性碱中毒时,血液 pH 接近于 7.45。

二、二氧化碳分压

二氧化碳分压(PCO_2)是指物理溶液在血浆中的 CO_2 所产生的张力。动脉血 PCO_2 参考范围为 35~45mmHg,平均为 40mmHg。PCO_2 是一个呼吸性酸碱指标。由于肺动脉血中 PCO_2 与肺泡内 PCO_2 基本相似,而且 CO_2 对肺泡膜有较强的弥散能力,因此,测定动脉血浆的 PCO_2,基本上能够反映肺泡的通气情况,即能够反映酸碱平衡中的呼吸因素。

PCO_2>45mmHg 时,提示肺通气不足,体内有 CO_2 积蓄。PCO_2 增高,可以是原发性的,常见于慢性支气管炎、肺气肿、肺心病等引起的呼吸性酸中毒;也可以是继发性的,如代谢性碱中毒时,由于机体代偿引起的。

PCO_2<35mmHg 时,提示肺通气过度,CO_2 排出过多。PCO_2 降低,常见于癔症等引起的呼吸性碱中毒;或代谢性酸中毒时,由于机体的代偿作用引起的。

三、二氧化碳总量

二氧化碳总量(TCO_2)是指血浆中各种形式存在的 CO_2 总含量,其中大部分是血浆 HCO_3^-(占 95%),少量是物理溶解的 CO_2(占 5%),还有极少量的 H_2CO_3、蛋白质氨基甲酸酯及 CO_3^{2-} 等。动脉血 TCO_2 参考范围为 23~28mmol/L。其计算公式为:

$$TCO_2 = [HCO_3^-] + PCO_2 \times 0.03$$

TCO_2 在体内受呼吸及代谢两方面因素的影响,但主要是代谢因素的影响。代谢性酸中毒时降低,代谢性碱中毒时升高。

四、氧 分 压

氧分压(PO_2)是指物理溶解在血浆中的 O_2 所产生的张力。动脉血 PO_2 参考范围为 75~100mmHg。正常情况下,血液中物理溶解的氧很少,绝大部分是以氧合血红蛋白(HbO_2)的形式存在。HbO_2 的形成是可逆反应体系,当血液中 PO_2 升高时,Hb 与 O_2 结合形成 HbO_2;PO_2 降低时(常见于肺部疾病),HbO_2 解离形成 Hb。因此,血液中 PO_2 越高,则 HbO_2 的百分比也越高。

PO_2 是判断机体是否缺氧的重要指标。当动脉血 PO_2<55mmHg 时,提示呼吸衰竭;PO_2<30mmHg 可危及生命。机体内储存 O_2 约 1 000ml,其中可利用 O_2 为 800ml。一般

静息状态下 1min 消耗 O_2 为 200~250ml,故忽然停止呼吸约在 4min 后将因缺氧而死亡。但若在停止呼吸前肺内充满 O_2,则在 10~15min 后才会发生心脏停搏。

五、氧 饱 和 度

氧饱和度(SaO_2)是指血液在一定的 PO_2 下,氧合血红蛋白占全部血红蛋白的百分比。其参考范围为 95%~98%。计算公式为:

$$SaO_2 = \frac{HbO_2}{HHb + HbO_2} \times 100\%$$

SaO_2 用于判断 Hb 与 O_2 的亲和力,降低时表明 Hb 与 O_2 的亲和力下降。PO_2 是影响 SaO_2 的最主要因素,当 PO_2 降低时,SaO_2 也随之降低;当 PO_2 增加时,SaO_2 也相应增加。但两者之间的关系即氧解离曲线不是直线,而是呈"S"形,以适应生理的要求(图 19-5)。

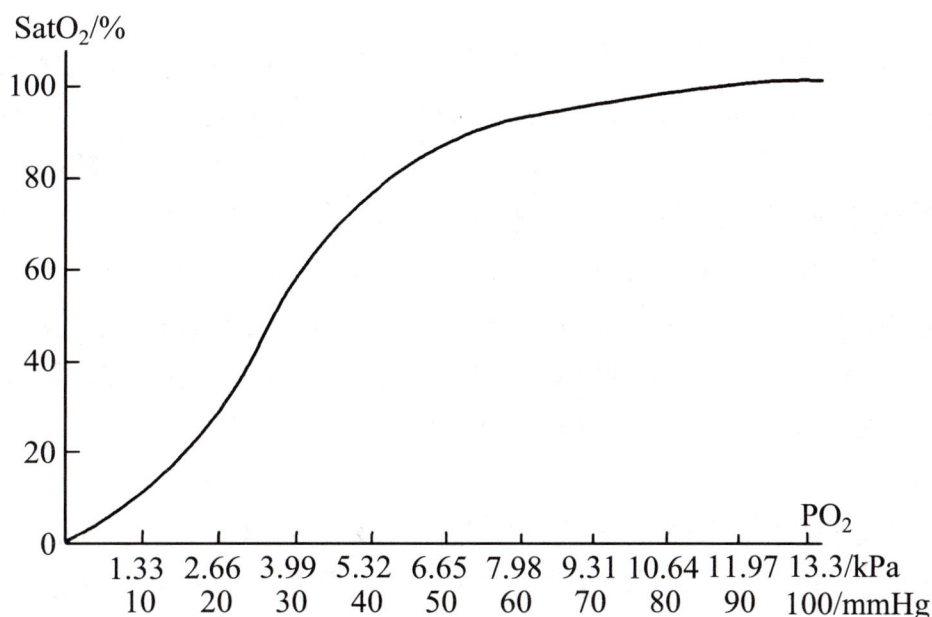

图 19-5 氧合血红蛋白解离曲线

S 形曲线的特点是:当 PO_2 由 100mmHg 逐渐下降至 60mmHg 时,SaO_2 变化不大。但从 $PO_2 < 60$mmHg 开始,则 SaO_2 急剧下降,此时发生严重的缺氧状态。从解离曲线可以协助缺氧时的吸氧治疗,如 $PO_2 < 40$mmHg,只给予低流量吸入,即可明显提高氧饱和度。

六、实际碳酸氢盐和标准碳酸氢盐

实际碳酸氢盐(AB),是指血浆中 HCO_3^- 的实际浓度,其参考范围为 22~27mmol/L。AB 虽是代谢性酸碱中毒的重要指标,但也会受呼吸因素的影响而发生继发性改变。

标准碳酸氢盐（SB），是指在标准条件下（37℃时，用 PCO_2 40mmHg、PO_2 100mmHg 的混合气体平衡后）测得的血浆 HCO_3^- 浓度，其参考范围为 22~27mmol/L。SB 是在标准情况下测得的结果，排除了呼吸因素的影响，是判断代谢性酸碱中毒的可靠指标。

正常情况 AB 约等于 SB，相差值在 1mmol/L 范围内，表示呼吸功能正常。若两者差值超过 1mmol/L，表示肺功能异常，或经肺代偿的酸碱平衡紊乱，AB 与 SB 的差值能够反映呼吸对酸碱平衡影响的程度。

AB=SB，且两者均正常，表示体内酸碱平衡正常。

AB=SB，且两者均低于正常，表示有代谢性酸中毒（失代偿）。

AB=SB，且两者均高于正常，表示有代谢性碱中毒（失代偿）。

AB>SB 时，提示体内有 CO_2 积蓄，为呼吸性酸中毒、代谢性碱中毒的呼吸代偿过程。

AB<SB 时，提示 CO_2 呼出过多，为呼吸性碱中毒、代谢性酸中毒的呼吸代偿过程。

七、缓 冲 碱

缓冲碱（BB）是指血中具有缓冲作用的阴离子总和，包括 HCO_3^-、Hb、血浆蛋白及少量的有机酸盐和无机磷酸盐。BB 代表血液中碱储备的所有成分，比仅代表 HCO_3^- 浓度的 AB 和 SB 更能全面地反映机体内中和固定酸的能力。由于 BB 不仅受 Hb 和血浆蛋白的影响，而且还受电解质及呼吸因素的影响，因此，一般认为它不能确切反映代谢性酸碱平衡状态。BB 有全血缓冲碱（BBb）和血浆缓冲碱（BBp）两种。

全血缓冲碱是由血浆 HCO_3^- 和 Pr^-（蛋白质阴离子）加上 Hb 组成，其参考范围为 45~54mmol/L。反映代谢性因素的指标，它受 Hb 含量的影响，不受呼吸性因素的影响。

血浆缓冲碱主要反映血浆 HCO_3^- 和 Pr^- 的含量，受 PCO_2 的影响。其参考范围为 41~43mmol/L。

缓冲碱的临床意义和 HCO_3^- 浓度变化的意义相同，比 HCO_3^- 能更全面地反映体内中和固定酸的能力。BB 增高为代谢性碱中毒或呼吸性酸中毒，BB 降低为代谢性酸中毒或呼吸性碱中毒。

八、碱 剩 余

碱剩余（BE）是指在标准条件下（37℃、PCO_2 40mmHg），将 1L 全血的 pH 调整到 7.40 时所需加入的酸量或碱量。当需要加入酸时，BE 为正值，表示碱过量；当需要加入碱时，BE 为负值，表示酸过量。其参考范围 −3.0~+3.0mmol/L。

BE 是诊断代谢性酸碱平衡紊乱的指标，能较为真实地反映体内缓冲碱的不足或过剩。BE>+3.0mmol/L 时，表明体内碱过剩，血浆中固定酸缺乏，提示代谢性碱中毒；BE<−3.0mmol/L 时，表明体内碱缺乏，血浆中固定酸相对过多，提示代谢性酸中毒。

九、阴离子间隙

阴离子间隙（AG）为未测定阴离子（UA）与未测定阳离子（UC）之差，未测定阴离子指除经常测定的 Cl^-、HCO_3^- 以外的其他阴离子，如某些无机酸（硫酸、磷酸等）、有机酸（乳酸、乙酰乙酸、β-羟丁酸等）；未测定阳离子指除 Na^+、K^+ 以外的其他阳离子，如 Ca^{2+}、Mg^{2+} 等。在临床实际工作中，限于条件，一般阳离子测定 Na^+、K^+，阴离子测定 Cl^-、HCO_3^-，因在血液中阴阳离子的总量相等，故 AG 可用血浆中常规测定的阳离子、阴离子的差算出。计算公式为：

$$AG(mmol/L)=UA-UC=Na^+-(Cl^-+HCO_3^-)$$

（因 K^+ 浓度很低，故可忽略不计）

AG 的参考范围为 8~16mmol/L，平均 12mmol/L。AG 增高为代谢性酸中毒，即表明固定酸增加，如肾衰竭、酮症酸中毒和乳酸中毒等，此时可测定的 HCO_3^- 被未测定阴离子代替，而 Cl^- 大多数情况下正常，即为高 AG 型代谢性酸中毒。但并非所有的代谢性酸中毒 AG 值都升高，如肠瘘、胆瘘、肾小管病变等由于 HCO_3^- 丢失而引起代谢性酸中毒，此时 HCO_3^- 减少由 Cl^- 增加代偿，而 AG 值变化不大，即为高氯型代谢性酸中毒。

第四节　酸碱平衡紊乱的分类及判断

机体每天在代谢过程中，均会产生一定量的酸性或碱性物质，进入血液，影响血液的酸碱度。正常情况下，机体通过一整套酸碱平衡调节机制，使血液 pH 维持在相对恒定范围内，这也是机体进行正常生理活动的基本条件之一。病理情况下，如体内酸碱性物质过多或过少超出机体的调节能力，肺、肾功能障碍使调节酸碱平衡的能力降低，均可使血浆 pH 超出正常范围而引起酸碱平衡紊乱。酸碱平衡紊乱是临床常见的一种症状，很多疾病都有可能出现。

一、酸碱平衡紊乱的分类

根据血液 pH 变化，可将酸碱平衡紊乱分为两大类：pH 降低称为酸中毒，pH 升高称为碱中毒。由于 HCO_3^- 的改变主要是受机体代谢因素变化的影响，所以将原发性血浆 HCO_3^- 降低导致的酸中毒称为代谢性酸中毒；而原发性血浆 HCO_3^- 增多所造成的碱中毒称为代谢性碱中毒。与之对应的是，H_2CO_3 的改变表示机体呼吸因素的变化，所以将原发性 H_2CO_3 增多引起的酸中毒称为呼吸性酸中毒；而原发性 H_2CO_3 减少引起的碱中毒称为呼吸性碱中毒。

另外，酸碱平衡紊乱发生后，机体依赖血液缓冲系统、肺和肾的调节作用，使

[HCO_3^-]/[H_2CO_3]比值恢复至正常水平,称为代偿过程。经过代偿,血液 pH 恢复至 7.35~7.45,称代偿性酸中毒或代偿性碱中毒。如果病情超出了机体调节的限度,pH 超出正常参考区间,称为失代偿性酸中毒或失代偿性碱中毒,反映了机体对酸碱平衡紊乱的代偿情况和严重程度。酸碱平衡紊乱的代偿变化见表 19-1。

表 19-1　酸碱平衡紊乱的代偿变化

类型	[HCO_3^-]/[H_2CO_3]比值	[HCO_3^-]和[H_2CO_3]
正常	正常	正常
代偿性	恢复正常	异常
失代偿性	异常	异常

在临床实际工作中,患者情况是非常复杂的,同一个患者不仅可以发生一种酸碱平衡紊乱,还可以同时发生两种或两种以上的酸碱平衡紊乱。如果仅出现单一的酸碱平衡紊乱,称为单纯性酸碱平衡紊乱;如果两种或两种以上的酸碱平衡紊乱同时存在,称为混合性酸碱平衡紊乱。

二、酸碱平衡紊乱的判断

单纯性酸碱平衡紊乱分为呼吸性酸中毒、呼吸性碱中毒、代谢性酸中毒、代谢性碱中毒 4 种类型。

1. 呼吸性酸中毒　原发性 CO_2 潴留增多,使 H_2CO_3 浓度增高,[HCO_3^-]/[H_2CO_3]降低,血液 pH 下降。

引起呼吸性酸中毒的主要原因有:呼吸道阻塞、肺组织病变等,如重症肺结核、慢性支气管炎、支气管哮喘、尘肺、肺心病等,使肺通气不足,排出 CO_2 的能力降低,造成体内 CO_2 潴留,血液 H_2CO_3 浓度升高。

血气分析特点:血液 pH 正常(代偿性)或下降(失代偿性);动脉血 PCO_2 原发性升高;HCO_3^- 浓度代偿性升高。

2. 呼吸性碱中毒　原发性 CO_2 排出增多,使 H_2CO_3 浓度降低,[HCO_3^-]/[H_2CO_3]增高,血液 pH 升高。

引起呼吸性碱中毒的主要原因有:癔症、辅助呼吸过频等,导致换气过度,造成 CO_2 排出增多,血液 H_2CO_3 浓度降低。

血气分析特点:血液 pH 正常(代偿性)或升高(失代偿性);动脉血 PCO_2 原发性下降;HCO_3^- 浓度代偿性下降。

3. 代谢性酸中毒　原发性 HCO_3^- 浓度降低,[HCO_3^-]/[H_2CO_3]降低,血液 pH 下降。

引起代谢性酸中毒的主要原因有:固定酸产生过多,如严重糖尿病并发酮症酸中毒、严重缺氧所致的乳酸性酸中毒;酸性物质排泄减少,如肾衰竭、醛固酮缺乏等;碱性物质丢失过多,如腹泻丢失过多的 HCO_3^- 等。

血气分析特点:血液 pH 正常(代偿性)或下降(失代偿性);HCO_3^- 浓度原发性下降;PCO_2 代偿性下降。

4. 代谢性碱中毒 原发性 HCO_3^- 浓度增高,[HCO_3^-]/[H_2CO_3]增高,血液 pH 升高。

引起代谢性碱中毒的主要原因有:酸性物质大量丢失,如呕吐、胃肠减压致胃液大量丢失;摄入过多的碱,如胃溃疡患者碱性药物服用过量;低钾患者由于肾小管 K^+-Na^+ 交换减弱,H^+-Na^+ 交换增强,使 $NaHCO_3$ 重吸收增多,导致碱中毒。

血气分析特点:血液 pH 正常(代偿性)或升高(失代偿性);HCO_3^- 浓度原发性升高;PCO_2 代偿性升高。

酸碱平衡紊乱的四个基本类型中,以呼吸性酸中毒和代谢性酸中毒较为常见。四种类型酸碱平衡紊乱的主要生化指标变化见表 19-2。

表 19-2 酸碱平衡紊乱时生化指标的变化表

类型	pH	[HCO_3^-]	[H_2CO_3]或 PCO_2
呼吸性酸中毒	↓	↑	↑↑
呼吸性碱中毒	↑	↓	↓↓
代谢性酸中毒	↓	↓↓	↓
代谢性碱中毒	↑	↑↑	↑

当然,酸碱平衡紊乱有时非常复杂,对酸碱平衡紊乱的诊断有时凭借一次检测是不够的,必须在充分了解原发病的基础上,结合多次实验室检测,进行综合分析,才能作出正确的诊断以及发现新的异常。治疗时,除治疗原发病外,针对机体存在酸碱平衡紊乱状态给予适当纠正;同时,要考虑患者的肝、肾等功能状态,纠正伴发的水、电解质代谢紊乱。临床医生应该根据实验室测得的血气报告数据,结合患者的临床表现作出病理生理的分析,以指导临床治疗。

章末小结

血液中 O_2 的运输有物理溶解和化学结合两种形式,前者形成 PO_2,后者形成 HbO_2;CO_2 的运输也有物理溶解和化学结合两种形式,前者形成 PCO_2,后者形成氨基甲酸 Hb 和 HCO_3^-,以 HCO_3^- 为主。

血气分析的标本为动脉血或动脉化毛细血管血,用肝素抗凝,采集、送检和保存时均应严格按照要求进行,避免影响分析结果。血气分析仪是应用电化学分析技术的原理,采用 pH 电极、PCO_2 电极、PO_2 电极对血液中的 pH、PCO_2、PO_2 进行测定,利用这些参数和输入的患者体温、Hb 等数值,自动计算出 TCO_2、AB、SB、BE、BB、SaO_2 等参数,为疾病诊断提供充分依据。

血液酸碱度的相对恒定有赖于人体有一整套完善的酸碱平衡调节机制，主要包括血液缓冲体系、肺和肾脏的调节。如果体内酸、碱性物质过多，超过机体的调节能力，或者机体对酸碱平衡的调节机制本身发生障碍，均可使体液酸碱度超出正常范围，导致酸碱平衡紊乱。根据血液 pH 变化，可将酸碱平衡紊乱分为酸中毒和碱中毒，两者分别又可分为呼吸性和代谢性酸、碱中毒。

酸碱平衡紊乱发生后，机体依赖各种调节机制，可使 $[HCO_3^-]/[H_2CO_3]$ 恢复至正常水平，血液 pH 维持在 7.35~7.45，称为代偿性酸中毒或代偿性碱中毒。如果病情超出了机体调节的限度，代偿后 pH 仍超出正常参考区间，称为失代偿性酸中毒或失代偿性碱中毒。酸碱平衡紊乱的判断须结合病史，从病史中了解诱发酸碱平衡紊乱的因素，并结合酸碱平衡指标和血气分析等实验室检查项目进行综合判断。

（高晶晶）

思考题

一、简答题

1. 请简述血气分析仪的工作原理。
2. 请简述血气分析常用参数及其临床意义。
3. 请简述单纯性酸碱平衡紊乱的类型及其血气分析特点。

二、病例分析

患者，男，13 岁。近来常乏力、多饮、多尿，体重减轻。

查体：体温 37℃，脉搏 92 次/min，呼吸 29 次/min，血压 120/70mmHg。营养差，烦躁、意识模糊，面色潮红，呼吸急促，被动体位，查体不配合。全身皮肤弹性可，无黄染，浅表淋巴结未扪及。甲状腺不大。双肺呼吸音粗，其他心肺检查未见明显异常。腹软，肝脾未触及，双肾区无叩击痛，双下肢无水肿。

实验室检查：空腹血浆 Glu 35mmol/L，Na^+ 122mmol/L，K^+ 6.2mmol/L，TCO_2 10mmol/L。血气分析：pH 7.22，PCO_2 13.2mmHg，BE −19.5mmol/L，$[HCO_3^-]$ 5.3mmol/L。尿常规：Glu(++++)，KET(++)。

请思考：该患者的初步诊断是什么？

第二十章 │ 肝胆功能检验

学习目标

知识目标：

掌握血清酶活性测定、血清总胆红素和结合胆红素测定、血清胆汁酸测定的方法和原理及临床意义；熟悉肝功能试验的选择原则及应用评价，血氨测定的方法、原理和临床意义；了解肝胆疾病发生时，血浆蛋白质、血浆酶、胆红素及胆汁酸代谢的生化改变。

能力目标：

能够正确采集处理标本；能够完成肝脏功能相关项目检测的操作；能对感染性标本进行无害化处理或留样复查。

素质目标：

培养厚德励学的职业精神。

案例导入

患者，男，66岁。近半年食欲欠佳，消瘦。2019年10月16日因进食后呕吐物为咖啡色，后为鲜红色而急诊入院。患者腹大坚满。查体：体温36.6℃，心率96次/min，呼吸频率22次/min，血压80/50mmHg，意识清楚，口唇苍白，肝脏在右肋缘下触及2.2cm，腹腔积液征（＋）。实验室检查：ALT 486U/L，AST 522U/L，GGT 362U/L，乙肝五项检查：小三阳。

请思考：1. 该患者可能是何种疾病？

2. 还有哪些实验项目可以协助判断患者的病变程度？

肝脏是人体最重要的代谢器官之一,当肝脏受到体内、体外致病因子侵犯时,其结构和功能将受到不同程度的损害。因此,合理选择相关生化指标的检测,对于肝功能的评价和肝胆疾病的早期发现、诊断和治疗具有重要的意义。

<h1 style="text-align:center">第一节　概　　述</h1>

肝脏是体内最大的实质性器官,在形态结构和化学组成方面有许多独特之处,这些特点与其复杂的生理功能相适应。

一、肝脏的组织结构特点

肝脏的生理功能与它的组织结构特点密不可分:一是肝脏具有双重血液供应,即肝动脉和门静脉,为肝细胞提供充足的氧气和丰富的营养物质;二是肝脏有双重输出通道,即肝静脉和胆道输出系统,排出体内的脂溶性物质及其代谢产物;三是肝脏有丰富的血窦;此外,肝脏还有丰富的亚细胞结构(如线粒体、微粒体、内质网、高尔基复合体等)和数百种酶类,为多种物质代谢提供条件。肝细胞是体内唯一具有再生能力的实质细胞。这种再生可由已分化的肝细胞增殖而来,也可由小叶内未分化的胆管上皮细胞分裂而成。在中毒性肝损伤或胆道阻塞时,胆管上皮细胞更容易增生,这可能是慢性肝病容易导致肝纤维化或肝硬化的基础。

二、肝胆疾病的生化改变

(一)血浆蛋白质异常

肝脏是血浆蛋白质合成的重要部位,是清蛋白、部分 α、β-球蛋白、纤维蛋白原和凝血酶原等血浆蛋白质合成的重要器官。合成蛋白质的质和量可反映肝功能受损程度。慢性肝病时血浆清蛋白降低,总蛋白降低,而 γ-球蛋白升高,出现清蛋白与球蛋白比值(A/G)降低,甚至倒置。但急性肝损伤时,血浆总蛋白浓度变化不大,这与肝强大的储备能力和蛋白质的半衰期长有关。肝硬化患者血浆清蛋白合成不足,血浆胶体渗透压降低,是导致出现水肿和腹腔积液的重要原因。

血氨升高,血尿素降低:晚期肝病患者,尿素合成能力低下,血浆尿素水平呈低值,而氨清除障碍造成高氨血症,是肝性脑病的重要诱因。

血浆氨基酸比例失调:芳香族氨基酸主要在肝脏代谢,当严重肝损害时,血中氨基酸平衡紊乱,表现为支链/芳香族氨基酸比值下降。

(二)血浆酶异常

肝合成的酶类,除少部分(如凝血因子、LCAT 等)分泌到血浆外,大部分存在于肝细胞内,进行各种物质代谢。当肝实质细胞受到损害时,因肝细胞肿胀、坏死、细胞膜通透性增高或膜破裂等,肝细胞内酶类可进入血液,使血清中各种肝细胞酶的活性升高。因此,血清中某些肝细胞酶的活性测定可反映肝实质细胞损害。

1. 肝脏合成的血浆特异酶类 如胆碱酯酶、凝血因子、铜蓝蛋白等。肝细胞功能障碍时,这类酶的合成、加工、修饰及分泌受到影响,血中水平下降。

2. 肝脏细胞内酶 如 ALT 和 AST。肝细胞损伤早期,细胞膜通透性升高,胞质中的 ALT、AST 首先进入血液;随着损伤的进一步加重也会累及线粒体,使线粒体膜通透性发生改变,线粒体内的 AST 也会进入血液。因此 AST 同工酶的测定对判断肝细胞损伤程度有重要价值。

3. 与胆管阻塞相关的酶类 如 ALP 和 GGT。胆汁淤积患者,胆汁与胆小管、胆道上皮细胞接触时间延长,此类上皮细胞溶解增多,细胞碎片进入血中释放出 ALP 和 GGT,使其活性升高。

4. 肝脏纤维化相关的酶类 肝硬化时,纤维化现象非常活跃,单胺氧化酶(MAO)活性明显升高。同时由于胆汁淤积,可出现血浆 ALP、GGT 活性升高。

知识链接

"胆酶分离"现象

通常是指在肝炎发展过程中,由于肝细胞的大量坏死,对胆红素的处理能力进行性下降,使胆红素始终上升;同时转氨酶由于已经维持相当长时间的高水平,从而进行性耗竭,因此出现 ALT 下降,转氨酶不再增高。这种严重肝病时血清中出现的胆红素与转氨酶的关系变化就是所谓的"胆酶分离",提示病情预后险恶。

(三)胆红素代谢障碍

肝脏是处理、转化胆红素的重要器官。肝胆红素代谢作用是借助肝细胞膜上的受体蛋白摄取血液中游离胆红素(FB),后者在胆红素葡糖醛酸基转移酶作用下与葡糖醛酸结合成胆红素葡糖醛酸酯(结合胆红素 CB),然后经胆道排入小肠,转化为胆素原,再进行肠肝循环。反映肝对胆红素代谢功能常用的试验有血清总胆红素及结合胆红素测定,尿胆红素及尿胆原、粪胆原检验等。

正常人体内胆红素代谢处于动态平衡,成人血清总胆红素 <17.1μmol/L,大部分是未结合胆红素;尿液中无胆红素,胆素原及胆素含量也很少;大便中有粪胆原和粪胆素。如果未结合胆红素生成过多,或肝细胞处理未结合胆红素的能力下降,或结合胆红素排泄障碍,均可使血中胆红素浓度升高,出现高胆红素血症。当血清总胆红素 >34.2μmol/L 时,皮肤、巩膜和黏膜等组织出现黄染,称为临床黄疸;当血清总胆红素在 17.1~34.2μmol/L 时,肉眼观察不到皮肤、巩膜和黏膜等组织的黄染现象,称为隐性黄疸。根据血清胆红素升高的原因可分为溶血性黄疸、肝细胞性黄疸和阻塞性黄疸。

（四）胆汁酸代谢障碍

肝胆系统是生化物质的排泄通道。肝合成的生化物质有相当部分经胆管系统排入肠道，有些物质可经门静脉系统再摄入肝细胞，进行肠肝循环。当肝胆系统因肿瘤、结石或其他原因引起胆管阻塞、胆汁淤积时，导致肝排泄功能障碍，使某些经胆道排泄的物质，因反流入血而在血中含量升高。

1. 胆汁酸合成障碍　肝炎、肝硬化患者由于肝细胞损伤导致胆汁酸合成、结合、代谢紊乱，可出现异常的胆汁酸。血清胆汁酸检测主要测定胆酸（CA）和鹅脱氧胆酸（CDCA）的浓度，计算其比值。重症肝病患者 CA/CDCA 变小，甚至出现倒置。

2. 胆汁酸向肠道排出障碍　胆囊、胆总管延迟排空或阻塞会减少胆汁酸排出。这种由肝外胆道阻塞引起的胆汁潴留，可导致胆汁从肝细胞反流入血液，引起胆汁酸明显升高。

3. 胆汁酸肠肝循环紊乱　胆汁酸每经过一次肠肝循环，约有 95% 被小肠重吸收而重复利用。返回到肝的胆汁酸可刺激肝合成胆汁酸，以代偿胆汁酸的部分丢失。胆汁酸的重吸收部位在回肠末端，因此回肠切除、炎症及肠分流术都会出现胆汁酸代谢紊乱，表现为不同程度的水性腹泻并伴脂肪泻。

4. 胆汁淤积　肝分泌功能紊乱、肝内外疾病都可导致胆汁淤积。由于胆汁酸不能顺利排入肠道转而进入血液，使血浆胆汁酸水平升高。

第二节　肝胆疾病检验

一、血清（浆）蛋白质测定

血清蛋白质大部分由肝脏合成，当肝脏发生病理改变时，血清蛋白质的种类及含量会发生改变。由于肝脏具有很强的代偿能力，病变早期这些改变可能不明显，但随着肝病的进展，血清蛋白质的变化会越来越显著，并且其变化程度与肝病的严重性相关。

（一）血清总蛋白、清蛋白及 A/G 测定

清蛋白（Alb）是血浆中的主要蛋白质，合成清蛋白是肝脏的重要功能之一。同时测定血清中的总蛋白（TP）和清蛋白含量，计算球蛋白（Globulin，G）量和 A/G 比值，是判定肝功能的重要指标。

血清总蛋白的测定方法有化学法、物理法、染料结合法、电泳法等。临床上常用的是双缩脲法。清蛋白测定常用方法为染料结合法，常用的染料有溴甲酚绿和溴甲酚紫。血液中蛋白质主要由清蛋白和球蛋白组成，而其他组分的蛋白质含量低，所以对同一份血清测定的总蛋白、清蛋白结果，通过计算可以求出球蛋白的含量和 A/G 比值。

【参考区间】

TP:65~85g/L;A:40~55g/L;G:20~40g/L;A/G比值:1.2~2.4/1。

【临床意义】

严重肝病时,肝脏合成分子量小的蛋白质能力降低,血中清蛋白浓度减少;而免疫系统、单核-巨噬细胞合成球蛋白增加,导致A/G比值降低,严重时会出现A/G比值小于1,称为A/G比值倒置。

(二)血浆纤维蛋白原测定

纤维蛋白原(fibrinogen,Fib)是血中含量最多的凝血因子,由肝脏实质细胞合成后释放到血液中,有凝血酶的作用,也是纤溶酶的底物。纤维蛋白原测定方法种类很多,目前大部分在凝血仪器上完成测试。

【实验原理】

根据纤维蛋白原与凝血酶作用最终形成纤维蛋白的原理。以国际标准品为参比血浆,制作标准曲线,用凝血酶来测定血浆凝固时间,所得凝固时间与血浆中纤维蛋白原浓度呈负相关,从而得到纤维蛋白原的含量。

【参考区间】

2~4g/L。

【临床意义】

1. 增高 轻型肝炎、胆囊炎时纤维蛋白原增加。但由于纤维蛋白原是一种急性时相蛋白,其增加往往是机体的一种非特异反应,常见于下列疾病:①感染:长期的局部炎症、肺炎、毒血症及肺结核等;②无菌炎症:风湿性关节炎、风湿热、肾病综合征、恶性肿瘤、脑血栓、脑梗死、心肌梗死等;③其他:如外科手术、放射治疗、月经期及妊娠期也可轻度增高。

2. 减少 ①纤维蛋白原在肝脏中合成,严重肝脏疾病如肝硬化、暴发性肝衰竭、急性黄色肝萎缩、慢性肝病晚期可以出现纤维蛋白原减少。严重的中毒性肝炎,纤维蛋白原减少并伴有凝血酶原及凝血因子Ⅶ缺乏,这些往往是病情严重的先兆。②其他引起纤维蛋白原减少的疾病有:先天性纤维蛋白原缺乏症,是一种极为罕见的遗传性疾病;或者见于胎盘早期剥离、分娩时羊水进入血管形成血栓引起的弥散性血管内凝血(DIC)等。

知识链接

弥散性血管内凝血

弥散性血管内凝血(DIC)是一种在某些严重疾病基础上,致病因素引起机体凝血系统激活,血小板活化,纤维蛋白沉积,导致微血管内弥散性微血栓形成,多种凝血因子及血小板消耗性降低,并伴以继发性纤溶亢进的获得性全身性血栓-出血综合征。其常见诱发因素以感染为常见,约占发病总数的 1/3 以上,其次为恶性肿瘤(包括急性早幼粒细胞白血病在内)两者合并一起占病因的 2/3 左右。广泛的外科手术、组织损伤、产科意外、体外循环等也都是 DIC 发生的常见病因。

二、血清酶活性测定

肝功能损伤时,肝合成的血清特异酶活性下降,如 CHE、LCAT 等;而肝细胞内酶释放到血清,使血清非特异性酶活性升高,如 ALT、AST、ALP、GGT、MAO 等,可反映肝细胞损伤、胆道阻塞、肝纤维化病变等。

(一)丙氨酸转氨酶(ALT)测定

ALT 大量存在于肝脏,其次为肾脏、心肌、骨骼肌等多种器官组织中。只要有 1% 肝细胞坏死,就使血清 ALT 增高 1 倍,是反映肝功能损伤最灵敏的检测指标。其测定方法有速率法、赖氏比色法等。目前临床上常用的是速率法。

【实验原理】

1. 赖氏比色法　ALT 催化 L-丙氨酸与 α-酮戊二酸间的氨基移换反应,生成丙酮酸和 L-谷氨酸。酶促反应 30min 后,加入 2,4-二硝基苯肼终止反应,并与反应液中产生的丙酮酸及底物缓冲液中剩余的 α-酮戊二酸作用生成相应的 2,4-二硝基苯腙,两种苯腙在碱性条件下呈红棕色,其吸收光谱曲线有差别,在 500~520nm 处差异最大,以等摩尔浓度计算,丙酮酸苯腙的呈色强度约为 α-酮戊二酸苯腙的 3 倍。据此可计算出丙酮酸的生成量,从而推算出 ALT 的活性单位。

$$L\text{-丙氨酸} + \alpha\text{-酮戊二酸} \xrightarrow{\text{ALT}} L\text{-谷氨酸} + 丙氨酸$$

$$丙酮酸 + 2,4\text{-二硝基苯肼} \xrightarrow{\text{OH}^-} 2,4\text{-二硝基苯腙}(红棕色,\lambda=505\text{nm})$$

2. 速率法　ALT 催化 L-丙氨酸与 α-酮戊二酸间的氨基移换反应,生成丙酮酸和 L-谷氨酸,丙酮酸在 LDH 作用下生成 L-乳酸,同时 NADH 被氧化为 NAD^+,在 340nm 处连续监测 NADH 吸光度下降速率($-\Delta A/\text{min}$),应用速率法计算公式可计算出 ALT 活性。在 ALT 速率法测定中酶偶联反应式为:

$$L\text{-丙氨酸} + \alpha\text{-酮戊二酸} \xrightarrow{\text{ALT}} L\text{-谷氨酸} + 丙氨酸$$

$$丙酮酸 + NADH + H^+ \xrightarrow{\text{LDH}} L\text{-乳酸} + NAD^+$$

单试剂法:血清与底物溶液(试剂成分完整)混合,ALT 催化反应启动,在波长 340nm,比色杯光径 1.0cm,37℃ 经 90s 延滞期后连续监测吸光度下降的速率。根据线性反应期吸光度的下降速率(−ΔA/min),计算出 ALT 活性。

【试剂与器材】

1. 单试剂法

(1) 试剂:Tris-HCl 缓冲液 100mmol/L,L-丙氨酸 500mmol/L,α-酮戊二酸 15mmol/L,NADH 0.18mmol/L,磷酸吡哆醛 0.1mmol/L,LDH 1 700U/L,pH 7.15 ± 0.05。

(2) 器材:微量移液器、刻度吸量管、恒温水浴箱、自动生化分析仪。

2. 双试剂法

(1) 试剂:试剂 I (Tris-HCl 缓冲液 100mmol/L,L-丙氨酸 500mmol/L,NADH 0.18mmol/L,磷酸吡哆醛 0.1mmol/L,LDH 1 700U/L,pH 7.15 ± 0.05);试剂 II (α-酮戊二酸 15mmol/L)。

(2) 器材:微量移液器、刻度吸量管、恒温水浴箱、自动生化分析仪。

【操作步骤】

1. 单试剂法　具体操作程序根据各实验室拥有的自动生化分析仪型号及操作说明书而定。

(1) 血清稀释度:以 100μl 血清加 1 000μl ALT 底物溶液为例,稀释倍数为 11 倍。血清占反应液体积分数为 0.090 9。

(2) 主要参数

系数	1 768
孵育时间	90s
连续监测时间	180s
比色杯光径	1.0cm
波长	340nm
吸样量	500μl
温度	37℃

2. 双试剂法　血清 100μl,加试剂 I 1 000μl,混匀,37℃孵育 5min,然后加入试剂 II 100μl,混匀,启动 ALT 催化反应。在波长 340nm,光径 1.0cm,延滞期 90s,连续监测吸光度下降速率约 180s。根据线性期的 −ΔA/min,计算出 ALT 活性。

【结果计算】

1. 单试剂法

$$ALT\,(U/L) = \frac{\Delta A}{\min \times \dfrac{10^6}{6\,220}} \times \frac{1.1}{0.1} = \frac{\Delta A}{\min \times 1\,768}$$

式中,6 220 为 NADH 在 340nm,比色杯光径为 1.0cm 时摩尔吸光系数。

2. 双试剂法

(1) 血清稀释倍数为 12 倍,血清占反应液体积分数为 0.083 3。

(2) 计算

$$\text{ALT}(\text{U/L}) = \frac{\Delta A}{\min \times \dfrac{10^6}{6\,220}} \times \frac{1.2}{0.1} = \frac{\Delta A}{\min \times 1\,929}$$

【参考区间】

成年男性 9~50U/L，女性 7~40U/L（试剂中不含磷酸吡哆醛）。

成年男性 9~60U/L，女性 7~45U/L（试剂中含磷酸吡哆醛）。

【临床意义】

ALT 在肝细胞中含量较多，且主要存在于胞质内。当肝细胞受损时，此酶可释放入血，使血中 ALT 活性增加。

1. 作为肝细胞损伤的灵敏指标　急性病毒性肝炎患者血清 ALT 阳性率可达 80%~100%，到恢复期，ALT 逐渐转入正常。但如果在 100U 左右波动，或恢复后再度上升提示转化为慢性活动性肝炎。重症肝炎或亚急性重型肝炎患者症状恶化时，该酶活性反而降低，提示肝细胞坏死后增生不良、预后不佳。

2. 作为肝病诊断的重要指标　慢性活动性肝炎或脂肪肝时，血清 ALT 轻度增高（100~200U），或在正常范围，且 AST>ALT。肝硬化、肝癌时，ALT 有轻度或中度增高，提示可能并发肝细胞坏死，预后不佳。其他原因引起的肝损害，如心功能不全，肝淤血导致肝小叶中央带细胞萎缩或坏死，可使 ALT、AST 明显升高；某些化学药物（如异烟肼、氯丙嗪、苯巴比妥、四氯化碳、砷剂等）可不同程度地损害肝细胞，引起 ALT 升高。

3. 协助诊断其他疾病　骨骼肌损伤、多发性肌炎等疾病会引起 ALT 不同程度地升高。磷酸吡哆醛缺乏时 ALT 活性会降低。

【质量控制】

1. 试剂

（1）ALT 测定中存在着两个副反应：①血清中存在的 α-酮酸（如丙酮酸）能消耗 NADH；②血清中谷氨酸脱氢酶（GLDH）增高时，在有氨存在的条件下，亦能消耗 NADH。上述副反应使 340nm 处吸光度下降值（$-\Delta A/\min$）增加，使测定结果偏高。目前推荐双试剂法。

（2）在 AACC（美国临床化学学会）或 IFCC（国际临床化学协会）推荐的试剂盒中，含有磷酸吡哆醛，这是转氨酶的辅基，能使血清中 ALT 发挥最大活性。目前市售国产 ALT 试剂盒多未加入磷酸吡哆醛。为使同一实验室测定结果稳定，加或未加磷酸吡哆醛的试剂不宜混用。

2. 标本

（1）宜用血清。草酸盐、肝素、枸橼酸盐虽不抑制酶活性，但可引起反应液轻度混浊。

（2）红细胞内 ALT 活性为血清中 3~5 倍，应避免标本溶血。

（3）血清不宜反复冰冻保存，以免影响酶活性。血清置 4℃冰箱 1 周，酶活性无显著变化。

(4) 正常 ALT 水平新生儿比成人约高 2 倍，出生后约 3 个月降到成人水平。

【方法学评价】

血清 ALT 测定方法学评价见表 20-1。

表 20-1　方法学评价

	优点	缺点
赖氏法	在早期技术条件下，此法相对简便，曾得到较广泛的应用	存在原理缺陷，也不便自动分析
速率法	最常用，操作简便、灵敏度高、重复性好、能自动化	不能避免内源性 α-酮戊二酸的干扰

（二）天冬氨酸转氨酶（AST）测定

AST 是另一种重要的氨基转移酶，以心肌含量最多，其次为肝脏、骨骼肌、肾脏等多种器官组织中。肝 AST 70% 存在于线粒体中，30% 存在于胞质中。测定方法有速率法、赖氏比色法。

【实验原理】

1. 赖氏比色法　AST 催化天冬氨酸与 α-酮戊二酸间的氨基移换反应，生成草酰乙酸和 L-谷氨酸；草酰乙酸经非酶促反应自发脱羧生成丙酮酸。反应式如下：

$$L\text{-天冬氨酸} + \alpha\text{-酮戊二酸} \xrightarrow{\text{AST}} L\text{-谷氨酸} + \text{草酰乙酸} \xrightarrow{\text{自发脱羧}} \text{丙酮酸}$$

$$\text{丙酮酸} + 2,4\text{-二硝基苯肼} \xrightarrow{\text{OH}^-} 2,4\text{-二硝基苯腙（红棕色，}\lambda=505\text{nm）}$$

经 60min 反应后，加入 2,4-二硝基苯肼终止反应，并与反应液中的两种 α-酮酸（丙酮酸、α-酮戊二酸）生成相应的 2,4-二硝基苯腙。在碱性条件下，两种苯腙的吸收光谱曲线有差别，在 500~520nm 处差异最大，丙酮酸所生成的苯腙呈色强度显著大于 α-酮戊二酸苯腙。据此可计算出丙酮酸的生成量，推算 AST 活性。

2. 速率法　AST 催化 L-天冬氨酸与 α-酮戊二酸间的氨基移换反应，生成草酰乙酸和 L-谷氨酸，草酰乙酸在苹果酸脱氢酶（MDH）作用下生成 L-苹果酸，同时 NADH 被氧化为 NAD^+，在 340nm 处连续监测 NADH 吸光度下降速率（$-\Delta A/\text{min}$），应用速率法计算公式可计算出 AST 活性。AST 速率法测定中酶偶联反应式为：

$$L\text{-天冬氨酸} + \alpha\text{-酮戊二酸} \xrightarrow{\text{AST}} L\text{-谷氨酸} + \text{草酰乙酸}$$

$$\text{草酰乙酸} + \text{NADH} + \text{H}^+ \xrightarrow{\text{MDH}} L\text{-苹果酸} + \text{NAD}^+$$

【试剂与器材】

1. 双试剂（pH 7.65）　试剂 I（Tris 缓冲液 80mmol/L，L-天冬氨酸 240mmol/L，NADH

0.18mmol/L,MDH 1 600U/L,LDH 2 500U/L);试剂Ⅱ(α-酮戊二酸 12mmol/L)。

2. 器材　微量移液器、刻度吸量管、恒温水浴箱、自动生化分析仪。

【操作步骤】

血清 100μl,加试剂Ⅰ 1 000μl,混匀,37℃孵育 5min,然后加入试剂Ⅱ 100μl,混匀,启动 AST 催化反应。在波长 340nm,光径 1.0cm,延滞期 90s,连续监测吸光度下降速率约 180s。根据线性期的 $-\Delta A/min$,计算出 AST 活性。

【结果计算】

$$AST(U/L)=\Delta A/min \times \frac{10^6}{6\ 220} \times \frac{1.2}{0.1}=\Delta A/min \times 1\ 929$$

式中 6 220 为 NADH 在 340nm 的摩尔吸光系数。

【参考区间】

成年男性 15~40U/L,女性 13~35U/L(试剂中不含磷酸吡哆醛)。

成年男性 15~45U/L,女性 13~40U/L(试剂中含磷酸吡哆醛)。

【临床意义】

1. 用于肝病诊断　肝细胞也含有较多的 AST,各种肝病可引起 AST 升高,有时可达 1 200U/L,中毒性肝炎患者还可更高。AST/ALT 比值测定对肝病的诊断有一定的意义。急性病毒性肝炎时,比值 <1;慢性肝炎、肝硬化时,比值常 >1;原发性肝癌时比值常 >3,因此,同时测定 ALT、AST 活性,并观察其在病程中的变化,对肝病的鉴别诊断和病情监测有重要意义。

2. 用于心肌梗死的诊断　AST 在心肌细胞内含量最多,当心肌梗死时,血清中 AST 活性增高,在发病后 6~12h 之内显著增高,在 16~48h 达到高峰,在 3~5d 恢复正常。

3. 其他疾病的协助诊断　肌炎、胸膜炎、肾炎及肺炎等也可引起血清 AST 轻度增高。

【质量控制】

1. 试剂　本法的缺点是标本 AST 活性高时,草酰乙酸对 AST 有反馈抑制,使测定结果偏低。

2. 标本　血清中 AST 在室温下可保存 2d,在 4℃条件下可保存 1 周,在 −25℃可保存 1 个月。严重溶血、黄疸及脂血血清可增加测定的吸光度。

【方法学评价】

血清 AST 测定方法学评价同 ALT 测定。

(三)碱性磷酸酶(ALP)测定

ALP 主要分布于肝,是血清中 ALP 的主要来源之一。其他组织中如骨骼、肾、小肠等也含有 ALP,ALP 的测定方法有速率法和安替比林比色法。

【实验原理】

1. 安替比林比色法　在 pH 10 的碱性条件下,ALP 催化磷酸苯二钠底物水解,生成游离的酚和磷酸氢二钠。酚在碱性溶液中与4-氨基安替比林结合,并经铁氰化钾氧化生成红色的醌类衍生物,根据红色深浅计算出 ALP 活性的大小。酶作用和酚的显色反应如下:

$$磷酸苯二钠 + H_2O \xrightarrow{pH10, ALP} 酚 + 磷酸氢二钠$$

$$酚 + 4\text{-}氨基安替比林 \xrightarrow{碱性, K_3Fe(CN)_6} 醌类衍生物(红色)$$

2. 速率法   以对硝基苯酚磷酸钠为底物,2-氨基-2-甲基-1,3-丙醇(AMP)或二乙醇胺为磷酸基的受体,在碱性环境下,ALP 催化底物水解产生游离的对硝基苯酚,对硝基苯酚在 405nm 处吸光度增高的速率(ΔA/min)与 ALP 活性成正比,利用速率法酶活性计算公式可计算 ALP 的活性。ALP 速率法测定的反应式为:

$$对硝基苯酚磷酸钠 + AMP \xrightarrow{pH10, ALP} AMP\text{-}磷酸钠 + 对硝基苯酚$$

(黄色化合物,λ=405nm)

【试剂与器材】

(1) 试剂 I（R_1):二乙基氨基乙醇(EAE)缓冲液 1.00mmol/L、$MgCl_2$ 0.5mmol/L。

(2) 试剂 II（R_2):4-NPP 100mmol/L、$MgCl_2$ 0.5mmol/L。

如用单试剂法,可将试剂 I 4 份与试剂 II 1 份临用前混合成工作液。

(3) 器材:微量移液器、刻度吸量管、恒温水浴箱、自动生化分析仪。

【操作步骤】

(1) 单试剂法:标本 20μl+混合工作液 1 000μl,延迟时间 60s,连续监测时间 120s。

(2) 双试剂法:标本 20μl+试剂 I（R_1）800μl,混匀,37℃ 预反应 60s 后加入试剂 II（R_2）200μl,延迟时间 90s,连续监测时间 120s。

【结果计算】

$$ALP(U/L) = \frac{\Delta A}{min} \times \frac{10^6}{18\,500} \times \frac{1.02}{0.02} = \frac{\Delta A}{min} \times 2\,757$$

对硝基苯酚(4-NP)在 405nm 处的摩尔吸光系数为 18 500。

【参考区间】

男性:1~12 岁<500U/L,12~15 岁<750U/L,20 岁以上 45~125U/L。

女性:1~12 岁<500U/L,20~49 岁 35~100U/L,50~79 岁 50~135U/L。

【临床意义】

临床上常把 ALP 活性测定作为诊断肝胆疾病和骨骼疾病的辅助指标。血清 ALP 活性升高见于:

1. 肝胆疾病   常见于阻塞性黄疸、急性或慢性黄疸性肝炎、肝癌、肝脓肿和胆道梗阻等。

2. 骨骼疾病　由于骨的损伤或疾病使成骨细胞内所含高浓度的 ALP 释放入血液中,引起血清 ALP 活性的增高。如纤维性骨炎、成骨不全症、佝偻病、骨软化病、骨转移癌和骨折修复愈合期等。

另外,生长期儿童、孕妇可见生理性 ALP 升高。

血清 ALP 活性降低主要见于呆小病、成骨不全症、维生素 C 缺乏症、磷酸酶过少症等。

【质量控制】

1. 试剂　人工色素原底物在水溶液中易自发水解,如空白试剂吸光度 >0.6 时,试剂不能使用。双试剂法和单试剂法的主要差别是双试剂可消除非色素原的底物干扰,如内源性磷酸酯等。

2. 标本　除血清外,可用肝素抗凝的血浆,EDTA-Na$_2$、草酸盐、柠檬酸盐等因能络合 Mg^{2+} 而抑制 ALP 活性,故不能用于 ALP 测定。血清标本应新鲜,置室温(25℃)6h 测定,ALP 活性约增高 1%;置室温 1~4d,ALP 活性增高 3%~6%;若冰冻保存,血清复溶后 ALP 活性升高可达 30%。

【方法学评价】

血清 ALP 测定出现过多种方法,其中以磷酸苯二钠为底物的比色法(金氏法)曾得到较广泛应用,后来以连续监测法(速率法)为主。1983 年 IFCC 对速率法的底物、缓冲液等进行优化,提出 ALP 测定建议方法,2011 年 IFCC 在原建议方法基础上提出 ALP 测定参考方法,用于血清 ALP 测定标准化。

(四) γ-谷氨酰基转移酶(GGT)测定

GGT 是催化 γ-谷氨酰基转移反应的一种酶,即 γ-谷氨酰基从谷胱甘肽或其他含 γ-谷氨酰基的物质中转移到另一肽或氨基酸分子上。GGT 含量在肾最高,其次是前列腺、胰、肝等器官,血清中的 GGT 主要来自肝胆。

GGT 的测定方法有速率法和重氮反应比色法。临床多应用速率法。

【实验原理】

1. 重氮反应比色法　以 L-γ-谷氨酰-α-萘胺为底物,在 GGT 的催化下,γ-谷氨酰基转移到双甘肽分子上,释放出游离的 α-萘胺与重氮试剂反应,生成红色化合物,其颜色深浅与酶活性成正比。测出 α-萘胺的含量,即可求出 GGT 活性,反应式为:

$$L\text{-}γ \text{ 谷氨酰-}α\text{-萘胺}+\text{双甘肽} \quad α\text{-萘胺}+L\text{-}γ \text{ 谷氨酰-双甘肽}$$
$$α\text{-萘胺}+\text{重氮试剂} \longrightarrow \text{红色化合物}$$

2. 速率法　以 L-γ-谷氨酰-3-羧基-对硝基苯胺为底物,双甘肽为 γ-谷氨酰基的受体,在 GGT 的催化下,生成 γ-谷氨酰双甘肽,同时释放出黄色的 2-硝基-5-氨基苯甲酸(亦称 3-羧基-对硝基苯胺),在 405~410nm 处其吸光度增高的速率($\Delta A/\text{min}$)与 GGT 活性成正比。在 405nm 处连续监测吸光度增高的速率($\Delta A/\text{min}$),利用速率法酶活性的计算公式可计算出 GGT 酶活性。GGT 速率法测定的公式为:

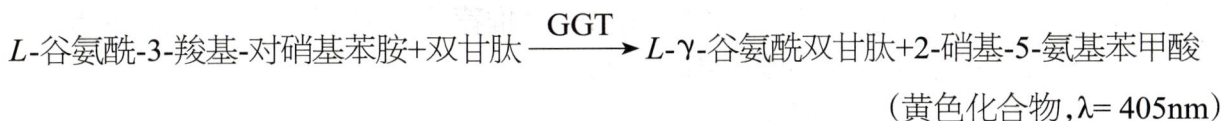

L-谷氨酰-3-羧基-对硝基苯胺+双甘肽 $\xrightarrow{\text{GGT}}$ L-γ-谷氨酰双甘肽+2-硝基-5-氨基苯甲酸

（黄色化合物，λ= 405nm）

【试剂与器材】

1. 试剂　Tris-HCl 缓冲液 100mmol/L，L-γ-谷氨酰-3-羧基-4-硝基苯胺 2.9mmol/L，双甘肽 100mmol/L，pH 7.7（37℃）。

2. 器材　微量移液器、刻度吸量管、恒温水浴箱、自动生化分析仪。

【操作步骤】

1. 血清 0.1ml，加 37℃的底物缓冲液 1.0ml，混匀。立即吸入自动分析仪中进行测定（血清稀释倍数为 11）。

2. 以半自动分析仪为例，主要参数：系数 1 159，孵育时间 60s，连续监测时间 180s，比色杯光径 1.0cm，波长 405nm，温度 37℃。

【结果计算】

$$GGT（U/L）=\Delta A/\text{min} \times \frac{10^6}{9\,490} \times \frac{1.1}{0.1}=\Delta A/\text{min} \times 1\,159$$

式中 9 490 为 2-硝基-5-氨基苯甲酸在 405nm 处的摩尔吸光系数。

【参考区间】

男性：10~60U/L；女性：7~45U/L。

【临床意义】

1. GGT 主要用于诊断肝胆疾病。肝内、外胆管阻塞时血清 GGT 升高明显。原发或继发性肝癌时也可见血清 GGT 明显升高，特别在诊断恶性肿瘤患者有肝转移和肝癌术后复发时，阳性率可达 90%。肝炎、肝硬化、脂肪肝等肝实质病变时血清 GGT 一般中度升高。

2. 嗜酒或长期接受某些药物如苯巴比妥、苯妥英钠、安替比林等，血清 GGT 活性常常升高。口服避孕药会使 GGT 增高 20%。

3. GGT 和 ALP 联合应用，有助于骨骼疾病和肝胆疾病的鉴别诊断。

【质量控制】

1. 试剂　甘氨酸对 GGT 反应有抑制作用，所以双甘肽试剂中甘氨酸含量应小于0.1%。2-硝基-5-氨基苯甲酸的摩尔吸光系数可因仪器的性能与精度不同而有差异，建议各实验室自行测定。

2. 标本　血清中 GGT 活性在室温或 4℃可稳定 7d，在冰冻状态下可稳定 2 个月。红细胞中 GGT 很低，轻度溶血标本对 GGT 测定影响不明显，Hb>500mg/L 时可使 GGT活性减低，黄疸及脂血标本不干扰本法测定结果。

【方法学评价】

血清 GGT 测定有比色法、速率法等，比色法现已少用。L-γ-谷氨酰-3-羧基-对硝基苯胺为底物的速率法水溶性良好,2002 年被 IFCC 推荐为 GGT 测定参考方法,用于血清 GGT 测定标准化。本法线性范围上限可达 460U/L。

(五)单胺氧化酶(MAO)测定

MAO 广泛分布于肝、肾、胰腺、心脏等组织器官,是一组催化多种单胺类化合物氧化脱氨的酶,其底物特异性不高。血清 MAO 活性与机体结缔组织增生有关,测定血清 MAO 活性常用于观察肝纤维化程度。

MAO 测定的常用方法有速率法和醛苯腙法。此处介绍 GLDH 偶联速率法。

【实验原理】

在氧参与下,MAO 能催化单胺类氧化脱氨生成相应的苄醛、氨及过氧化氢。在 GLDH 作用下,氨与 α-酮戊二酸生成谷氨酸,同时 NADH 被氧化为 NAD^+,在 340nm 处连续监测 NADH 吸光度下降速率($-\Delta A/min$),应用速率法计算公式可计算出 MAO 活性。MAO 速率法测定的反应式为:

【参考区间】

12~40U/L。

【临床意义】

肝硬化时,肝纤维化现象活跃,MAO 活性明显升高,是诊断肝硬化的主要指标。急性肝病时由于肝细胞坏死少,纤维化现象不明显,MAO 活性正常或轻度上升;急性重症肝炎时由于肝细胞中线粒体破坏,MAO 进入血清,血清中 MAO 活性明显升高。

三、血清胆红素测定

临床上常测定血清总胆红素、结合胆红素含量及其两者比值来判断黄疸程度及鉴别黄疸类型。测定方法有重氮试剂改良 J-G 法、胆红素氧化酶法、钒酸盐氧化法及高效液相色谱法等。

(一)改良 J-G 法

【实验原理】

$$C_6H_5\text{-}CH_2\text{-}NH_2(苄胺)+O_2+H_2O \xrightarrow{MAO} C_6H_5CHO+H_2O_2+NH_3$$

$$NH_3+\alpha\text{-}酮戊二酸+NADH+H^+ \xrightarrow{GLDH} 谷氨酸+NAD^+$$

血清中的结合胆红素可直接与重氮试剂反应,生成偶氮胆红素。而未结合胆红素不能直接与重氮试剂反应,要在加速剂咖啡因-苯甲酸钠-醋酸钠的作用下,破坏分子内氢键才能反应生成偶氮胆红素。重氮反应体系的 pH 为 6.5,生成的偶氮胆红素为红色,在 530nm 有最大吸收峰,其颜色不稳定,最后需加入碱性酒石酸钠调节 pH 后,偶氮胆红素由红色转变成蓝绿色,最大吸收峰也变为 600nm。此时,蓝绿色深浅与胆红素浓度成正比,在 600nm 波长比色,与标准管比较,可求得胆红素浓度。

【试剂与器材】

1. 试剂　咖啡因-苯甲酸钠试剂,碱性酒石酸溶液,重氮试剂(临用前取亚硝酸钠溶液 20.5ml 与对氨基苯磺酸溶液 320ml,混匀即成 5g/L 亚硝酸钠溶液。若发现溶液呈淡黄色时,应丢弃重配)。5g/L 叠氮钠溶液,胆红素标准液(总胆红素 34.2μmol/L 或 17.1μmol/L,结合胆红素 5μmol/L)。

2. 器材　微量移液器、刻度吸量管、恒温水浴箱、分光光度计等。

【操作步骤】

1. 总胆红素测定　按表 20-2 操作。

表 20-2　改良 J-G 法测定总胆红素操作步骤

单位:ml

加入物	测定管	测定对照管	标准管	标准对照管
血清	0.2	0.2	—	—
总胆红素标准液	—	—	0.2	0.2
咖啡因-苯甲酸钠试剂	1.6	1.6	1.6	1.6
5g/L 对氨基苯甲酸	—	0.4	—	0.4
重氮试剂	0.4	—	0.4	—
混匀,室温放置 10min				
碱性酒石酸溶液	1.2	1.2	1.2	1.2

混匀,波长 600nm,以蒸馏水调零,读取各管吸光度,分别记录为测定管、测定对照管、标准管和标准对照管吸光度,然后按计算公式计算总胆红素浓度。

2. 结合胆红素测定　按表 20-3 操作。

表 20-3　改良 J-G 法测定结合胆红素操作步骤

单位:ml

加入物	测定管	测定对照管	标准管	标准对照管
血清	0.2	0.2	—	—
结合胆红素标准液	—	—	0.2	0.2
5g/L 对氨基苯甲酸	—	0.4	—	0.4
重氮试剂	0.4	—	0.4	—
混匀,37℃水浴 10min				
碱性酒石酸溶液	1.2	1.2	1.2	1.2

混匀,波长600nm,以蒸馏水调零,读取各管吸光度,分别记录为测定管吸光度、测定对照管吸光度、标准管吸光度和标准对照管吸光度,然后按计算公式计算结合胆红素浓度。

【结果计算】

$$总胆红素(\mu mol/L) = \frac{A_{测定管} - A_{测定对照管}}{A_{标准管} - A_{标准对照管}} \times 总胆红素标准液浓度$$

$$结合胆红素(\mu mol/L) = \frac{A_{测定管} - A_{测定对照管}}{A_{标准管} - A_{标准对照管}} \times 结合胆红素标准液浓度$$

【质量控制】

1. 试剂　重氮试剂在室温中不稳定,需临用前新鲜配制。

2. 标本　应空腹采血,避免脂血引起反应液浑浊。轻度溶血(Hb<1g/L)对本法无影响,但明显溶血可使总胆红素测定值偏低,表现出负干扰作用。胆红素对光敏感,易光氧化,标准液及标本均应尽量避免阳光照射。胆红素对光的敏感度与温度有关,血标本应避光冰箱保存。标本冰箱保存可稳定3d,−70℃暗处保存可稳定3个月。

【方法学评价】

本法在10~37℃范围内测定,不受温度变化的影响,2h内呈色非常稳定,灵敏度较高且易于自动化。结合胆红素测定在临床上应用很广,但至今无候选参考方法,国内也无推荐方法。结合胆红素在临床上测定结果与总胆红素较难取得一致。不同实验室结果相差较大。

(二)胆红素氧化酶法

【实验原理】

胆红素氧化酶(BOD)催化胆红素(结合和未结合胆红素)氧化为胆绿素,并进一步氧化胆绿素为淡紫色化合物。

$$胆红素 + \frac{1}{2}O_2 \xrightarrow{\text{胆红素氧化酶}} 胆绿素 + H_2O$$

$$胆红素 + O_2 \longrightarrow 淡紫色化合物$$

在pH 8.2条件下,未结合胆红素及结合胆红素均被氧化。在460nm处,反应液吸光度的下降值可反映总胆红素的含量。加入十二烷基硫酸钠(SDS)和胆酸钠等阴离子表面活性剂可促进氧化。

在pH 4.5缓冲液中,BOD催化结合胆红素氧化成淡紫色化合物,未结合胆红素在此pH条件下不被氧化。氧化后的产物及其测定同总胆红素测定。用配制于人血清中的二牛磺酸胆红素(DTB)做校准液。

【试剂与器材】

1. 试剂 0.1mol/L Tris缓冲液(pH 8.2),胆红素氧化酶(酶活性为25 000U/L),pH 5.5邻苯二甲酸盐缓冲液,胆红素标准液(总胆红素17.1μmol/L,结合胆红素5μmol/L)。

2. 器材　微量移液器、刻度吸量管、恒温水浴箱、分光光度计等。

【操作步骤】

1. 总胆红素测定　按表 20-4 操作。

表 20-4　胆红素氧化酶法测定总胆红素操作步骤

单位:ml

加入物	测定管	测定对照管	标准管	标准对照管
血清	0.05	0.05	—	—
总胆红素标准液	—	—	0.05	0.05
Tris 缓冲液	1.0	1.0	1.0	1.0
蒸馏水	—	0.05	—	0.05
胆红素氧化酶	0.05	—	0.05	—

立即混匀,各管置 37℃水浴 15min,460nm 波长比色,以蒸馏水调零,分别读取各管吸光度。

2. 结合胆红素测定　按表 20-5 操作。

表 20-5　胆红素氧化酶法测定结合胆红素操作步骤

单位:ml

加入物	测定管	测定对照管	标准管	标准对照管
血清	0.05	0.05	—	—
结合胆红素标准液	—	—	0.05	0.05
		混匀,37℃水浴 5min		
胆红素氧化酶	—	0.05	—	0.05
pH 5.5 缓冲液	0.05	—	0.05	—

立即混匀,各管置 37℃水浴 15min,460nm 波长比色,以蒸馏水调零,分别读取各管吸光度。

【结果计算】

$$结合胆红素(\mu mol/L)=\frac{A_{测定管}-A_{测定对照管}}{A_{标准管}-A_{标准对照管}}\times 结合胆红素标准液浓度$$

【质量控制】

1. 试剂　由于测定结合胆红素时反应液 pH 偏离 BOD 的最适范围,因此,要求胆红素氧化酶有较高浓度，一般使反应液浓度不低于 0.5U/ml。资料认为，在 405~465nm 波长范围内，所测得的吸光度差值（ΔA）与样品总胆红素浓度成正比。

2. 标本　轻度溶血对 BOD 法测定胆红素没有明显影响。Hb>1.5g/L，胆红素测定结果明显下降。

【方法学评价】

1. 总胆红素的酶法测定方法学较为成熟，操作简便，快速准确，然而在临床实际应用中未能得到普遍推广，主要原因在于酶法结合胆红素测定的特异性欠佳。本法线性范围可达 513μmol/L。

2. 光的影响　光对 BOD 法测定结合胆红素有较大影响。经过蓝光治疗的新生儿黄疸血清，用 BOD 法测定结合胆红素结果远比改良 J-G 法高，属假性增高。蓝光照射能产生光胆红素，其在 pH 降低时也易被 BOD 氧化。此种假性增高对临床监控新生儿黄疸及鉴别生理性黄疸与初期的病理性黄疸有影响。

【参考区间】

新生儿血清总胆红素：0~1d　　34~103μmol/L。

　　　　　　　　　　1~2d　　103~171μmol/L。

　　　　　　　　　　3~5d　　68~137μmol/L。

成人（20~79 岁）血清总胆红素：男：≤26μmol/L；女：≤21μmol/L。

成人血清结合胆红素：≤4μmol/L（重氮法）。

【临床意义】

1. 血清总胆红素测定的意义　①诊断黄疸及黄疸程度的判断；②肝细胞损伤程度和预后的判断：胆红素浓度明显升高反映有严重的肝细胞损伤；但患有某些疾病如淤胆型肝炎时，尽管肝细胞受累较轻，血清胆红素可升高；③新生儿溶血病：血清胆红素有助于了解疾病严重程度；④再生障碍性贫血及数种继发性贫血（主要见于癌症或慢性肾炎引起），血清总胆红素减少。

2. 血清结合胆红素测定的意义　结合胆红素与总胆红素的比值可用于鉴别黄疸类型。比值 <20%，见于溶血性黄疸、阵发性血红蛋白尿、恶性贫血、红细胞增多症；比值为40%~60%，主要见于肝细胞性黄疸；比值 >60%，主要见于阻塞性黄疸。

四、血清总胆汁酸测定

血清总胆汁酸（TBA）测定常用方法有酶法、酶免疫法和高效液相色谱法等。酶法又分为酶偶联比色法、酶循环法和酶荧光法。其中酶比色法可用于手工操作，也可用于自动分析，应用较广。近年来发展的酶循环法灵敏度高、特异性好，值得推广应用。

【实验原理】

1. 酶循环法　血清中的总胆汁酸是一类具有 3α - 羟基的类固醇衍生物，3α - 羟类固醇在 3α-羟类固醇脱氢酶(3α-HSD)催化下,被氧化型 β-硫代烟酰胺嘌呤二核苷酸(Thio-NAD$^+$,硫代氧化型辅酶Ⅰ)特异性地氧化,生成 3-酮类固醇及还原型 β-硫代烟酰胺嘌呤二核苷酸(Thio-NADH),而生成的 3-酮类固醇在 3α-HSD 作用下再被还原(NADH 供氢)成胆汁酸及 NAD$^+$。因此,血清中微量的胆汁酸在多次酶循环过程中被放大,同时可使生成的 Thio-NADH 扩增。在 405nm 测定 Thio-NADH 吸光度的变化值,即得血清中胆汁酸的含量(图 20-1)。酶循环法测定血清总胆汁酸反应式如下 A:

$$胆汁酸+Thio\text{-}NAD^+ \xrightarrow{3\alpha\text{-}HSD} 3\text{-}酮类固醇+Thio\text{-}NADH$$

$$3\text{-}酮类固醇+NADH \xrightarrow{3\alpha\text{-}HSD} 胆汁酸+NAD^+$$

图 20-1 酶循环法测定血清总胆汁酸示意图

2. 酶偶联比色法 血清中的 TBA 是一类具有 3α-羟基的类固醇衍生物(如 3α-羟基胆酸),在 3α-羟类固醇脱氢酶(3α-HSD)催化下,各种胆汁酸 C$_3$ 上 α 位的羟基脱氢生成酮基(3α C=O),同时 NAD$^+$ 还原成 NADH。随后,NADH 上的氢由黄素酶催化转移给碘化硝基四氮唑蓝(INT),产生红色的甲䐶。用盐酸终止反应。甲䐶的生成量与总胆汁酸成正比,在 500nm 波长比色,与同样处理的标准管比较,计算 TBA 的含量。反应式如下:

$$3\alpha\text{-}羟基胆酸+NAD^+ \xrightarrow{3\alpha\text{-}HSD} 3\alpha\text{-}酮基胆酸+NADH+H^+$$

$$NADH+H^++INT \xrightarrow{黄素酶} NAD^++甲䐶(红色)$$

【试剂与器材】

1. 试剂 试剂Ⅰ(黄素酶 1 000U,NAD 1mmol/L,INT 0.5mmol/L,pH 7.5 的磷酸盐缓冲液);试剂Ⅱ(3α-羟类固醇脱氢酶,pH 7.5 的磷酸盐缓冲液);胆汁酸标准液(50μmol/L);终止液(1mol/L HCl)。

2. 器材 微量移液器、刻度吸量管、恒温水浴箱、分光光度计或自动生化分析仪等。

【操作步骤】

1. 取 4 支试管,按表 20-6 操作。

2. 混匀,37℃水浴 10min,加终止液 0.1ml 后,摇匀,在 500nm 波长下,以蒸馏水调零,分别读取各管吸光度。按以下公式计算结果。

表 20-6　酶偶联比色法测定总胆汁酸操作步骤

单位:ml

加入物	测定管	测定对照管	标准管	标准对照管
血清	0.1	0.1	—	—
胆汁酸标准液	—	—	0.1	0.1
试剂Ⅰ	0.3	0.3	0.3	0.3
试剂Ⅱ	0.1	—	0.1	—
蒸馏水	—	0.1	—	0.1

【结果计算】

$$TBA(\mu mol/L)=\frac{A_{测定管}-A_{测定空白管}}{A_{标准管}-A_{标准空白管}}\times 胆汁酸标准液浓度$$

【参考区间】

血清总胆汁酸(空腹):健康成人的空腹血清 TBA 浓度范围在 0~6.71μmol/L;>10μmol/L 为增高。

【临床意义】

1. 急慢性肝炎　急性肝炎时血清 TBA 显著升高,可达正常人水平 10~100 倍,甚至更高。急性肝炎初愈患者血清 TBA 由最初的高值几乎与 AST 在同一时间降至正常水平,若持续不降或反而升高则有发展为慢性的可能。空腹总胆汁酸和餐后 2h 总胆汁酸测定对慢性肝炎的分型、监测、预后及疗效判断具有重要意义。

2. 肝硬化　肝硬化时,肝对胆汁酸的代谢能力降低,血清 TBA 在肝硬化的不同阶段均升高,增高幅度一般高于慢性活动性肝炎。当肝病活动降至最低时,胆红素、转氨酶及碱性磷酸酶等指标转为正常,血清 TBA 仍维持在较高水平。

3. 酒精性肝病　酒精性肝病血清 TBA 可增高,当酒精性肝病(包括肝硬化)发生严重肝损伤时,血清 TBA 明显增高,而轻、中度损伤增高不明显。

4. 胆汁淤积　血清 TBA 测定对胆汁淤积的诊断有较高的灵敏度和特异性。肝外胆管阻塞及肝内胆汁淤积均可引起血清 TBA 升高。在胆管阻塞的初期,胆汁分泌减少,使血清 TBA 显著增高,且在阻塞的不同阶段保持不变,而血清胆红素水平随不同阶段而变化。胆汁淤积患者肝组织中的胆汁酸含量明显高于正常人。肝外阻塞患者经引流缓解后,血清 TBA 水平迅速下降,而其他指标缓慢恢复。

【质量控制】

1. 试剂　由于测定脂肪酶、胆固醇和甘油三酯试剂中往往加有胆酸盐,从而对该项测定造成携带污染,应引起注意。双试剂两步法可去除其他一些脱氢酶和还原性物质的影响。

2. 标本　常采用甘氨酸溶入小牛血清中制成冻干品作为标准品。胆红素 <850μmol/L,血红蛋白 <5g/L,抗坏血酸 <2.84mmol/L,乳酸 <24mmol/L,乳酸脱氢酶

<1 000U/L 时,说明几乎不存在内源性干扰,但外源性干扰如仪器的携带污染同样存在,可用比色法中阐述的方法排除。

【方法学评价】

总胆汁酸测定酶比色法可用于手工操作,亦可用自动分析,应用较广;近年发展的酶循环法灵敏度高、特异性好,成为目前推荐的血清总胆汁酸检测方法。本方法干扰因素较少。手工法测定 TBA 需做标本、标准的对照管,样品和试剂的用量大,试剂价格高,费用昂贵,生化分析仪测定能避免以上缺点。本法测定 TBA 灵敏度达 $50\mu mol/L$,线性上限为 $180\mu mol/L$。

五、血 氨 测 定

血氨测定可分为直接法和间接法。间接法主要有微量扩散法、离子交换法;直接法主要有酶法和氨电极法。目前应用最多的是谷氨酸脱氢酶法。

【实验原理】

血浆中氨在过量底物 α-酮戊二酸和 NADPH 存在下,由谷氨酸脱氢酶(GLDH)催化生成谷氨酸和 $NADP^+$,在 340nm 波长,监测 NADPH 吸光度下降速率($-\Delta A/min$)与血氨浓度成正比,与同样处理的标准管比较,即可计算出血氨含量。反应式如下:

$$NH_3 + \alpha\text{-}酮戊二酸 + NADPH \xrightarrow{GLDH} 谷氨酸 + NADP^+ + H_2O$$

【试剂与器材】

1. 试剂　66.7mmol/L 磷酸盐缓冲液 pH 8.3,底物缓冲液(含 0.12mmol/L NADPH,6.7mmol/L α-酮戊二酸),GLDH 酶溶液(含 4 000U/L GLDH 和 1.56mmol/L ADP),10mmol/L 氨(NH_4^+)标准贮存液,100μmol/L 氨(NH_4^+)标准应用液。

2. 器材　微量移液器、刻度吸量管、冰水浴、恒温水浴箱、自动生化分析仪等。

【操作步骤】

1. 取 3 支试管,按表 20-7 操作。

表 20-7　谷氨酸脱氢酶两点法测定血氨操作步骤

单位:ml

加入物	测定管	标准管	空白管
血浆	0.3	—	—
氨标准液	—	0.3	—
蒸馏水	—	—	0.3
GLDH 酶溶液	1.5	1.5	1.5
在 37℃水浴,预孵育 10min			
底物缓冲液	0.06	0.06	0.06

2. 上述各管需逐管加入 GLDH 溶液,立即混匀,吸入 37℃恒温流动池,延迟时间 10s,在 340nm 波长下读取各管吸光度 A_{10s},在 70s 读取各管吸光度 A_{70s}。分别求出测定管、标准管、空白管的吸光度差值($\Delta A=A_{10s}-A_{70s}$)。

【结果计算】

$$血浆氨(\mu mol/L)=\frac{\Delta A_{测定}-\Delta A_{空白}}{\Delta A_{标准}-\Delta A_{空白}}\times 100\mu mol/L$$

【参考区间】

血浆氨:18~72μmol/L。

【临床意义】

1. 肝性脑病的监测　正常情况下,氨在肝转变为尿素,但在患有严重肝脏疾病时,氨不能从血液循环中清除,可引起血氨增高。高血氨有神经毒性,可引起肝性脑病(肝昏迷)。对有严重肝功能障碍的患者是否能进食高蛋白饮食,以补充营养,也需测定血氨来加以判断。因此,临床上也常用血氨测定作为严重肝功能障碍患者肠道补充高蛋白饮食的控制和观察指标。

2. 儿童 Reye 综合征的诊断　该综合征有严重的低血糖,大面积肝坏死,急性肝衰竭,并伴有肝脂肪变性。在转氨酶谱升高前,即可见血氨升高。

【质量控制】

1. 试剂　为了减少标本和器皿受实验室空气中氨的污染,最好在特定实验室中采集标本和进行测定;限制人员进出实验室;器皿必须经过化学处理。

2. 标本　血浆氨含量甚微,要防止环境及所用器皿中氨的污染。标本中含氮物质的分解代谢是氨污染的另一原因。静脉采血后,与 EDTA-Na$_2$ 抗凝剂充分混匀后立即置于冰水中,尽快分离血浆,加塞置于 2~4℃保存,在 2~3h 内测定;-20℃条件下可稳定 24h。

【方法学评价】

本法特异性好,分析时间短,线性范围大,在 0~150μmol/L 线性良好;精密度好,批内 CV 为 3.9%,批间 CV 为 4.5%;回收率高,为 97.9%~102.7%,是较理想的血氨测定方法。

第三节　肝功能试验的选择与评价

理想的肝功能试验应是灵敏度高、特异性强,选择性好。临床上尽可能选用相对灵敏和特异的检验项目。

一、肝功能试验的选择原则

理想的肝功能试验是:当肝脏有疾病时,所选择的项目对肝脏疾病的诊断特异性强、灵敏度高；当肝脏无疾病时，所选择的项目可以排除肝脏疾病。但到目前为止，临床实验室尚未找到完全符合上述标准的肝功能试验。目前医生多是根据临床表现，有针对性地选择能够反映肝脏某个方面状况的指标，尽量做到使患者痛苦小，经济负担轻的合理组合项目进行综合分析，例如：

1. 反映肝细胞实质病变的检查项目　主要有总胆红素、结合胆红素和未结合胆红素；ALT、AST、醛缩酶、柠檬酸脱氢酶、甘露醇脱氢酶等肝细胞内酶；腺苷酸环化酶、Na^+，K^+-ATP酶等维持肝细胞膜功能的酶；存在于线粒体的AST。目前临床应用最多的是ALT、AST、总胆红素、结合胆红素和未结合胆红素。

2. 反映肝细胞合成功能的检查项目　包括前清蛋白、清蛋白、A/G比值、胆碱酯酶、凝血酶原、纤维蛋白原等项目。肝功能异常时，血清中上述指标下降，提示肝功能有较严重的损伤。常在慢性、迁延性肝脏疾病、肝硬化、肝恶性变等中出现。目前临床应用最多的是清蛋白、A/G比值、胆碱酯酶、凝血酶原、纤维蛋白原等。

3. 反映肝内外胆道阻塞的检查项目　主要有总胆红素、结合胆红素、未结合胆红素、ALP、GGT、胆汁酸、5′-核苷酶、铜蓝蛋白、透明质酸等，在肝内、外胆道阻塞性病变时，血浆中这类物质含量升高。目前临床应用最多的是总胆红素、结合胆红素、未结合胆红素、ALP、GGT、胆汁酸等。

4. 反映肝纤维化病变的检查项目　主要有MAO、Ⅲ型前胶原肽（PⅢP）、Ⅳ型胶原（Ⅳ-C）、层粘连蛋白（LN）、透明质酸（HA）、脯氨酸羟化酶等。

5. 其他　如血氨、尿三胆等反映肝细胞复合功能。血清AFP、ALP、GGT、AFU、铜和铁的测定对原发性肝癌有辅助诊断价值。为了排除或确定肝脏损伤是否由于病毒所致，许多实验室也将肝炎病毒的实验列入肝功能检查范畴。

二、肝功能试验的应用评价

肝功能检查项目很多，每个项目又各有针对性。由于肝脏自身代谢和病变的特点，储备、代偿和再生能力很强，临床症状常常被掩盖，但可以通过血清胆汁酸及酶类测定，检测出肝脏早期的损伤。此外，肝功能试验与病理组织学或形态学的改变并不一定成正比，肝功能的检测结果正常或轻微改变时不一定说明肝脏病变很轻；反之，肝功能试验结果明显升高时，肝脏病理形态学改变不一定严重，也可能正常。随着实验诊断技术的不断提高，临床医生可以借助敏感性高、特异性好的早期肝脏诊断指标及肝功能组合试验，结合患者病史和临床表现，从不同角度对肝功能进行综合分析、判断，做到早期诊断、及时治疗。

肝脏是人体最重要的代谢器官之一,在机体的物质代谢、分泌和排泄、生物转化等过程中发挥着重要的作用。

临床上用于肝胆疾病检测的生化指标很多,用于反映肝细胞合成代谢功能的指标主要是血清前清蛋白、清蛋白、A/G 比值、胆碱酯酶等。当肝脏合成功能降低时,血清中上述指标发生改变,其改变的程度与肝脏的损害程度相关。胆红素的相关检测主要用于黄疸的诊断及黄疸类型的鉴别诊断,可反映肝的排泄功能。胆汁酸的合成与代谢与肝胆有着密切的关系,因此测定血清 TBA 是反映肝实质损伤的一个敏感指标。

临床上用于肝胆疾病的血清酶学检查可分为:①反映肝细胞损害为主的酶主要有 ALT、AST 等;②反映肝内外胆道阻塞的酶主要有 ALP、GGT 等;③反映肝纤维化病变的酶主要有 MAO 等;④反映肝癌的酶有 AFP、AFU、GGT 等。

(孙革新)

? 思考题

一、简答题

1. 试比较 ALT、AST、ALP、GGT 在诊断肝胆疾病中的应用价值。

2. 根据所学知识设计一个能综合反映肝实质细胞损伤、肝脏合成功能、胆管阻塞、黄疸四方面的肝功能组合项目,要求反映各方面的指标不超过 2 项,总的指标不超过 8 项。

二、病例分析

患者,女,62 岁。农民,主诉乏力、食欲缺乏、皮肤瘙痒伴进行性黄疸 1 个月入院,无明显右上腹痛,无恶心、呕吐、无发热,小便量和颜色都正常,大便颜色变浅,陶土样。实验室检查:ALT 292U/L,AST 242U/L,总胆红素 124.8μmol/L,结合胆红素 84.4μmol/L,未结合胆红素 40.4μmol/L,GGT 404.3U/L,ALP 280.6U/L,TBA 201.3μmol/L。

试问:根据各项实验室指标,可初步诊断该患者患何种疾病的可能性大?

第二十一章 | 肾功能试验

21章

21 章 数字内容

学习目标

知识目标：

掌握尿素、尿酸和肌酐测定的原理、方法和临床意义；熟悉早期肾损伤指标的检测原理和临床意义；了解肾脏的生理功能，肾功能试验的选择原则和评价。

能力目标：

能够完成尿素、尿酸和肌酐的测定。

素质目标：

认真细心，具有高度的责任心等职业素养。

案例导入

患者，男，67 岁。咳嗽、高热后 1 周出现面部及下肢水肿，尿泡沫多，血压 160/93mmHg。实验室检查：尿蛋白（＋＋＋），尿红细胞（＋）；血尿素氮 10.65mmol/L，血肌酐 310μmol/L；血红蛋白 75g/L。

请思考：该患者最可能的诊断是什么？

肾脏是机体主要的排泄器官，人体每天的代谢产物的排泄主要是由肾脏完成的，在维持机体内环境稳定方面起着重要的作用。肾脏的生理功能主要包括滤过功能（尿液的生成）、重吸收和分泌功能（调节电解质及酸碱平衡）、内分泌功能（调节血压、红细胞生成和骨骼生长等）3 个方面，其中前两项功能主要体现肾功能试验之中。

非蛋白含氮类化合物是蛋白质及核酸在体内分解代谢的产物，主要包括尿素、尿酸、肌酸、肌酐等，基本上都由肾脏随尿液排出体外。非蛋白氮（NPN）是指非蛋白含氮类化合物中的总氮量，其中尿素中的氮量约占 NPN 的一半。测定血和尿中这些代谢产物的含量,在指导肾脏疾病诊断和治疗中起着重要的作用。肾功能试验就是用于评价肾脏的排泄功能和疾病时肾脏受损部位,测定机体内非蛋白含氮类化合物是肾功能试验的重要项目,其中血清尿素、肌酐、尿酸测定作为判断肾功能的一组重要生物化学指标。

第一节 概 述

一、肾脏的组织结构特点

肾呈豆形,外侧缘隆起,内侧缘凹陷。肾实质分为皮质和髓质。肾实质由大量的肾单位和集合管组成。肾单位是肾脏的基本结构和功能单位,每侧肾约含有 100 万个肾单位;每个肾单位由一个肾小球和一条肾小管组成,肾小管汇入集合管。肾单位结构示意图见图 21-1。

(一)肾单位

1. 肾小体 由肾小球和包绕其外的肾小囊组成。①肾小球:由一条进入肾小囊的入球微动脉及其分支组成的毛细血管网,汇合成出球微动脉,离开肾小囊;②肾小囊:包裹在肾小球外的双层上皮囊,两层之间为囊腔,与肾小管管腔相通。

2. 肾小管 一端与肾小囊连接,长且曲折,由皮质进入髓质,另一端与集合管连接。分为近端小管、髓袢、远端小管。

(二)集合管

一条集合管可连接多条肾小管,集合管汇集尿液经乳头管至肾盏,通过输尿管汇入膀胱,最后排出体外。

图 21-1 肾单位、集合管及其功能示意图
1. 肾小球:阻止血细胞及血浆蛋白滤过;2. 近端小管曲部:重吸收大部分离子(Na^+、K^+、Cl^-、HCO_3^- 等),葡萄糖、氨基酸,排出尿素,肌酐;3. 远端小管曲部:在醛固酮作用下分泌H^+、K^+;4. 髓袢:形成渗透压梯度;5. 集合管:决定终尿渗透压。

二、肾脏疾病的生化改变

肾的主要功能是产生尿液排泄代谢产物,重吸收机体所需物质(如蛋白质、氨基酸、葡萄糖等),调节体内水、电解质、渗透压和酸碱平衡以维持内环境的稳定,肾的这些功能主要依赖于肾小球的滤过和肾小管的重吸收与分泌来完成。此外,肾还具有内分泌功能。当各种原因造成肾脏损伤时,由于损伤的部位、程度和疾病的进程不同,患者可出现不同

的症状体征和生化指标改变。

（一）肾脏的泌尿功能

泌尿功能指肾脏选择性地对流经肾脏的血液中的物质进行处理,最终生成尿液排出体外。尿液生成包括 3 个步骤:①血液经肾小球毛细血管网滤过形成原尿;②肾小管和集合管选择性重吸收;③肾小管和集合管分泌。

1. 肾脏的选择性排泄作用　肾脏依据物质在人体中的作用,对血液中物质选择性排泄,包括:①排泄代谢终产物;②排泄外源性异物;③排泄摄入量超过机体需要的物质;④保留所需物质。肾脏的选择性排泄作用过程包括肾小球滤过、肾小管重吸收与分泌和集合管分泌。

(1) 肾小球滤过:当血液流经肾小球毛细血管网,血液中的水和葡萄糖、无机盐、氨基酸等小分子物质通过肾小球滤过膜进入肾小囊形成原尿。单位时间内经两肾滤过生成的超滤液量称为肾小球滤过率(glomerular filtration rate,GFR),是评估肾小球功能重要的参数。临床上通过各种物质的清除率试验来测定,按准确性高低,依次是菊糖清除率、核素法测定、肌酐清除率、估算肾小球滤过率(eGFR)和血肌酐。决定肾小球滤过的主要因素有肾小球滤过膜的总面积和通透性、有效滤过压、肾血流量。

1) 肾小球滤过膜:通过机械屏障和电荷屏障滤过物质。血液中的物质是否能通过滤过膜,取决于物质的分子大小和所带电荷情况。正常生理情况下,滤过膜可以有效地阻止血浆蛋白质,使之很少滤过。但在某些病理情况下,滤过膜带负电荷的糖蛋白减少,就会导致带负电荷的血浆蛋白滤出,而出现蛋白尿。某些肾脏疾病就是由于滤过膜上带负电荷的唾液酸糖蛋白减少或消失,而使带负电荷的清蛋白滤过量增加导致蛋白尿,肾病综合征患者大量蛋白尿可能与唾液酸缺乏有关。

2) 有效滤过压:有效滤过压是肾小球产生滤过作用的动力,是由滤过膜两侧的力量对比决定的。促进肾小球滤过的压力是肾小球毛细血管血压,阻止肾小球滤过的压力有血浆胶体渗透压及肾小球囊内静水压。两者的压力差值称为"有效滤过压"。在某些疾病时,肾小球毛细血管血压降低(如大量失血、入球小动脉收缩)或囊内压增高(如肾小管或输尿管阻塞)时,可使有效滤过压减少,导致肾小球滤过率降低。

3) 肾血流量:指正常人在安静状态下,在单位时间内流经两肾脏的血流量,约1 200ml/min。在肾血流量自身调节的基础上,肾血流量可保持相对稳定;一些生理因素(如剧烈运动)和病理因素(如大量失血、缺氧)可通过交感神经使肾血流量显著减少。

当疾病累及肾脏使肾小球受损,肾小球屏障和肾小球滤过功能受损,可通过相应临床试验反映。肾小球屏障功能主要检测尿中大蛋白质。反映肾小球滤过功能的指标主要有肾小球滤过率、血中小分子代谢产物(如肌酐、尿酸)和血中小蛋白分子(如胱抑素 C)等。

(2) 肾小管和集合管的转运作用:肾小管和集合管对原尿进行物质转运,最终形成尿液。物质转运包括重吸收和分泌,重吸收是指肾小管将原尿中的某些成分转运回血液的过程,分泌是指肾小管将一些物质分泌到管腔的过程。

1）肾小管的重吸收。肾小管部位不同其重吸收功能不同：①近端小管是物质重吸收最重要的部位。原尿中的葡萄糖、氨基酸及微量蛋白质等几乎全部在近端小管重吸收。水、Na^+、K^+、Cl^-、HCO_3^-等绝大部分在此段进行重吸收。②髓袢主要继续重吸收水和氯化钠等，在尿液的浓缩稀释中起重要作用。③远端小管和集合管在抗利尿激素和醛固酮的调节下，继续重吸收水和 Na^+、HCO_3^- 等，参与机体对水、电解质及酸碱平衡等的调节，在维持机体内环境的稳定中起主要作用。

2）肾小管和集合管的分泌。不同肾小管部位具有不同的排泌功能：①近端小管具有排泄酚红（PSP）、对氨基马尿酸（PAH）、某些用于泌尿系统造影碘剂等进入机体的异物功能；②远端小管在醛固酮的作用下，在分泌 H^+、K^+和 NH_3 的同时，与原尿中的 Na^+、HCO_3^- 进行交换，在排酸保碱、调节电解质和酸碱平衡方面起重要作用。

当疾病累及近端小管使其重吸收和分泌功能受损。评估重吸收功能方法有尿中物质排出量测定（如 β_2-微球蛋白）、排泄分数测定和最大重吸收量测定（如葡萄糖）等。评估肾小管分泌功能的方法主要有酚红排泄试验（PSP）和对氨基马尿酸排泄试验（PAH）。

远端小管和集合管参与尿液浓缩和稀释，以及对水、电解质及酸碱平衡的调节等，当疾病时功能受损，前者可通过尿液浓缩稀释试验反映。检测项目有尿比重、尿渗量和自由水清除率等。后者可通过酸碱负荷试验和 HCO_3^- 排泄分数反映。

2. **肾脏对体液平衡的调节作用**　肾脏通过多种调节方式调节机体水、电解质、渗透压和酸碱平衡。肾脏根据机体需要，通过肾小管重吸收调节水和电解质排泄的能力，以维持体液渗透压的稳定。通过排酸保碱作用调节酸碱平衡，维持内环境稳定。肾功能受损失代偿时，机体可发生氮质血症、电解质混乱和代谢性酸（碱）中毒等症状。

（二）肾脏的内分泌作用

肾脏具有内分泌功能，参与合成与分泌肾素、促红细胞生成素和 $1,25\text{-}(OH)_2\text{-}D_3$ 等，用来调节血压、促进红细胞生成和骨骼生长等。当肾脏发生病变，上述各种激素可出现分泌障碍，导致相应靶器官生理功能发生紊乱进而出现各种症状。

第二节　肾脏疾病一般检验

一、血清肌酐测定

血中肌酐（creatinine，Cr）是肌酸代谢的终产物，来源包括从食物中摄取的外源性肌酐和主要由肌肉组织生成的内源性肌酐。肌酐从肾小球滤过后不被肾小管重吸收，排出量较为恒定。在控制外源性肌酐的摄入、未进行剧烈运动的情况下，同时测定血中及尿中肌酐的含量即内生肌酐清除率（endogenous creatinine clearance rate，Ccr）更能反映肾脏的排泄功能，对肾脏疾病的评估及预后更有意义。内生肌酐清除率指肾脏在单位时间内把若干毫升血液中的肌酐全部清除出去,可根据血肌酐浓度和24h尿肌酐排泄量计算。

肌酐的测定方法可分为化学法和酶法。化学法包括苦味酸显色(Jaffe)法和苦味酸速率法,化学法易受到血清中某些物质干扰。酶法包括肌氨酸氧化酶法、肌酐氨基水解酶法和肌酐亚氨基水解酶法等,酶法特异性高,适于自动化仪器。

(一)检验方法

1. 苦味酸显色法

【实验原理】

血清(浆)中的肌酐与碱性苦味酸反应,生成橘红色的苦味酸肌酐复合物,在一定程度上,呈色深浅与肌酐浓度成正比,与同样处理的标准管比较,可求出样品中肌酐的含量。其中反应如下:

$$肌酐 + 碱性苦味酸 \longrightarrow 苦味酸肌酐复合物$$

【实验材料】

(1) 试剂:0.04mol/L苦味酸溶液、0.75mol/L氢氧化钠、35mmol/L钨酸溶液、10mmol/L肌酐标准贮存液、100μmol/L肌酐标准应用液。

(2) 器材:离心管、试管、试管架、刻度吸管、分光光度计。

【实验步骤】

(1) 取试管1支,加血清(或血浆)0.5ml,再加入35mmol/L钨酸溶液4.5ml,充分混匀(边加入边混匀),3 000r/min离心10min,取上清液即为血清无蛋白滤液。按表21-1进行操作。

表 21-1　苦味酸显色法测定肌酐操作步骤

单位:ml

加入物	测定管	标准管	空白管
血清无蛋白滤液 (1:200 稀释尿液)	3.0	—	—
肌酐标准应用液	—	3.0	—
蒸馏水	—	—	3.0
苦味酸溶液	1.0	1.0	1.0
0.75mol/L NaOH	1.0	1.0	1.0

(2) 上述各管混匀后,置室温放置15min,用分光光度计在510nm波长比色,以空白管调零,读取各管吸光度

【结果计算】

$$血清(浆)肌酐(μmol/L) = \frac{测定管吸光度}{标准管吸光度} \times 10 \times 10 μmol/L$$

$$尿液肌酐(μmol/24 小时) = \frac{测定管吸光度}{标准管吸光度} \times 100 \times 200 \times 24 小时尿量$$

2. 苦味酸速率法

【实验原理】

根据肌酐与碱性苦味酸反应,生成橘红色的苦味酸肌酐复合物的反应原理,在碱性环境中,样品中的肌酐及干扰物质与苦味酸的反应速度不同,选择适宜的速率监测时间,可以排除干扰物质的影响以提高肌酐测定的特异性。

【实验材料】

(1) 试剂:0.04mol/L 苦味酸溶液、0.32mol/L 氢氧化钠溶液、碱性苦味酸溶液、10mmol/L 肌酐标准贮存液、100μmol/L 肌酐标准应用液。

(2) 器材:试管、试管架、刻度吸管、37℃水浴箱、分光光度计。

【实验步骤】

(1) 取试管 2 支,按表 21-2 操作。

表 21-2 苦味酸速率法测定肌酐操作步骤

单位:ml

加入物	测定管	标准管
样品	0.1	—
肌酐标准应用液	—	0.1
碱性苦味酸溶液	1.0	1.0

(2) 分光光度计使用波长 510nm,比色杯光径 1.0cm,反应温度 37℃,样品体积 0.1ml,试剂体积 1.0ml 在试剂与样品或标准混合后,反应 20s,读取吸光度 $A_{20标}$ 和 $A_{20测}$;待反应进至 60s 时,读取吸光度 $A_{60标}$ 和 $A_{60测}$。

【计算结果】

$$肌酐(\mu mol/L) = \frac{A_{60测} - A_{20测}}{A_{60标} - A_{20标}} \times 100\mu mol/L$$

(二) 质量控制

1. 标本 由于样本中某些物质如维生素 C、头孢类抗生素等会与苦味酸发生同样的反应,这些物质称为假肌酐。这些假肌酐主要存在于细胞,所以测定血肌酐应选择血清或血浆。样本若当天不能测定,可于冰箱保存 3d,若要保存较长时间,宜 −20℃ 保存。

2. 试剂 Jaffe 法的氢氧化钠浓度和加入量应准确。苦味酸需纯化。由于时间的延长,非特异显色会增加,因此需在 20min 内完成比色。

3. 温度 对苦味酸速率法的呈色反应速度影响较大,标准管与测定管的反应温度要保持一致。

(三) 方法学评价

苦味酸速率法线性范围可达 2 000μmol/L,虽特异性较显色法高,但仍受胆红素的负

干扰和 α-酮酸的正干扰。血样本测定值过高时,可用生理盐水稀释样本。尿液标本用蒸馏水 20~50 倍稀释。

【参考区间】

男性:53~97μmol/L;女性:44~80μmol/L。

【临床意义】

1. 肌酐经肾小球滤过后不被肾小管重吸收,而且肾小管几乎不分泌肌酐。由于肾的储备能力和代偿能力很强,在肾脏疾病初期,血清肌酐一般不升高,只有当肾小球滤过功能下降到正常人的 1/3 时,血中肌酐才明显升高。在正常肾血流条件下,血清肌酐升高至 177~354μmol/L 时,提示为中度至重度的肾功能损害。所以,测定血清肌酐对晚期肾脏疾病意义较大。

2. 肾源性或非肾源性血肌酐增高程度有所不同,肾源性所致血肌酐常超过 200μmol/L。非肾源性血肌酐浓度上升不超过 200μmol/L。

3. 同时测定血清尿素与肌酐的比值对临床诊断更有意义。正常情况下,血清尿素:肌酐为 15:1~24:1。如两者同时升高,表示肾功能已严重受损。如肌酐浓度超过 200μmol/L,提示病情恶化。如仅有尿素升高,而血肌酐在正常范围内,则可能为肾外因素引起。

4. Ccr 可评估肾小球的损伤程度,是反映 GRF 的灵敏指标。可评估肾功能和指导治疗。

二、血清尿酸测定

尿酸(uric acid,UA)是嘌呤核苷酸代谢产物,主要在肝脏生成,大部分从肾脏排出。血中尿酸经肾小球滤过后,大部分(90% 以上)被近端小管重吸收,同时远端小管又分泌一部分。因此,血尿酸浓度受肾小球滤过功能和肾小管重吸收和分泌功能的影响。

目前应用的尿酸测定方法主要有磷钨酸还原法、尿酸氧化酶紫外法和尿酸氧化酶-过氧化物酶偶联法三类,其中以尿酸氧化酶紫外法的分析性能最为优越,是尿酸测定的参考方法。磷钨酸还原法由于操作方法繁琐,现在临床已较少应用。自动化分析常用尿酸氧化酶-过氧化物酶偶联法。

(一) 检验方法

1. 磷钨酸还原法　磷钨酸还原法首创于 1912 年,方法学的研究和改进集中在碱化条件的改进,以提高灵敏度和特异性。目前临床上使用较多的是以碳酸钠为碱化剂测定尿酸的方法。由于血液中非尿酸还原性物质(如维生素 C 等)能使磷钨酸还原呈蓝色,因此磷钨酸还原法比尿酸氧化酶-过氧化物酶偶联法结果偏高。

【实验原理】

无蛋白血滤液中的尿酸在碱性溶液中被磷钨酸氧化成尿囊素和二氧化碳,磷钨酸在此反应中被还原成钨蓝,钨蓝的生成量与反应液中的尿酸含量成正比,与同样处理的标准

液进行比色测定,可求得尿酸含量。其反应方式如下:

$$尿酸+磷钨酸 \xrightarrow{OH^-} 尿囊素+钨蓝+CO_2$$

【实验材料】

(1)试剂:160mmol/L 磷钨酸贮存液、磷钨酸应用液、钨酸试剂、1mol/L 碳酸钠溶液、6mmol/L 尿酸标准贮存液、300μmol/L 尿酸标准应用液、蒸馏水。

(2)器材:离心管、离心机、试管、试管架、刻度吸管、分光光度计。

【实验步骤】

(1)取试管 6 支分别标以测定、标准和空白,各加入钨酸试剂 4.5ml,然后分别加入血清 0.5ml、尿酸标准应用液 0.5ml 和蒸馏水 0.5ml,另取试管 3 支,提取上清液标号,然后按表 21-3 操作。

表 21-3　磷钨酸还原法测定血清尿酸操作步骤

单位:ml

加入物	测定管	标准管	空白管
蒸馏水	—	—	0.5
尿酸标准应用液	—	0.5	—
血清	0.5	—	—
钨酸试剂	4.5	4.5	4.5
混匀,室温静置 5min,3 000r/min 离心 5min			
测定管上清液	2.5	—	—
标准管上清液	—	2.5	—
空白管上清液	—	—	2.5
碳酸铵溶液	0.5	0.5	0.5
混匀,室温下放置 10min			
磷钨酸应用液	0.5	0.5	0.5

(2)各管混匀后,室温下放置 20min,用分光光度计比色,波长 660nm,比色杯光径 1.0cm,以空白管调零,读取各管吸光度。

【计算结果】

$$血清尿酸(μmol/L)=\frac{A_{测定}}{A_{标准}}×300μmol/L$$

2. 尿酸氧化酶-过氧化物酶偶联法

【实验原理】

尿酸在尿酸氧化酶催化下,氧化产生尿囊素和过氧化氢。过氧化氢与 4-氨基安替比林(4-AAP)及 3,5-二氯-2-羟苯磺酸(DHBS)在过氧化物酶的作用下,生成有色物质(醌

亚胺化合物),其色泽与样品中尿酸浓度成正比,反应式如下:

$$尿酸+O_2+H_2O \xrightarrow{\text{尿酸氧化酶}} 尿囊素+H_2O_2+CO_2$$

$$H_2O_2+4\text{-}AAP+DHBS \xrightarrow{\text{过氧化物酶}} 醌亚胺$$

【实验材料】

(1) 试剂:酶混合试剂、6mmol/L 尿酸标准贮存液、300μmol/L 尿酸标准应用液、蒸馏水、质控血清。

(2) 器材:试管、试管架、刻度吸管、分光光度计。

【实验步骤】

(1) 试剂准备:将干粉试剂按规定加入一定量蒸馏水复溶,在实验前半小时准备好。

(2) 加样:取试管 4 支,标明测定、质控、标准和空白管,然后按表 21-4 操作。

表 21-4　尿酸氧化酶-过氧化物酶偶联法测定血清尿酸操作步骤

单位:ml

加入物	测定管	质控管	标准管	空白管
血清	0.1	—	—	—
质控血清	—	0.1	—	—
尿酸标准应用液	—	—	0.1	—
蒸馏水	—	—	—	0.1
酶混合试剂	1.5	1.5	1.5	1.5

(3) 比色:各管混匀后,室温下放置 20min,用分光光度计比色,波长 520nm,比色杯光径 1.0cm,空白管调零,读取各管的吸光度。

【计算结果】

$$血清尿酸(\mu mol/L)=\frac{测定管吸光度}{标准管吸光度}\times 300\mu mol/L$$

(二)质量控制

溶血标本会干扰检测。尿酸氧化酶-过氧化物酶偶联法中可加入维生素 C 氧化酶和胆红素氧化酶消除干扰。检查尿酸需空腹 8h 以上。

(三)方法学评价

1. 磷钨酸还原法　血液中非尿素还原性物质如葡萄糖、维生素 C、色氨酸等可使尿酸假性增高。尿酸浓度在 892.5μmol/L 以下线性良好。但由于灵敏度较低,特异性不高、显色不稳定等原因,目前较少使用。

2. 尿酸氧化酶-过氧化物酶偶联法　灵敏度和特异性较高,无须去蛋白。但由于过氧化物酶的特异性较差,主要干扰物有维生素 C 和胆红素,有负干扰作用。尿酸浓度在 178.6~713.8μmol/L 范围内线性良好。

【参考区间】

男性:49~416μmol/L;女性:89~357μmol/L。

【临床意义】

1. 血清尿酸测定对痛风诊断最有帮助,痛风患者血清中尿酸增高。

2. 在核酸代谢增加时,见于白血病、多发性骨髓瘤、真性红细胞增多症、珠蛋白生成障碍性贫血、传染性单核细胞增多症等,血清尿酸值常见增高。

3. 在肾功能减退时,如原发性肾功能不全、药物引起的尿酸潴留等,尿酸排泄减少,血清尿酸增高。

4. 在氯仿中毒、四氯化碳中毒及铅中毒、子痫、妊娠反应及食用富含核酸的食物等,均可引起血中尿酸含量增高。

5. 低尿酸血症由于尿酸生成过少(如黄嘌呤尿症)或肾排出尿酸过多(如 Fanconi 综合征)均可引起血尿酸降低。

知识链接

高尿酸血症与痛风

高尿酸血症与痛风是嘌呤代谢障碍引起的代谢性疾病,但痛风发病有明显的异质性,除高尿酸血症外可表现为急性关节炎、痛风石、慢性关节炎、关节畸形、慢性间质性肾炎和尿酸性尿路结石。高尿酸血症患者只有出现上述临床表现时,才称为痛风。临床上分为原发性和继发性两大类,前者多由先天性嘌呤代谢异常所致,常与肥胖、糖脂代谢紊乱、高血压、动脉硬化和冠心病等聚集发生,后者则由某些系统性疾病或者药物引起。

三、血清尿素测定

尿素(urea)是体内氨基酸分解代谢的最终产物之一,尿素通过血液运输至肾脏,由尿液排出体外。血清尿素的浓度取决于机体蛋白质的分解代谢速度、蛋白摄取量及肾脏的排泄能力。因此测定血液尿素的含量可以了解机体肾功能状况。

血清尿素的测定方法很多,归纳起来可分为两类:①直接法:某些试剂与尿素直接作用产生显色反应,如二乙酰一肟法;②间接法:先用脲酶将尿素水解产生氨,然后用不同的方法测定氨的含量,再换算成尿素量,如脲酶波氏比色法、酶偶联速率法。

(一)检验方法

1. 二乙酰一肟法

【实验原理】

在酸性反应环境中,尿素与二乙酰加热缩合成红色的二嗪化合物(4,5-二甲基-2-咪唑酮),称为 Fearon 反应,其颜色强度与尿素含量成正比。反应系统中二乙酰一肟与强酸作用,产生二乙酰,二乙酰立即和尿素反应,缩合成红色的二嗪化合物。其反应如下:

$$二乙酰一肟 + H_2O \xrightarrow{H^+} 二乙酰 + NH_2OH$$

$$二乙酰 + 尿素 \xrightarrow{H^+} 二嗪化合物 + 2H_2O$$

【实验材料】

(1) 试剂:酸性试剂、二乙酰一肟溶液、尿素标准贮存液(100mmol/L)、尿素标准应用液(5mmol/L)。

(2) 器材:试管、试管架、刻度吸管、沸水浴箱、分光光度计。

【实验步骤】

(1) 取 3 支试管,按表 21-5 操作。

表 21-5　二乙酰一肟法测定血清尿素操作步骤

单位:ml

加入物	测定管	标准管	空白管
血清	0.02	—	—
尿素标准液	—	0.02	—
蒸馏水	—	—	0.02
二乙酰一肟溶液	0.50	0.50	0.50
酸性溶剂	5.0	5.0	5.0

(2) 各管混匀后,置沸水浴中加热 12min,取出置冷水中冷却 5min 后,用分光光度计比色,波长为 540nm,空白管调零,读取标准管及测定管吸光度。

【结果计算】

$$血清尿素(mmol/L) = \frac{测定管吸光度}{标准管吸光度} \times 5mmol/L$$

2. 脲酶波氏比色法

【实验原理】

脲酶比色法测定尿素分两个步骤,首先尿素经脲酶水解后生成氨及氨基甲酸,氨基甲酸又自发生成氨和二氧化碳;然后氨在碱性介质中与苯酚及次氯酸钠反应,生成蓝色的游离型吲哚酚,此过程需用亚硝基铁氰化钠 [$Na_2Fe(CN)_5NO$] 催化反应。蓝色吲哚酚的生成量与尿素含量成正比,与同样处理的尿素标准管比色测定,可求出样品中尿素的含量。本法亦能测定尿液中的尿素,但需将尿液稀释并去除尿中的游离铵盐。本法反应式如下:

$$尿素 + H_2O \xrightarrow{\text{脲酶}} 氨基甲酸 + NH_3$$

$$氨基甲酸 \xrightarrow{\text{自发}} CO_2 + NH_3$$

$$NH_3 + NaClO + 苯酚 \xrightarrow{\text{亚硝基铁氰化钠}} 吲哚酚$$

【实验材料】

(1) 试剂:酚显色剂、碱性次氯酸钠溶液、脲酶贮存液、脲酶应用液、尿素标准贮存液(100mmol/L)、尿素标准应用液(5mmol/L)。

(2) 器材:试管、试管架、刻度吸管、37℃恒温水浴箱、分光光度计。

【实验步骤】

(1) 取 3 支试管,按表 21-6 操作。

表 21-6　脲酶比色法测定血清尿素操作步骤

单位:ml

加入物	测定管	标准管	空白管
脲酶应用液	1.00	1.00	1.00
血清	0.01	—	—
尿素标准液	—	0.01	—
蒸馏水	—	—	0.01
混匀,置 37℃水浴 15min			
酚显色剂	5.0	5.0	5.0
碱性次氯酸钠	5.0	5.0	5.0

(2) 各管混匀后,置 37℃水浴 20min,使呈色反应完全后,用分光光度计比色,波长 620nm,空白管调零,读取各管吸光度。

【计算结果】

$$血清尿素(mmol/L) = \frac{测定管吸光度}{标准管吸光度} \times 5mmol/L$$

3. 酶偶联速率法

【实验原理】

尿素经脲酶催化水解生成 2 分子氨和 1 分子二氧化碳,在谷氨酸脱氢酶催化下,氨与 α-酮戊二酸和还原型辅酶Ⅰ作用生成谷氨酸和氧化型辅酶Ⅰ。还原型辅酶Ⅰ在 340nm 波长处有吸收峰,其吸光度下降的速率与待测样品中尿素的含量成正比。反应式如下:

$$尿素 + H_2O \xrightarrow{\text{脲酶}} CO_2 + 2NH_3$$

$$NH_3 + \alpha\text{-酮戊二酸} + NADH + H^+ \xrightarrow{\text{谷氨酸脱氢酶}} H_2O + \text{谷氨酸} + H_2O + NAD^+$$

【实验材料】

(1) 试剂:酶试剂、尿素标准贮存液(100mmol/L)、尿素标准应用液(5mmol/L)。

(2) 器材:试管、试管架、刻度吸管、37℃恒温水浴箱、分光光度计。

【实验步骤】

(1) 酶偶联反应,按表21-7操作。

表21-7　酶偶联速率法操作步骤

单位:ml

加入物	空白管	标准管	测定管
血清	—	—	0.015
尿素标准应用液	—	0.015	—
无氨去离子水	0.015	—	—
酚试剂	1.5	1.5	1.5

(2) 340nm比色混匀后立即在附有恒温装置的分光光度计上监测吸光度变化($\Delta A/\min$)。

(3) 测定参数:温度37℃,波长340nm,平衡时间30s,读数时间30s,样品/反应总体积为1:101。本法适用于各种类型的自动生化分析仪,测定参数可参照仪器和试剂盒说明书。

【计算结果】

$$\text{血清尿素(mmol/L)} = \frac{\text{测定}\ \Delta A/\min - \text{空白}\ \Delta A/\min}{\text{标准}\ \Delta A/\min - \text{空白}\ \Delta A/\min} \times 5\text{mmol/L}$$

(二) 质量控制

1. 二乙酰一肟法　煮沸时间和煮沸时液体蒸发量能影响结果,因此测定时所用各试管口径和各管煮沸时间应尽量一致,注意各管的受热一致性。煮沸时间以10~20min为宜,同时注意沸水液面应高于管内液体液面。

2. 脲酶波氏比色法　血浆样本避免使用高浓度氟化物、草酸盐抗凝剂,因其会抑制尿酶活性,造成结果假性降低。避免氨的污染导致结果偏高。

3. 酶偶联速率法　避免氨的污染导致结果偏高。避免溶血,最好使用血清,含NaF的血浆可导致结果偏低。

(三) 方法学评价

1. 二乙酰一肟法　灵敏度高,操作简便,但特异性不高,线性范围窄,上限仅7.14mmol/L。本法难以实现自动化,目前很少使用。

2. 脲酶波氏比色法　灵敏度高,一般用于手工操作。

3. 酶偶联速率法　为 IFCC(国际化学联合会)推荐方法,线性上限为 17.85mmol/L,多用于自动生化分析仪。

【参考区间】

1.78~7.14mmol/L。

【临床意义】

尿素是体内蛋白质分解代谢的最终产物之一,经由肾脏排泄,血清尿素的测定可以反映肾脏的排泄功能。血清尿素浓度受多种因素的影响,可分为生理性因素和病理性因素两个方面。

1. 生理性因素　增高见于摄入大量蛋白质,减低见于妊娠妇女。

2. 病理性因素　血清尿素增加的原因可分为肾前性、肾性和肾后性三个方面。

(1) 肾前性:主要见于心力衰竭、消化道或手术大出血、创伤、烧伤等疾病引起的休克,还可见于剧烈呕吐、幽门梗阻、肠梗阻和长期腹泻而导致的严重脱水和电解质紊乱,使有效血容量减少,造成肾血流减少,肾小球滤过率降低而导致血中尿素潴留而升高。高热、败血症、组织创伤、甲状腺功能亢进症引起组织蛋白质分解增加,使尿素生成亦增多。

(2) 肾性:如慢性肾炎、严重肾盂肾炎、肾结核、肾肿瘤及中毒性肾炎等疾病,使肾组织坏死,肾单位数量减少而引起肾功能减退甚至肾衰竭,肾小球滤过率严重减少,导致血中尿素明显升高。肾功能轻度受损时,尿素可无变化。当其高于正常时,说明有效肾单位的 60%~70% 已受到损害,因此血浆尿素测定不能作为肾脏疾病的早期功能测定的指标。

(3) 肾后性:如前列腺增生、尿路结石、尿道狭窄、膀胱肿瘤使尿道受压等引起尿路阻塞,使上部压力增高,肾脏肿胀,肾小球滤过率减少甚至停止,使尿素排泄减少。

血尿素减少较为少见。由于尿素主要是在肝脏合成,严重的肝病导致肝脏合成尿素减少。

第三节　早期肾损伤检验

由于肾脏强大的功能储备,在肾脏疾病的早期无明显症状,许多临床实验室指标仍正常,但此时肾脏已存在一定程度上的损伤,因此能够早期发现肾损伤的实验室指标在临床上具有重要意义。

肾损伤早期,肾小球或肾小管病变会导致某些蛋白滤过或重吸收的异常,造成血液或尿液里这些蛋白质含量的改变。目前临床上常用的早期肾损伤实验室指标有尿微量清蛋白、血清及尿 α_1-微球蛋白、血清及尿 β_2-微球蛋白、血清胱抑素 C、尿转铁蛋白等。

一、尿微量清蛋白测定

在肾功能正常时，清蛋白不能通过肾小球滤过膜，少量进入原尿的清蛋白也在肾小管被重吸收，因此正常尿液中清蛋白含量甚微。尿微量清蛋白（microalbumin，mAlb）指尿中清蛋白含量超出健康人的参考范围，但不能用常规的方法检测出来，即尿清蛋白排泄速率在 20~200mg/min 或 30~300mg/d 范围内。

尿清蛋白检测方法有两类：一类是染料结合法，方法简单快速，但灵敏度、特异性低，易受非蛋白成分干扰。另一类是免疫学方法，有免疫散射比浊法和免疫透射比浊法两种，常用的是免疫透射比浊法。

（一）检验方法

1. 染料结合法　将尿液标本经凝胶柱过滤，去除尿液中色素及其他干扰成分。将溴酚蓝染料（BPB）加入过滤液，使之与清蛋白结合显色，经与同样显色的清蛋白标准液比较，可求得尿液中清蛋白含量。

2. 免疫透射比浊法　尿液中的清蛋白与抗人清蛋白特异抗体结合，生成抗原-抗体复合物，产生浊度，浊度大小与尿液中清蛋白浓度成正比，用透射比浊法测吸光度，与用标准品制备的工作曲线比较，可得出结果。

（二）质量控制

1. 标本　如果尿液浑浊，上柱前需离心或过滤。避免经期和运动后尿液蛋白的影响。

2. 试剂　避免凝胶长菌。溴酚蓝最适浓度为 1.1mmol/L。抗体试剂应按要求保存，在有效期内使用。

3. 干扰因素　当尿中 Hb 达到 37.2mg/L 时，由于凝胶无法分离 Hb 和清蛋白，对染料结合法产生干扰。

（三）方法学评价

1. 染料结合法　线性范围大，可达 150mg/L。若尿中清蛋白含量超过此值，可将标本用生理盐水稀释后用凝胶过滤后检测。灵敏度高，检出限为 5mg/L 清蛋白，适合于微量的尿清蛋白测定。

2. 免疫透射比浊法　线性范围在 4~200mg/L。尿液清蛋白浓度超过 500mg/L，出现前带现象，结果可假性降低。因此检测前应用生理盐水稀释至 4~200mg/L 范围内。

【参考区间】

24h 尿：<30mg/24h；定时尿：<20mg/min。

【临床意义】

1. 肾脏疾病的早期诊断　在肾小球肾炎等肾脏疾病早期，尿液常规检查时尿蛋白定性阴性，但肾小球滤过膜已损伤，此时尿清蛋白含量升高，可早期发现肾小球损伤。

2. 监测肾功能状态　糖尿病和高血压患者常有肾脏的缓慢进行性病变,定期检测 mAlb 可早期发现肾损伤。

3. 肾小球和肾小管损伤的鉴别　尿 mAlb 升高多见于肾小球损伤,升高程度与肾小球受损程度相关;而肾小管损伤是以尿中 β_2-微球蛋白升高为主。

二、α_1-微球蛋白测定

α_1-微球蛋白(α_1-microglobulin,α_1MG)为肝细胞和淋巴细胞合成的糖蛋白,α_1MG 存在于体液及血细胞膜表面。血液中 α_1MG 以游离或与 IgG、清蛋白结合两种形式存在。结合型 α_1MG 不能通过肾小球滤过膜,游离型 α_1MG 可自由通过肾小球滤过膜。原尿中 99% 的 α_1MG 被近端小管重摄取并分解,所以正常情况下尿中 α_1MG 含量甚微。α_1MG 在酸性尿中稳定。多采用免疫比浊法测定。

(一)检验方法

多采用免疫透射比浊法测定。样本中的 α_1MG 与抗人 α_1MG 特异抗体结合,生成抗原-抗体复合物,产生的浊度大小与样本中 α_1MG 浓度成正比,用透射比浊法测吸光度,与用标准品制备的工作曲线比较,可得出结果。

(二)质量控制

1. 标本　尿液标本不能存放过久,检测前需离心,不能冻存。

2. 试剂　需选用特异性 α_1MG 的抗体制备的试剂盒。

3. 干扰因素　同比浊法的干扰因素。

(三)方法学评价

血清 α_1MG 最低检测限为 2mg/L,线性范围为 2~750mg/L。轻中度黄疸和溶血血清标本对本法无显著干扰。但高甘油三酯血清和浊尿对本法有干扰。

【参考区间】

血清:10~30mg/L

成人尿:<12mg/L

【临床意义】

1. 近端小管功能损伤　尿 α_1MG 升高反映各种疾病导致的早期近端肾小管功能损伤的特异、灵敏指标。与 β_2-微球蛋白不同,α_1MG 不受恶性肿瘤影响,酸性尿中稳定,故更可靠。

2. 评估肾小球滤过功能　由于 α_1MG 的排泄方式,血清 α_1MG 升高提示肾小球滤过率降低所致的血潴留。其比血 Cr 和 β_2-微球蛋白检测更灵敏。血清和尿中 α_1MG 均升高,提示肾小球滤过功能和肾小管重吸收功能均受损。

3. 降低　血清 α_1MG 降低见于严重的肝实质性病变,如重症肝炎、肝坏死。

三、β₂-微球蛋白测定

β₂-微球蛋白（β₂-microglobulin，β₂-MG）是人类白细胞抗原 I 类分子的轻链，是分子量为 11.8kD 的低分子量血清蛋白质。除成熟的红细胞和胎盘滋养层细胞外，其他细胞均含 β₂-MG，主要由淋巴细胞产生。正常人 β₂-MG 合成和释放量相对恒定。血清 β₂-MG 可自由通过肾小球滤过膜，但原尿中 99.9% 被近端小管细胞重吸收并分解，因此尿中含量很低。β₂-MG 在酸性尿中易分解，因此样本应及时检测。常用免疫比浊法测定。当肾小球和肾小管功能受损时，血清和尿液中 β₂-MG 浓度改变，分析临床意义时应两者结合进行综合分析。

（一）检验方法

多采用免疫散射比浊法测定。样本中的 β₂-MG 与抗人 β₂-MG 特异抗体结合，生成抗原-抗体复合物，产生的浊度与样本中 β₂-MG 浓度成正比，用散射比浊法测吸光度，与用标准品制备的工作曲线比较，可得出结果。

（二）质量控制

1. 标本　不推荐晨尿，宜采用白天随机尿。检测前必须离心，浊尿会干扰检测结果。
2. 试剂　需选用特异性 β₂-MG 的抗体制备的试剂盒。
3. 干扰因素　同免疫比浊法的干扰因素。

（三）方法学评价

浑浊尿对本法有干扰。

【参考区间】

血清：1.28~1.95mg/L；成人尿：<0.2mg/L。

【临床意义】

1. 尿 β₂-MG 升高而血 β₂-MG 正常　主要由于肾小管重吸收功能受损，见于先天性近端小管功能缺陷、肾移植排斥反应等。

2. 尿 β₂-MG 和血 β₂-MG 均升高　主要由于 β₂-MG 生成过多或肾小球和肾小管都受损，常见于恶性肿瘤（如肺癌、骨髓瘤等）、自身免疫性疾病（如系统性红斑狼疮）等。

3. 尿 β₂-MG 正常而血 β₂-MG 升高　主要由于肾小球滤过功能下降，常见于急、慢性肾炎，肾衰竭等。

4. 尿 β₂-MG 可鉴别上或下尿路感染　在急、慢性肾盂肾炎等上尿路感染时因肾小管受损导致尿 β₂-MG 增高，而在单纯性膀胱炎等下尿路感染时尿 β₂-MG 不升高。

第四节　肾功能试验的选择与评价

全面评估肾脏疾病，充分了解肾功能试验的特性，才能合理运用这些实验室指标，使其在肾脏疾病的诊断、治疗和监测中发挥作用。

一、肾功能试验的选择原则

肾功能试验除反映肾脏本身病变外,常常还受各种肾外因素的影响,如心功能不全、休克、肾后梗阻、药物等。而早期肾脏病变往往没有症状和体征,故早期诊断很大程度上要依赖于实验室检测。但是,肾功能检测大多缺乏特异性。因此,选择肾功能试验的原则是:①依据临床需要选择项目或项目组合,为临床诊断,病情监测和疗效观察等提供依据;②结合临床资料和其他检查综合分析,作出正确评估。

肾功能试验方法很多,可以从不同角度来反映肾脏不同部位的功能,因此,可按肾功能试验所反映肾单位的组织解剖部位及其功能的不同进行选择。常见的肾功能试验方法及选择见表21-8。

表21-8　按检测部位不同对肾功能试验的选择

检测部位	检测功能	常用试验	精密试验
肾小球	滤过功能	血尿素、血肌酐 内生肌酐清除率	菊粉清除率
	屏障功能	24h 尿蛋白定量 尿 mAlb、 α_1-MG	
近端小管	排泌功能 重吸收功能	酚红排泌试验 α_1-MG β_2-MG	TmPAH TmG
远端小管	水电解质调节功能	尿浓缩稀释试验 尿比重 尿渗量	自由水清除率
	酸碱平衡功能	尿 pH	HCO_3^- 排泄分数
肾血管	肾血流量	肾核素扫描	碘锐特清除率 肾血管造影

二、肾功能试验的应用评价

1. 尿素测定　检查肾小球滤过功能的试验。主要用于肾功能障碍晚期或严重损害,对氮质血症和尿毒症诊断有特殊价值,但对早期诊断无意义。虽然方法简便,但敏感性较差。

2. 内生肌酐清除率　反映肾小球滤过功能的试验,通过本试验可粗略估计有效肾单位数量,其敏感性较尿素高,方法简单,试验干扰因素较少,为临床上常用的测定肾功能损害较好的定量试验之一。

3. 菊粉清除率和对氨基马尿酸清除率　菊粉清除率反映肾小球滤过功能,对氨基马尿酸清除率反映肾血流量。实验本身操作较复杂,会给患者带来一定痛苦,在临床上通常不将它们作为常规的肾功能实验,一般只在研究工作中应用。

4. 血清肌酐测定　在严重肾功能不全尿量明显减少时,血清肌酐测定在一定程度上可帮助判断肾功能损害的程度。

5. 酚红排泄试验　由于受肾血流量影响,中等以上程度肾损害时酚红排泌试验才有所改变,因此,可大致反映近端小管功能。本法虽然敏感性差,但操作简便,曾广泛在临床上应用。

6. 肾小管的最大功能试验(TmPAH 和 TmG)　本试验属于对肾小管功能进行定量的试验,是肾小管功能的重要指标,可反映肾单位总数,其实验方法准确性好、灵敏度高,但操作繁琐,要求条件高,不适用于临床常规肾功能检查。

7. 尿微量清蛋白　尿液中清蛋白的排泄量增加常伴随肾小球滤过率增加,它发生在肾病的早期阶段,因此定期检测尿 mAlb 对于高血压肾病和糖尿病肾病并发症监测和预防有着重要意义。

8. α_1-微球蛋白　是评估各种原因所致的肾小球和近端小管功能早期损伤的理想指标,比 β_2-MG 更优。对早期诊断和预防肾脏损伤有重要意义。

9. β_2-微球蛋白　是评估各种原因所致的肾小球和近端小管功能早期损伤的理想指标。对早期诊断和预防肾脏损伤有重要意义。

章末小结

肾功能试验能够评价肾脏的生理功能和疾病时肾脏受损部位。测定机体内非蛋白含氮类化合物是肾功能试验的重要项目。

肾的基本结构和功能单位为肾单位。肾单位由肾小球和肾小管组成,肾脏重要的功能是生成尿液,排泄代谢产物,包括肾小球的滤过功能、肾小管的重吸收功能和再分泌功能。此外肾脏还可以分泌一些重要的生理活性物质。

肾功能的临床生化检验包括血液及尿液非蛋白含氮化合物测定和肾脏功能性试验,肾脏功能性试验包括肾小球滤过功能试验、肾小管功能试验和肾血流量测定等。本章主要介绍血清及尿液尿素、肌酐和尿酸的测定方法和尿微量清蛋白、α_1-微球蛋白和 β_2-微球蛋白等早期肾损伤的标志物。

(洪国粦)

一、简答题

1. 检查肾小球滤过功能的常用试验有哪些？
2. 简述血清尿素升高的病理性因素。

二、病例分析

患者，女，56岁。主诉：反复乏力、食欲缺乏、头晕3年，尿少半个月。

现病史：20年前曾出现过尿路刺激征伴腰部疼痛。近三年来常感全身乏力，食欲缺乏，头痛头晕等。半个月前因受凉致上述症状加重，且出现恶心、呕吐、嗜睡、全身皮肤瘙痒等症状并出现尿量减少，每天约600ml。

查体：口有氨臭味，面色苍白、水肿，两肺底闻及少许湿啰音，下肢凹陷性水肿Ⅱ度。实验室检查：尿蛋白（++），尿镜检可见颗粒管型；RBC $1.5×10^{12}$/L，WBC $6.2×10^9$/L，Hb 50g/L，血钾5.6mmol/L，Cr 450μmol/L，血清BUN 46.41mmol/L。B超检查提示：双肾体积小，肾萎缩。

问题1：该患者可能的诊断是什么？

问题2：如何解读上述实验室检查结果，还需进行哪些检查？可明确诊断吗？

第二十二章 | 心血管疾病检验

22章 数字内容

案例导入

患者，女，68岁。主诉胸痛、胸闷9h余。患者轻度强度活动后出现胸痛、胸闷，位于胸骨中段后，放射至后背，程度中等，呈持续性，血压160/100mmHg。辅助检查：心电图提示急性心肌梗死。

请思考：还需进行哪些实验室检测？

心脏是人体最重要的器官之一，它和血管组成循环系统，通过体循环和肺循环完成体内氧、二氧化碳、营养物质、中间代谢物、代谢终产物和激素等物质的运输。心脏病中最常见的疾病是缺血性心脏病，包括心绞痛（angina pectoris，AP）和急性心肌梗死（acute myocardial infarction，AMI）等，心肌损伤多由心脏缺血所致。

第一节 概　述

心脏、动脉、静脉和毛细血管组成了机体的循环系统,心脏是血液循环的动力器官,通过其节律的收缩和舒张,使血液在血管里循环流动,保证各器官和组织得到充分的血液供应,并通过毛细血管与周围组织细胞进行物质交换,来完成体内的物质运输。心脏除循环功能外,还具有内分泌功能。主要包括心钠素和脑钠肽,它们都具有利尿、利钠、舒张血管和降压作用,是调节体内钠平衡、稳定血压的重要激素。

一、心脏的组织结构特点

心脏独特的组织结构形式与功能特点是理解心肌损伤标志物的基础。心脏主要由呈梭形的心肌纤维(即心肌细胞)组成,每条肌纤维直径 $10\sim15\mu m$,外包一层薄的肌膜,内有胞核及各种细胞器。与一般细胞所不同的是,肌细胞内含有众多的肌原纤维,包括粗细两种蛋白微丝,其中细丝由肌动蛋白、原肌球蛋白和心肌肌钙蛋白 3 类蛋白质组成。在 Ca^{2+} 参与下粗细肌丝相互作用,完成心肌细胞的收缩与舒张,实现心脏作为"泵"的作用。

二、心肌损伤的生化改变

心肌损伤标志物是指当心肌细胞损伤时可大量释放至循环血液中,其血浓度变化可反映心肌损伤及其程度的特异性物质,其正确的检测可以为急性心肌梗死及其他伴有心肌损伤疾病的早期诊断、病情判断、疗效观察提供极其有价值的信息。

不是所有心肌细胞损伤后释放到血液中的物质都可作为心肌损伤标志物,理想的心肌损伤标志物应具备以下条件:①高度的心肌特异性,在其他组织中不出现,或在病理情况下只以微量出现;②正常情况下血清内不存在,心肌损伤后能在短时间内迅速进入血液循环,血中浓度升高即表明有心肌损伤;③血中浓度与心肌受损程度呈比例,可定量反映心肌损伤程度;④在血液中能较稳定地存在一段时间,即有一定的"诊断窗口期",以便于诊断,避免漏诊;⑤可发展成为一个敏感、准确的试验用于诊断,且容易检测,检测时间短,能够很快得到结果;⑥能够评估再灌注和再损伤,可根据标志物水平上升的峰值提前等特征,判断经溶栓治疗后栓塞动脉是否再通,并可根据标志物水平再度上升判断是否有再梗死发生;⑦诊断价值已经过临床证实。但到目前为止还未发现能完全符合这些要求的心肌损伤标志物。

三、常见心脏疾病

（一）冠状动脉粥样硬化性心脏病

冠状动脉粥样硬化性心脏病是冠状动脉血管发生动脉粥样硬化病变，引起血管腔狭窄或阻塞，造成心肌缺血/缺氧或坏死而导致的心脏病，被称为冠心病。世界卫生组织将冠心病分为无症状心肌缺血（隐匿性冠心病）、心绞痛、心肌梗死、缺血性心力衰竭（缺血性心脏病）和猝死5种临床类型。

（二）心肌病与心肌炎

除急性心肌梗死外，由其他原因引起心肌肥厚、纤维化、变性、坏死等改变，称为心肌病；心肌炎是由病毒、细菌感染等引起的心肌细胞及其间隙的局部或弥漫性急、慢性炎性病变，可伴有心肌细胞的变性、坏死，病情较轻的患者无任何症状，而重症患者可发生心力衰竭、心源性休克甚至猝死。大部分患者经治疗可以获得痊愈，有些患者在急性期之后发展为扩张型心肌病，可反复发生心力衰竭。

（三）心力衰竭

心力衰竭又称"心肌衰竭"，是指心脏的收缩功能和/或舒张功能发生障碍，不能将静脉回心血量充分排出心脏，导致静脉系统血液淤积，动脉系统血液灌注不足，不能满足机体的需要，并由此产生一系列症状和体征。根据临床症状可分为左心衰竭、右心衰竭和全心衰竭。左心衰竭最常见，亦最重要。心力衰竭是心脏在发生病变的情况下，失去代偿能力的一个严重阶段。

（四）高血压

高血压是指以体循环动脉血压（收缩压和/或舒张压）增高为主要特征（收缩压≥140mmHg，舒张压≥90mmHg），可伴有心、脑、肾等器官的功能或器质性损害的临床综合征。高血压是心脑血管病最主要的危险因素。正常人的血压随内外环境变化在一定范围内波动。

第二节　心肌损伤标志物的测定

目前临床常用的心肌损伤标志物包括酶类标志物（心肌酶谱）和蛋白类标志物。前者主要包括肌酸激酶（creatine kinase，CK）及其同工酶、乳酸脱氢酶（lactate dehydrogenase，LDH）及其同工酶或 α-羟丁酸脱氢酶（α-hydroxybutyric dehydrogenase，α-HBDH）、天冬氨酸转氨酶（aspartic transaminase，AST），后者主要有心肌肌钙蛋白（cardiac troponin，cTn）、肌红蛋白（myoglobin，Mb）、肌酸激酶同工酶质量等。这些生化标志物也是目前临床评估病情和判断预后的灵敏指标，在心脏疾病发生时都有不同的变化。

一、蛋白质类标志物

在过去的 30 年中,实验室诊断 AMI 主要是通过测定"心肌酶谱",但是酶学指标存在许多不足,使其在心肌损伤的应用上受到限制。近几年研究证明心肌肌钙蛋白(cTn)和肌红蛋白(Mb)在心肌损伤的诊断和治疗监测中更有价值。

(一)心肌肌钙蛋白

1. 生物化学特性　肌钙蛋白(troponin,Tn)是横纹肌重要的结构蛋白,存在于骨骼肌和心肌中。心肌细胞中的肌钙蛋白称为心肌肌钙蛋白(cardiac troponin,cTn),由心肌肌钙蛋白 C(cTnC)、心肌肌钙蛋白 T(cTnT)和心肌肌钙蛋白 I(cTnI)三个亚基组成。不同种属的 cTn 氨基酸序列有较高的同源性,其抗原性相同,因此 cTn 不具有种属特异性。cTnC 是肌钙蛋白的 Ca^{2+} 结合亚基,骨骼肌和心肌中的 cTnC 是相同的,没有心肌特异性,不能作为心肌损伤的特异性标志物。

心肌肌钙蛋白 T(cTnT)是原肌球蛋白结合亚基,cTnT 有三种亚型:快骨骼肌亚型、慢骨骼肌亚型和心肌亚型。绝大多数 cTnT 以复合物的形式存在于细丝上,而 6%~8% 的 cTnT 以游离的形式存在于心肌细胞胞质中。当心肌细胞损伤时 cTnT 释放入血。因此,cTnT 浓度变化对诊断心肌缺血损伤的严重程度有重要价值。

心肌肌钙蛋白 I(cTnI)是肌动蛋白抑制亚基,也有三种亚型:快骨骼肌亚型、慢骨骼肌亚型和心肌亚型。cTnI 以游离和复合物的形式存在于心肌细胞胞质中,当心肌损伤时可释放入血,血清 cTnI 的变化可以反映心肌细胞损伤的程度。

2. 心肌损伤时 cTn 的变化　cTnI/cTnT 是诊断急性心肌梗死的高特异性和高敏感性的确诊标志物。在心肌细胞损伤早期,游离于胞质内的 cTnI/cTnT 快速释放出来,血清中水平在 4~8h 升高。随着肌原纤维不断崩解破坏,以固定形式存在的 cTn 不断释放,血清/血浆中 cTn 水平在 AMI 发生后 8~14h 达高峰,1~2 周后降至正常。由于 cTnI/ cTnT 具有心肌特异性,胸痛发生 4h 后的患者,可直接进行 cTnI/cTnT 检测,其血清中水平升高具有诊断的特异性,AMI 的早期诊断可为患者的治疗赢得宝贵时间。对于心电图无改变又无临床典型症状的微小心肌损伤患者,cTnI/cTnT 的检测是目前最佳的辅助诊断指标。cTnI/cTnT 除了用于 AMI 的早期诊断外,也可作为临床溶栓治疗后再灌注的监测指标。因此,cTnI/cTnT 在用于确定临床诊断急性心肌损伤的准确性、对未及时就诊患者的后期回顾性诊断、鉴别同时有着骨骼肌和心肌损伤的心肌损伤程度、溶栓治疗再灌注的疗效评估、心脏手术对心肌损伤程度和修复的评估都是非常有用的确诊性指标。

3. 检验方法　通常采用电化学发光免疫分析(ECLIA)和化学发光免疫分析技术(CLIA)。CLIA 是将待测样本中的 cTnI/cTnT 与生物素化的抗 cTnI/cTnT 的单克隆抗体和辣根过氧化物酶(HRP)标记的鼠抗 cTnI/cTnT 单克隆抗体结合,形成双抗体夹心大分子免疫复合物,复合物被固相微孔中的链霉亲和素捕获,其余游离成分被吸走抛弃。加入发光底物后,结合的 HRP 与底物反应产生光信号,其强度与样本中一定范围的 cTnI/cTnT 含量成正比。

4. 方法学评价 在对 AMI 诊断方面,cTnT 和 cTnI 价值相同。由于针对 cTnI 单克隆抗体的差异,不同试剂盒的参考范围相差很大,cTnI 的标准化是当前待解决的问题。最好建立本实验室参考值。

【参考区间】

1. cTnT ①<0.03μg/L;②>0.2μg/L 为临界值;③>0.5μg/L 可诊断 AMI。
2. cTnI ①<0.2μg/L;②>1.5μg/L 为临界值;③1.0~3.1μg/L 可诊断 AMI。

【临床意义】

cTn 被认为是目前用于 AMI 诊断最特异的生化指标。它们出现早,最早可在症状发作后 2h 出现,并具有较宽的诊断窗:cTnT(5~14d),cTnI(4~10d)。cTn 增高的幅度要比 CK-MB 高 5~10 倍。由于在无心肌损伤时 cTn 在血液中含量很低,不稳定型心绞痛(unstable angina,UA)患者在发生微小心肌损伤时,就可见 cTn 升高。cTn 还具有判断预后的价值,对于冠状动脉疾患患者,只要 cTn 增高,应视为具有高危险性。

1. 早期诊断 AMI 最好的标志物 cTn 是诊断 AMI 的确定性标志物。AMI 患者于发病后 3~6h 升高,峰值于发病后 10~48h 出现,呈单相曲线,可达参考值范围的 30~40 倍。出现峰值较晚或较高的患者增高可持续 10~15d。对于非 Q 波 MI、亚急性 MI 或用 CK-MB 无法判断预后的患者更有意义。

2. 判断心肌微小损伤 UA 患者中 cTn 升高,提示可能发展为 AMI 或猝死。UA 患者常发生微小心肌损伤(minor myocardial damage,MMD),这种心肌损伤只有检测 cTnT 才能确诊。因此 cTnT 水平变化对诊断 MMD 和判断 UA 预后有重要价值。UA 患者血清 cTnI 也可升高。

3. 用于评估溶栓疗法 观察冠状动脉是否复通。溶栓成功的患者 cTnT 浓度变化呈双峰,第一个峰高于第二个峰。研究表明,用 cTnT 评估复通,90min 时优于 CK-MB 和肌红蛋白,如果结合其他诊断 AMI 指标如 12 导联心电图的 S-T 段变化则效果则更好。

4. 用于判断心肌梗死面积大小 cTnT 后期峰值与梗死面积呈正相关,可反映心肌细胞坏死的数量。

知识链接

急性心肌梗死

急性心肌梗死是冠状动脉急性、持续性缺血缺氧所引起的心肌坏死。临床上多有剧烈而持久的胸骨后疼痛,休息及硝酸酯类药物不能完全缓解,伴有血清心肌酶活性增高及进行性心电图变化,可并发心律失常、休克或心力衰竭,常可危及生命。

患者由于某些诱因形成血块(血栓),突然阻塞冠状动脉管腔,导致心肌缺血坏死;另外,心肌耗氧量剧烈增加或冠状动脉痉挛也可诱发急性心肌梗死。

　　根据典型的临床表现,特征性心电图衍变以及血清生物标志物的动态变化,可作出诊断。心电图表现为 ST 段抬高者诊断为 ST 段抬高型心肌梗死;心电图无 ST 段抬高者诊断为非 ST 段抬高型心肌梗死(过去称非 Q 波梗死)。

(二)肌红蛋白

　　1. 生物化学特性　肌红蛋白(myoglobin,Mb)主要存于横纹肌(心肌、骨骼肌)细胞中,是氧结合蛋白,分子量 17.8kD,当心肌细胞发生损伤时,Mb 是最早进入血液的标志物,其扩散入血的速度比 CK-MB 和 cTn 更快。但因骨骼肌损伤时也有大量肌红蛋白释放,其不具有心肌特异性。

　　2. 心肌损伤时血中 Mb 的变化　由于其为小分子物质,心肌损伤后即开始从受损的心肌细胞中释放入血,故 AMI 发病后 0.5~2h 即可升高,6~10h 在血中浓度可达高峰,24~36h 恢复正常水平。由于 Mb 的窗口时间最短,仅为 3~4d,故在疾病发生后该指标不能用于回顾性分析。

　　3. 检验方法　常采用 ECLIA、乳胶增强透射比浊法和 ELISA 法测定。ECLIA 是用待测样本中的 Mb 与钌标记的抗 Mb 单克隆抗体和生物素化的抗 Mb 另一位点单克隆抗体在反应体系中混匀,形成双抗夹心的抗原-抗体复合物。加入链霉亲和素包被的磁珠微粒与之结合,在电磁场的作用下,捕获抗原-抗体复合物的磁珠微粒吸附在电极上,各种游离成分被吸弃。电极通电加压后产生光信号,其强度与样本中一定范围内的 Mb 含量成正比。

　　4. 方法学评价　不同厂家的试剂盒对标本的要求也不同,应按要求采血。如使用抗凝剂,通常采用肝素抗凝。此外,用不同的分析和检测技术所得参考值不同。故各实验室都应建立各自的参考值范围。

【参考区间】

　　依测定方法的不同而异。免疫学方法:成年男性 <80μg/L,女性 <60μg/L,诊断限 >100μg/L。血清 Mb 水平随年龄、性别及种族的不同而异,老年人血清 Mb 水平随年龄增加而逐渐轻度升高。

【临床意义】

　　1. Mb 是诊断 AMI 的早期指标。AMI 后 1~2h 患者血清中 Mb 血清浓度即迅速增加,因此 Mb 是用于心肌损伤的最佳早期标志物。评估应考虑骨骼肌损伤、休克、肾衰竭等其他 Mb 升高的情况。

　　2. 对疑为 AMI 者,如果 12h 内重复检测 Mb 不升高,可排除 AMI。

　　3. Mb 测定有助于观察 AMI 病程中有无再梗死或梗死灶再扩展。

　　4. Mb 可作为溶栓疗法中判断有无再灌注的较灵敏且准确的指标。

（三）CK-MB 质量

1. 生物学特性　肌酸激酶（CK）广泛存在于骨骼肌、心肌和脑组织中。CK 分子量为 86kD，是由肌型（M）和脑型（B）亚基组成的二聚体，形成 CK-MM、CK-MB、CK-BB 三种同工酶。CK-MB 主要分布在心肌中。CK-MB 一直是临床诊断心肌损伤的心肌酶谱中最具特异性的酶，是目前应用较广的心肌损伤酶学指标。CK-MB 质量（CK-MB mass）检测指用免疫法测定 CK-MB 酶蛋白的含量，反映血清 CK-MB 的浓度水平。研究表明缺血性心脏疾病和非缺血性心脏疾病在阳性率、升高倍数等方面上，CK-MB 质量检测优于 CK-MB 酶活性检测，特别适用于 AMI 患者和伴有较明显肺部感染的心肌缺血患者的临床实验诊断。目前临床常用 CK-MB 质量测定作为心肌损伤的常规检查项目之一。

2. 心肌损伤时血中 CK-MB 的变化　在 AMI 发作后 3~5h 开始升高，16~24h 达峰。CK 半衰期 10~12h，若无再梗死或其他损伤，2~3d 恢复正常。

3. 检测方法　常用 ELISA、CLIA 法检测。正常人的参考范围在 5μg/L 以下，此法结果和电泳法相关良好。应用单克隆技术制备出特异性高抗血清，用双抗体夹心法测定 CK-MB 蛋白，此法检测限为 1μg/L，方法简单，特异性好。

【参考区间】

CK-MB 质量（免疫学法）：男性：1.35~4.94μg/L，诊断限 >5μg/L；女性：0.97~2.88μg/L，诊断限 >5μg/L。

【临床意义】

CK-MB 质量检测可用于心肌梗死诊断，特异性高于肌红蛋白，需排除骨骼肌坏死。溶栓治疗 90min 后，若测定值增加 4 倍，提示梗阻的血管再灌注成功。对于不稳定心绞痛的患者，CK-MB 增多，数月后心肌梗死的发生率和病死率都明显升高。

二、酶类标志物

70 年代至 90 年代初，最常用的心肌损伤诊断标志物为心肌酶谱，即：肌酸激酶（CK）及其同工酶、乳酸脱氢酶（LDH）及其同工酶、AST。而 AST、LDH 及其同工酶，包括 α-羟丁酸脱氢酶等在内的血清酶学标志物因特异性不高，AMI 后出现异常的时间相对较晚，目前在 AMI 诊断中的作用越来越小，已逐渐少用而基本淘汰。

（一）肌酸激酶及其同工酶

1. 生物化学特性　肌酸激酶（CK）主要存在于胞质和线粒体中，以骨骼肌、平滑肌最多，其次是脑组织和平滑肌。在线粒体的称线粒体 CK（CK-Mt）。在胞质中的 CK 有 CK-MM、CK-MB、CK-BB 三种同工酶。CK-MM 主要分布在骨骼肌和心肌中；CK-BB 主要在肝、脑、胃、肾、肠中；CK-MB 主要分布在心肌中（组织分布特点见表 22-1）。CK 进入血液后，M 亚基 C-端的赖氨酸残基可被血中的羧肽酶水解。根据水解程度，CK 同工酶可形成多种亚型：CK-MM 分为 CK-MM$_1$、CK-MM$_2$、CK-MM$_3$；CK-MB 分为 CK-MB$_1$ 和 CK-MB$_2$。各亚型在正常人血清中含量依次为 CK-MM₁>CK-MM₂>CK-MM₃；CK-MB₁>CK-MB₂。

亚型在正常人血清中含量依次为 $CK\text{-}MM_1>CK\text{-}MM_2>CK\text{-}MM_3$；$CK\text{-}MB_1>CK\text{-}MB_2$。

表 22-1　肌酸激酶及其同工酶组织分布特点

组织	湿组织总CK活性/(U·g⁻¹)	CK-BB/%	CK-MB/%	CK-MM/%
骨骼肌	2 500	0.06	1.1	98.9
脑	555	97.3	2.7	0
心肌	473	1.3	20	78.7
胃	190	95.7	0	4.3
小肠	112	80	8	12
肾	32	97.2	0	2.8
肝	1	100	0	0

2. 心肌损伤时血中 CK 及其同工酶的变化

（1）CK 总活性变化：AMI 后，血中 CK 3~6h 升高，峰值在 12~24h，2~4d 恢复至正常水平。

（2）CK 同工酶变化：CK-MB 活性在发生心肌损伤后 3~8h 升高，16~24h 达峰值。为弥补 CK-MB 活性测定的不足，目前临床上常用 CK-MB 质量测定替代 CK-MB 活性测定。

（3）CK 同工酶亚型变化：正常情况下，血清中 $CK\text{-}MB_1$ 和 $CK\text{-}MB_2$ 水平是平衡的，当 AMI 时，心肌释放 $CK\text{-}MB_2$ 增多，$CK\text{-}MB_2$ 在 AMI 后 2h 即上升，10~18h 达峰值，12~24h 下降。如进一步测定 $CK\text{-}MB_1$，以 $CK\text{-}MB_2>1.0U/L$，$CK\text{-}MB_2/CK\text{-}MB_1>1.5$ 为标准，诊断 AMI 的特异性可达 95%。显然 CK 亚型分析在诊断 AMI 的特异性和灵敏度方面优于 CK 总酶和同工酶，可用于 AMI 早期诊断，CK 亚型比值亦可用于判断溶栓疗效。

3. 检测方法　CK 总活性测定推荐方法是酶偶联速率法。CK 同工酶测定主要有电泳法、CK-MB 活性测定法、CK-MB 质量测定法等。

酶偶联速率法是在肌酸激酶（CK）的催化下，磷酸肌酸与 ADP 反应生成肌酸和 ATP，随即在己糖激酶（HK）的催化下，ATP 使葡萄糖磷酸化为葡糖-6-磷酸（G-6-P），后者在葡糖-6-磷酸脱氢酶（G-6-PDH）催化下与 $NADP^+$ 反应，生成 6-磷酸葡糖酸和 NADPH。利用酶偶联反应原理，在 340nm 波长处，连续监测单位时间内 NADPH 的生成速率（$\Delta A/min$），可计算出 CK 总活性。反应式如下：

$$磷酸肌酸 + ADP \xrightarrow{CK} 肌酸 + ATP$$

$$葡萄糖 + ATP \xrightarrow{HK} 葡糖\text{-}6\text{-}磷酸 + ADP$$

$$葡糖\text{-}6\text{-}磷酸 + NADP^+ \xrightarrow{G\text{-}6\text{-}PDH} 6\text{-}磷酸葡糖酸 + NADPH + H^+$$

4. 方法学评价　血清、血浆、脑脊液及羊水等均可作为 CK 分析的标本。由于 CK 活性易受到 EDTA、柠檬酸、氟化物等抗凝剂的抑制，因此一般采用血清或肝素抗凝标本。血清 CK 相对不稳定，采集后应尽快测定或 4℃过夜保存，长期保存应存于 −70℃。黄疸和混浊标本对结果无影响，中重度溶血可影响测定结果。CK 测定过程中，主要的干扰物质是腺苷酸激酶（AK）。

【参考区间】

CK 总活性（成人 20~79 岁）：男性 50~310U/L；女性 40~200U/L。

CK-MB 活性：免疫抑制-酶动力学法 10~24U/L，诊断限 >25U/L。

CK 水平在人群中不是正态分布，受到性别、年龄、种族、生理状态的影响。男性因为肌肉容量大，血清 CK 活性要高于女性。新生儿出生时，由于骨骼肌受到损伤和短暂的缺氧可引起 CK 释放，故血清 CK 水平为成人的 2~3 倍；出生后 7 个月可降至成人水平。儿童和成人的血清 CK 会随着年龄的增长而发生变化：女性的平均 CK 值在最初 20 年中会呈下降趋势，以后变化不大，而男性的平均 CK 值在 15~20 岁会出现生理性的高峰，其他时间变化不大。老人和长期卧床者由于肌肉容量减低也可能低于成人水平。故在确定参考值时应注意不同人群的情况。

【临床意义】

血清 CK 活性测定主要用于心肌、骨骼肌和脑疾患的诊断和鉴别诊断及预后判断。

1. 临床上主要用于 AMI 的诊断。在 AMI 时，血清中 CK 的活性可显著升高，其增高的程度与心肌损伤的程度基本一致。为应用最广泛的心肌损伤指标之一。

2. 病毒、细菌、寄生虫感染引起的肌肉感染性疾病（如心肌炎、皮肌炎），都能引起 CK 升高。

3. 骨骼肌疾病和损伤，CK 活性极度升高，可高达参考范围上限 200 倍。

4. 脑血管意外、脑膜炎等中枢神经系统疾患以及甲状腺功能减退症等均可导致血清 CK 活性升高。

5. 某些药物如拉贝洛尔、两性霉素 B、利多卡因、奎尼丁和贝特类降血脂药等亦可致 CK 活性升高。

（二）乳酸脱氢酶及其同工酶

1. 生物化学特性　乳酸脱氢酶（LDH）是由心型（H）和肌型（M）亚基组成的四聚体，形成 5 种同工酶：即 $LDH_1(H_4)$、$LDH_2(H_3M)$、$LDH_3(H_2M_2)$、$LDH_4(HM_3)$ 及 $LDH_5(M_4)$。还有从睾丸和精子中发现的 LDH_x，其电泳迁移率介于 LDH_4 和 LDH_5 之间。LDH 同工酶的分布有明显的组织特异性，心肌、肾和红细胞中以 LDH_1 和 LDH_2 最多，骨骼肌和肝中以 LDH_4 和 LDH_5 最多，而肺、脾、胰、甲状腺、肾上腺和淋巴结等组织中以 LDH_3 最多。因此可以根据其组织特异性来协助诊断疾病。

2. 心肌损伤时血中 LDH 的变化　AMI 发作后 8~12h，血中 LDH 和 LDH_1 开始升高，8~72h 可达峰值，7~12d 回落至正常。因 LDH 的半衰期较长（57~170h），在其他酶活性已恢复正常时,该酶仍处于升高状态,如果连续监测 LDH 对于就诊较迟且其他主要检测无异常的 AMI 患者有一定参考价值。另外,正常人血清中 LDH_2 高于 LDH_1,心肌损伤时,LDH_1 增高更明显,导致 LDH_1/LDH_2 的比值升高。

3. 检测方法

(1) LDH 总活性测定:临床实验室常以速率法测定。在乳酸脱氢酶(LDH)催化下,乳酸氧化成丙酮酸,同时 NAD^+ 还原成 NADH,NADH 在 340nm 处有紫外吸收峰,吸光度的升高。吸光度升高速率与标本中 LDH 活性成正比。反应式如下:

$$L\text{-乳酸} + NAD^+ \xrightarrow{\text{LDH}} \text{丙酮酸} + NADH + H^+$$

(2) LDH 同工酶测定:临床常以免疫抑制法和电泳法测定。多用免疫抑制法测定 LDH_1 活性,即通过抗 M 亚基抗体抑制其他 LDH 同工酶活性而测得的 LDH 活性就是 LDH_1 的活性。琼脂糖凝胶电泳是分离乳酸脱氢酶同工酶的常用方法,扫描电泳后的各同工酶显色区带,即可求出各自的相对含量。

【参考区间】

LD 总活性:100~240U/L。

LDH 同工酶:LDH_1 27.6%~36.4%,LDH_2 36.4%~43.0%,LDH_3 13.1%~20.1%,LDH_4 5.2%~9.2%,LDH_5 1.9%~7.1%。

同工酶的比例为:$LDH_2 > LDH_1 > LDH_3 > LDH_4 > LDH_5$(小儿有时可出现 $LDH_1 > LDH_2$);其中,$LDH_1/LDH_2 < 0.7$,AMI 的诊断限为 $LDH_1/LDH_2 > 1.0$。

【临床意义】

乳酸脱氢酶是一种存在于人体细胞胞质中的酶,组织中酶活性比血清高 1 000 倍,所以只要有少量的组织坏死释放出的酶,也能使血清中乳酸脱氢酶活性增高,这样使得其特异性也较差。

1. 增高　主要见于心肌梗死、肝硬化、肿瘤、肾脏疾病、低氧血症、创伤、肌肉受损、肌肉营养不良,此外休克和低血压都可造成 LDH 增高。虽然和磷酸肌酸激酶相比,其活性增高出现较晚,阳性率也较低,但持续时间长,仍不失为诊断心肌梗死的一个有价值的指标。此外也可辅助诊断肿瘤、肝癌等。

2. 降低　目前未发现有临床意义。

第三节　心肌损伤标志物的选择和应用评价

70 年代末,世界卫生组织(WHO)提出诊断 AMI 的标准:①病史:急性、严重的胸痛(硝酸甘油无法缓解),超过 20min;②典型的心电图变化:持续异常的 Q 波或在两个以上的导联出现 Q 波变化(时间持续 24h 以上);③血清酶学变化:酶活性出现典型的升高和降低改变,并与临床症状相关联。随着新的标志物的出现,该标准又得到进一步的修改。心绞痛和 AMI 过去一直被看成两个独立的疾病,但近年随着诊断和治疗方法的改进,人们对这两种疾病有了新的认识。目前多数学者认为,缺血性心脏病是从稳定型心绞痛(SA)到不稳定型心绞痛(UA),到非 Q 波心肌梗死(non-Q wave myocardial infarction,NQMI),到 Q 波心肌梗死(Q wave myocardial infarction,QMI),由轻到重的连续病理过程,不同阶段之间无完全清楚的界限,像波谱一样分布;临床表现既可交叉,又可不同。从临床角度来看,急性冠脉综合征(ACS)是涵盖了 UA、NQMI 和 QMI 的一组病症。近年许多文献也将心肌梗死分为 ST 段抬高的心肌梗死(STEMI)和非 ST 段抬高的心肌梗死(NSTE-MI)。临床证明,多数 AMI 患者都具有胸痛症状,通过 ECG 和各种心肌损伤标志物检测可以确诊。但有 2%~4% 的 AMI 患者因 ECG 未发现异常可能被漏诊;此外,UA 及其他心脏病患者,也常常主诉在入院前有持续数小时或数天的胸痛,甚至某些老人或胰岛素依赖性糖尿病患者可能出现痛阈增高或者对疼痛反应迟钝的现象,导致临床上出现所谓的"无症状缺血性心肌损伤"。正确地选择心肌损伤标志物,将使这些 NSTE-MI 和 UA 患者得到早期诊治。

一、心肌损伤标志物的选择原则

参照美国临床生化科学院(NCAB)的建议方式,2006 年中华医学会检验学会组织专家起草并通过了适合我国实际情况的心肌损伤标志物的应用准则。

急性心肌梗死的标志物从酶类发展到蛋白类,从诊断特异性和敏感性来看,蛋白类标志物优于酶类标志物。

1. 早期标志物　指在症状出现 6h 内血液中升高的生化标志物,包括 Mb、CK、CK-MB、cTnI/cTnT,AMI 发生 0.5~2hMb 升高,3~8hCK、CK-MB 升高,3~6h cTnT、cTnI 升高,cTnI/cTnT(或 CK-MB 质量)是诊断 AMI 的首选标志物,症状发作 6h 以内应同时检测 cTnI/cTnT 和早期标志物 Mb,Mb 与 cTnI/cTnT(或 CK-MB 质量)联合应用有助于 AMI 的排除诊断。对可疑 ACS 患者 cTnI/cTnT 水平升高其病死和缺血事件再发率的危险增加。

2. 中晚期标志物　指在症状发生后 2~3d 或更长时间的患者,LDH 及其同工酶维持升高 6~10d;cTnT 维持升高 5~7d;cTnI 维持升高 10~15d。

3. 排除标志物　Mb 早期阴性可排除 AMI,Mb 晚期阴性不能排除 AMI;cTnT 和 cTnI 中晚期不升高不能完全排除 AMI。

4. 确诊标志物　指在症状出现后 6~12h 升高,并能维持异常升高数天,有较高的灵敏度和特异性。cTnT 或 cTnI 取代 CK-MB 作为检出心肌损伤的首选标志物。但仍需结合病史和其他实验室检查作出诊断。上述指标测定分析时间周期应严格控制在 1h 内。

二、心肌损伤标志物的应用评价

为了合理应用心肌损伤标志物,充分发挥其在心肌损伤诊断、病情监测及治疗过程中的作用,最近对心肌损伤标志物的应用取得了以下共识:

1. AMI时心肌酶谱的时相变化　急性心肌缺血后,伴随心肌细胞缺氧程度的增加,心肌细胞能量代谢障碍逐渐加重,膜通透性增加,首先从心肌中释出的是无机离子,然后是小分子有机物,最后是大分子的酶蛋白。另外,心肌酶从细胞释放后,主要进入组织液,通过淋巴液回流入血。因此,血清中心肌酶增高通常都有延缓期。延缓期是指从心肌细胞受损到血清中酶浓度出现增高的时间间隔,延缓期的长短取决于梗死区的大小、酶的分子大小、酶在细胞中的浓度和定位以及酶在血液中稀释和破坏的程度等因素。CK-MB的延缓期较短,为3~8h,CK为4~10h,LDH为6~12h。酶从心肌细胞释出后在一定时间血中含量达高峰,CK-MB的峰值通常出现在AMI后16~24h,CK为20~30h,LDH为30~60h。上升较快的酶,其维持增高的时间也较短,CK-MB只有1~4d,CK为3~6d,LDH可维持7~14d(表22-2)。

表 22-2　急性心肌梗死血清酶增高时间和倍数

酶	延缓期/h	高峰期/h	维持时间/d	增高倍数
CK-MB	3~8	16~24	1~4	20
CK	4~10	20~30	3~6	10
LDH	6~12	30~60	7~14	6

对于单纯急性心肌梗死患者,在不同时间采集标本测定心肌酶活性,可得出心肌酶活性和时间时相变化关系图(图22-1)。

图 22-1　急性心肌梗死后不同时间内血清酶的活性变化

2. 影响心肌酶活性的因素

（1）性别：血清 CK 含量与性别有关，由于男性比女性肌肉发达，因此血清 CK 含量男性明显高于女性，应按性别制定参考范围。

（2）年龄：新生儿出生后 24h 内血清 CK 为成人的 3 倍，婴儿期为成人的 2 倍，青春期降到成人水平。新生儿血清 LDH 为成人 2 倍，随年龄增长逐渐下降，到 14 岁达成人水平。LDH_1 在儿童期较成人高，正常儿童可出现 $LDH_1>LDH_2$。

（3）标本的处理：血液标本采集时因抽血不当可导致分析结果的误差，如压脉带使用时间过长可引起 CK 测定增高，溶血引起 LDH 明显增高，最好于采血后 1~2h 及时分离血清。心肌酶在体外随存放时间和温度的变化其活性产生变化（表 22-3），对不能及时分析的标本，应注意存放温度和时间。

表 22-3　心肌酶在不同温度储存的稳定性（活性变化 <10%）

酶	室温（25℃）	冰箱（0~4℃）	冰冻（−25℃）
CK	1 周	1 周	1 周
LDH	1 周	1~3d	1~3d

3. 临床检验中只需开展一项心肌肌钙蛋白测定（cTnT 或 cTnI），如已经常规提供心肌肌钙蛋白测定，不必同时进行 CK-MB 质量测定。

4. 不再将 LDH、AST 和 HBDH 用于诊断 ACS 患者。如因某些原因暂不开展 cTnT 或 cTnI 测定，可保留 CK 和 CK-MB 测定以诊断 ACS 患者，但建议使用 CK-MB 质量测定法。

5. Mb 列为常规早期心肌损伤标志物。由于其诊断特异性不高，主要用于早期排除 AMI 诊断。

6. 如果患者已有典型的可确诊 AMI 的心电图变化，应立即进行针对 AMI 的治疗。对这些患者进行心肌损伤标志物的检查有助于进一步确认 AMI 的诊断，判断梗死部位大小，检查有无合并症如再梗死或梗死扩展。应减少抽血频率。

7. 对那些发病 6h 后就诊的患者，不需要检测早期标志物如 Mb，只需测定确诊标志物如心肌肌钙蛋白。

8. 尽量缩短样品测定周期　样品测定周期（turnaround time，TAT）的定义为从采集血样标本到报告结果的时间。IFCC 建议 TAT 控制在 1h 内，以便尽早开始有效治疗，降低病死率。一些医院检验科没有自动免疫分析仪或人员不足，难以在 1h 内报告结果，此时可考虑采用床旁检测仪器。标本的预处理时间包括必需的血液凝固和离心时间，对于自动免疫仪可用血浆或抗凝全血代替血清，免去凝血所需的时间，降低全部分析前时间。心肌损伤标志物的血清浓度和血浆浓度可能存在差别，使用血浆或抗凝全血检测心肌损伤标志物可以缩短 TAT 时间，但是一定要弄清抗凝剂对测定结果有无影响。在保证测定质量前提下,测定时间将成为选择试剂盒的重要依据。

用于诊断 AMI 的生化标志物有多种,在使用时应根据标志物的不同特点选择使用,急性心肌梗死生化标志物的特点总结如下(表 22-4)。

表 22-4　急性心肌梗死生化标志物的特点比较

项目	cTnT	cTnl	CK-MB 质量	Mb	CK	LDH
正常参考范围	<0.03μg/L	<0.2μg/L	1.35~4.94μg/L	<80μg/L	50~310U/L	100~230U/L
医学决定水平	>0.5μg/L	1.0~3.1μg/L	>5μg/L	>100μg/L	310U/L	>250U/L
超过上限时间	4~8h	4~8h	3~5h	0.5~2h	3~6h	8~18h
峰值时间	8~14h	8~14h	16~24h	6~10h	12~24h	24~72h
恢复正常时间	1~2 周	5~7d	2~3d	24~36h	2~4d	6~10d
升高倍数	30~200	20~50	5~20	5~20	5~25	3~5
灵敏度(0~6h)	50%~59%	6%~44%	17%~62%	0%~100%	NR	NR
特异性(0~6h)	74%~96%	93%~99%	92%~100%	77%~95%	NR	NR

章末小结

心脏是人体的重要器官,是循环系统动力的来源。冠状动脉粥样硬化性心脏病(冠心病)、心肌疾病、心力衰竭是临床多见的、与心脏功能密切相关的疾病,对于此类疾病的诊断和预后评价常通过检测血液中与心肌代谢密切相关心肌损伤标志物得以实现。

临床检测心肌损伤的蛋白标志物主要包括心肌肌钙蛋白(cTn)、肌红蛋白(Mb)。cTn 已取代 CK-MB 成为诊断 AMI 的"金标准"。单独测定 Mb 不具有心肌特异性。酶学标志物主要包括肌酸激酶(CK)及其同工酶、乳酸脱氢酶(LDH)及其同工酶、天冬氨酸转氨酶(AST)。应用最广泛的酶学标志物是 CK-MB,而其质量测定优于活性测定。

(洪国粦)

思考题

一、简答题

1. 简述心肌肌钙蛋白在诊断心肌损伤中的优点。

2. 何为心肌损伤标志物,并至少说出 3 个指标。

3. 简述反映心肌损伤的理想生物标志物应具有的特点。

二、病例分析

女,70岁,主诉突发胸痛、胸闷2h。患者于入院前2h无明显诱因下出现心前区疼痛,胸闷气促,不能忍受,不能平卧,伴口唇发绀,来本院急诊就诊。

查体:心率49次/min,血压225/75mmHg左右,呼吸急促,端坐位,口唇发绀。给予异丙肾上腺素针维持心率,硝酸甘油针控制血压等处理,胸闷无明显好转。

实验室检查:cTnI 3.83μg/L,Mb 261μg/L,CK 385U/L,CK-MB 91U/L,LDH 288U/L,LDH_1 78U/L,AST 256U/L。

心电图提示:窦性心动过缓,ST段上升,出现病理性Q波。

问题1:该患者可能的诊断是什么?

问题2:根据实验室及其他检查应作出怎样的诊断? 依据是什么?

第二十三章 | 胰腺疾病的检验

23章 数字内容

知识目标：

掌握胰腺疾病的主要生化改变；说出血、尿淀粉酶测定的原理和主要临床意义；熟悉胰腺的内分泌和外分泌功能的主要特点；熟悉常用的胰腺疾病检验指标；了解淀粉酶测定、胰脂肪酶测定的方法学评价。

能力目标：

具有血清（或尿液）淀粉酶、脂肪酶测定的操作技术能力；能根据淀粉酶、脂肪酶测定检验结果，结合患者临床体征作出初步的检验诊断。

素质目标：

通过学习胰腺疾病的指标监测，认识到胰腺对人体的重要性，树立健康饮食，正常作息的生活理念，健康生活，预防胰腺疾病的发生。

案例导入

患者，男，68岁。10h前餐后出现持续性左上腹疼痛，伴恶心、呕吐，急性病容，侧卧卷曲位。查体：上腹部轻度肌紧张，压痛和反跳痛明显，T 38.6℃，心率120次/min，血压85/60mmHg。实验室检查：血常规检查白细胞 $21×10^9$/L，中性粒细胞87%；淀粉酶检查血清淀粉酶590U/L，尿淀粉酶515U/L；B超检查胰腺肿大，形态异常，胰管增粗。

请思考：该患者临床诊断是什么？

胰腺位于腹膜后的十二指肠与脾之间，长15~20cm，重70~100g，是一个重要的消化器官。胰腺与胃、肠等消化器官所具有的特殊结构与功能，为保证各类食物的消化、吸收及利用提供了有利的条件。各消化器官之间与机体整体功能的协调统一有赖于神经体液的调节。各种外环境的物理、化学和生物致病因素是导致胰腺疾病发生发展的主要原因，因此针对上述因素导致胰腺结构与功能改变所进行的相关生物化学检查，广泛应用于胰腺疾病的诊断、疗效监测和预后判断。

第一节　概　　述

胰腺是人体内仅次于肝脏的第二大外分泌器官，具有外分泌和内分泌双重功能。其外分泌功能主要由腺泡细胞和导管壁细胞完成，分泌胰液至十二指肠参与食物的消化。胰腺的内分泌功能主要由分布于胰腺的腺泡组织之间的胰岛细胞完成，分泌胰岛素、胰高血糖素和胰多肽等激素。胰岛细胞分为 5 种功能不同的细胞类型：A 细胞（α 细胞）占胰岛细胞的 20%，分泌胰高血糖素；B 细胞（β 细胞）数量最多，约占 75%，分泌胰岛素；D 细胞（δ 细胞）占胰岛细胞的 5% 左右，分泌生长抑素；D_1 细胞和 PP 细胞数量极少。各种胰岛细胞对物质代谢的调节及维持血糖水平的作用见表 23-1。

表 23-1　胰腺主要内分泌激素生理功能表

激素	分子量	分泌细胞	生理功能
胰岛素	5 700	胰岛 B 细胞	促进组织细胞摄取、贮存和利用葡萄糖、抑制糖异生 促进脂肪合成、抑制脂肪水解 促进蛋白质与核酸的合成和储存
胰高血糖素	3 485	胰岛 A 细胞	促进肝糖原分解和糖异生作用 促进脂肪分解、酮体生成，减少蛋白质合成
胰多肽	4 200	PP 细胞	调节胃液和胰液的分泌
生长抑素	1 638	胰岛 D 细胞	抑制生长素及消化道激素的分泌 抑制消化腺外分泌
血管活性肠肽	3 326	胰岛 D_1 细胞	扩张血管，增强心肌收缩力 扩张支气管和肺血管，增加肺通气量 降低消化管壁肌张力，抑制胃酸分泌

与胰腺的内分泌功能紊乱有关的疾病及检验已在其他章节阐述，本章内容主要叙述与胰腺外分泌功能有关的疾病及检验。

一、胰腺的外分泌功能

胰腺的腺泡细胞和导管壁细胞能分泌胰液，正常成人每日胰液的分泌量为

1 000~2 000ml。胰液是一种无色、无味、略带黏性的透明碱性液体,pH 为 7.8~8.4,比重为 1.007~1.042,渗透压与血浆相近。其中含有水、电解质和各种消化酶等。

(一)电解质

胰液的电解质来源于血浆,包括多种阳离子和阴离子。阳离子有 Na^+、K^+、Ca^{2+} 和 Mg^{2+} 等,含量与血浆中略有差异,其中 Na^+ 比血浆中高 10mmol/L,K^+ 的浓度与血浆中相近,Ca^{2+} 浓度比血浆中略低;阴离子有 HCO_3^-、Cl^-、SO_4^{2-} 和 HPO_4^{2-} 等,其中主要为 HCO_3^- 和 Cl^-,尤其 HCO_3^- 的含量远高于血浆,甚至可达血浆浓度的 5 倍以上,通常情况下为 60~140mmol/L。胰液中的 HCO_3^- 由胰腺小导管的管壁细胞分泌,其浓度随胰液分泌速度而改变。当胰液分泌速度很低时,HCO_3^- 和 Cl^- 浓度接近血浆;胰液分泌速度增加时,HCO_3^- 浓度也随之增高而使胰液保持碱性,同时胰液中 Cl^- 浓度则相对降低,使胰液中这两种离子的浓度总和保持恒定。胰液中 HCO_3^- 的主要作用是在十二指肠内中和食糜中的胃酸,从而避免肠黏膜受到强酸的侵蚀,同时为各种胰酶消化食物提供适宜的 pH。

(二)胰酶

胰液中的各种消化酶统称为胰酶,是由胰腺的腺泡细胞合成、储存和释放的,包括胰淀粉酶、胰脂肪酶、磷脂酶 A_2 和蛋白水解酶等。

1. 胰淀粉酶　胰淀粉酶(pancreatic amylase)为 α-淀粉酶,能催化多糖分子中 α-1.4-糖苷键水解,故能将食糜中的淀粉和糖原消化为糊精、麦芽寡糖、麦芽糖和葡萄糖,但不能消化纤维素。

2. 脂质消化酶　脂质消化酶主要有脂肪酶、磷脂酶 A_2 和胆固醇酯酶等,其中胰液中的磷脂酶 A_2(phospholipase A_2,PLA_2)以酶原的形式存在,必须经胰蛋白酶激活后才能发挥作用。PLA_2 催化磷脂的第二位酯键水解,生成溶血磷脂和 1 分子脂肪酸。

3. 蛋白水解酶　胰液中的蛋白水解酶种类较多,包括胰蛋白酶原、糜蛋白酶原、弹性蛋白酶原、羧基肽酶 A 原和羧基肽酶 B 原等,这些酶类最初均以无活性的酶原形式存在,这对保护胰腺组织不被蛋白酶自身消化具有重要意义。当胰液分泌到达肠腔后,胰蛋白酶原可被肠黏膜上皮刷状缘分泌的肠激酶激活为胰蛋白酶,后者又可反过来激活胰蛋白酶原(自身激活)。胰蛋白酶还可以激活糜蛋白酶原、弹性蛋白酶原和羧基肽酶原等,这些酶类根据作用特点的不同,要分成内肽酶和外肽酶两类。内肽酶针对肽链特定部位从内部对蛋白质进行消化,而外肽酶则从肽链末端水解蛋白质。

4. 核酸消化酶　胰液中的核酸水解酶如核糖核酸酶与脱氧核糖核酸酶能水解核酸为单核苷酸。

胰液中的各种消化酶及主要作用见表 23-2。

胰液是所有消化液中最重要的一种。当胰酶分泌不足时,对糖类物质的消化影响不大,但对蛋白质和脂质的消化、吸收影响很大,脂质中的脂肪消化吸收障碍会引起脂肪腹泻,还会进一步影响脂溶性维生素的吸收。

表 23-2　胰液中的各种消化酶及主要作用

类别	名称	生理功能
糖类消化酶	胰淀粉酶	水解淀粉为 α-糊精、麦芽寡糖和麦芽糖
脂质消化酶	脂肪酶	水解甘油三酯为甘油和脂肪酸
	磷脂酶 A_2	水解磷脂为溶血磷脂和脂肪酸
	胆固醇酯酶	水解胆固醇酯为胆固醇和脂肪酸
蛋白消化酶	胰蛋白酶	属内肽酶,水解蛋白质中以碱性氨基酸羧基所组成的肽键,产生羧基末端为碱性氨基酸的肽
	糜蛋白酶	属内肽酶,水解蛋白质中以芳香族氨基酸的羧基所组成的肽键,产生羧基末端为芳香族氨基酸的肽
	弹性蛋白酶	属内肽酶,水解以中性脂肪族氨基酸的羧基所组成的肽键,产生羧基末端为脂肪族氨基酸的肽
	羧肽酶 A	属外肽酶,水解中性氨基酸为羧基末端的多肽,产生芳香族氨基酸、脂肪族氨基酸及寡肽
	羧肽酶 B	属外肽酶,水解碱性氨基酸作为羧基末端的多肽,产生碱性氨基酸及寡肽
核酸消化酶	核糖核酸酶	水解 RNA 为核糖核苷酸
	脱氧核糖核酸酶	水解 DNA 为脱氧核糖核苷酸

在正常情况下,胰腺内的蛋白酶(原)未被激活,不会引起胰腺自身消化。实际上在胰腺和胰液中还存在一些胰蛋白酶的抑制因子,如胰蛋白酶抑制物、Kazal 抑制因子和 Werle 抑制因子等,可避免胰腺由于少量胰蛋白酶原在腺体内活化而发生自身消化。但因胰蛋白酶抑制物在胰腺中的浓度远低于胰蛋白酶原,在急性胰腺炎发生时,大量胰液淤积于胰组织的受损区域,胰蛋白酶抑制物作用受到破坏,胰蛋白酶和磷脂酶 A_2 迅速激活,并催化生成具有细胞毒性的溶血卵磷脂,可在短时间内对大量胰腺组织产生水解破坏作用。正常情况下胰腺组织完整,仅有少量的胰酶进入血液循环,但在急性胰腺炎发生时,血液中胰酶水平可明显升高,故测定血浆中的胰淀粉酶或胰脂肪酶浓度对诊断急性胰腺炎具有重要意义。

二、胰腺疾病的生化改变

胰腺疾病包括胰腺炎、胰腺创伤、肿瘤、假性囊肿、脓肿等,但临床最常见的还是胰腺炎。胰腺炎是一种胰腺消化酶异常激活所致的胰腺自身消化性疾病,可分为急性和慢性两大类。急性胰腺炎指急性发病伴血液、尿液中胰酶含量升高;慢性胰腺炎指有持续症状而导致胰腺功能和形态改变。无论是急性胰腺炎还是慢性胰腺炎,患者常处于高代谢状态。如不及时采取正确的治疗措施,往往会延长胰腺炎的病程,甚至出现病情反复或病情恶化等后果。同时,由于胰腺组织兼有内、外分泌两种功能,因此胰腺疾病发生的过程中可出现某些激素代谢紊乱或表现出内分泌失调。

(一) 能量代谢变化

急性胰腺炎患者的能量代谢变化主要包括三个方面:①高代谢状态;②分解代谢增强;③高动力循环。

1. 糖代谢变化　急性胰腺炎诱导的应激状态可导致胰高血糖素/胰岛素比率升高,也可导致糖异生增加、葡萄糖的氧化利用减少,最终引起血糖水平和血乳酸水平升高。40%~90% 的急性胰腺炎患者糖耐量降低,高达 80% 的无糖尿病既往史的急性胰腺炎患者需使用胰岛素治疗。

2. 脂肪代谢变化　急性胰腺炎患者脂肪代谢的主要特征是分解代谢明显增加,表现为脂肪组织的分解增强和氧化增加。有 12%~15% 的急性胰腺炎患者存在高脂血症,尤其是高甘油三酯血症。

3. 蛋白质代谢变化　急性胰腺炎患者的蛋白质代谢变化主要为骨骼肌的蛋白质分解代谢增强,导致血浆中芳香族氨基酸水平升高,而支链氨基酸水平相对下降。

(二) 电解质代谢紊乱

急性胰腺炎患者尤其是重症患者电解质代谢紊乱明显,主要表现为:

1. 血钠、钾、氯改变　由于急性胰腺炎患者因呕吐和胃液抽吸,导致胃液大量丢失;同时胰腺出血、坏死和肠麻痹可引起腹腔内大量渗液,均造成水、钠、氯的丢失而容易形成低钠、低氯血症;血钾改变视不同情况出现不同的变化。如禁食导致钾的摄入减少,胃液抽吸或反复呕吐可使消化液中的钾大量丢失,同时因治疗中大量输入葡萄糖溶液,促进细胞内糖原合成,以上均可造成低钾血症。而在重症急性胰腺炎时,由于休克、严重感染、弥散性血管内凝血等可导致急性肾损伤,则引起高钾血症。

2. 钙的代谢　急性胰腺炎患者常发生低钙血症,但血钙一般不低于 2.12mmol/L,仅重症急性胰腺炎患者会低于 1.75mmol/L。低钙血症可持续至临床症状消失后 4 周。低血钙的形成,主要是由于血液中的钙离子在流经脂肪坏死区时,与脂肪分解产生的脂肪酸结合形成脂肪酸钙所致。也可因刺激降钙素分泌而抑制了肾小管对钙的重吸收。但如果急性胰腺炎是由甲状旁腺功能亢进症所引起,则可存在高钙血症。

3. 血镁变化　重症急性胰腺炎患者进行腹腔灌洗治疗时,因需大量使用无镁透析液,可使体内镁从透析液中丢失。另外,胰周脂肪组织坏死时,脂肪酸与镁结合形成脂肪酸镁(镁皂),也可引起镁缺乏症。急性胰腺炎如由甲状旁腺功能亢进症引起,可因血钙过高而使镁从尿中丢失。

(三) 胰腺炎与糖尿病

胰腺炎患者在病程中可出现一过性的糖代谢紊乱,称之为胰源性糖尿病。产生的原因可能是因为胰腺炎造成胰腺外分泌功能受损,继而引起内分泌功能紊乱,临床上表现为高血糖和尿糖阳性。且高血糖(血糖 >6.72mmol/L)较尿糖出现更为多见。当血糖 >7.84mmol/L 时,常提示预后不良。预后最差的是胰腺坏死并发糖尿病酮症酸中毒,也可发生高渗性昏迷,这些患者常因严重的糖代谢紊乱而不治身亡。

(四)胰腺炎与高脂血症

胰腺炎与高脂血症相互联系、密不可分。高脂血症既是胰腺炎尤其是急性胰腺炎的一个常见的致病因素,又是急性胰腺炎的一个并发症。

高脂血症引起胰腺炎的机制可能是:胰腺的毛细血管和细胞间质中存在大量胰脂肪酶,可催化血中 TG 水解释放出大量的游离脂肪酸,从而损害毛细血管内皮,导致胰酶的继续释放,形成一种恶性循环。进入血液的胰脂肪酶作用于乳糜微粒表面后可加速其凝集,CM 凝集和血液黏度的增加,均可导致胰腺毛细血管堵塞和微血栓形成,进而造成胰腺的血液循环障碍。已凝集的 CM 被吞噬细胞迅速摄取后,血清脂质可暂时减少,但被吞噬的大量脂肪可导致肝脾大,肝脾活检或骨髓检查可见单核-吞噬细胞系统的细胞内充满脂肪。

高脂血症时常释放出一种淀粉酶抑制因子,可抑制淀粉酶的活力,故高脂血症伴发胰腺炎时患者的血、尿淀粉酶水平多为正常,这一点有别于单纯性胰腺炎。为了鉴别患者的血脂升高究竟是胰腺炎并发了高脂血症,还是高脂血症导致代谢性胰腺炎,可在胰腺炎恢复后 2 个月检测血脂,以明确诊断。

家族性高脂蛋白血症患者也可伴发胰腺炎。一些可导致血清甘油三酯升高的因素,如酗酒、服用雌激素类药物、妊娠、慢性肾病、高血糖等也可诱发胰腺炎。

第二节　胰腺疾病检验

胰腺疾病的实验室检查目前仍以胰腺酶类检测为主,本节主要介绍相关的生化检验项目。

一、血、尿淀粉酶及其同工酶活性测定

胰淀粉酶和唾液腺分泌的唾液淀粉酶都属于 α-淀粉酶(α-amylase,AMY),作用于淀粉分子 α-1,4-糖苷键,对分支上的 α-1,6-糖苷键无作用,故又称淀粉内切酶。胰淀粉酶由胰腺分泌,以活性状态随胰液排入消化道,对来自食物的淀粉进行消化,是体内最重要的水解糖类化合物的酶,其最适 pH 为 6.9,因淀粉酶相对分子量较小,约为 62kD,可通过肾小球滤过,是唯一能在正常情况下出现于尿中的血浆酶。

人体的其他组织如卵巢、输卵管、肺、睾丸、精液、乳腺等的提取物中都发现有淀粉酶活性;血液、尿液、乳液中也含淀粉酶。

血液中的淀粉酶主要来自胰腺和唾液腺,尿液中淀粉酶则来自血液。血清淀粉酶和尿淀粉酶测定有助于胰腺疾病的诊断。

(一) 血清淀粉酶活性测定

基于测定原理和底物性质的不同,可归纳为天然淀粉底物法和限定性底物法两大类。

以天然淀粉为底物的测定方法主要有淀粉分解法、糖化法和色素淀粉法等,其基本原理都是先利用含淀粉酶的患者标本(血清或尿液)和作为底物的淀粉进行酶促反应,然后测定反应的剩余底物或产物来计算淀粉酶的活性。此类方法虽应用已久,但由于天然淀粉分子结构的不确定性和多样性,酶水解反应变异大,测定误差大,难以达到方法学标准化,因此会影响淀粉酶的测定,故天然淀粉不宜用作底物。目前除保留碘-淀粉比色法(用于手工操作)外,这类方法已基本被淘汰。

目前淀粉酶测定已改用限定性底物法,即选用分子大小一定、结构明确、性质稳定的小分子寡聚糖作为底物,能产生稳定的限定性产物,然后测定反应产物(如发色团、NADH或葡萄糖)量来计算淀粉酶活性。

1. 碘-淀粉比色法

【实验原理】

血清(或血浆)中的 α-淀粉酶催化淀粉分子中的 α-1,4-糖苷键发生水解,产生葡萄糖、麦芽糖及含有 α-1,6-糖苷键分支的糊精。在淀粉过量的条件下,反应后加入碘液与未被水解的淀粉结合成蓝色化合物,淀粉酶活性越高,则蓝色越浅,与未发生酶促反应的空白管比较,从而推算淀粉酶活性。

$$淀粉 \xrightarrow{\text{AMY}} 葡萄糖、麦芽糖及糊精$$

$$剩余淀粉 + 碘液 \longrightarrow 蓝色化合物$$

【试剂与器材】

(1) 0.4g/L 缓冲淀粉溶液:在约 500ml 蒸馏水中,溶解 NaCl 9g、Na_2HPO_4 22.6g(或 $Na_2HPO_4 \cdot 12H_2O$ 56.94g)和 KH_2PO_4 12.5g,加热至沸。另取一小烧杯,精确称取 0.4g 可溶性淀粉,加蒸馏水约 10ml,使溶液成糊状后,加入上述沸腾之溶液中,用少量蒸馏水洗烧杯一并倒入,冷至室温后,加入 37% 甲醛溶液 5ml,用蒸馏水定容至 1 000ml。该溶液 pH 为 7.0±0.1,置冰箱中保存。

(2) 0.1mol/L 碘贮存液:在约 400ml 蒸馏水中,溶解 KIO_3 1.783 5g 及 KI 22.5g,缓慢加入浓盐酸 4.5ml,边加边搅拌,用蒸馏水定容至 500ml,充分混匀,贮存于棕色瓶中,塞紧瓶塞,置冰箱保存。

(3) 0.01mol/L 碘应用液:取碘贮存液 1 份,加蒸馏水 9 份,混匀,贮存于棕色瓶中,置冰箱保存可稳定 1 个月。

【操作步骤】

(1) 用生理盐水将血清作 10 倍稀释后,按表 23-3 操作。

表 23-3　淀粉酶测定(碘淀粉比色法)操作步骤

单位:ml

加入物	测定管	空白管
稀释血清	0.2	—
缓冲淀粉液(37℃预温 5min)	1.0	1.0
混匀,置 37℃水浴保温 7.5min(准确)		
碘应用液	1.0	1.0
蒸馏水	6.0	6.2

(2) 混匀,以波长 660nm,蒸馏水调零,读取各管吸光度。

注:单位定义:100ml 血清中的淀粉酶,在 37℃,15min 水解 5mg 淀粉为 1 个单位(U/dl)。

【结果计算】

$$\text{淀粉酶(U/L)} = \frac{\text{空白管吸光度} - \text{测定管吸光度}}{\text{空白管吸光度}} \times \frac{0.4}{5} \times \frac{15}{7.5} \times \frac{1\,000}{0.02}$$

$$= \frac{\text{空白管吸光度} - \text{测定管吸光度}}{\text{空白管吸光度}} \times 8\,000$$

【参考区间】

碘-淀粉比色法:血清 80~180U/dl;尿液 100~1 200U/dl。

【质量控制】

(1) 草酸盐、枸橼酸盐、EDTA-Na$_2$ 及氟化钠对 AMY 活性有抑制作用,肝素无抑制作用。

(2) 唾液含高浓度淀粉酶,须防止带入。

(3) 不同淀粉产品,其空白吸光度有很大差异,一般空白吸光度应在 0.4 以上。

(4) 缓冲淀粉溶液若出现混浊或絮状物,表示缓冲淀粉溶液受污染或变质,不能再用。

(5) 本法亦适用于其他体液淀粉酶的测定。尿液应先作 20 倍稀释后测定。

(6) 酶活性在 400 单位以下时与底物的水解量呈线性关系。如测定管吸光度小于空白管吸光度一半时,应加大血清稀释倍数或减少稀释血清加入量,测定结果乘以稀释倍数。

【方法学评价】

本法线性范围较小,酶活性在 4 000U/L 以下时,与底物的水解量呈线性。批内 *CV* 3.1%~9.0%,批间 *CV* 12.4%~15.1%,与以对-硝基苯麦芽庚糖苷为底物的速率法相比较,仅在酶活性低时相关性较好。本法不是淀粉酶的理想测定方法,但该法简单、易行,不需特殊设备、试剂价廉,故目前临床上仍广泛应用。

2. 限定性底物法　使用(分子组成)确定的小分子寡聚糖(含 4~7 个葡萄糖单位)或

对-硝基苯酚-糖苷等作为淀粉酶底物,与辅助酶、指示酶共同组成淀粉酶测定系统。目前市售试剂盒属此类淀粉酶测定系统的主要包括以下几种:

(1) 以对-硝基苯酚-糖苷为底物的测定系统(染料释放法):此类方法采用限定性底物参与酶促反应,用作限定性底物的寡聚糖如戊糖、庚糖等,并连接有发色团如 β-2-氯-4-硝基酚-G_7、4,6-亚乙基-对硝基苯-α-D-麦芽七糖苷等。经酶偶联反应后,无色色原水解生成黄色产物,测定特定波长(405nm)处单位时间吸光度的变化即可计算淀粉酶活性。

(2) 以麦芽戊糖为底物的测定系统反应式为:

$$麦芽戊糖 \xrightarrow{AMY} 麦芽丙糖 + 麦芽糖$$

$$麦芽丙糖 + 麦芽糖 \xrightarrow{\alpha\text{-葡萄糖苷酶}} 5\ 葡萄糖$$

$$葡萄糖 + ATP \xrightarrow{己糖激酶} 葡糖\text{-}6\text{-}磷酸 + ADP$$

$$葡糖\text{-}6\text{-}磷酸 + NAD^+ \xrightarrow{G6PD} 6\text{-}磷酸葡糖内酯 + NADH + H^+$$

(3) 以麦芽四糖为底物的测定系统反应式为:

$$麦芽四糖 \xrightarrow{AMY} 2\ 麦芽糖$$

$$麦芽糖 + 磷酸盐(Pi) \xrightarrow{麦芽糖磷酸化酶} 葡萄糖 + 葡糖\text{-}1\text{-}磷酸$$

$$葡糖\text{-}1\text{-}磷酸 \xrightarrow{\beta\text{-}磷酸葡萄糖变位酶} 葡糖\text{-}6\text{-}磷酸$$

$$葡糖\text{-}6\text{-}磷酸 + NAD^+ \xrightarrow{G6PD} 6\text{-}磷酸葡糖内酯 + NADH + H^+$$

在以上两种测定系统中,均利用多种工具酶的偶联,使指示反应中 NAD^+ 生成 NADH,连续监测 340nm 处吸光度变化($\Delta A/\min$),即可计算出 AMY 的活性。

【实验原理】

对-硝基苯麦芽庚糖苷法为常用的染料释放法,该法以对-硝基苯麦芽庚糖苷 (4-nitrophenyl-α-maltum-heptanoside,$4NP\text{-}G_7$) 为底物,经 α-淀粉酶及 α-葡糖苷酶催化的偶联反应后,可水解为葡萄糖和对-硝基酚(后者摩尔数仅为酶解底物 $4NP\text{-}G_7$ 的 1/3)。因对-硝基酚的生成量在一定范围内与 α-淀粉酶活性成正比,故可通过连续监测 405nm 处吸光度的变化来确定淀粉酶活性。反应式如下:

$$4NP\text{-}G_7 \xrightarrow{AMY} 4NP\text{-}G_{4.3.2} + G_{5.4.3}$$

$$4NP\text{-}G_{4.3.2} \xrightarrow{\alpha\text{-}葡萄糖苷} 4NP\text{-}G_4 + G + 4NP$$

式中 G 为葡萄糖,4NP 为对-硝基酚。

【试剂与器材】

1. 试剂

(1) 104mmol/L 磷酸盐缓冲液(pH 7.10):称取 $Na_2HPO_4 \cdot 12H_2O$ 24.967g,KH_2PO_4 4.668g,NaCl 3.039g,以蒸馏水溶解并定容至 1 000ml。

(2) 34kU/L α-葡萄糖苷酶溶液:根据酶制剂的活力单位浓度,用 pH 7.10 磷酸盐缓冲液稀释,25℃稳定 5d,4℃可稳定 2 周。

(3) 57.5mmol/L 底物溶液:称取对-硝基苯麦芽庚糖苷 366mg(MW 1 274.1),以 pH 7.10 磷酸盐缓冲液溶解并定容至 5ml。

2. 仪器　可见分光光度计、半自动生化分析仪或全自动生化分析仪

【操作步骤】

1. 血清稀释度　在自动生化分析仪上,吸取 α-葡萄糖苷酶溶液 400μl,样品 20μl(或 10μl、4μl),预温至测定温度,再吸入底物溶液 40μl,启动监测。

2. 主要参数

温度　　　　　　37℃

延滞时间　　　　3min

波长　　　　　　405nm

间隔时间　　　　30s

监测时间　　　　3min

【结果计算】

$$\text{淀粉酶 (U/L)} = \frac{\dfrac{\Delta A}{\min}}{E_{405\text{nm}}} \times \frac{TV}{SV} \times \frac{3}{L} \times 10^6$$

TV 为反应液总体积(ml);SV 为样品用量(ml);L 为比色杯光径(cm);3 为由产生 4NP 的 μmol/数换算成被水解底物 $4NP\text{-}G_7$ 的 μmol/数,$E_{405\text{nm}}$ 为 4NP 的摩尔吸光系数(37℃、30℃、25℃时分别为 10 600、9 500、9 000)

【参考区间】

限定性底物法:血清淀粉酶活性 35~135U/L(37℃)。

(注:淀粉酶的测定结果受方法的影响较大,不同方法参考区间亦有所不同,临床所用方法较多,因此必须了解所用测定方法和其参考区间,才能作出正确的诊断。)

【质量控制】

试验中所用的工具酶 α-葡糖苷酶来源不同时,其水解淀粉酶作用后产物的浓度也不同,可影响测定结果。

很多阴离子有激活淀粉酶的作用,其中以 Cl^-,Br^- 为最强。血清甘油三酯浓度高时,

可以抑制淀粉酶活性,应将标本加以稀释,以降低其影响。由于Ca^{2+}是淀粉酶分子的组成成分,所以除肝素外,一般抗凝剂如草酸盐、枸橼酸盐等因能与Ca^{2+}结合,抑制淀粉酶活性而不宜应用。应该注意的是,在选择淀粉酶的测定方法时,宜选用操作简单、快速、适于急诊测定方法,以满足急性胰腺炎需要尽快诊断和治疗的要求。

【方法学评价】

本法线性范围较大,上限可达 2 000U/L,精密度好,方法简便快速,既适合于自动化分析,也可用于手工操作,测定结果能以国际单位表示,是目前测定淀粉酶较为理想的方法。

【临床意义】

1. 用于急性胰腺炎的诊断　血清淀粉酶升高最多见于急性胰腺炎,是急性胰腺炎的重要诊断指标之一。急性胰腺炎发病后 6~12h 活性开始升高,12~24h 达到峰值,2~5d 下降至正常水平。如超过 500U/dl,即有诊断意义;达 350U/dl 应怀疑此病。当怀疑急性胰腺炎时,应对患者血清淀粉酶和尿淀粉酶活性连续作动态观察,只要临床症状、体征与本病相符,淀粉酶升高超过参考区间上限的 2~3 倍即可确诊。实际上淀粉酶活性升高的程度与胰腺损伤程度不一定相关,但其升高的程度越大,患急性胰腺炎的可能性也越大,因此尽管特异性和灵敏度都不够高,目前还是急性胰腺炎诊断的常用指标。

急性胰腺炎的诊断有时有一定困难,因为其他急腹症也可以引起淀粉酶活性升高。所以当怀疑急性胰腺炎时,除应连续监测淀粉酶外,还应结合临床情况及其他试验,如胰脂肪酶、胰蛋白酶等测定结果共同分析,作出诊断。

2. 监测急性胰腺炎有无并发症发生　若血清淀粉酶持续升高,或下降后又升高,常表明胰腺病变有发展、扩大、复发或有并发症存在。如并发胰腺假性囊肿、胰腺脓肿者,此时患者血淀粉酶活性多持续升高。重症急性胰腺炎时可以引起胸腔积液或/和腹腔积液,积液中的淀粉酶活性甚至可高于血清淀粉酶活性 100 倍以上。

慢性胰腺炎淀粉酶活性可轻度升高或降低,但没有很大的诊断意义。胰腺癌早期淀粉酶活性可见升高。

3. 淀粉酶活性中度或轻度升高还可见于一些非胰腺疾病　如腮腺炎、急性腹部疾病(消化性溃疡穿孔、上腹部手术后、机械性肠梗阻、肠系膜血管病变、胆管梗阻及急性胆囊炎等)、服用镇痛剂、酒精中毒、肾功能不良及巨淀粉酶血症等情况,应加以注意。血清淀粉酶同工酶的检测可提高其诊断的特异性。

需注意的是,血清淀粉酶的高低与病变的严重程度并不一致,急性水肿性胰腺炎的病变较轻,但血清淀粉酶一般均升高,而急性出血性胰腺炎由于胰腺腺泡破坏过多,血清淀粉酶可不升高,甚至明显下降。

巨淀粉酶血症

巨淀粉酶即由血中正常淀粉酶与免疫球蛋白(IgG、IgA)、多糖或其他蛋白结合而形成的一种有活性的循环免疫复合物,分子量为$(15\sim200)\times10^4$,不易通过肾脏清除,从而使血液循环中淀粉酶升高。巨淀粉酶血症患者血淀粉酶明显增高,而尿淀粉酶正常或减少,一般淀粉酶清除率/肌酐清除率 <1% 即可诊断巨淀粉酶血症。巨淀粉酶血症较为少见,占引起高淀粉酶血症疾病的 2.5%,在自身免疫性疾病(系统性红斑狼疮、类风湿关节炎)和恶性肿瘤(肺癌、淋巴瘤、多发性骨髓瘤)患者中较常见,但少数正常人也可出现巨淀粉酶血症。引起巨淀粉酶血症的机制可能是体液免疫紊乱、免疫球蛋白产生异常等。血清巨淀粉酶的含量可采用琼脂糖电泳层析法、酶联免疫吸附法、聚乙二醇沉淀法等检测,其中聚乙二醇沉淀法快速简便,适合临床应用。巨淀粉酶血症无特异的临床表现,腹痛较为常见,但其性质和程度不一。它是一种良性病变,持续时间可为数周至数年,常自动消失,无须特殊治疗。因此,巨淀粉酶血症患者应注意寻找其原发疾病并针对病因进行治疗。

(二)尿淀粉酶

血液中淀粉酶能被肾小球滤过,所以任何原因引起的血清淀粉酶升高时,都会使尿中淀粉酶排出量增加,尤以急性胰腺炎时多见,急性胰腺炎时肾清除淀粉酶的能力加强,其升高可早于血淀粉酶,而下降晚于血淀粉酶。

尿淀粉酶常采用碘-淀粉比色法或限定性底物法测定,但因尿淀粉酶活性高,尿液标本需先作 20 倍稀释后再测定。

【参考区间】

碘-淀粉比色法:尿淀粉酶活性　100~1 200U/dl。

限定性底物法:尿淀粉酶活性　≤1 200U/L(37℃)。

【临床意义】

尿淀粉酶在发病后 12~24h 开始升高,但下降较慢,维持时间较长,1~2 周后才降至正常。此项测定适用于就诊较迟和血清淀粉酶仅轻度升高或已恢复正常者,其可靠性不如血清淀粉酶。由于尿淀粉酶水平波动较大,若与血清淀粉酶两者同时测定,则具有较好的诊断价值。

(三)淀粉酶同工酶

在研究测定血清淀粉酶同工酶时,发现有两个主要的同工酶区带及数个次要区带。两个主要区带的位置分别与胰腺和唾液腺的提纯物或分泌物电泳的位置相同,因此两种同工酶分别命名为来源于胰腺的胰淀粉酶(pancreatic amylase,P-Am)和来源于唾液腺及许多其他组织的唾液淀粉酶(sialic amylase,S-Am)。

在淀粉酶总活性升高时,测定淀粉酶同工酶有助于对胰腺疾病的鉴别诊断。P-Am同工酶升高或降低时,可能有胰腺疾患;S-Am同工酶的变化可能是源于唾液腺或其他组织。血清淀粉酶同工酶可用电泳法分离,向正极的移动速度S-Am快于P-Am。由于电泳法费时,精密度有限,现已较少使用。免疫抑制活性测定法是一种方便、精密的P-Am测定方法,用单克隆抗体抑制S-Am活性,然后测定P-Am活性。

新生儿血清淀粉酶约为成人的18%,主要为S-型(唾液型),到5岁时达成人水平;在1岁内测不出血清P-型(胰腺型)淀粉酶,1岁后缓慢上升,10~15岁时达到成人水平。

【参考区间】

同工酶为血清总淀粉酶的40%~50%。P-同工酶:血清≤115U/L,尿≤800U/L。

(四)淀粉酶、肌酐清除率比值(C_{am}/C_{cr})

健康情况下血液中淀粉酶由肾脏清除的量较为恒定,为1~3ml/min。淀粉酶清除率与肌酐清除率有一个稳定的比值,可用C_{am}/C_{cr}表示,其参考区间在2%~5%。急性胰腺炎患者因胰腺释放胰舒血管素,致使体内大量产生激肽类物质,造成肾小球的通透性增加,导致肾清除淀粉酶的能力加强,但对肌酐的清除率不变,两者的比值即可发生变化,其比值可大于8%。对怀疑急性胰腺炎而血清淀粉酶正常的患者,检测C_{am}/C_{cr}比值较有意义。但要注意的是也可出现假阳性或假阴性的结果,如消化性溃疡并发穿孔、糖尿病酮症酸中毒、烧伤或肾功能不全时此比值均升高,使该项指标的应用受到限制。

二、血清脂肪酶活性测定

脂肪酶(lipase,LPS)是胰腺外分泌酶,可水解长链脂肪酸甘油酯。血清中的脂肪酶主要来自胰腺,也有一些来自其他组织,如胃、小肠黏膜、肺等处。在白细胞、脂肪细胞、乳汁中也可测到脂肪酶活性。脂肪酶可由肾小球滤过,并被肾小管全部重吸收,所以尿中测不到脂肪酶活性。

测定血清脂肪酶活性的方法有多种,如滴定法、pH电极法、比浊法、酶偶联法和荧光法等。目前测定血清脂肪酶活性多采用比浊法或酶偶联法。

1. 比浊法 将甘油三酯与水制成乳胶液,由于其胶束对入射光的吸收及散射作用而产生浊度,当胶束中的甘油三酯在脂肪酶的催化作用下逐步水解,使胶束分裂,其浊度或光的散射相应减低。减低的速率与脂肪酶活力有关。

由于LPS仅作用于酯和水交界面的脂肪,只有当底物呈乳化状态时脂肪酶才能发挥作用。因此必须要有胆汁酸盐、脂肪酶、Ca^{2+}及辅脂酶的共同参与,脂肪酶才能发挥出最大催化活性及特异性。胆汁酸盐的作用既可清除底物-水界面的蛋白质,包括有干扰作用的酶,同时又可促进脂肪酶与胆汁酸-辅脂酶结合。在胆汁酸-辅脂酶-脂肪酶结合物中,脂肪酶才能催化底物水解。Ca^{2+}在胆汁酸盐的存在下,能促进酶对底物的结合,缩短酶促反应的延滞期。

单位定义:100ml 血清,在 37℃水浴条件下,作用于底物 10min,水解 1μmol 底物所需的酶量,为 1 个脂肪酶活力单位(U/dl)。

测定脂肪酶可用橄榄油或三油酸甘油酯做底物,但市售橄榄油必须用氧化铝吸附处理,去除游离脂肪酸,否则测定结果仅为真实活性的 65%。

比浊法不易制备稳定而又能获得重复结果的底物液,若底物浓度过大,可因初始吸光度过高而使灵敏度降低。

2. 酶偶联法

【实验原理】

血清 LPS 催化 1,2-甘油二酯水解生成 2-甘油一酯和脂肪酸,2-甘油一酯在甘油一酯脂肪酶作用下水解为甘油和脂肪酸,甘油在甘油激酶作用下被 ATP 磷酸化,生成 α-磷酸甘油,α-磷酸甘油在磷酸甘油氧化酶作用下被氧化为磷酸二羟丙酮和过氧化氢,过氧化氢在过氧化物酶作用下使色原物质(4-氨基安替比林和苯胺衍生物)缩合产生有色物质(Trinder 反应),可通过比色法测定。血清 LPS 测定的酶偶联反应式如下:

$$1,2\text{-甘油二酯}+H_2O \xrightarrow{\text{LPS}} 2\text{-甘油一酯}+\text{脂肪酸}$$

$$2\text{-甘油一酯}+H_2O \xrightarrow{\text{甘油一酯脂肪酶}} \text{甘油}+\text{脂肪酸}$$

$$\text{甘油}+ATP \xrightarrow{\text{甘油激酶}} \alpha\text{-磷酸甘油}+ADP$$

$$\alpha\text{-磷酸甘油}+O_2 \xrightarrow{\text{磷酸甘油氧化酶}} \text{磷酸二羟丙酮}+H_2O_2$$

$$2H_2O_2+4\text{-AAP}+TOOS \xrightarrow{\text{POD}} \text{醌类化合物(红色)}+4H_2O$$

TOOS 即 4-aminophenazone,N-ethyl-N-(2-hydroxy-3-sulfopropyl)-m-toluidine,N-乙酰-N-磺酸丙基苯胺。

在波长 546nm,比色杯光径 1.0cm,进行比色测定,计算脂肪酶的活性单位。

【试剂及器材】

主要试剂成分包括 1,2-甘油二酯、甘油一酯脂肪酶、甘油激酶、ATP、磷酸甘油氧化酶、过氧化物酶、4-氨基安替比林、苯胺衍生物、胆酸、辅脂酶和缓冲液等,详见试剂说明书。

【操作步骤】

根据实验室仪器的性能和特点,设定参数和计算公式,选用试剂必须有批准文号,并附有酶活性的校准品。下列参数仅供参考。

反应类型	速率法
主/次波长	546nm/700nm
温度	37℃

样品	2.5μl
R I	150μl
温浴	5min
R II	50μl
温浴	5min
样品体积分数	0.012 3
监测时间	10min

【结果计算】

单位定义:在本法测定条件下,37℃每分钟水解底物(1,2-甘油二酯)释放出 1μmol 的 2-甘油一酯所需的酶量,为 1 个酶活性单位,用 1L 血清中的酶量表示(U/L)。

$$胰脂肪酶(U/L) = \frac{\dfrac{\Delta A}{min}_{测定}}{\dfrac{\Delta A}{min}_{标准}} \times 标准品脂肪酶活性$$

【质量控制】

胆固醇、甘油三酯等的测定试剂中含脂肪酶,需注意交叉污染。血清 LPS 活性相对稳定,室温下可稳定数天,4℃下可稳定数周,冷冻状态下可稳定数年。

【方法学评价】

本法线性范围为 0~1 500U/L。批内 CV 2.3%~3.1%,批间 CV 3.8%~5.2%。胆红素 <50μmol/L,无干扰,但浓度在 51~307μmol/L 时,可使结果降低 10%~15%;游离甘油浓度 >0.4mmol/L 时,有明显的正干扰。

【参考区间】

比浊法:酶活性呈正偏态分布,最低为 0U/dl,单侧 95% 上限为 7.9U/dl。

酶偶联法:1~54U/L。

【临床意义】

急性胰腺炎时,血清脂肪酶如同淀粉酶一样也进入血液中,但时间较晚,发病后 4~8h 内血清脂肪酶活性升高,24h 达峰值,一般持续 8~15d。血清脂肪酶活性升高多与淀粉酶并行,早期诊断价值不如淀粉酶,但其特异性高于后者,对较晚就诊断病例有参考价值。

此外血清脂肪酶升高也可见于急腹症、慢性肾病等,但患腮腺炎和巨淀粉酶血症时不升高,此点与淀粉酶不同,可用于鉴别。

三、血清、尿胰蛋白酶活性测定

胰蛋白酶是胰腺分泌的重要消化酶之一,人类胰腺细胞合成两种主要的胰蛋白酶,通常是以无活性的酶原形式存在,即胰蛋白酶原-1和胰蛋白酶原-2,它们都储存在酶原颗粒中,在食管神经反射和/或肠道激素(胆囊收缩肽-肠促胰酶素)的刺激下分泌入肠道,肠液中的肠肽酶可以激活胰蛋白酶,胰蛋白酶本身及组织液亦可使其激活,亦可被 Ca^{2+}、Mg^{2+} 等离子激活。

两种胰蛋白酶酶原的电泳迁移率不同,最适 pH 亦有差别,两者很少有免疫交叉反应,因此可用免疫方法测定。

1. 血清胰蛋白酶　虽然胰液中含有大量的胰蛋白酶原,正常时却很少进入血液循环,健康人血清中存在的主要为游离胰蛋白酶原-1,没有游离的胰蛋白酶。

急性胰腺炎时,血清胰蛋白酶和淀粉酶平行升高,其峰值可达参考区间上限的 2~400 倍,两种胰蛋白酶的分布和急性胰腺炎的类型及严重程度有关。轻型者 80%~99% 为游离胰蛋白酶原-1 及极少的结合型的胰蛋白酶-1;而重型者大部分以与 α_1-抗胰蛋白酶或 α_2-巨球蛋白结合的形式存在,游离胰蛋白酶原-1 仅占胰蛋白酶总量的 30%。

因为血清中还有其他蛋白酶也能水解试剂中的底物,同时还有蛋白酶的抑制物存在,这些都会影响胰蛋白酶的测定结果。但现在已经有了测定胰蛋白酶原-1、胰蛋白酶-1、α_1-抗胰蛋白酶复合物的免疫方法,不过目前还没有建立有效的临床检验方法。

2. 尿胰蛋白酶原　由于胰蛋白酶原的分子量比较小(25kD),所以,很容易由肾小球滤出,但是肾小管对两者的重吸收却不同,对胰蛋白酶原-2 的重吸收低于胰蛋白酶原-1,因此,尿中前者的浓度较大。在急性胰腺炎时尿中胰蛋白酶原-2 的浓度明显升高。

现用的尿胰蛋白酶原-2 的试纸条定性方法是基于免疫层析的原理。试纸条上有两种抗人胰蛋白酶原-2 抗体,一种标记于蓝色乳胶颗粒上,作为检测标志物,另一种固定在膜上,以捕捉标记的颗粒,显示结果。按要求将试纸条的一部分浸入尿液,如果出现蓝色条带是为阳性。试验可以在现场进行,于 5min 内完成,适合急诊应用。胰蛋白酶原-2 还可用免疫荧光法作定量检测。

有研究报道急性胰腺炎时尿胰蛋白酶原-2 的特异性为 95%,敏感性为 94%,优于淀粉酶,是一个比较敏感且特异的诊断指标,被用作急诊时的筛选。尿胰蛋白酶原-2 阴性结果多半可以排除急性胰腺炎,而阳性结果时应做进一步检查以确定诊断,也应做动态观察。

第三节　胰腺疾病实验项目的评价

胰腺疾病的实验室检查近年来虽有很大进展,各种试验可以对急性胰腺炎、慢性胰腺炎及其他胰腺疾病的诊断、鉴别等提供帮助,但都有局限性,胰腺酶和胰腺外分泌功能的试验仍占有较重要地位。

常用的有关胰腺酶和外分泌功能的试验有以下几类:

一、血清胰腺酶的测定

1. 血清淀粉酶、尿淀粉酶、淀粉酶同工酶测定　血清淀粉酶升高最多见于急性胰腺炎，其升高的程度越大，患急性胰腺炎的可能性也越大，因此尽管特异性和灵敏度都还不够高，目前还是用淀粉酶作为急性胰腺炎诊断的首选指标。急性胰腺炎时肾清除淀粉酶的能力加强，尿淀粉酶升高可早于血淀粉酶，而下降晚于血淀粉酶。在淀粉酶总活性升高时，测定淀粉酶同工酶有助于对胰腺疾病的鉴别诊断。

2. 血清胰脂肪酶测定　血清脂肪酶活性升高多与淀粉酶并行，有报告指出患急性胰腺炎时脂肪酶比淀粉酶更敏感和特异，因而认为脂肪酶活性升高更有诊断意义，最好是同时检测淀粉酶和脂肪酶。因脂肪酶活性升高持续的时间较长，所以在疾病的后期测定更有意义。

3. 胰蛋白酶测定　急性胰腺炎时，血清胰蛋白酶和淀粉酶平行升高，其峰值可达参考区间上限的 2~400 倍，但其临床意义和价值尚需观察和总结。

二、胰腺外分泌功能试验

1. 促胰酶素-促胰液素试验　促胰酶素-促胰液素试验（P-S test）是利用给胰腺以刺激，引起胰腺外分泌活动，采集给刺激物前、后的十二指肠液和血液，测定各项指标。从给刺激前、后各项指标的变化来评价胰腺外分泌功能。本试验所给的刺激物主要作用是促使胰腺组织分泌富含碳酸氢盐的电解质溶液，使胰液流出量及各种胰酶的分泌量和浓度增加。然后测定在给这刺激物前、后胰液的流出量、碳酸氢盐及酶的浓度和排出量等，从其变化来评价胰腺外分泌功能。

从原理上看本试验是属于真正的胰腺外分泌功能试验，但因其操作复杂，患者又比较痛苦，因此很少应用于临床。

2. 对氨基苯甲酸试验　对氨基苯甲酸试验（PABA test, BTP test）是一个简单易行的胰腺外分泌功能试验，其原理是利用糜蛋白酶分解所给药物的能力来判断胰腺外分泌功能。其做法是给患者口服 N-苯甲酰-L-酪氨酰-对氨基苯甲酸（BTP），此药进入小肠后被胰糜蛋白酶特异地分解成 Bz-Ty 和 PABA（对氨基苯甲酸）两部分，PABA 被小肠吸收并在肝代谢后经肾由尿中排出，服药后留 6h 尿，测 6h 尿内所含 PABA 量，计算其占所服药量百分数。

糜蛋白酶降低主要见于胰腺功能缺损，本试验结果降低可见于慢性胰腺炎、胰腺癌、胰腺部分切除术后等。本试验和 P-S test 有相关性，但病症轻微时不如 P-S test 敏感。

许多药物可能干扰本试验，特别是抗生素、磺胺类和利尿剂等，因此试验前应停服所有药物。有些含马尿酸盐前体的食物如梅子、李子等也能干扰测定，应避免进食。留尿期间可以饮水,但要禁食。此外,肠道的吸收和肾排出速度都可以影响测定结果应加以注意。

其他用于诊断胰腺疾病的试验还有粪便中氮、脂肪、胰酶等检测,木糖吸收试验和十二指肠内容物检查等。有些胰功能试验由于操作复杂、特异性和灵敏度不够等原因,已很少用了。因此,实际应用最多的还是血清酶和脲酶检查。

急性胰腺炎的诊断要从两个方面考虑,即临床症状(急性腹痛等)和实验室检查(各项检查的临床意义已写在各试验中),但两者都不典型的时候,应注意鉴别诊断。

要特别注意的是,由于胰腺也有很大的储备、代偿能力,往往需要病变严重到一定程度时,胰功能试验才能显出异常。

章末小结

胰腺是人体内仅次于肝脏的第二大外分泌器官,具有外分泌和内分泌双重功能。胰腺的内分泌功能与代谢调节有关,胰腺外分泌功能为分泌具有消化作用的胰液。胰液含水、电解质和胰酶,胰酶包括淀粉酶、脂肪酶、磷脂酶 A_2 和蛋白水解酶等消化酶,参与胃肠中食物的消化。

胰腺疾病常见的是胰腺炎,分急性胰腺炎和慢性胰腺炎两大类型。急性胰腺炎是由于胰酶逸入胰腺组织内使胰腺组织自我消化而引起的急性出血性坏死,是最常见的胰腺疾病。常在暴饮暴食和大量饮酒后发生,临床特点为突然出现的上腹部疼痛(疼痛向腰背部发射,上腹部肌紧张,压痛)、恶心、呕吐,实验室检查可见血淀粉酶和脂肪酶升高。慢性胰腺炎由持续炎症导致不可逆的胰腺功能和形态改变。

急性胰腺炎发病后 6~12h 血清淀粉酶开始升高,12~24h 达到峰值,2~5d 下降至正常水平;尿淀粉酶在发病后 12~24h 开始升高,下降较慢,维持时间较长,7~14d 后才降至正常;发病后 4~8h 内血清脂肪酶活性升高,24h 达峰值,一般持续 8~15d。急性胰腺炎早期实验室检查最好做血清淀粉酶和脂肪酶,后期可选择尿淀粉酶和脂肪酶。脂肪酶比淀粉酶更敏感和特异,此外血清脂肪酶升高也可见于急腹症、慢性肾病等,但患腮腺炎和巨淀粉酶血症时不升高,可用于鉴别。

(姚德欣)

思考题

一、简答题

1. 当疑似急性胰腺炎时,常用的实验室检查有哪些?

2. 简述急性胰腺炎发病后不同时间内血淀粉酶和尿淀粉酶测定结果的变化。

3. 与淀粉酶相比,血清脂肪酶用于急性胰腺炎诊断有何特点?

二、病例分析

患者,男,40岁。3h前过量饮酒后出现上腹痛,呈持续性钝痛并阵发性加重,向腰后背放射,弯腰稍减轻,伴恶心、呕吐、大汗,呕吐2次。既往高脂血症2年,无其他病史。查体:痛苦面容,屈曲卧位,腹部饱满平软,上中腹压痛,无反跳痛。

实验室检查:WBC $12.6×10^9$/L,N 0.78,Hb 142g/L,HCT 0.4,血淀粉酶 381U/L,尿淀粉酶980U/L。影像检查:腹部X线平片提示结肠胀气。

请思考:1. 该患者诊断及诊断依据?

2. 应与哪些疾病鉴别? (只要求写出病名),进一步应做哪些检查?

第二十四章 | 内分泌疾病的生物化学检验

24章 数字内容

学习目标

知识目标：

掌握激素的概念、作用方式及调节机制,甲状腺、肾上腺功能紊乱的实验室诊断指标及应用;熟悉内分泌疾病实验室检测的常用方法及影响因素,嗜铬细胞瘤实验室生化检测指标和检测方法;了解各种激素的代谢及其调节。

能力目标：

能够正确采集处理标本;能够完成体液激素相关项目检测的操作。

素质目标：

培养认真细心,对每一份样本高度负责的担当精神及敏感的数据洞察力,积极为临床提供诊疗思路等职业素养。

案例导入

患者,女,52岁。主诉乏力、腹胀,排便次数减少,无明显右上腹痛,无恶心、呕吐,无发热。查体:心率52次/min,面容无精打采。实验室检查:TSH 11.51 8mIU/L,FT$_3$ 3.78pmol/L,FT$_4$ 6.78 pmol/L,TPO-Ab 546.6U/ml,TG-Ab 266U/ml。

请思考:1. 患者会是何种疾病呢?

2. 如果患者服药过量会如何呢?

内分泌是指机体某些腺体或散在的特定细胞所产生的具有生物活性的物质直接分泌到血液中,这些物质随血液循环运送到身体的靶器官、靶细胞,调节这些器官或细胞的代谢和功能的过程。内分泌不同于外分泌的是直接将生物活性物质释放到血液中,而不是通过外分泌腺的管道。机体的内分泌腺体(如垂体、甲状腺、甲状旁腺、肾上腺、胰岛和性腺等)及分散的内分泌细胞(如心、肺、肝、胃肠、肾、脑内分布的内分泌细胞)组成了内分泌系统。内分泌系统和神经系统相互影响,通过复杂而精细的调节机制,共同维持机体正常新陈代谢、内环境稳定及生殖、发育等基本生理过程。若机体的内分泌功能严重紊乱将诱发疾病。

第一节　概　　述

一、激素的概念、分类

(一)激素的概念

激素是由内分泌腺体或内分泌细胞合成和分泌的具有生物学活性的化学物质。激素经血液循环运送到全身,对靶器官、靶细胞发挥特定的生物学效应,也可经自分泌和旁分泌等多种方式发挥作用。

(二)激素的分类

1. 按激素的化学本质分类　激素可分为 4 类,分别是蛋白质及肽类激素、氨基酸衍生类激素、类固醇类激素和脂肪酸衍生物类激素。

2. 按激素作用的受体分类　可分为 2 类。

(1) 膜受体激素:膜受体激素往往是亲水性的,又称为亲水性激素,包括肽类激素、神经递质、生长因子、前列腺素等。

(2) 核受体激素:核受体激素为脂溶性的,又称为脂溶性激素,包括类固醇激素、甲状腺激素、维生素 A 与维生素 D 等。

二、激素的作用机制及激素分泌的调节

(一)激素的作用机制

激素能对特定组织细胞(靶细胞)发挥作用,主要是因为靶细胞含有能识别激素信号并与激素特异结合的物质,即激素受体。每种激素均具有特异性受体,不同激素作用于同一种细胞都是通过与其相应的受体结合才产生效应的。常见激素化学本质与作用见表 24-1。

表 24-1　常见激素化学本质与作用

分泌激素的腺体	激素	代号	化学本质
下丘脑	促甲状腺释放激素	TRH	肽类
	促甲状腺激素释放激素	GRH	肽类
	生长素释放激素	GHRH	多肽
	生长素释放抑制激素	GHIH	肽类
腺垂体 (垂体前叶)	促甲状腺激素	TSH	糖蛋白
	促肾上腺皮质激素	ACTH	肽类
	卵泡刺激素	FSH	糖蛋白
	黄体生成素	LH	糖蛋白
	生长激素	GH	蛋白质
	催乳素	PRL	蛋白质
腺垂体 (垂体前叶)	促甲状腺激素	TSH	糖蛋白
	促肾上腺皮质激素	ACTH	肽类
	卵泡刺激素	FSH	糖蛋白
	黄体生成素	LH	糖蛋白
	生长激素	GH	蛋白质
	催乳素	PRL	蛋白质
神经垂体 (垂体后叶)	抗利尿激素	ADH	肽类
	催产素	oxytocin	肽类
肾上腺髓质 肾上腺皮质	肾上腺素	epinephrine	氨基酸衍生物
	去甲肾上腺素	sympathin	氨基酸衍生物
	醛固酮	aldosterone	类固醇类
	雄激素	androgens	类固醇类
	雌激素	estrogens	类固醇类
其他腺体	绒毛膜促性腺素	HCG	蛋白质
	前列腺素	prostaglandin	脂肪酸衍生物

(二) 激素分泌的调节

　　体内激素分泌的调节主要是通过下丘脑-垂体-内分泌腺/内分泌细胞-激素系统进行的反馈调控方式,是普遍而主要的调节机制。正常情况下各种激素保持动态平衡,如果内分泌调控障碍导致激素分泌过多或过少,打破这种平衡,可造成内分泌失调,同时引起相应的临床表现。

三、内分泌疾病的临床生化诊断方法

　　健康个体血液中激素含量很低,用一般化学方法难以准确检测,因此,临床实验

室主要采用各种免疫学技术进行测定。放射免疫测定（RIA）和酶联免疫吸附试验（ELISA）曾经是激素测定的主要技术，而目前，化学发光免疫测定（CLIA）和电化学发光免疫测定（ECLIA）已经成为临床检测激素的主要技术。时间分辨荧光免疫测定（TrFIA）因其具有成本较低、适合批量测定的优势，仍然是目前临床实验室用于激素测定的主要技术之一。

（一）有关内分泌疾病的临床生化诊断方法

主要有以下三类：

1. 激素测定　直接测定体液中某激素或其代谢物的浓度。

2. 对某内分泌腺特有的或其分泌的激素所调节的生理、生化过程的检验　如甲状腺功能的碘摄取试验或基础代谢率测定，甲状旁腺功能紊乱时血钙测定等。

3. 动态功能试验　对调节系统的某一环节施用刺激性或抑制性药物，分别测定用药前后相应靶激素水平的动态变化，对检测导致内分泌紊乱的病变部位（环节）很有价值。

（二）激素测定的样品采集注意事项

1. 采血时间　多数激素应空腹采血，但生长激素和皮质醇等因日间变化较大，要按规定的时间采血。

2. 采血体位　与维持血压有关的激素如醛固酮等，其在血中的浓度随体位的改变而改变，因此运动后立即采样会造成误差。

3. 样本保存　有些激素如促肾上腺皮质激素、儿茶酚胺、肾素等离体后仍继续分解代谢，故标本采集完毕应尽快在低温下分离血浆测定，放置标本会导致激素失去活性。

4. 饮食及药物影响　进食可导致某些激素水平的改变，如胰岛素；进食后如果出现血液高脂状态会对许多激素的检测结果造成影响；服用荧光性药物如维生素 B_6 也会对检测引起干扰，应加以注意。

第二节　甲状腺功能测定

甲状腺是人体最大的内分泌腺，甲状腺分为许多小叶，小叶又由无数囊状的滤泡构成，甲状腺激素就是在这些滤泡上皮细胞中合成的。

一、甲状腺激素的代谢与分泌调节

（一）甲状腺激素的代谢

1. 甲状腺激素的合成　甲状腺激素包括甲状腺素 T_4 和三碘甲状腺原氨酸 T_3，它们都是含碘的氨基酸衍生物（图 24-1），在甲状腺滤泡上皮细胞内合成，包括三个步骤：甲状腺对碘的摄取，碘的活化及甲状腺球蛋白的碘化（图 24-2）。

（1）甲状腺对碘的摄取：甲状腺上皮细胞可通过细胞膜上的"碘泵"主动摄取血浆中

图 24-1　甲状腺激素化学结构示意图

图 24-2　甲状腺激素的合成过程

的碘,正常情况下,甲状腺中的碘是血浆中碘的数十倍。

(2) 碘的活化:食物中的碘被消化道吸收后被还原为离子碘(I^-),入血后被甲状腺滤泡上皮细胞摄取,在细胞中过氧化氢酶和过氧化物酶的作用下转变成"活性碘"。

(3) 甲状腺球蛋白的碘化:甲状腺球蛋白是存在于甲状腺滤泡上皮细胞内的一种糖蛋白,每分子约含 120 个酪氨酸残基,"活性碘"与酪氨酸残基结合生成一碘酪氨酸残基和二碘酪氨酸残基,这些碘化的酪氨酸进一步缩合生成 T_4 和 T_3,含有 T_4 和 T_3 的甲状腺球蛋白经分泌进入滤泡腔内储存。

2. 甲状腺激素的分泌、运输与降解

(1) 分泌:在垂体分泌的促甲状腺激素刺激下,经过一系列变化,T_3 和 T_4 被甲状腺上皮细胞分泌、释放入血液,同时脱碘,脱出的碘可再作用于甲状腺激素的合成。血液中的甲状腺激素98%为T_4,T_3仅为2%,但T_3的生理活性比T_4大很多,正常甲状腺激素总活性的2/3是由T_3体现的。

(2) 运输:血浆中99%以上的T_3、T_4都与血浆蛋白可逆结合,主要是与甲状腺素结合球蛋白(TBG)结合,也有部分与清蛋白、前清蛋白结合。仅有占血浆中总量0.1%~0.3%的T_3和0.02%~0.05%的T_4为游离的,只有游离的T_3、T_4才能进入靶细胞发挥作用。与蛋白结合的部分则对游离的T_3、T_4起调节、稳定的作用。

(3) 降解:甲状腺激素的分解代谢主要为脱碘反应。T_4是有生物活性的T_3的前体,可脱碘生成T_3和无活性的反T_3(rT_3),血液中的T_3近80%来自T_4的外周脱碘。此外,甲状腺激素可在肝中与葡糖醛酸结合经胆汁排入肠腔,或在周围组织经脱氨、脱羧、氧化等产生无生理活性的代谢产物而排出体外。

(二)甲状腺激素分泌的调节

甲状腺激素的合成与分泌主要受下丘脑-垂体-甲状腺轴的调节,同时也受人血浆甲状腺素结合球蛋白(TBG)的影响。

1. 下丘脑-垂体-甲状腺轴之间的调节　甲状腺激素的分泌直接受腺垂体分泌的促甲状腺激素(TSH)的调节,TSH可促进甲状腺滤泡上皮细胞合成甲状腺素,同时可促进甲状腺核酸和蛋白质合成,使腺体增大。TSH的分泌受到下丘脑分泌的促甲状腺激素释放激素(TRH)的控制。甲状腺激素的增多可负反馈地抑制TRH的分泌进而减少TSH的分泌,从而控制甲状腺激素的分泌。血液中游离T_3、T_4的水平对腺垂体释放TSH的负反馈调节最重要。

2. 血浆TBG的影响　血浆TBG正常而T_3、T_4分泌改变,可导致游离T_3、T_4的增减引起疾病。血浆TBG浓度改变,也可导致甲状腺激素结合形式的动态平衡发生变化,从而导致甲状腺分泌功能的改变。

(三)甲状腺激素的生理功能

甲状腺激素对机体的生理作用广泛而强烈,其生理功能主要是:促进三大营养物质代谢,调节生长发育过程,提高大多数组织的耗氧量,促进能量代谢,增加产热和提高基础代谢率。此外,甲状腺激素对中枢神经系统、神经-肌肉系统、循环系统和造血过程等也有显著作用。

二、甲状腺功能紊乱

甲状腺功能紊乱是常见的内分泌疾病,以甲状腺功能亢进为多见,其次是甲状腺功能减退。

(一)甲状腺功能亢进症

甲状腺功能亢进症简称甲亢,指各种原因所致甲状腺激素分泌增多,功能异常升高,造成机体各系统兴奋性增高,以代谢亢进为主要表现的临床综合征。患者有乏力、怕热、多汗、体重锐减、心悸、气促、食欲亢进、紧张、焦虑、易怒等症状,还可使糖耐量减低、糖尿病加重、血胆固醇降低、蛋白质分解加强等。其病因复杂多样,可分为:①甲状腺性甲亢,以 Graves 病最为多见,患者出现弥漫性甲状腺肿伴甲亢;②垂体性甲亢,如垂体 TSH 瘤;③伴瘤综合征,如恶性肿瘤(肺、胃、肠、胰等)伴甲亢(分泌 TSH 类似物);④医源性甲亢和暂时性甲亢等。

知识链接

Graves 病

Graves 病译音为格雷夫斯病又称毒性弥漫性甲状腺肿,最常见,它是由于血中存在一种刺激物兴奋甲状腺而引起,具有高代谢、弥漫性甲状腺肿大和突眼三大特点。

格雷夫斯病常见于妇女,特征为眼球突出和甲状腺增大,Ⅱ型超敏反应导致的疾病。1825 年 Parry 首次报告,1835 年和 1840 年 Graves 和 Basedow 先后发表详细报告,因此,本病被称为"Parry 病""Graves 病"或"Basedow 病"。

(二) 甲状腺功能减退症

甲状腺功能减退症简称甲减,是由于多种原因引起甲状腺激素合成、分泌不足所致生物学效应异常低下的一组内分泌疾病。按起病年龄可分为三型:起病于胎儿、新生儿者称呆小病(又称克汀病);起病于性发育前儿童者为幼年型甲减;起病于成年者称成年型甲减。

甲减的临床表现取决于起病时间。成人主要表现为代谢的变化,如基础代谢率降低,精神迟钝,情绪低下,乏力,心脏功能抑制,性腺及肾上腺皮质功能减退等。胎儿及新生儿的甲减,除全身代谢减低外,骨骼和神经系统生长发育也受到影响,出现体格及智力发育障碍,各型后期病重时均可表现出黏液性水肿。

知识链接

桥本甲状腺炎

慢性淋巴细胞性甲状腺炎又称自身免疫性甲状腺炎,是一种以自身甲状腺组织为抗原的慢性炎症性自身免疫性疾病。日本九州大学 Hashimoto(桥本)首先(1912 年)在德国医学杂志上报道了 4 例而命名为 Hashimoto(桥本)甲状腺炎(Hashimoto's thyroiditis,HT),为临床中最常见的甲状腺炎症。近年来发病率迅速增加,有报道认为已与甲亢的发病率相近。本病是儿童及青少年甲状腺肿大及获得性甲状腺功能减退症最常见的原因。

三、甲状腺激素的测定

甲状腺激素的测定大多采用免疫方法直接测定血清中的激素浓度。其测定方法有时间分辨荧光免疫分析法（TrFIA）、化学发光免疫分析法（CLIA）和电化学发光免疫分析法（ECLIA）。

（一）血清总甲状腺素（TT_4）和总三碘甲状腺原氨酸（TT_3）的测定

1. 血清 TT_4　TT_4 是判断甲状腺功能最基本的筛选试验，是诊断甲减可靠和敏感的指标。血清中 99.95% 的 T_4 与蛋白结合，其中 60%~70% 与 TBG 结合，TT_4 包括与蛋白结合的总量。TT_4 测定受 TBG 等结合蛋白的量和结合力变化的影响，同时患者低清蛋白血症或服用某些药物也会影响 TT_4 的测定，此时应测定游离的 T_4 和游离的 T_3 才能有效地评价甲状腺功能。TT_4 测定推荐使用血清或 EDTA-K_2 抗凝血浆作为样本，避免反复冻融。

2. 血清 TT_3　TT_3 是诊断甲亢最可靠和灵敏的指标，尤其是对诊断 T_3 型甲亢的患者有特殊意义，这类甲亢患者血清 TT_4 浓度不高，但 TT_3 却显著增高。血清中 T_3 与蛋白结合含量达 99.5% 以上，故 TT_3 也受血清 TBG 含量的影响，TT_3 浓度的变化常与 TT_4 平行。

【参考区间】

TrFIA 法 TT_4：69.0~114.0nmol/L；TT_3：1.3~2.5nmol/L；

CLIA 法 TT_4：78.4~157.4nmol/L；TT_3：1.34~2.73nmol/L；

ECLIA 法 TT_4：66~181nmol/L；TT_3：1.3~3.1nmol/L。

【临床意义】

血清 TT_3 与 TT_4 浓度增高主要见于甲亢，和 FT_3、FT_4 一起可用于甲亢及甲减的诊断、病情评估、疗效监测。

（二）血清游离甲状腺素（FT_4）和游离三碘甲状腺原氨酸（FT_3）的测定

血清 FT_3、FT_4 不受 TBG 的影响，直接反映甲状腺功能状态，正常情况下，血浆甲状腺激素结合型和游离型之间存在着动态平衡，但只有游离型才具有生理活性，所以 FT_3、FT_4 的水平更能真实地反映甲状腺功能状况，其敏感性和特异性明显高于 TT_3 和 TT_4，目前认为联合进行 FT_3、FT_4 和超敏 TSH 测定，是甲状腺功能评估的首选方案和第一线指标。

【参考区间】

TrFIA 法 FT_4：8.7~17.3pmol/L；FT_3：4.7~7.8pmol/L。

CLIA 法 FT_4：11.5~22.7pmol/L；FT_3：3.1~6.5 pmol/L。

ECLIA 法 FT_4：12~22pmol/L；FT_3：4.6~7.8pmol/L。

上述参考区间引自商品化试剂说明书。

【临床意义】

1. 甲状腺功能亢进症　对于诊断甲亢而言，FT_3、FT_4 均较 TT_3、TT_4 灵敏，对甲亢患者的疗效观察价值更大。

2. 甲状腺功能减退症　大多数口服 T_4 治疗的患者,在服药后 1~6h 血中 FT_4 浓度达到高峰,其升高程度与服药剂量有关。FT_4 是甲状腺素替代性治疗时很好的监测指标。

3. 妊娠　孕妇的血中 TBG 明显增加,因此 FT_3、FT_4 的检测较 TT_3、TT_4 的检测更为准确。

4. 药物影响　肝素可能对 FT_3、FT_4 的测定产生影响,使结果偏高。

（三）血清反 T_3(rT_3)测定

rT_3 经 T_4 脱碘而来,是反映甲状腺功能的一个指标,血清中 T_3、T_4 和 rT_3 维持一定比例,可以反映甲状腺激素在体内的代谢情况。

【参考区间】

rT_3:0.15~0.45nmol/L。

【临床意义】

rT_3 与 T_3 在化学结构上属异构体,但 T_3 是参与机体代谢的重要激素,该过程消耗氧,而 rT_3 几乎没有生理活性。

1. 甲亢时血清 rT_3 增加,与血清 T_3、T_4 的变化基本一致。

2. 甲减时血清 rT_3 降低。

四、其他检测项目

（一）甲状腺球蛋白

甲状腺球蛋白(Tg)是存在于甲状腺滤泡腔内的一种糖蛋白,其分子中酪氨酸残基可被碘化生成 T_3、T_4。血中的 Tg 仅有少量。测定主要用 CLIA 法和 ECLIA 法。

【参考区间】

CLIA 法:1.15~130.77μg/L;ECLIA 法:1.4~78μg/L(上述参考区间引自商品化试剂说明书)。

【临床意义】

甲状腺癌时血清 Tg 明显升高,尤其对治疗效果追踪及甲状腺癌转移有重要意义;血清 Tg 升高是判断亚急性甲状腺炎活动度的参考指标,炎症控制后 Tg 降至正常;初发甲亢,甲亢复发或治疗未缓解者血清 Tg 升高,如治疗后 Tg 水平不下降,则复发的可能性很大。

（二）抗甲状腺自身抗体

多数甲状腺功能紊乱发病机制与自身免疫反应有关,目前临床主要测定的抗体有甲状腺球蛋白抗体(TG-Ab)、甲状腺过氧化物酶抗体(TPO-Ab)和促甲状腺素受体抗体测定(TR-Ab)。TG-Ab 是一类针对甲状腺球蛋白(Tg)的自身抗体,与 TPO-Ab 皆存在于自身免疫性甲状腺病患者和非甲状腺自身免疫性疾病患者体内。动态监测 TG-Ab 水平,可以了解自身免疫性甲状腺的病变进程,并辅助诊断自身免疫性甲状腺炎。患者体内TPO-Ab水平升高是诊断慢性自身免疫性甲状腺疾病诊断的金标准。与其他甲状腺抗体(TG-Ab、TR-Ab)同时检测可以增加敏感性,但是TPO-Ab阴性结果不能排除自身免疫性疾病的可能性。TR-Ab主要用来监测Graves病患者治疗和复发。

五、甲状腺分泌调节功能测定

(一)血清促甲状腺激素测定

促甲状腺激素(TSH)是腺垂体嗜碱性细胞释放的一种糖蛋白,其生理功能是刺激甲状腺的发育、合成和分泌甲状腺激素。血清TSH水平测定是甲状腺功能紊乱的常规检测指标之一。TSH的分泌受下丘脑促甲状腺激素释放激素(TRH)的兴奋性影响,在甲状腺功能改变时,TSH的变化较T_3、T_4更迅速而显著,所以血中TSH测定是反映下丘脑-垂体-甲状腺轴的敏感试验,尤其对亚临床型甲亢和亚临床型甲减的诊断有重要意义。TSH测定采用血清标本,4℃稳定5d,不宜使用有明显溶血和脂血的标本。

【参考区间】

TrFIA法 TSH:0.63~4.19mIU/L;CLIA法 TSH:0.34~5.60mIU/L;ECLIA法 TSH:0.27~4.2mIU/L(上述参考区间引自商品化试剂说明书)。

【临床意义】

TSH增高可见于原发性甲减、甲状腺激素抵抗综合征、异位TSH综合征等,TSH降低可见于甲亢、亚临床甲亢等。

(二)甲状腺功能动态试验

1. 三碘甲状腺原氨酸抑制试验(T_3抑制试验)　利用甲状腺主动摄取浓集碘的功能,给受试者一定剂量的^{131}I后,定时连续观察甲状腺区的放射性强度。以甲状腺摄取碘的速度和量间接反映甲状腺合成分泌甲状腺激素的功能。该方法粗糙,影响因素多,特异性低,已很少使用。

2. TRH兴奋试验　TRH可迅速刺激腺垂体合成和释放贮存的TSH,因此分别测定静脉注射200~500μg之前及15min、30min、60min和120min后的血清TSH水平,可了解垂体TSH合成及贮备能力。正常情况下,注射15~30min达峰值水平,其TSH水平较基础值增加1~20mU/L,60min恢复至基础水平,女性反应高于男性。

【临床意义】

主要用于鉴别垂体性甲状腺疾病和下丘脑性甲状腺疾病。垂体病变时,TSH基础值低,对TRH无反应;而下丘脑病变时,TSH基础值低,但对TRH有延迟性反应。甲状腺性甲亢患者不但TSH基础值低,而且垂体TSH储存少,注射TRH后血清TSH无明显升高。

第三节 肾上腺功能测定

肾上腺是由中心部的髓质和周边部的皮质两个独立的组织组成的,肾上腺皮质和髓质各分泌化学结构、性质、生理作用都完全不同的激素。肾上腺激素包括肾上腺皮质激素和肾上腺髓质激素。

一、肾上腺激素的代谢与分泌调节

(一)肾上腺皮质激素

肾上腺皮质由外向内可分为球状带、束状带和网状带。球状带主要分泌盐皮质激素,主要为醛固酮(Ald);束状带分泌糖皮质激素,主要是皮质醇及少量皮质酮;网状带分泌雄激素和少量雌激素。这三类激素及性腺合成的性激素的前体均为胆固醇,称为类固醇激素,分为17-酮类固醇和17-羟类固醇。类固醇激素合成取决于特殊的酶系统,经过一系列酶促反应后合成。

1. 肾上腺皮质激素的代谢

(1)皮质激素的生物合成:胆固醇是合成皮质激素的基本原料,由于肾上腺各部位所含酶类不同,所以生成不同的糖皮质激素。

(2)皮质激素的运输、失活和排泄:释放入血的糖皮质激素主要与血浆中的皮质醇结合球蛋白(CBG)可逆结合,CBG对皮质醇有高度亲和力,只有游离形式的皮质激素可进入靶细胞发挥生理作用。皮质激素的失活、降解主要在肝进行。经过加氢、结合、还原等反应之后的降解产物通过肾和肠道排出。

2. 皮质激素对物质代谢的作用

(1)糖皮质激素:糖皮质激素作用十分广泛,体内大多数组织的各种物质代谢都受它的调节。如抑制糖的氧化,促进糖异生,加强蛋白质合成,抑制外周组织蛋白质与脂肪合成,促进其分解,脂肪重新分布于面部、胸、背及臀部,形成满月脸和向心性肥胖。糖皮质激素还有减轻炎症和过敏反应,抑制创伤后的血管扩张等生理、药理作用。

(2)盐皮质激素:盐皮质激素可促进肾保钠排钾,增加细胞外液容量,在维持机体水和电解质平衡等方面起重要作用。

(3)性激素:性激素主要由性腺分泌,肾上腺皮质可合成少量性激素。性激素包括雄性激素和雌性激素,雌性激素可分为雌激素和孕激素。

3. 肾上腺皮质激素分泌的调节　肾上腺皮质激素(主要是糖皮质激素)的合成和分泌主要受下丘脑-垂体-内分泌腺调节轴的控制。

垂体分泌释放的促肾上腺皮质激素(ACTH)可通过作用于肾上腺皮质束状带、网状带细胞膜上的ACTH受体,来促进细胞增殖,使合成和分泌糖皮质激素、性激素增多。

ACTH持续增高在早期可一过性地引起盐皮质激素分泌增加,但无持久影响。

下丘脑分泌、释放促肾上腺皮质激素释放激素(CRH),选择性促进腺垂体分泌ACTH。

血液中游离的糖皮质激素对CRH和ACTH的分泌释放有负反馈调节作用。ACTH和糖皮质激素的分泌存在着明显的昼夜节律,其分泌高峰在早晨6~8时,低谷在夜间22~24时。此外,应激及其他伤害性刺激都可以通过调节轴促进糖皮质激素的分泌。

4. 肾上腺皮质功能紊乱

(1)肾上腺皮质功能亢进(皮质醇增多):各种原因造成肾上腺分泌过多的糖皮质激素(主要是皮质醇)所致疾病的总称是库欣(Cushing)综合征,它是肾上腺皮质的主要疾病,临床表现是向心性肥胖、高血压、骨质疏松,以及皮肤和肌肉因蛋白质大量分解而萎缩,并因此导致皮下微血管显露呈对称性紫纹等。因同时伴有肾上腺皮质性激素(主要是雄激素)分泌增多,女性可见多毛、痤疮、月经失调,甚至男性化。

(2)肾上腺皮质功能减退症:指慢性肾上腺皮质分泌糖皮质激素不足产生的综合征,包括原发性和继发性两种。原发性者又称为艾迪生病(Addison disease),是指由于自身免疫反应、结核、真菌感染、肿瘤或白血病等原因破坏了双侧肾上腺的绝大部分,引起肾上腺皮质激素分泌不足;继发性肾上腺皮质功能减退是由于下丘脑-垂体病变引起ACTH的分泌不足所致。肾上腺皮质功能减退临床上表现为心血管系统、消化系统、神经系统、生殖系统等功能低下。

(二)肾上腺髓质激素

肾上腺髓质主要分泌肾上腺素(E)、去甲肾上腺素(NE)、多巴胺(DA),三者在化学结构上均为儿茶酚胺类,故通称为儿茶酚胺。肾上腺所释放的肾上腺素大约是去甲肾上腺素的4倍,仅分泌微量的多巴胺。血液及尿中的肾上腺素几乎全部是肾上腺髓质分泌,去甲肾上腺素和多巴胺还可来自其他组织中的嗜铬细胞。

血液中儿茶酚胺含量很低,化学性质不稳定,目前尚无准确可靠的测定方法。尿香草扁桃酸(VMA)是儿茶酚胺的终末代谢产物,体内肾上腺素、去甲肾上腺素的代谢产物有60%是VMA,其化学性质较儿茶酚胺稳定。约63%的VMA由尿排出,故检测尿中VMA可以了解肾上腺髓质的分泌功能。

1. 儿茶酚胺的代谢

(1)儿茶酚胺的合成:体内合成儿茶酚胺的基本原料是酪氨酸,主要来源于蛋白质的分解,苯丙氨酸也可转化生成。其合成步骤是:酪氨酸在酪氨酸羟化酶的催化下生成二羟苯丙氨酸(多巴),多巴脱羧生成多巴胺,多巴胺生成去甲肾上腺素,去甲肾上腺素由S-腺苷甲硫氨酸(SAM)提供甲基生成肾上腺素,因此肾上腺髓质是产生肾上腺素的主要场所。合成的儿茶酚胺在嗜铬细胞的囊泡中储存。

(2)儿茶酚胺的分解:肝脏是儿茶酚胺分解的主要场所,在单胺氧化酶(MAO)和儿茶酚-O-甲基转移酶(COMT)及其他一些酶类的共同作用下,儿茶酚胺变成多种醇类和醛类的中间产物,并进一步生成以有机酸类为主的终末产物。肾上腺素和去甲肾上腺素的主要终产物是 3-甲氧基-4-羟苦杏仁酸(即香草扁桃酸)。多巴胺的主要终产物是 3-甲基-4-羟基乙酸(即高香草酸,HVA)。大部分 VMA 和 HVA 与葡糖醛酸或硫酸结合后,随尿排出体外。具体代谢过程见图 24-3。

图 24-3　儿茶酚胺的代谢

MAO:单胺氧化酶;COMT:儿茶酚-O-甲基转移酶;VMA:香草扁桃酸;HVA:高香草酸。

2. 儿茶酚胺的生理功能　儿茶酚胺既是肾上腺髓质分泌的激素,又是肾上腺素能神经元释放的神经递质,所以儿茶酚胺的生理功能广泛而复杂。正常情况下,儿茶酚胺以一定量分泌并迅速被组织利用,必要时释放入血。肾上腺素和去甲肾上腺素都可直接作用于心脏,使心脏收缩力增强,心跳加快,心排出量增加;去甲肾上腺素对血管的收缩作用较为广泛;多巴胺在增加内脏和肾血流量的同时,使血压下降。

3. 儿茶酚胺的代谢异常　儿茶酚胺代谢异常导致的主要疾病是嗜铬细胞瘤。因细胞内的嗜铬颗粒遇重铬酸盐被染成褐色而得名,嗜铬细胞瘤约有 90% 发生在肾上腺髓质,一般是良性。临床表现主要是阵发性或持续性高血压,患者基础代谢率高,产热增多,体温升高。另外,肾上腺素有拮抗胰岛素的作用,可致血糖过高或糖尿。

二、肾上腺皮质功能测定

(一) 血、尿中的糖皮质激素及其代谢产物测定

血液中的皮质醇浓度直接反映肾上腺糖皮质激素分泌情况,尿中的皮质醇是由血中的游离型经肾小球滤过而来,其反映血中有生物活性的糖皮质激素水平。尿液标本需收集 24h 总尿量至含有 10g 硼酸作为防腐剂的容器中,并记录总尿量。

皮质醇的测定方法目前多用化学发光法(CLIA)、电化学发光法(ECLIA)等。

【实验原理】

化学发光法:是待测抗原(F)与过量的碱性磷酸酶标记抗原(ALP-F)在反应体系中竞争性地结合特异性抗F抗体(Ab)的结合位点,检测样本中F和ALP-F与Ab进行竞争性结合反应的量,由于ALP-F和Ab为一定量的,检测样本中F的量越多,ALP-F-Ab的量就越少。当反应达到平衡时,反应系统中光子的产出量与ALP-F-Ab的量成正比,而与F的含量成反比。

【参考区间】

CLIA法:血液样本:0.17~0.44μmol/L(8a.m.);0.06~0.25μmol/L(4p.m.)。

【临床意义】

血中皮质醇浓度增高主要见于肾上腺皮质功能亢进症(库欣综合征)、肾上腺肿瘤、应激状态等;降低主要见于原发性慢性肾上腺皮质功能减退症(艾迪生病)、Graves病、垂体功能减退症等。

(二)类固醇激素及其代谢产物的测定

1. 尿17-酮类固醇的测定 类固醇激素及其代谢产物中,凡在C_{17}上没有侧链而仅有一个酮基者,即为17-酮类固醇(17-KS)。实际测定中,17-KS包括雄酮、异雄酮、脱氢异雄酮及其代谢物。

常规17-KS测定采用的是Zimmermann比色法,该方法的原理是尿中17-KS多以葡糖醛酸或硫酸酯的结合形式存在,测定时取24h尿标本加酸水解,释放游离的17-KS。将其提取后,在碱性介质中,酮-亚甲基与间-二硝基苯作用,生成紫色的化合物,于515nm波长处比色测定。测定结果可受很多因素影响。尿样采用浓盐酸防腐。测定前患者应停服中药和四环素、维生素B_2等带色素的药物。某些抗高血压药、安定药对测定也有影响。

【参考区间】

男性:28.5~61.8μmol/24h尿;女性:20.8~52.1μmol/24h尿。

【临床意义】

尿17-KS测定主要反映睾丸功能和肾上腺皮质分泌功能,尿17-KS增多见于肾上腺皮质功能亢进症、腺垂体功能亢进症、睾丸间质细胞瘤、甲亢以及应用ACTH、雄激素和皮质激素之后。尿17-KS减少见于肾上腺皮质功能减退症、腺垂体功能减退症、睾丸功能减退以及甲减等。

2. 尿17-羟皮质类固醇(17-OHCS)测定 尿中17-羟皮质类固醇是指尿中C_{17}上有羟基的所有类固醇物质,这类内源性物质在人类体内主要为肾上腺皮质所分泌的糖皮质激素,包括皮质醇、皮质酮、17-羟孕酮、11-脱氧皮质醇等代谢物的总称。尿中17-OHCS有80%来自皮质醇途径,因此17-OHCS的浓度可反映血中皮质醇的含量。

17-OHCS测定多采用传统的Porter-Silber比色测定法,留样前应停止中药、四环素和维生素B_2等药物,以防干扰。尿样收集器内放5~10ml浓盐酸防腐。影响本试验的因素较多,如应激状态、营养不良、慢性消耗性疾病、肝硬化、肾功能不良以及多种可以干扰试验药物和食物,应加以注意。本试验所需条件简单,但特异性较差。

【参考区间】

男性:(27.88±6.60)μmol/24h 尿;女性:(23.74±4.47)μmol/24h 尿。

【临床意义】

17-OHCS 主要反映肾上腺皮质分泌功能。当肾上腺皮质功能亢进症(如库欣综合征)时 17-OHCS 增高;甲亢、应激状态、肥胖症、胰腺炎等可见升高。17-OHCS 含量减少见于肾上腺皮质功能减退症、腺垂体功能减退症、肾上腺切除术后及甲减等。

(三)下丘脑-垂体-肾上腺皮质轴功能检测

下丘脑-垂体-肾上腺皮质轴功能检测及必要的动态功能试验有助于肾上腺皮质功能紊乱病变部位的确定及病变性质的判定。

1. 血浆 ACTH 测定　ACTH 是腺垂体分泌的微量多肽激素。正常 ACTH 分泌存在着与皮质醇相同的昼夜节律,在肾上腺皮质功能紊乱时,ACTH 的分泌节律大多消失。ACTH 的测定主要采用 ECLIA 法。

【参考区间】

成人 ACTH:7.2~63.3ng/L(上午 7:00—10:00 收集血浆样本)(此参考区间引自商品化试剂说明书)

【临床意义】

先天性肾上腺皮质增多症、下丘脑垂体性皮质醇增多症时,午夜 ACTH 明显增多,昼夜节律消失;在继发性肾上腺皮质功能减退症、原发性皮质醇增多症的患者,早上 8 点血浆 ACTH 明显降低,昼夜节律也消失。

2. ACTH 兴奋试验　ACTH 可刺激肾上腺皮质合成、释放皮质醇。试验通过肌内或静脉注射合成的 ACTH,测定并观察血浆皮质醇的浓度变化。正常人注射 ACTH 后,血皮质醇较注射前的基础值增加明显。艾迪生病时,皮质醇基础值低,对 ACTH 刺激无反应;继发性肾上腺皮质功能减退者,基础值也低,但对 ACTH 可有延迟反应;肾上腺肿瘤时,皮质醇基础值升高,但对 ACTH 刺激多无反应;下丘脑垂体性皮质醇增多症则出现强阳性反应。由于试验药物购买困难,目前临床已很少应用。

3. 地塞米松抑制试验　地塞米松是人工合成的强效糖皮质激素类药物,对下丘脑-垂体-肾上腺轴可产生强烈的皮质醇样的抑制作用,主要是抑制腺垂体释放 ACTH,进而抑制肾上腺皮质激素的合成和释放,用于判断病变部位。

三、肾上腺髓质功能测定

临床检测儿茶酚胺的主要标本是血清(浆)和尿。采血时应在患者情绪稳定和安静状态下进行,收集的尿液应及时检测或加防腐剂后置冰箱暂时保存。试验前两天应限用茶、咖啡等兴奋性饮料。

（一）肾上腺素（E）和去甲肾上腺素测定（NE）

采用高灵敏度的高效液相色谱（HPLC）和液相串联质谱技术（LC-MS）测定血液中 E 和 NE，由于其高灵敏度和高特异性，干扰少等特点已受到越来越多的关注。下面介绍液相串联质谱法。

【实验原理】

标本经过前处理后，进入液相串联质谱仪的液相部分，被分离的标本成分通过梯度洗脱相继离开（洗脱或清洗出）色谱柱，进入质谱（MS）检测器，经过电喷雾电离和三重四级杆作用分离出目标离子。这些离子随后被输送到光电倍增管进行定量测定。

【参考区间】

肾上腺素：≤96.6pg/ml；去甲肾上腺素：≤163.0pg/ml（此参考区间引自第 4 版全国临床检验操作规程）。

【临床意义】

嗜铬细胞瘤时，两者明显升高。如肾上腺素升高较去甲肾上腺素显著，则提示可能为肾上腺髓质嗜铬细胞瘤。原发性高血压、甲减、交感神经母细胞瘤等也可升高。降低见于甲亢、艾迪生病等。

（二）尿儿茶酚胺测定

利用 HPLC 法可测定尿中游离型儿茶酚胺。将尿液去蛋白并经阳离子交换树脂处理后，在 pH 6.5 条件下，游离型儿茶酚胺可选择性吸附于层析柱上，改变洗脱条件，可将其洗脱下来。经电化学检测器测定，与标准物对比后，可根据各洗脱峰的保留时间和峰高，对儿茶酚胺进行定性、定量分析。

【参考区间】

肾上腺素：2.7~108.7nmol/24h 尿；去甲肾上腺素：82.4~470.6nmol/24h 尿；多巴胺：420~2 600nmol/24h 尿。

【临床意义】

尿儿茶酚胺测定主要用于嗜铬细胞瘤的诊断。

（三）尿香草扁桃酸（VMA）测定

VMA 是儿茶酚胺的主要代谢产物，尿液 VMA 测定是内分泌试验的常规项目，因为标本来源方便，故一般实验室均可开展。VMA 测定有分光光度法和 HPLC 法。由于 HPLC 操作繁琐，临床常规测定多采用分光光度法，但分光光度法受食物和某些药物的干扰。巧克力、咖啡、茶、香蕉、柠檬、多种拟肾上腺素药品、含多巴胺成分的药品都可导致假阳性，芬氟拉明可导致假阴性，测定前应对上述饮食和药品加以限制。VMA 分光光度法测定操作步骤较多，需严格遵守操作程序。

由于昼夜 VMA 的分泌率有波动，建议收集 24h 尿液混合送检。收集容器应用一个大的具塞洁净玻璃瓶，加入 6mol/L 盐酸 10ml 作为防腐剂。整个留尿过程中，收集器须置冰箱内，送检尿样须放入 4℃冰箱或冷冻保存。

10~35μmol/24h尿（2~7mg/24h尿）。

【临床意义】

尿 VMA 测定可帮助了解体内儿茶酚胺的水平。主要用于嗜铬细胞瘤的诊断和高血压的鉴别诊断。增高见于嗜铬细胞瘤、交感神经母细胞瘤、原发性高血压、甲状腺功能减退症等；降低见于甲状腺功能亢进症、原发性慢性肾上腺皮质功能减退症等。

知识链接

嗜铬细胞瘤

是发生于嗜铬细胞组织的肿瘤，绝大多数为良性。肾上腺髓质为最好发部位，约占 90%。因为肾上腺素和去甲肾上腺素测定释放入血，产生持续或者阵发性高血压，并伴有血糖、血脂升高。本病的生物学检查主要有以下两类：①血浆和尿中儿茶酚胺类及代谢物测定；②动态功能试验。即兴奋试验常用高血糖素激发试验。本法对嗜铬细胞瘤诊断特异性几乎为 100%，灵敏度为 81%，但禁用于基础血压高于 170/100mmHg，和伴有糖尿病者。抑制试验常用可乐定抑制试验。但对主要分泌肾上腺素的嗜铬细胞瘤患者，本试验有时会出现假阴性。该试验特异性达 93%，灵敏度 87%。

章末小结

本章首先概述了激素的概念、分类、作用机制及调节等，然后重点介绍了体内甲状腺、肾上腺和功能紊乱时的相关疾病及实验室诊断指标。

甲状腺功能紊乱（甲亢、甲减等）常用临床实验室检测指标为 T_3、T_4、rT_3 和 TSH；而 TSH 水平不受血清 TBG 浓度影响，对甲状腺功能紊乱的诊断及病变部位的判断很有价值。

嗜铬细胞瘤的早期诊断指标为血、尿中儿茶酚胺及尿中其主要代谢物的测定；肾上腺皮质功能紊乱（库欣病、艾迪生病等）诊断指标包括血、尿皮质醇及血中 ACTH 的浓度，地塞米松抑制试验可帮助确定病变部位。

（孙革新）

❓ 思考题

一、简答题

1. 甲状腺功能亢进症与甲状腺功能减退症的生物化学诊断指标区别是什么？
2. 儿茶酚胺测定的意义是什么？

二、病例分析

患者,男,24 岁。主诉:食欲减退,明显体重减轻,日甚一日。

查体:皮肤青铜色,低血压,肌肉消瘦。

实验室检查:血清[Na^+]125mmol/L,[K^+]6.2mmol/L,血浆皮质醇降低,尿 17-OHCS 降低,血浆 ACTH 增高。

请思考:根据以上结果该患者最可能的诊断是什么?

第二十五章 | 妊娠和新生儿的生物化学检验

25章 数字内容

25章 数字内容

学习目标

知识目标：

掌握常用妊娠期生物化学检验项目的临床意义；胎儿先天缺陷常用筛查指标及其产前诊断；熟悉妊娠及新生儿相关疾病的实验室检测项目和方法；常见新生儿先天性代谢性疾病的筛查方法；了解妊娠期间母体及胎儿的主要生物化学变化特征。

能力目标：

能正确操作相关临床检测项目。

素质目标：

具有高度的责任感，良好的职业道德和伦理观念，认真负责的工作态度，关爱患者，保护其隐私。

案例导入

患者，女，32岁。因"停经31^{+2}周，胸闷、头痛5d，眼花2h"入院。患者平素月经规则，2个月前出现颜面及下肢水肿，未引起重视。5d前出现胸闷、头痛，到当地诊所就诊治疗无好转。2h前出现眼花、视物模糊，急诊入院。查体：BP 160/110mmHg，水肿（++）。实验室检查：尿蛋白（++++）。

请思考：1. 该患者的首选诊断是什么？

2. 建议做哪些实验室检查？

妊娠(pregnancy)是胚胎和胎儿在母体内发育成长的过程。从末次月经第一天开始算起,妊娠期平均约 40 周,通常分为 3 个时期:妊娠 13 周末以前为早期妊娠,是胚胎形成、分化和发育成胎儿,以及组织器官形成的关键时期;14~27 周末为中期妊娠,此期的胎儿生长非常迅速,许多重要的器官开始成熟;28 周及以后为晚期妊娠,是胎儿器官完全成熟的时期,此期胎儿生长速度减缓。正常的分娩发生于 37~42 周这段时期内。

妊娠过程是一个非常复杂却又极为协调的生理过程,自胎儿娩出到出生后 28d,称为新生儿期。临床实验室对孕妇血液、尿液、羊水,以及新生儿血液、尿液等标本的检测,为早孕诊断、胎儿宫内发育状况监测、妊娠并发症的诊治、遗传病的早期发现等有重要价值,对遗传咨询、优生、计划生育及保证母子健康具有指导意义。

第一节　妊娠与相关疾病生物化学检验

妊娠期在胎盘产生的激素作用下,母体各系统发生了一系列适应性的解剖和生理生化变化。妊娠期由于多种激素及代谢的改变,导致妊娠妇女患糖尿病的概率增高,一些孕妇妊娠 20 周后出现高血压、水肿和蛋白尿等,妊娠期高血压综合征(PIH)是妊娠妇女所特有的疾病,异位妊娠、早产是临床发病率较高的产科疾病。

一、妊娠期生物化学特征

妊娠过程中母体产生大量孕酮、雌激素、催乳素和糖皮质激素,影响母体的生物化学代谢及各系统功能。妊娠的生物化学特征主要表现在以下几个方面。

(一)胎盘及羊水

1. 胎盘　胎盘是介于胎儿和母体之间的,维持胎儿在子宫内营养、发育的重要器官。胎盘由羊膜、叶状绒毛膜和底蜕膜构成,具有气体交换、营养物质供应、排出废物、防御、内分泌及免疫等多种功能。

2. 羊水　羊水是胎儿在子宫内生活的环境,可保护胎儿免受各种外部力量的冲击和震荡,减少胎动引起的母体不适感。随着胎儿的发育,羊水逐渐增多,在妊娠 38 周时达到最高峰。羊水在妊娠 16 周前主要是母体血浆通过胎膜进入羊膜腔的透析液,成分基本与母体血浆相似,只是蛋白质含量低,但甲胎蛋白含量高。

(二)妊娠期母体的生物化学变化

妊娠期涉及胚胎与母体的相互作用及胎儿的发育,因此,为适应胎儿的生长发育,妊娠期间孕妇体内会产生一系列复杂的适应性变化。在胎盘产生的大量激素和神经内分泌的影响下,母体的物质代谢及各系统的功能会发生明显变化。故妊娠期某些实验室检查指标的参考区间与非孕妇女不同。

1. 血液的变化　妊娠期母体血液学的变化主要表现在血容量增加及血液成分改变,

母体在妊娠期的血容量平均增加 45%,红细胞增加 20%,由于血容量的增加多于红细胞的增加,尽管红细胞的生成增加,但血红蛋白、红细胞计数和血细胞比容在正常妊娠时反而下降。血红蛋白浓度在妊娠期平均为 126g/L(非妊娠期则为 133g/L),白细胞计数在妊娠期变化范围较大,为 $(4.0\sim13.0)\times10^9/L$,主要为中性粒细胞增多,而单核细胞和嗜酸性粒细胞几乎无明显改变,血小板数量无明显改变。

妊娠期多种凝血因子合成增加,血浆纤维蛋白原含量比非孕妇女增加约 65%,血液处于高凝状态,这对预防分娩期失血有利,但使妊娠女性形成血栓的危险性增加。

2. 糖代谢变化 孕妇胰岛素分泌增加,随着孕期发展,组织抗胰岛素作用加强,敏感性下降,在妊娠早期可出现尿糖排泄量增加而发生糖尿病,这可能与肾小管对葡萄糖的重吸收能力下降有关。对孕妇进行口服葡萄糖耐量试验已成为妊娠糖尿病筛查的常规试验。

3. 脂质代谢变化 妊娠期由于激素水平变化,肠道吸收脂肪能力增强,血清甘油三酯、胆固醇、磷脂和游离脂肪酸增加约 40%,其中以甘油三酯(TG)升高幅度最大;尤其在妊娠中、晚期甚至有发生妊娠期高脂血症的倾向,致使孕妇发生动脉粥样硬化及血栓栓塞的风险增加。孕妇的血脂升高是一种生理适应性变化,有利于胎儿从母体血中获取脂质,作为胎儿发育所需脂质物质的合成原料,尤其是胎儿脑组织及肺泡表面活性物质的合成。此外,妊娠前 30 周的脂肪蓄积,为妊娠晚期分娩和产褥期供应必要的能量储备;产后血脂逐渐下降,产后 2~6 周恢复至妊娠前水平。

4. 蛋白质代谢变化 妊娠期间蛋白质合成和分解代谢均明显增加,总体上是合成大于分解,呈正氮平衡。妊娠期血清蛋白质变化,表现为总蛋白下降,主要是清蛋白下降,而 α_1、α_2 及 β 球蛋白则缓慢升高。清蛋白降低,使血浆胶体渗透压下降,孕妇有形成水肿的倾向。血清蛋白质降低的主要原因是妊娠期母体蛋白质的需要量增加,一是要满足胎儿的生长及发育,二是用于子宫、胎盘、乳房组织的增长,其次是妊娠期血容量增加引起的稀释作用。

妊娠时由于母体雌激素增加,导致肝脏合成转运蛋白增多,因此血浆中起运输作用的球蛋白增加;肝脏在高水平雌激素的作用下,大部分凝血因子合成增加;碱性磷酸酶升高,可达 2 倍多,这主要是由于胎盘产生的碱性磷酸酶同工酶升高所致。胎盘型碱性磷酸酶不同于来源于肝、骨及肠的碱性磷酸酶,它具有耐热性(65℃加热 30min,活性不受影响),故又称耐热性碱性磷酸酶(HSAP),动态监测其浓度,可作为胎盘功能检查的一项指标。

5. 无机盐代谢与酸碱平衡 孕妇对钠、钾、钙、磷及铁的需要量增加,胎儿骨骼及胎盘形成需要较多的钙和磷,妊娠末期胎儿体内约含钙 25g、磷 14g,绝大多数是妊娠最后 2 个月内的积累,所以早产儿易发生缺钙。铁是血红蛋白、肌红蛋白、细胞色素酶类以及多种氧化酶的组成成分,它与血液中氧的运输和细胞内生物氧化过程有着密切的联系。胎儿造血及酶的合成需要较多的铁,孕妇需补充铁剂,否则会因铁缺乏导致缺铁性贫血。

正常孕妇较非孕时通气量每分钟约增加 40%、肺泡换气量约增加 65%,过度通气使动脉血 PO_2 增高至 2mmHg,PCO_2 降至 32mmHg,血 H_2CO_3 含量减低,可引起呼吸性碱中毒。但孕妇通过血浆碳酸氢盐的代偿性减低,使 $NaHCO_3/H_2CO_3$ 比值不变,仍保持血液 pH 正常或稍微上升。

6. 肾功能的改变　妊娠时随着血容量增加,孕妇及胎儿代谢产物随之也增加,肾脏负担加重,肾血浆流量(RPF)及肾小球滤过率(GFR)增加。RPF 约增加 35%,GFR 增加 50%,使肾脏对尿素、肌酐和尿酸的清除增加。多数孕妇这 3 种物质血清浓度会轻微下降,但是在妊娠最后 4 周,尿素及肌酐浓度将轻度增加,同时因肾小管对尿酸的重吸收明显增加,血清尿酸浓度高于非妊娠期。

(三)胎儿的生物化学变化

妊娠第 10 周的人胚称胚胎,主要器官结构完成分化;妊娠第 11 周称胎儿,各器官进一步发育成熟。随着胎儿的发育,会发生一系列的生物化学变化,主要包括肾功能、肝功能、肺功能、血胆红素等代谢变化。

1. 肾功能　随着胎儿的发育和肾脏功能的逐渐成熟,导致羊水中尿素、肌酐和尿酸浓度增加,在妊娠 37 周羊水中尿素及肌酐浓度为正常人血清浓度的 2~3 倍。胎儿的水、电解质平衡主要靠胎盘完成,所以胎儿肾功能虽不完善,也不会出现水、电解质紊乱。

2. 肝功能　妊娠早期,胎肝是主要的造血器官,妊娠 22~24 周,骨髓则成为主要的造血器官。胚胎卵黄囊及胎儿肝脏产生的甲胎蛋白(AFP)进入胎儿血液循环后,通过尿液排入羊水,胎儿内吞进入母体循环,以清除羊水 AFP。临床上测定母体血中 AFP 浓度可作为神经管缺陷的过筛试验。

3. 肺功能　胎儿出生后 1~2min,肺就开始发挥气体交换功能,但新生儿肺功能的正常发挥有赖于肺是否发育成熟。胎儿肺脏发育包含两个方面:一是胎儿肺脏的形态学发育,二是肺表面活性物质的合成、储存和释放。肺脏发育应形成具有充足表面积的肺泡,并充分血管化,以利于气体交换,同时必须获得足够的表面活性物质以支持通气活动。表面活性物可避免末端呼吸树的塌陷而维持肺泡的稳定性,同时减少呼吸起始时肺扩张所需的压力。婴儿发生呼吸窘迫综合征即是由于肺表面活性物缺乏而导致肺泡气-液界面表面张力过大所致。

肺表面活性物质中最具表面活性作用的脂质主要是卵磷脂,羊水绝大部分卵磷脂及全部鞘磷脂来自胎儿肺。妊娠早期,羊水中卵磷脂水平较低,在孕 20 周时,卵磷脂仅占总脂质的 21%,鞘磷脂占 51%。随着孕周的增加,卵磷脂水平逐渐增加,且在 35 周后出现显著升高,在肺成熟时卵磷脂可占总表面活性脂质的 50%~80%;而鞘磷脂保持恒定,因此可作为参照,计算卵磷脂/鞘磷脂比值可准确反映出羊水中卵磷脂的水平。L/S 比值不是匀速地逐渐增加,而是在 34~36 周突然增加的,这与胎儿的肺成熟度密切相关。

二、妊娠期内分泌特点

妊娠时,母体血液中各种激素水平变化较大且复杂,激素可来自母体,但主要来自胎盘及胎儿-胎盘复合体。胎盘能合成许多蛋白类激素和类固醇激素。蛋白类激素主要有人绒毛膜促性腺激素和胎盘催乳素;类固醇激素包括雌激素(雌二醇、雌酮、雌三醇)和孕激素(孕酮、孕二醇)等。合成激素的前体来源于母血供应,而大部分胎盘激素分泌入母体血液循环,仅少量到达胎儿血液循环。因此母体血液循环中的激素变化往往可以反映胎儿及胎盘的功能状态。

(一)人绒毛膜促性腺激素

人绒毛膜促性腺激素(hCG)是由胎盘合体滋养层细胞合成的糖蛋白激素,由 α 与 β 两个亚基构成,β 亚基是特异性的,这一特性可作为检测 hCG 的理论基础。

妊娠期间 hCG 以多种形式存在于母体的血液、尿液及其他分泌液中,hCG 的清除在肝脏和肾脏进行。hCG 约从受精后的 6~8d 开始分泌,妊娠期的前 8 周,母体血清 hCG 浓度呈对数上升,妊娠 8~11 周时血清 hCG 浓度出现第一个高峰,持续 1~2 周后迅速下降,在妊娠的中晚期 hCG 浓度为峰值的 10%,37 周时出现第二个高峰,分娩前又稍下降。妊娠期血清 β-hCG 的水平也呈双峰曲线,第一峰于妊娠 12 周前后,妊娠 15 周后出现生理性下降,26 周时达最低值。第二峰于妊娠 37 周时,浓度低于第一峰。

hCG 的主要功能是妊娠前几周刺激卵巢黄体分泌孕酮,以维持早期胚胎发育的需要。α-hCG 的生成随妊娠期持续增加,可作为妊娠期衡量胎盘质量的一个指标。β-hCG 由合体滋养层细胞产生,处于细胞滋养层产生的促性腺激素释放激素(CnRH)的调控之下。β-hCG 峰值出现的时间和滋养层细胞数目的峰值基本一致。其检测常用于妊娠诊断和滋养细胞诊疗。

(二)人胎盘催乳素

人胎盘催乳素(hPL)又称人类绒毛膜促乳腺生长激素(hCS)。是由胎盘合体滋养层细胞合成和分泌的一种蛋白类激素,具有很强的促进生长和催乳作用。hPL 分泌后大部分从绒毛间隙和母体血窦进入母体血液循环,很少进入胎儿血液循环。hPL 于受孕的第 12d 可在胚胎滋养层检出,妊娠 5~6 周时可在母血中测出,以后分泌量随妊娠进行性增加,妊娠 34~35 周时达高峰,并维持至分娩,其浓度增加与胎盘组织的增大和合体滋养层组织的功能相关,在分娩前胎盘分泌 hPL 量达 1~2g/24h,是所有已知人类激素分泌量最高的激素。故测定母血的 hPL 浓度可快速直接地反映胎盘功能状况。hPL 的半衰期约为 22min,产后 7h 母血中即不能检出。

hPL 具有多种生理活性,如催乳、代谢调节、促进生长、促黄体生成、促红细胞生成和刺激醛固酮分泌等。hPL 通过促进脂肪动员提高血中游离脂肪酸的浓度,减少母体葡萄糖的消耗,利于胎儿从母血中摄取葡萄糖。

（三）孕酮

孕激素主要有孕酮(P)及其代谢产物孕烷二醇,是利用母体的胆固醇合成的类固醇激素,早期妊娠,母体卵巢黄体可分泌足量孕酮来维持妊娠,一直持续到胎盘能够产生足够孕酮为止。

孕酮也称黄体酮,妊娠8~10周后主要由胎盘合体滋养层细胞合成。胎盘能利用母血中的胆固醇合成孕酮,也能从母血中获取孕酮的前身物孕烯醇酮合成孕酮。从妊娠36d起胎盘即能生产足够孕酮。非孕妇血浆孕酮值在0~46.8nmol/L,孕妇于妊娠第7周时血清中的浓度为76.4nmol/L±23.7nmol/L,孕32周时增高到390.0nmol/L±115nmol/L,孕37周达到最高峰630.2nmol/L±146.6nmol/L,一直保持到临产前稍降。待胎盘娩出后迅速降至31~62nmol/L。

妊娠期孕酮的主要作用是促进子宫内膜增厚,使其中的血管和腺体增生,对受精卵的着床和为早期胚胎提供营养有重要意义,且能抑制子宫收缩防止流产。若妊娠3个月胎盘还不能分泌足够的孕酮,会发生母体对胎儿的免疫排斥反应,有早期流产的危险。

（四）雌激素

包括雌酮(E_1)、雌二醇(E_2)和雌三醇(E_3)。来自胎儿和母体肾上腺的硫酸脱氢表雄酮(DHEAS),是制造胎盘雌酮和雌二醇的主要前体物质,而由胎儿肝脏利用DHEAS产生的16a-OH-DHEAS是雌三醇的主要前体物质。非妊娠女性,卵巢分泌雌激素以雌二醇为主,为100~600μg/d,其中10%代谢为雌三醇。在晚期妊娠,雌激素以雌三醇为主,胎盘雌三醇产量为50~150mg/d,雌二醇和雌酮产量为15~20mg/d。胎儿肾上腺发育最为突出,其产生的脱氢表雄酮,与胎儿肝脏、胎盘、母体共同完成雌三醇的合成与排泄。检测雌三醇进行胎儿生长情况监测、了解胎盘功能。雌激素和孕酮在妊娠过程中维持子宫内膜的正常形态和功能、允足血供,并为分娩做准备。

（五）肾上腺皮质激素

妊娠时血浆皮质醇增加,使妊娠期总皮质醇绝对量为平常的几倍,其中10%为有活性的游离血皮质醇,使孕妇有肾上腺皮质功能亢进的表现,但皮质醇分泌的昼夜节律性仍存在。肾上腺皮质外层球状带每日分泌的醛固酮量是非孕时的4倍以上。

醛固酮与肾素、血管紧张素一起,调节血容量及血压,维持血钠、血钾平衡。肾上腺皮质内层的网状带分泌的性激素睾酮也略增加。而孕期肾上腺髓质所产生的肾上腺素和去甲肾上腺素却无改变。

（六）甲状旁腺素

随着妊娠的进展,由于孕妇血容量和肾小球滤过率的增加及胎儿对钙的需求增加,导致孕妇血钙浓度降低,血浆中甲状旁腺素(PTH)的浓度在妊娠中、晚期逐渐升高,促进钙、磷的吸收和利用,以满足妊娠期妇女及胎儿对钙质的需要。

（七）甲状腺激素

妊娠期甲状腺组织增生、肥大,使甲状腺激素合成和分泌增加,致使基础代谢和血浆蛋白结合碘(PBI)都增加;受大量雌激素的影响,肝脏产生大量的甲状腺素结合球蛋白

(TBG),与甲状腺素(T_4)和三碘甲状腺原氨酸(T_3)的结合力增加,故血浆中结合型的T_3、T_4量增多。虽然TT_3、TT_4量增多但游离型的T_3、T_4并未增多,故孕妇很少发生甲状腺功能亢进和甲状腺功能减退。

三、妊娠与相关疾病的生化检验

妊娠是妇女特有的生理过程,由于多种原因会导致妊娠异常,如流产、异位妊娠等,多种激素含量随妊娠的进展而变化,故妊娠的生物化学检验对诊断妊娠、监测胎盘功能和胎儿发育有重要作用,为是否停止妊娠提供了选择性依据。

(一)人绒毛膜促性腺激素测定

随着现代检验学技术的不断进步和发展,已有多种 hCG 的测定方法。但基本上都是采用免疫学方法对 hCG 进行定性或定量测定。

1. hCG 定性试验 尿液 hCG 定性试验是最常用的妊娠试验,可以自己在家中进行。目前应用最广泛的定性试验方法是胶体金免疫层析测定法(GICA),即金标抗体法。尿液中 hCG 先与硝酸纤维素(NC)膜上的抗体结合,然后再与金标单抗溶液反应,于是形成抗体-hCG-金标抗体夹心式复合物,显现出红色的金斑点或线条。胶体金免疫层析测定法具有快速、敏感和操作简便的特点,但容易出现假阳性和假阴性结果,不易开展质量控制。

2. hCG 定量检测 电化学发光免疫分析法(ECLIA)是目前较为理想的测定方法。

【参考区间】

非孕期 hCG 定性试验阴性,妊娠后阳性;正常情况下血清 hCG 浓度 <6U/L。

【临床意义】

hCG 主要用于正常妊娠、妊娠期特有疾病的诊断和监护、胎盘功能评价以及胎儿先天性异常的筛查。

1. 妊娠诊断 临床妊娠诊断主要依靠月经变化情况、体检、首次胎心搏动、超声检查、宫颈黏液检查和 hCG 检测。非孕妇 <25U/L,当妊娠 1~2.5 周时,血清和尿中的 hCG 水平即可迅速升高,在妊娠 8~10 周达到高峰,至孕期第 4 个月始降至中等水平,并一直维持到妊娠末期(表 25-1)。多胎妊娠者尿 hCG 常高于一胎妊娠。

表 25-1 妊娠期血清 hCG 浓度变化

距末次月经时间/周	参考区间/($U \cdot L^{-1}$)	距末次月经时间/周	参考区间/($U \cdot L^{-1}$)
4	5~100	7~14	90 000~500 000
5	200~3 000	15~26	5 000~80 000
6	10 000~80 000	27~40	3 000~15 000

2. 异位妊娠与流产 hCG 在 2 500U/L 以下,并逐渐下降,则有流产或死胎的可能,

当降至 600U/L 则难免流产。在保胎治疗中,如 hCG 仍继续下降说明保胎无效,如 hCG 不断上升,说明保胎成功。不完全流产者如子宫内尚有胎盘组织残存,hCG 检查仍可呈阳性;完全流产或死胎时 hCG 由阳性转阴性,因此可作为保胎或吸宫治疗的参考依据。

3. 滋养细胞肿瘤诊断与治疗监测　葡萄胎、恶性葡萄胎、绒毛膜上皮癌等患者尿中 hCG 显著升高;滋养层细胞肿瘤患者术后 3 周后尿 hCG 应 <50U/L,8~12 周呈阴性;如 hCG 不下降或不转阴,提示可能有残留病变。

(二)人胎盘催乳素的测定

人胎盘催乳素(hPL)在正常妊娠 5~6 周后开始缓慢上升,自 15~30 周时迅速升高,34 周达到最高峰,峰值可达 7.7~10.6mg/L,以后维持此水平直到分娩;测定方法主要有免疫法和核素稀释气相色谱质谱法等。

【参考范围】

非孕时:<0.5mg/L;22 孕周:1.0~3.8mg/L,30 孕周:2.8~5.8mg/L,42 孕周:3.0~8.0mg/L。

【临床意义】

1. 诊断滋养叶细胞疾病　葡萄胎患者血中 hPL 值较正常妊娠值低,但 hCG 值反而增高。所以 hCG/hPL 比值比正常妊娠时高 100 倍。

2. 早孕监测　双胎妊娠比单胎妊娠水平高,异位妊娠、葡萄胎比正常妊娠低。如连续测定 hPL 可预测先兆流产,此时 hPL 值偏低或呈下降趋势。

3. 高危妊娠的监护　妊娠 35 周后孕妇血浆 hPL 值低于 4.0mg/L 提示有先兆子痫、胎盘功能不良或胎儿宫内窒息等情况。

(三)雌激素的测定

雌激素的测定项目主要为 E_3,测定方法免疫法。

血、尿、唾液及羊水均可作为检测雌激素的标本,检测妊娠妇女不同体液及排泄物中 E_3 含量已成为临床产前监护胎儿-胎盘单位功能的有效手段之一。因孕妇尿 E_3 排泄量在 24h 中有一定的波动,因此一般不主张测定孕妇尿中 E_3 含量,可用随机尿雌激素/肌酐比值(E_3/Cr)替代。血中 E_3 亦有阵发性波动,多主张连续采血测 3 次取平均值,在动态观察时要求每天均在同一时间采样。

【参考区间】

参考区间见表 25-2。

表 25-2　CLIA 法检测孕妇不同孕周血 E_3 水平

单位:μg/L

孕周	血 E_3 水平	孕周	血 E_3 水平
26~28	4.1~7.3	36~38	16.7~23.7
29~31	7.4~8.5	39~40	17.7~25.4
32~35	9.3~13.7	>40	19.3~30

【临床意义】

妊娠期 E_3 水平的检测是胎盘完善性的监测指标,对观察胎儿宫内状况、高危妊娠的处理及病理妊娠的诊断,具有十分重要的意义。母体血清或尿 E_3 水平超过参考范围的上限提示双胎的可能;胎儿宫内生长迟缓、孕妇营养不良、吸烟过多而影响胎儿发育者,E_3 值下降;胎盘功能不良、死胎、妊娠高血压综合征、糖尿病合并妊娠等患者,E_3 值呈显著下降;过期妊娠 E_3 值逐步下降,明显降低则为胎儿窘迫的表现。

(四)孕酮的测定

孕酮也是维持妊娠所必需的一种激素,孕酮的测定主要用于早期妊娠状况的评价。孕酮的检测通常采用 RIA 和 CLIA、ECLIA 等方法。

【参考区间】

ECLIA 法:成年男性:0.7~4.3nmol/L,女性见表 25-3。

表 25-3　ECLIA 法检测女性孕酮水平

单位:nmol/L

卵泡期	排卵期	黄体期	绝经期
0.6~4.7	2.4~9.4	5.3~86.0	0.3~2.5

【临床意义】

妊娠期孕酮主要来源于胎盘,血浆孕酮水平监测可用来观察胎盘功能。异位妊娠时孕酮水平较低,如孕酮 >78nmol/L 时,基本可排除异位妊娠;先兆流产、胎儿发育迟缓、死胎、严重的妊娠高血压综合征等患者血中孕酮水平降低,单次血清孕酮水平 ≤15.6nmol/L,提示死胎;先兆流产时,孕酮持续下降常提示有流产可能。孕酮增高可见于轻度的妊娠高血压综合征、糖尿病孕妇、多胎妊娠、葡萄胎等。

(五)羊水胆红素测定

母体血清抗 Rh 抗体滴度 >1∶8 或以上,或有继往胎儿溶血史,均应监测胎儿发生溶血性疾病的可能性。可通过间断性测定羊水胆红素来监测胎儿是否有溶血。在 450nm 波长下测定羊水的吸光度,吸光度的增加幅度(ΔA_{450},相对于基线吸光度值)与孕周及溶血性疾病的程度具有较好的相关性。在孕周相同的情况下,ΔA_{450} 升高幅度越大,溶血的程度就越高。ΔA_{450} 升高后,若持续下降表明预后良好,即胎儿可幸存;若继续升高或不变提示可能存在严重的胎儿成熟红细胞增多症。

(六)羊水甲胎蛋白测定

检测羊水中甲胎蛋白可用于发现胎儿先天性缺陷。当 AFP 高于正常时预示胎儿神经管缺损(NTDs)发生的风险性增加,可能存在脊柱裂、无脑儿、脑膨出、腹裂、脐膨出等,羊水与母体血清 AFP 已被认为是产前诊断的指标。当 AFP 降低时预示唐氏综合征的风险较高。

(七) 胎儿纤维连接蛋白

胎儿纤维连接蛋白(fFN)是子宫绒毛膜细胞外的基质成分,主要由滋养层细胞产生,是一种对绒毛膜和蜕膜起连接和黏附作用的糖蛋白。妊娠早期,阴道分泌物可检测到fFN。孕24周以后,绒毛膜与蜕膜的融合阻止了fFN的释放,宫颈阴道分泌物无法检测到fFN。只有在绒毛膜与蜕膜分离、绒毛膜与蜕膜界面的细胞外基质遭到机械损伤或蛋白水解酶的降解时,fFN才可见于宫颈阴道分泌物中。因此,在孕24~35周,宫颈阴道分泌物中fFN的水平可反映羊膜的完整性,与是否发生早产有很大的相关性。因此,检查宫颈、阴道分泌物的fFN用于早产的预测。

(八) 胎儿肺成熟度测定

胎儿肺成熟度(FLM)能帮助判断围产期胎儿是否能获得最佳生存,对选择分娩时机,降低新生儿特发性呼吸窘迫综合征(IRDS),提高早产儿生存率十分重要。常用于:①预产期不确定,需进行剖宫产前;②内科或妇科检查有提早分娩迹象,如早产、羊膜早破、母体有严重高血压或肾脏疾病、胎儿呼吸窘迫等。

1. 卵磷脂/鞘磷脂比值测定 卵磷脂(磷脂酰胆碱)和鞘磷脂比值(L/S)是检测胎儿肺成熟度的常用指标。一般将L/S≥2.0作为胎儿肺成熟的判断值。①当L/S≥2.0,L/S预测胎儿肺成熟,符合率达97%~98%,但预报肺不成熟度时不可靠。L/S在1.5~2.0时,约有半数新生儿不会发生IRDS。L/S<2时表明胎儿肺未发育成熟。②如母亲有糖尿病,胎儿L/S>2.0,发生IRDS的频率仍会增大,应将L/S定为3.0。③多胎妊娠,每个胎儿羊膜腔均应取样,双胞胎体重较轻的一个易发生IRDS。

2. 羊水泡沫试验 当羊水中表面活性物质达足够浓度时,能够形成一个高度稳定的膜以支撑泡沫的构架,但乙醇能将此类物质从膜中除去。一般采用双试管法,两支试管中羊水与乙醇(95%)的比例分别为1:1、1:2,振荡15~20s后,静置15min观察结果。结果判断:①两管液面均有完整的泡沫环为阳性,意味着L/S≥2.0,提示胎儿肺成熟;②若第1管液面有完整的泡沫环,而第2管无,则为临界值,提示L/S<2.0;③若两管均无泡沫环为阴性,提示胎儿肺未发育成熟。

测定泡沫稳定性指数(FSI)也可间接反映羊水中肺表面活性物质的含量。FSI是在固定体积的未稀释羊水中逐渐增加乙醇量并混合,在羊水支撑泡沫稳定的情况下,记录所需乙醇的最大体积。FSI>0.47为肺成熟。此法预测肺成熟误差<1%,预测肺不成熟度误差为66%。实验温度必须在20~25℃,过高或过低均影响泡沫的稳定性。含血液和胎粪的标本会出现假性成熟结果。

3. 羊水吸光度测定 羊水吸光度测定是以羊水中磷脂质物质的含量与其浊度之间的关系为基础。测定的是波长为650nm处羊水的吸光度值。当$A_{650nm}>0.75$时为阳性,表明胎儿肺成熟;当$A_{650nm}<0.05$时为阴性,表明胎儿肺未成熟。

4. 荧光偏振法 荧光偏振法(FPA)比测定L/S比率更加精确。荧光染料加入羊水中,会结合到磷脂等表面活性物质或清蛋白上,具有不同的偏振光。具有表面活性的磷脂含量越多,荧光偏振值越低。荧光偏振值 <260mP 提示肺明显成熟。在 260~290mP 说明肺正向成熟过渡;>290mP 提示肺不成熟;或表面活性物质 >70mg/g 清蛋白为肺成熟。

5. 薄层小体计数　薄层小体(LB)是肺泡Ⅱ细胞胞质中的特殊结构,是肺表面活性物质在细胞内存储的地方,通过胞吐作用到达肺泡表面,可进入羊水中。检测其在羊水中的含量,可用于评价胎儿肺成熟度。使用标准的血小板计数仪的血小板通道,可以对羊水中的薄层小体微粒直接进行计数测定。

(九)胎儿先天性缺陷筛查

常见的胎儿先天性缺陷主要有神经管缺陷(NTDs)、唐氏综合征(Down's syndrome,又称 21-三体综合征)及 18-三体综合征。测定母体血清 AFP、hCG、游离 E_3 是胎儿先天性缺陷筛查最常用的三个指标,根据三种物质浓度计算胎儿先天性缺陷的危险性。85%~95% 的开放性神经管缺陷、畸形时母血 AFP 浓度升高,唐氏综合征中母体血清 AFP 及游离 E_3 水平较低,而 hCG 水平则较高。母体血清三联筛查诊断的准确性为 60%,假阳性率为 5%。为提高阳性率,还可增加抑制素 A 等指标。

唐氏综合征是最常见的染色体异常疾病,为早期发现唐氏综合征,可在孕早期测定母体血清 hCG(或 β-hCG)、妊娠相关蛋白 A(PAPP-A),或通过超声波监测胎儿颈后透明带厚度(NT)。PAPP-A 是主要由胎盘合体滋养层细胞分泌的一种高分子糖蛋白,妊娠期间在母体血液中逐渐增多,在妊娠 4~5 周即可检出,足月时可达峰值。妊娠早期 PAPP-A 低水平与唐氏综合征、早产、死胎、胎儿发育迟缓、妊娠高血压等有关,因此可作为孕早期筛查指标。

第二节　新生儿代谢性疾病

一、新生儿代谢性疾病概述

先天性代谢性疾病又称遗传代谢性疾病(IMD),是指维持机体正常代谢的酶或蛋白质的编码基因发生突变或表达调控紊乱而导致酶或蛋白质的生物合成、结构及功能的改变,进而引起物质代谢紊乱的一系列代谢缺陷病。

先天性代谢性疾病的种类繁多,涉及多种物质在体内的合成、代谢、转运和储存等方面的先天性缺陷,根据所累及代谢物的不同,可分为以下几类:

1. 糖代谢缺陷　半乳糖血症、糖原贮积症、果糖不耐症、蔗糖和异麦芽糖不耐症、乳酸及丙酮酸中毒等。

2. 氨基酸代谢缺陷　苯丙酮尿症、酪氨酸血症、尿黑酸尿症、白化病、枫糖尿症、同型胱氨酸尿症、先天性高氨血症、高甘氨酸血症等。

3. 脂质代谢缺陷　如家族性脂蛋白缺乏症、GM_1 神经节苷脂贮积症、GM_2 神经节苷脂贮积症、戈谢病等。

4. 金属代谢病 如肝豆状核变性(Wilson病)等。

5. 其他代谢病 有机酸代谢缺陷(如异戊酸血症等)、卟啉代谢病、核酸代谢异常(如次黄嘌呤鸟嘌呤磷酸核糖转移酶缺陷症等)、类固醇代谢病(如先天性肾上腺增生症)等。

二、新生儿代谢性疾病的生化检验

代谢性疾病大多为单基因病,多数属于常染色体隐性遗传。此类疾病误诊率高,医治难度大,易累及神经系统并留下后遗症,甚至危及生命。目前许多国家制定了新生儿代谢性疾病的筛查计划,国内对其中少数可以治疗的代谢性疾病,如苯丙酮尿症、先天性甲状腺功能减退症等,已广泛进行新生儿筛查。目前以液相串联质谱技术为核心的新生儿筛查技术体系已经较为成熟,可以高通量地检测氨基酸、有机酸、脂肪酸等上百项代谢产物,结合氨基酸分析仪,能对100多种遗传代谢病进行筛查,同时借助信息化技术,我国已形成遗传代谢性疾病的检测网络和数据库,大大提高了新生儿代谢性疾病的筛查质量。

(一)先天性甲状腺功能减退症

先天性甲状腺功能减退症(CH)是因为先天性甲状腺发育不良或因甲状腺激素合成途径中酶缺陷所造成,大多数为散发,少数有家族史,是遗传代谢性疾病中发病率最高的。我国于1995年6月颁布的《母婴保护法》已将其列入筛查疾病之一。

1. 病因和发病机制 ①甲状腺不发育或发育不全:亦称原发性甲减,约90%先天性甲状腺功能减退症是甲状腺发育障碍所致,多见于女孩,1/3病例甲状腺完全缺如;②甲状腺激素合成途径缺陷:亦称为家族性甲状腺激素生成障碍,多为常染色体隐性遗传;③促甲状腺激素(TSH)缺乏:因垂体分泌TSH障碍而造成的甲状腺功能减退症,常见于特发性垂体功能减退或下丘脑、垂体发育缺陷,其中因TRH分泌不足引起的较为多见;④甲状腺或靶器官反应性低下;⑤新生儿暂时性甲状腺功能减退症:这是由于母体内的促甲状腺素受体阻断抗体通过胎盘进入胎儿所造成,这种抗体的半衰期为6.5d,通常在3个月内消失。

2. 实验室检查 由于先天性甲状腺功能减退症在生命早期会严重损害小儿的神经系统功能,而该病治疗容易且疗效较好,因此早期确诊很重要。

(1) 新生儿筛查:目前多采用出生后2~3d的新生儿外周毛细血管血至特制纸片检测TSH浓度作为初筛,TSH>20mU/L时,再采集血清标本检测T_4、TSH以确诊。该法采集标本简便,假阳性和假阴性率较低,费用低廉,是早期确诊患儿、避免神经系统发育严重缺陷、减轻家庭和社会负担的极佳防治措施。

(2) 甲状腺功能检查:检测外周血T_4、T_3和TSH。推荐方法为ELISA、EFIA和时间分辨免疫荧光分析法(TR-FIA)。若血清中T_4、TSH均低,则疑有TSH或TRH分泌不足,应进一步做TRH刺激试验。

（二）苯丙酮尿症

苯丙酮尿症（PKU）又称高苯丙氨酸血症（HPA），是一种较常见的遗传性氨基酸代谢病，是由于苯丙氨酸代谢异常导致苯丙氨酸及苯丙酮酸蓄积，并从尿中大量排出苯丙酮酸而得名。临床主要表现为智能低下，惊厥发作和色素减少。PKU 是一种单基因遗传病，属常染色体隐性遗传。低苯丙氨酸饮食疗法是目前治疗典型 PKU 的唯一方法，目的是预防脑损伤。对于非典型苯丙酮尿症的治疗除了饮食治疗以外，还应补充多种神经递质，如多巴胺、5-羟色胺、叶酸等。

1. 发病机制　正常人每天对苯丙氨酸需要量为 200~500mg，其中 1/3 供合成蛋白质，2/3 则通过肝细胞中苯丙氨酸羟化酶（PAH）转化为酪氨酸，以合成甲状腺素、肾上腺素和黑色素等。苯丙氨酸转化为酪氨酸的过程中，除需 PAH 外，还需要一系列的酶参与，任何酶的活性缺陷，都会使苯丙氨酸发生异常蓄积。

2. 实验室检查

（1）血苯丙氨酸浓度检查：新生儿喂奶 3d 后，采集足跟毛细血管血，吸收于特定滤纸上，采用细菌生长抑制试验半定量测定，亦可在苯丙氨酸脱氢酶的作用下进行比色定量测定，这些方法可用于苯丙酮尿症的筛查。血苯丙氨酸含量 >0.12mmol/L（2mg/dl）可诊断为高苯丙氨酸血症。当苯丙氨酸含量 >0.24mmol/L（4mg/dl）即两倍于正常参考值时，应复查或采静脉血定量测定苯丙氨酸和酪氨酸以进一步确诊，患儿血浆苯丙氨酸可高达 1.2mmol/L（20mg/dl）以上。

（2）尿三氯化铁试验：用于较大婴儿和儿童的筛查。将三氯化铁滴入尿液，如立即出现绿色反应，则为阳性，表明尿中苯丙氨酸浓度增高。此外，二硝基苯肼试验也可以测尿中苯丙氨酸，黄色沉淀为阳性。

（3）血浆氨基酸和尿液有机酸分析：利用荧光分析法或串联质谱技术检测氨基酸、有机酸，可为本病提供生化诊断依据，也可鉴别其他的氨基酸、有机酸代谢病。

（4）尿蝶呤分析：应用高压液相层析（PHLC）测定尿液中新蝶呤和生物蝶呤的含量，用以鉴别各型 PKU。

（5）DNA 分析：在实验室和临床上较为常用且检测率高的是聚合酶链反应-短串联重复系列连锁分析（PCR-STR）、聚合酶链反应-单链构象多态性分析（PCR-SSCP），但由于基因的多态性众多，分析结果务必谨慎。

（三）半乳糖血症

半乳糖血症是一种由于半乳糖代谢途径中的酶先天性缺陷而导致的糖代谢紊乱性疾病，属常染色体隐性遗传。

1. 病因与发病机制　半乳糖代谢过程中所需的任何一种酶发生缺陷，均可导致半乳糖的代谢障碍，直接引起血中半乳糖及半乳糖-1-磷酸浓度的升高。

2. 实验室检查

（1）新生儿期筛查：喂奶后的 1h 内取血于特定滤纸上制备滤纸血片，可检测滤纸血片的半乳糖-1-磷酸尿苷酰转移酶活性（Beutler 试验）或滤纸血片上半乳糖和半乳糖-1-磷酸的含量（Paigen 试验），前者的缺点是假阳性率过高；后者优点是很少见假阳性，并且 3 种酶缺陷都可被检出，应用串联质谱法进行筛查尤为便捷、准确。

（2）尿液中还原糖测定：喂奶后的 1h 用班氏试剂测定尿液还原糖，如果显示强阳性，葡萄糖氧化酶法测定尿葡萄糖为阴性，支持半乳糖血症的诊断。对定性试验阳性的患儿可进一步采用滤纸或薄层层析方法进行鉴定。

（3）酶活性测定：采用外周血红细胞、白细胞或培养皮肤成纤维细胞测定半乳糖-1-磷酸尿苷酰转移酶活性。

（4）DNA 分析：取外周血白细胞 DNA 进行半乳糖-1-磷酸尿苷酰转移酶基因分析。

（四）先天性肾上腺皮质增生症

先天性肾上腺皮质增生症（CAH）是由于肾上腺皮质激素生物合成酶系中一种或数种酶的先天性缺陷，使皮质醇等激素水平改变所致的一组疾病。属于常染色体隐性遗传。

1. 发病机制　因合成肾上腺皮质激素的酶缺陷，合成皮质醇减少，进而对垂体释放 ACTH 的负反馈抑制作用减弱，致 ACTH 分泌过多，后者使肾上腺皮质增生，出现肤色加深、皮肤皱褶和掌纹色深。21-羟化酶缺陷最为常见，其发病率为 1/50 000~1/70 000。

2. 实验室检查

（1）新生儿期筛查：喂奶后取患儿毛细血管血于特定滤纸上制备滤纸血片，可通过检测滤纸血片上的 17-羟孕酮的含量进行初步筛查。21-羟化酶缺陷可导致相应的前体物质 17-羟孕酮和孕酮增多，因此常用的筛查指标为 17-羟孕酮。

（2）水、电解质紊乱分析：如血清钾、钠测定。21-羟化酶缺陷严重时致醛固酮等盐皮质激素缺乏，导致"失盐"和低血压，血钠降低、血钾升高。

（3）肾上腺皮质功能检查：测定血清 17-羟孕酮、皮质醇、醛固酮、脱氢异雄酮、脱氧皮质酮及睾酮等肾上腺皮质激素及相关生化指标，其中 17-羟孕酮基础值升高是 21-羟化酶缺乏的特异性指标。测定尿液 17-羟类固醇（17-OHCS）、17-酮类固醇（17-KS）等，前者是皮质醇的代谢产物，后者是反映肾上腺皮质分泌雄激素的重要指标。17-酮类固醇对本病的诊断价值优于 17-羟类固醇，多数肾上腺皮质增生症患者 17-KS 明显升高。

（4）DNA 分析：取外周血白细胞 DNA 进行 21-羟化酶等缺乏酶的基因分析。

（五）新生儿黄疸

新生儿黄疸是由于胆红素代谢异常造成血中胆红素水平升高引起皮肤或其他器官黄染的现象，可分为生理性黄疸和病理性黄疸。

由于新生儿肝功能不健全，特别是酶的缺乏（如葡糖醛酸基转移酶、尿苷二磷酸葡糖脱氢酶）导致不能结合因红细胞破坏后产生的大量未结合胆红素（间接胆红素），导致未结合胆红素在循环中蓄积。由于新生儿摄取、转化、排泄胆红素的能力较低，仅为成人的 1%~2%，导致新生儿黄疸的发生，尤其当新生儿处于饥饿、缺氧、胎粪排出延迟、脱水、酸中毒、头颅血肿或颅内出血等状态时黄疸加重。新生儿胆红素检测是新生儿黄疸诊断的重要指标。

章末小结

本章重点是掌握妊娠的概念与分期,妊娠期内分泌特点及妊娠期人绒毛膜促性腺激素(hCG)、人类胎盘催乳素(hPL)、孕酮(P)、雌激素等生化检验项目的临床意义,胎儿先天缺陷常用筛查指标及其产前诊断;熟悉妊娠及新生儿相关疾病的实验室检测;了解妊娠期间母体及胎儿的主要生物化学变化特征。学习难点是妊娠期间,随着胎儿的生长发育,孕妇体内的许多生物化学指标会发生变化。在学习过程中要理解胎儿-胎盘复合体可利用母体中的物质合成很多激素、妊娠相关蛋白及某些酶。通过对孕妇血、尿和羊水成分的检测,能为早孕诊断、胎儿在宫内发育状态监测、遗传代谢性疾病的早期发现及妊娠并发症的诊治提供重要的实验室依据。

(孙红梅)

? 思考题

一、简答题

1. 简述妊娠与羊水的含义。

2. 妊娠期通常分为哪几个时期? 各有什么特点?

3. 简述血清胎盘催乳素(hPL)测定的临床意义。

4. 简述 hCG 检测的临床意义。

二、病例分析

患者,女,30 岁,已婚。平时月经规律,周期 28d,现已停经 11 周,3d 前阴道少量出血,约 1h 前出现大量出血伴下腹胀痛。查体:意识清楚,面色苍白,T 37.0℃,BP 89/74mmHg,P 110 次/min。宫颈口仍有活动性出血,子宫相当于孕 50d 大小,压痛明显。宫口可容 1 指,有组织堵塞。双侧附件未见异常。

请思考:1. 患者最可能的诊断是什么?

2. 患者主要做哪些实验室检查?

附 录

教学大纲（参考）

一、课程性质

生物化学及检验技术是中等卫生职业教育医学检验专业的专业核心课程，与临床的关系十分密切。它是以健康和疾病时的生物化学过程为研究目的，通过测定组织、体液的成分，揭示疾病变化和药物治疗对机体生物化学过程和组织、体液成分的影响，以提供疾病诊断、病情监测、药物疗效、预后判断和疾病预防有用信息的一门学科。

随着分子生物学技术的发展，生物化学技术的理论和方法越来越重要，在临床实验室检查中的应用越来越广泛。本课程综合生物化学的基础知识，在此基础上学生更易于理解和掌握检验方法、原理、操作技能、质量控制，有助于为临床诊断、治疗提供更精准的数据。本教材主要内容包括酶学知识、生化检验基础知识、常用生化技术、糖代谢及检验技术、脂代谢及检验技术、蛋白质代谢及检验技术、肝脏生化及检验技术等。本课程的主要任务是使学生学习医学检验技术专业所必需的生物化学检验基本知识、基本理论和基本操作技能，为以后的临床检验工作提供坚实的理论基础和实验技能，培养学生的学习能力、动手能力以及解决常见临床生化检验问题的能力。

二、课程目标

通过本课程的学习，学生能够达到下列要求：

（一）素质目标

热爱医学检验技术专业，具有健康的体魄、良好的心理素质、健全的人格、坚强的意志、乐观的情绪。能够不断学习、勇于探索、乐观向上、敢于创新。具有良好的伦理知识，法律知识，医疗安全意识，严谨、勤奋的作风，良好的职业道德，和为医学检验事业献身的精神，以高度的同情心和责任感全心全意为患者服务。

（二）知识和技能目标

熟练掌握生化检验常规项目的检测方法和临床意义；熟悉常用生化仪器的操作和维护保养流程；能做会看生化室内质控；能做好生化室试剂计划、请领和储存。熟悉实验室生物安全标准，能做好日常生物安全控制工作及各项记录工作。

三、学时安排

教学内容	学时		
	理论	实践	合计
一、绪论	1		1
二、生物大分子的结构与功能	2		2
三、酶	3		3
四、生物氧化	2		2
五、糖代谢	3		3
六、脂质代谢	3		3
七、氨基酸代谢	2		2
八、肝胆生物化学	2		2
九、酸碱平衡	2		2
十、生物化学检验技术基础知识	2	2	4
十一、生物化学检验方法的分析性能评价与质量控制	4	2	6
十二、常用生物化学检验技术	4	4	8
十三、自动生化分析技术	4	2	6
十四、酶学分析技术	4	4	8
十五、体液蛋白质检验	4	8	12
十六、体液葡萄糖检验	4	4	8
十七、血脂及血浆脂蛋白检验	4	8	12
十八、体液电解质与微量元素检验	6	6	12
十九、血气分析	4	2	6
二十、肝胆功能检验	4	6	10
二十一、肾功能检验	4	4	8
二十二、心血管疾病检验	4	4	8
二十三、胰腺疾病的检验	4	2	6
二十四、内分泌疾病的生物化学检验	2	2	4
二十五、妊娠和新生儿的生物化学检验	2	2	4
机动	2		2
合计	82	62	144

四、主要教学内容和要求

单元	教学内容	教学目标 知识目标	教学目标 技能目标	教学活动参考	参考学时 理论	参考学时 实践
第一章 绪论	第一节 生物化学及检验技术的发展 一、生物化学的发展阶段 二、生物化学检验技术的发展阶段 第二节 生物化学及检验技术的主要研究内容 一、生物化学的主要研究内容 二、生物化学检验技术的主要研究内容 第三节 生物化学及检验技术的主要内容与学习方法 一、主要学习内容 二、主要学习方法	了解 掌握 熟悉		理论讲授 多媒体演示 案例分析	1	
第二章 生物大分子的结构与功能	第一节 蛋白质的结构与功能 一、蛋白质的分子组成 二、蛋白质的结构与功能 三、蛋白质结构与功能的关系 第二节 蛋白质的理化性质及应用 一、两性电离和等电点 二、亲水胶体性质 三、变性作用 四、紫外吸收性质及呈色反应 第三节 核酸的结构与功能 一、核酸的分子组成 二、核酸的结构与功能 第四节 核酸的理化性质及应用 一、核酸的一般性质 二、核酸的变性与复性 三、核酸的分子杂交	掌握 熟悉 了解 掌握		理论讲授 多媒体演示 案例分析	2	
第三章 酶	第一节 酶的概述 一、酶促反应的特点 二、酶的命名与分类 第二节 酶的分子组成、结构与作用机制 一、酶的分子组成 二、必需基团与活性中心 三、酶原及其激活 四、同工酶 五、酶促反应机制 第三节 影响酶促反应速度的因素 一、底物浓度对酶促反应速度的影响	熟悉 熟悉 掌握		理论讲授 多媒体演示 案例分析	3	

第一篇 生物化学基本知识

单元	教学内容	教学目标		教学活动参考	参考学时	
		知识目标	技能目标		理论	实践
第三章 酶	二、酶浓度对酶促反应速度的影响 三、温度对酶促反应速度的影响 四、pH 对酶促反应速度的影响 五、激活剂对酶促反应速度的影响 六、抑制剂对酶促反应速度的影响 第四节　酶与医学的关系 一、酶与疾病的发生 二、酶与疾病的诊断 三、酶与疾病的治疗	熟悉				
第四章 生物氧化	第一节　概述 一、生物氧化的概念 二、生物氧化的特点 第二节　线粒体氧化体系 一、呼吸链的概念 二、呼吸链的组成及其作用 三、线粒体呼吸链中氢和电子的传递 第三节　ATP 的生成与能量的储存、转移与利用 一、高能化合物与高能键 二、ATP 的生成 三、能量的储存、转移与利用 第四节　生物氧化中二氧化碳的生成 一、α-脱羧 二、β-脱羧	掌握 熟悉 了解 了解		理论讲授 多媒体演示	2	
第五章 糖代谢	第一节　概述 一、糖的生理功能 二、糖的消化吸收 三、糖代谢概况 第二节　糖的分解代谢 一、糖的无氧氧化 二、糖的有氧氧化 三、磷酸戊糖途径 第三节　糖原的合成与分解 一、糖原合成 二、糖原分解 第四节　糖异生 一、反应途径 二、生理意义	熟悉 掌握 了解 熟悉		理论讲授 多媒体演示 案例分析	3	

第一篇　生物化学基本知识

单元	教学内容	教学目标		教学活动参考	参考学时	
		知识目标	技能目标		理论	实践
第一篇 生物化学基本知识	第六章 脂质代谢	第一节　概述 一、脂质的分布与含量 二、脂质的生理功能 第二节　甘油三酯的代谢 一、甘油三酯的分解代谢 二、甘油三酯的合成代谢 第三节　胆固醇代谢 一、胆固醇的合成代谢 二、胆固醇的转化与排泄 三、胆固醇代谢与动脉粥样硬化	熟悉 掌握 了解		理论讲授 多媒体演示 案例分析	3	
	第七章 氨基酸代谢	第一节　蛋白质的生理功能与营养 一、蛋白质的生理功能 二、蛋白质的营养作用 第二节　氨基酸的一般代谢 一、氨基酸的代谢概况 二、氨基酸的脱氨基作用 三、氨的代谢 四、α-酮酸的代谢 第三节　个别氨基酸的代谢 一、氨基酸的脱羧基作用 二、一碳单位的代谢 三、芳香族氨基酸的代谢	熟悉 掌握 了解		理论讲授 多媒体演示 案例分析	2	
	第八章 肝胆生物化学	第一节　肝脏的解剖学特点及其在物质代谢中的作用 一、肝脏的解剖学特点 二、肝在物质代谢中的作用 第二节　肝脏的生物转化作用 一、生物转化的概念 二、生物转化的反应类型 第三节　胆汁酸代谢 一、胆汁 二、胆汁酸代谢与功能 第四节　胆色素的代谢与黄疸 一、胆红素的生成与转运 二、胆红素在肝细胞内的转化 三、胆红素在肠道中的变化及胆素原的肠肝循环 四、血清胆红素与黄疸	熟悉 熟悉 了解 掌握		理论讲授 多媒体演示 实例分析	2	

单元	教学内容	教学目标		教学活动参考	参考学时	
		知识目标	技能目标		理论	实践
第一篇 生物化学基本知识	第八章 肝胆生物化学	第五节 常用肝功能试验及临床意义 一、血浆蛋白的检测 二、血清酶类测定 三、胆色素的检测	掌握				
	第九章 酸碱平衡	第一节 体内酸碱性物质的来源 一、体内酸性物质的来源 二、体内碱性物质的来源 第二节 体内酸碱平衡的调节 一、血液的缓冲体系 二、肺对酸碱平衡的调节 三、肾脏对酸碱平衡的调节 第三节 酸碱平衡失调 一、酸碱平衡失调的基本类型 二、酸碱平衡的主要生化诊断指标 三、酸碱平衡紊乱的判断	熟悉 掌握 熟悉		理论讲授 多媒体演示 案例分析	2	
第二篇 生物化学及检验技术总论	第十章 生物化学检验技术基础知识	第一节 生物化学检验实验室的一般规则 一、实验室管理制度 二、实验室安全及意外事故处理 第二节 常用玻璃仪器的使用 一、常用玻璃量器的规格及使用 二、常用玻璃仪器的清洗 第三节 试剂的配制与使用 一、化学试剂的等级标准 二、生物试剂的种类和应用 三、化学试剂的保管 四、实验试剂的配制和使用 五、试剂盒的选择和评价 第四节 生物化学检验实验室常规仪器的使用 一、离心机 二、电热恒温水浴箱 三、电热恒温干燥箱 四、电热搅拌仪 第五节 生物化学检验标本的采集与处理 一、血液标本 二、尿液标本 三、脑脊液标本 四、标本采集中影响检验结果的因素	熟悉 熟悉 掌握 熟悉 掌握	熟练掌握 熟练掌握 学会使用	理论讲授 多媒体演示 案例分析 实践教学	2	2

单元	教学内容	教学目标		教学活动参考	参考学时	
		知识目标	技能目标		理论	实践
第十一章 生物化学检验方法的分析性能评价与质量控制	第一节 检验方法的分析性能评价与验证 一、实验方法的分级 二、实验方法的选择原则 三、实验误差 四、检验方法分析性能评价的内容和步骤 五、分析性能评价的方法	掌握	学会使用	理论讲授 多媒体演示 案例分析 实践教学	4	2
	第二节 生物化学检验的质量控制 一、全过程质量控制 二、室内质量控制 三、室间质量评价	熟悉	学会使用			
第二篇 生物化学及检验技术总论 第十二章 常用生物化学检验技术	第一节 光谱分析技术 一、分光光度技术的基本原理 二、吸光系数 三、分光光度计的基本结构 四、分光光度技术的定量测定方法 五、火焰光度分析法 六、比浊分析法 七、原子吸收分光光度法 八、荧光光度分析法	掌握	熟练掌握	理论讲授 多媒体演示 案例分析 实践教学	4	4
	第二节 电化学分析技术 一、电位分析技术的基本原理 二、离子选择电极的分类和保养 三、离子选择电极的分析方法	熟悉	学会使用			
	第三节 干化学分析技术 一、干化学分析技术的基本原理 二、干化学分析技术的影响因素 三、干化学分析技术在生物化学检验中的应用	熟悉				
	第四节 电泳技术 一、电泳分析技术的基本原理 二、常用电泳技术的分类及应用 三、自动电泳分析技术的分类及应用	掌握	学会使用			
第十三章 自动生化分析技术	第一节 自动生化分析仪的类型 一、半自动生化分析仪 二、全自动生化分析仪	掌握	学会使用	理论讲授 多媒体演示 案例分析	4	2

单元	教学内容	教学目标		教学活动参考	参考学时	
		知识目标	技能目标		理论	实践
第十三章 自动生化分析技术	第二节 生化分析仪的参数设置与校准 一、生化分析仪的参数设置 二、生化分析仪的校准	熟悉	学会使用	实践教学		
	第三节 自动生化分析仪的使用规范与性能评价 一、自动生化分析仪的使用规范 二、自动生化分析仪的性能评价	熟悉	学会使用			
第十四章 酶学分析技术	第一节 酶学分析技术基本知识 一、酶的基础知识 二、酶活性单位的计算与校准 三、酶促反应动力学 四、酶促反应进程	熟悉		理论讲授 多媒体演示 案例分析 实践教学	4	4
	第二节 酶活性测定方法 一、根据反应时间测定酶活性 二、根据检查对象测定酶活性 三、定时法测定血清淀粉酶(碘-淀粉比色法) 四、连续监测法测定血清乳酸脱氢酶($L \to P$法)	掌握	熟练掌握			
	第三节 代谢物酶学分析技术 一、工具酶 二、代谢物酶学分析技术 三、代谢物的酶学分析方法	掌握	熟练掌握			
	第四节 同工酶分析 一、同工酶产生的机制 二、同工酶的测定方法 三、乳酸脱氢酶同工酶测定	掌握	学会使用			
	第五节 酶活性测定的影响因素 一、样本 二、试剂 三、方法学 四、仪器	掌握	学会使用			
	第六节 诊断酶学在临床的应用 一、血液酶的来源 二、血液中酶浓度的变化机制 三、酶在临床诊断的应用	熟悉	学会使用			

第二篇 生物化学及检验技术总论

单元	教学内容	教学目标		教学活动参考	参考学时	
		知识目标	技能目标		理论	实践
第三篇 体液常用代谢物检验	**第十五章 体液蛋白质检验** 第一节 概述 一、血浆蛋白质的功能和分类 二、血浆中几种主要的蛋白质 三、血浆蛋白质的测定方法及评价 第二节 体液蛋白质的检验 一、血清总蛋白测定 二、血清清蛋白测定 三、脑脊液总蛋白质测定 四、尿液总蛋白测定 五、其他体液蛋白质测定 六、血清蛋白电泳分析	熟悉 掌握	熟练掌握	理论讲授 多媒体演示 案例分析 实践教学	4	8
	第十六章 体液葡萄糖检验 第一节 概述 一、血糖 二、糖代谢紊乱 第二节 葡萄糖代谢相关检验 一、血清(浆)葡萄糖测定 二、口服葡萄糖耐量试验 三、糖化血红蛋白测定 四、糖化血清蛋白测定 五、脑脊液葡萄糖的测定 六、尿液葡萄糖的测定	了解 掌握	熟练掌握	理论讲授 多媒体演示 案例分析 实践教学	4	4
	第十七章 血脂及血浆脂蛋白检验 第一节 血脂与血浆脂蛋白 一、血浆脂蛋白的分类 二、血浆脂蛋白的组成、结构与载脂蛋白功能 三、脂蛋白代谢紊乱 第二节 血脂、脂蛋白及载脂蛋白测定 一、血清(浆)总胆固醇测定 二、血清(浆)甘油三酯测定 三、血清(浆)脂蛋白测定 四、脂血清(浆)载脂蛋白测定 五、脂蛋白(a) 六、血清脂蛋白电泳分析	熟悉 掌握	熟练掌握	理论讲授 多媒体演示 案例分析 实践教学	4	8

单元	教学内容	教学目标 知识目标	教学目标 技能目标	教学活动参考	参考学时 理论	参考学时 实践
第三篇　体液常用代谢物检验	**第十八章体液电解质与微量元素检验** 第一节　钾、钠、氯代谢与检验 一、体液电解质的分布及功能 二、钾、钠、氯代谢及平衡紊乱 三、血清钠、钾、氯的测定	熟悉		理论讲授 多媒体演示 案例分析 实践教学	6	6
	第二节　钙、磷、镁的代谢与检验 一、钙、磷、镁的代谢及调节 二、钙、磷、镁的测定	熟悉	学会使用			
	第三节　微量元素代谢与检验 一、微量元素对人体生命活动的影响 二、微量元素代谢与疾病 三、血清铁、铜、锌和全血铅的检测	熟悉	学会使用			
第四篇　器官功能的检验	**第十九章血气分析** 第一节　气体在血液中的运输 一、氧气的运输 二、二氧化碳的运输	了解		理论讲授 多媒体演示 案例分析 实践教学	4	2
	第二节　血气分析的测定方法 一、血气分析标本采集和保存 二、样本的测定 三、血气分析的质量控制	掌握	学会使用			
	第三节　血气分析常用参数 一、血液酸碱度 二、二氧化碳分压 三、二氧化碳总量 四、氧分压 五、氧饱和度 六、实际碳酸氢盐和标准碳酸氢盐 七、缓冲碱 八、碱剩余 九、阴离子间隙	掌握	熟练掌握			
	第四节　酸碱平衡紊乱的分类及判断 一、酸碱平衡紊乱的分类 二、酸碱平衡紊乱的判断	熟悉	学会使用			
	第二十章肝胆功能检验 第一节　概述 一、肝脏的组织结构特点 二、肝胆疾病的生化改变	了解		理论讲授 多媒体演示 案例分析 实践教学	4	6
	第二节　肝胆疾病检验 一、血清(浆)蛋白质测定 二、血清酶活性测定 三、血清胆红素测定	掌握	熟练掌握			

单元	教学内容	教学目标		教学活动参考	参考学时	
		知识目标	技能目标		理论	实践
第四篇 器官功能的检验	第二十章 肝胆功能检验	四、血清总胆汁酸测定 五、血氨测定 第三节 肝功能试验的选择与评价 一、肝功能试验的选择原则 二、肝功能试验的应用评价	熟悉	学会使用		4	6
	第二十一章 肾功能试验	第一节 概述 一、肾脏的组织结构特点 二、肾脏疾病的生化改变 第二节 肾脏疾病一般检验 一、血清肌酐测定 二、血清尿酸测定 三、血清尿素测定 第三节 早期肾损伤检验 一、尿微量清蛋白测定 二、α_1-微球蛋白测定 三、β_2-微球蛋白测定 第四节 肾功能试验的选择与评价 一、肾功能试验的选择原则 二、肾功能试验的应用评价	了解 掌握 熟悉 了解	 熟练掌握 学会使用 学会使用	理论讲授 多媒体演示 案例分析 实践教学	4	4
	第二十二章 心血管疾病检验	第一节 概述 一、心脏的组织结构特点 二、心肌损伤的生化改变 三、常见心脏疾病 第二节 心肌损伤标志物的测定 一、蛋白质类标志物 二、酶类标志物 第三节 心肌损伤标志物的选择和应用评价 一、心肌损伤标志物的选择原则 二、心肌损伤标志物的应用评价	了解 掌握 熟悉	 熟练掌握 学会使用	理论讲授 多媒体演示 案例分析 实践教学	4	4
	第二十三章 胰腺疾病的检验	第一节 概述 一、胰腺的外分泌功能 二、胰腺疾病的生化改变 第二节 胰腺疾病检验 一、血、尿淀粉酶及其同工酶活性测定 二、血清脂肪酶活性测定	掌握 掌握	 熟练掌握	理论讲授 多媒体演示 案例分析 实践教学	4	2

单元	教学内容	教学目标		教学活动参考	参考学时	
		知识目标	技能目标		理论	实践
第二十三章 胰腺疾病的检验	三、血清、尿胰蛋白酶活性测定 第三节　胰腺疾病实验项目的评价 一、血清胰腺酶的测定 二、胰腺外分泌功能试验	了解				
第二十四章 内分泌疾病的生物化学检验	第一节　概述 一、激素的概念、分类 二、激素的作用机制及激素分泌的调节 三、内分泌疾病的临床生化诊断方法 第二节　甲状腺功能测定 一、甲状腺激素的代谢与分泌调节 二、甲状腺功能紊乱 三、甲状腺激素的测定 四、其他检测项目 五、甲状腺分泌调节功能测定 第三节　肾上腺功能测定 一、肾上腺激素的代谢与分泌调节 二、肾上腺皮质功能测定 三、肾上腺髓质功能测定	熟悉 掌握 掌握	熟练掌握 熟练掌握	理论讲授 多媒体演示 案例分析 实践教学	2	2
第二十五章 妊娠和新生儿的生物化学检验	第一节　妊娠与相关疾病生物化学检验 一、妊娠期生物化学特征 二、妊娠期内分泌特点 三、妊娠与相关疾病的生化检验 第二节　新生儿代谢性疾病 一、新生儿代谢性疾病的概述 二、新生儿代谢性疾病的生化检验	了解 熟悉	 学会使用	理论讲授 多媒体演示 案例分析 实践教学	2	2

(第四篇　器官功能的检验)

五、说明

(一)教学安排

本课程标准供中等卫生职业教育医学检验专业教学使用,第3学期开设,总学时为144学时,其中理论教学70学时,实践教学72学时,机动2学时。学分为6学分。

(二)教学要求

1. 本课程对知识部分教学目标分为掌握、熟悉、了解三个层次。掌握:是指对基本知识、基本理论有较深刻的认识,并能综合、灵活地运用所学的知识解决实际问题。熟悉:指能领会概念、原理的基本含义,解释现象。了解:指对基本知识、基本理论能有一定的认识,能够记忆所学的知识要点。

2. 本课程重点突出以岗位胜任为导向的教学理念,在实践目标分为能和会两个层次。能:指能独立、规范地解决实践技能问题,完成实践技能操作;会:指在教师的指导下能初步实施实践操作。

(三) 教学建议

1. 本课程以生物化学基本理论、生物化学检验基本知识、基本技能为重点，参考卫生专业技术资格考试(医学检验技术)大纲要求，推进"岗课赛证"融通的技能人才培养。根据培养目标、教学内容和学情特点及执业资格考试要求，提倡任务驱动教学、案例分析教学、实训操作演练等方法，充分利用校内外实训基地，将学生的自主学习、协作学习和教师引导教学等教学组织形式有机结合。

2. 在教学过程中，可通过线上线下混合、阶段性测试、过程性评价、技能考核和理论考试等多种形式对学生的职业素养、专业知识和技能操作进行综合评价。评价主体、过程、内容和方式要多元化、多角度、临床化，不仅关注学生对知识的理解和技能的掌握，还要关注知识在临床实践中的运用，更要关注解决实际问题的能力，重视职业素质的养成教育。

参 考 文 献

［1］艾旭光,王春梅.生物化学基础［M］.3 版.北京:人民卫生出版社,2015.

［2］艾旭光,姚德欣.生物化学及检验技术［M］.3 版.北京:人民卫生出版社,2017.

［3］查锡良,药立波.生物化学与分子生物学［M］.8 版.北京:人民卫生出版社,2013.

［4］周春燕,药立波.生物化学与分子生物学［M］.9 版.北京:人民卫生出版社,2018.

［5］万学红,卢雪峰.诊断学［M］.9 版.北京:人民卫生出版社,2018.

［6］范明,徐敏.生物化学［M］.2 版.北京:人民卫生出版社,2020.

［7］徐克前,李艳.临床生物化学检验［M］.武汉:华中科技大学出版社,2014.

［8］侯振江,郭桂平.生物化学检验技术［M］.3 版.北京:人民军医出版社,2014.

［9］杨荣武.生物化学原理［M］.3 版.北京:高等教育出版社,2018.

［10］刘观昌,马少宁.生物化学检验［M］.5 版.北京.人民卫生出版社,2017.

［11］钱士匀,李艳.生物化学检验［M］.2 版.北京:人民卫生出版社,2013.

［12］张又良,刘军.生物化学［M］.2 版.北京:人民卫生出版社,2020.

［13］尚红,王毓三,申子瑜.全国临床检验操作规程［M］.4 版.北京:人民卫生出版社,2015.

［14］吴佳学,刘观昌.生物化学检验实验指导［M］.2 版.北京:人民卫生出版社,2015.

［15］王庭槐.生理学［M］.9 版.北京:人民卫生出版社,2018.